老药新用途

LAOYAO XINYONGTU

第 7 版

主　编　李世文　卢文洁

编　者　（以姓氏笔画为序）
　　　　卢文洁　李　亿　李　论
　　　　李世文　邹清波　张　元
　　　　周艳冬　贺光欢　康满珍

河南科学技术出版社
·郑州·

内容提要

本书在第6版的基础上修订而成,介绍了229种西药和54种中成药的临床新用途。全书共20章,按药物作用分类编排,扼要介绍每种药的别名、药理、制剂、注意事项等,重点介绍近年来各医药期刊发表的临床新用途。临床实践证明,这些药物的新用途疗效确切,发挥了出人意料的作用。作者将零散发表的资料精心整理,汇编成册,受到读者的广泛好评。本版不仅药物品种有所增补、更新,而且在临床新用途方面增补了近几年的新资料,内容更为新颖实用。本书可供临床医师、基层医务人员、医药院校师生和药品生产、研究人员阅读参考。

图书在版编目(CIP)数据

老药新用途/李世文,卢文洁主编. —7版. —郑州:河南科学技术出版社,2023.4

ISBN 978-7-5725-1142-4

Ⅰ.①老… Ⅱ.①李… ②卢… Ⅲ.①药物-临床应用 Ⅳ.①R97

中国国家版本馆 CIP 数据核字(2023)第 041007 号

出版发行:河南科学技术出版社

北京名医世纪文化传媒有限公司

地址:北京市丰台区万丰路 316 号万开基地 B 座 115 室 邮编:100161

电话:010-63863186 010-63863168

策划编辑:杨磊石

文字编辑:杨永岐

责任审读:周晓洲

责任校对:龚利霞

封面设计:吴朝洪

版式设计:崔刚工作室

责任印制:程晋荣

印　　刷:河南省环发印务有限公司

经　　销:全国新华书店、医学书店、网店

开　　本:720 mm×1020 mm　1/16　　**印张:**21.75　　　**字数:**476 千字

版　　次:2023 年 4 月第 7 版　　2023 年 4 月第 1 次印刷

定　　价:79.00 元

第 7 版前言

《老药新用途》一书自 1993 年初版以来,已经 5 次修订再版,以其资料翔实新颖、内容科学实用而受到广大读者的喜爱,已多次重印,累计印刷 8 万余册。为与时俱进,突出本书的"新"字,在出版社的支持下,我们再次对本书进行了修订。

本版共分 20 章,介绍了 229 种西药和 54 种中成药的临床新用途。西药部分按药物作用分类编排,扼要介绍药物的别名、药理、制剂、注意事项等,重点介绍了近年来各医学期刊发表的临床新用途;中成药部分扼要介绍其组成、制剂,亦重点介绍临床新用途。本版与第 6 版比较,新增了 2017 年以来发表在医学期刊上的临床新用途,删除了一些年代较久和制作繁杂的药物,使全书内容更新颖实用。

本书介绍的中西药在临床上的新用途:一是供医务工作者在临床实践中学习和参考,尽快运用到临床中去,为患者解除疾病缠身之苦;二是供医务工作者了解药理学新进展,并在此基础上摸索、总结出自己的治疗新方法、新发现。当然,书中的有些新疗法还处于探索和验证阶段,在具体应用时,要选好适应证,严格操作,并准备好应对措施,以防不测。

在编写和修订过程中,李祥佑、何清桃、袁红梅、康娜协助提供资料,李红辉、康振华、康尚忠、刘素珍协助校对,在此谨向他(她)们致以谢意。

由于医学文献资料浩瀚,日新月异,作者水平有限,书中如有错漏不当之处,敬请专家和读者指正。

李世文　卢文洁
2022 年 9 月于湖南浏阳

目 录

第1章 中枢神经系统用药

第2章 自主神经系统用药

第3章 循环系统用药

第4章 呼吸系统用药

第5章 消化系统用药

第 10 章　局部麻醉药

第 11 章　调节水、电解质平衡药

第 12 章　酶类及其他生化剂

第 13 章　影响机体免疫功能的药物

第 14 章　抗微生物用药

第15章　抗寄生虫病药

第16章　抗肿瘤药

第17章　解　毒　药

第18章　抗变态反应药

第19章　消毒防腐药和皮肤黏膜用药

第20章　中　成　药

第1章　中枢神经系统用药

第一节　中枢兴奋药

尼可刹米

【别名】　可拉明、二乙烟酰胺。

【药理】　本品能直接兴奋延髓呼吸中枢，使呼吸加深加快，也可通过刺激颈动脉窦和主动脉体化学感受器反射性地兴奋呼吸中枢。对大脑皮质、血管运动中枢和脊髓也有较弱的兴奋作用。特别在这些中枢因药物或急性感染中毒而处于抑制状态时，这种作用更为显著。本品对阿片类药物中毒的解救效力较戊四氮好，对吸入麻醉药中毒次之，对巴比妥类药中毒的解救不如印防己毒及戊四氮。口服、注射吸收良好。临床上用于各种原因引起的中枢性呼吸抑制，过量可致心动过速、肌震颤等不良反应。（孙瑞元.药理学.北京：人民军医出版社，2000：14）

【制剂】　注射液：每支 0.375g（1.5ml），0.5g（2ml）。

【注意】　本品不良反应较少见。大剂量可引起血压升高、心悸、出汗、呕吐、震颤及肌僵直，应及时停药以防惊厥。

【临床新用途】

1. 治疗麻疹　有人用尼可刹米治疗麻疹患者，效果满意。方法：取尼可刹米 0.375g，加入 10％葡萄糖注射液中，缓慢静脉滴注，1/d，连用 2～3d，疹透停用。结果：用尼可刹米治疗麻疹患者，皮疹透齐率为 98.6％，明显优于对照组。在应用本品时，需与常规治疗同时使用。作者认为，尼可刹米用于麻疹有效，可能与兴奋呼吸与血管运动中枢，有利供氧和改善循环，扩张微血管有关。

2. 治疗呃逆　据报道，邓世周等应用尼可刹米肌内注射治疗呃逆患者 32 例，疗效显著。用法：尼可刹米 0.375g，肌内注射。结果：观察组 32 例中，显效者 18 例，有效者 11 例，无效者 3 例，总有效率为 90.6％。甲氧氯普胺对照组 11 例，取甲氧氯普胺 10mg，肌内注射。结果：11 例中显效者 3 例，有效者 4 例，无效者 4 例，总有效率为 64％。尼可刹米治疗呃逆明显优于甲氧氯普胺。其作用机制：尼可刹米能兴奋呼吸中枢，使呼吸加深加快，膈肌活动度增大，达到缓解膈肌痉挛而终止呃逆的目的。

胞磷胆碱

【别名】　胞二磷胆碱。

【药理】　本品为核苷衍生物，是脑代谢激活药之一，可改善脑组织代谢，促进大脑功能恢复及苏醒。临床上主要用于治疗脑外伤及脑手术后引起的意识障碍。

【制剂】　注射液：每支 200mg（2ml）。

【临床新用途】

1. 治疗新生儿缺氧缺血性脑病　有人用胞磷胆碱治疗新生儿缺氧缺血性脑病患

者,结果:与仅用支持疗法及对症处理的对照组比较,中度患者预后不良率(后遗症及死亡)降低16.9%,重度患者降低35.7%,差异显著。作者认为,可能与胞磷胆碱促进卵磷脂合成,改善脑血管张力,增加脑血流量,提高脑细胞线粒体呼吸功能、氧化磷酸化能力及摄氧量、改善脑代谢等有关。宜在支持疗法及对症处理等综合治疗的基础上加用胞磷胆碱。方法:胞磷胆碱100～125mg加入10%葡萄糖注射液100～150ml中,静脉滴注,1/d,从出生后第2天开始,直至症状明显好转或出院。胞磷胆碱是一种脑代谢激活药。新生儿缺氧缺血性脑病是围生期中窒息所致的一种综合征,是引起新生儿死亡导致伤残儿童最常见的病因之一。长期以来,对本病的治疗均限于综合治疗。[赵明华.新生儿缺氧缺血性脑病的药物治疗.中国医院药学杂志,2000,20(4):242]

2. 治疗流行性乙型脑炎 有人在常规治疗的基础上加用胞磷胆碱,结果:治愈率为91%,明显优于仅用常规治疗的对照组。方法:胞磷胆碱250～500mg(儿童10mg/kg)加入10%葡萄糖注射液100～250ml中,静脉滴注,每分钟30滴,1/d,7～10d为1个疗程。

3. 治疗脑动脉硬化症 有人用胞磷胆碱治疗脑动脉硬化症患者,可使症状消失、体征消失或减轻,总有效率为96%,明显优于用桂利嗪治疗的对照组,差异非常显著。作者认为,其作用是胞磷胆碱可增加脑血流量,促进大脑代谢,抑制锥体外系,防止黑质破坏引起的多巴胺减少、改善震颤麻痹症状;增强锥体系,因而也改善由于内囊破坏引起的运动与意识障碍。方法:胞磷胆碱750～1000mg加入5%葡萄糖注射液500ml中,静脉滴注,1/d,30d为1个疗程。

4. 治疗马利(Marie)共济失调症 有人用胞磷胆碱治疗马利共济失调症患者,有效率100%,其中明显进步者50%。其作用

可能与增强脑内胆碱能和多巴胺能受体有关。方法:胞磷胆碱250mg,稀释后静脉滴注,1/d,3d后无不良反应增至500～1000mg/d,疗程为14d,休息5d后行下一个疗程。休息期间用胞磷胆碱肌内注射,每次250mg,1/d。

5. 治疗顽固性呕吐 有人用胞磷胆碱治疗顽固性呕吐患者,可使呕吐停止。其作用可能是由于胞磷胆碱有直接抑制延髓呕吐中枢和化学感受器触发带的作用。配用维生素B_6促进脑内抑制性递质γ-氨基丁酸生成,加强作用。方法:胞磷胆碱500mg,维生素B_6 100mg,稀释后静脉滴注,1/d。

6. 治疗重症酒精中毒 用胞磷胆碱治疗重症酒精中毒患者,其治愈率为100%,而以胰岛素、葡萄糖、维生素B_1及呼吸兴奋药治疗的对照组病死率为13.3%,差异显著。作者认为与胞磷胆碱增强脑干网状结构功能,增强锥体系而抑制锥体外系作用以及改善脑代谢有关。方法:胞磷胆碱500mg加50%葡萄糖注射液40ml,静脉注射,并以100mg加入5%葡萄糖注射液500～1000ml中,静脉滴注,8h后可重复给药1次。神志清醒后改为500mg/d。

7. 治疗一氧化碳中毒后脑病 有人用胞磷胆碱治疗一氧化碳中毒后脑病患者,结果可治愈。方法:胞磷胆碱500mg加入10%葡萄糖液中,静脉滴注,1/d。

8. 治疗急性地西泮中毒 有人用胞磷胆碱治疗急性地西泮中毒患者,可促进清醒,缩短意识障碍时间,与仅用综合治疗的对照组比较,差异显著。作者认为,胞磷胆碱可能通过促进大脑物质代谢而助大脑功能恢复以及增强脑干网状结构上行激动系统的功能,从而促进意识恢复。方法:①对浅昏迷病人,胞磷胆碱500mg加入50%葡萄糖注射液40ml中,静脉注射,共1～3次,每次相隔30min,然后再用胞磷胆碱1000～2000mg加入5%葡萄糖注射液1000～

2000ml 中,静脉滴注。②对昏睡或嗜睡患者:胞磷胆碱 1000～2000mg 加入 5%葡萄糖注射液 1000～2000ml 中,静脉滴注。如醒后不久又嗜睡,可再用上述半剂量静脉滴注至完全清醒。胞磷胆碱需在催吐、洗胃、补液、利尿等综合治疗的基础上加用。对有呼吸功能障碍或休克的患者,宜做相应的处理。

9. 治疗老年失眠症　观察组 41 例,用胞磷胆碱 0.5g;对照组 40 例,用丹参注射液 20ml;分别加入 5%葡萄糖注射液(或生理盐水)250ml,静脉滴注,1/d。停用安眠药及含镇静成分药。用 2 周,结果:两组分别显效 7 例,6 例;好转 29 例,22 例;无效 5 例,12 例;总有效率分别为 87.8%,70%($P<0.05$)。5-羟色胺、全血黏度观察组明显优于对照组($P<0.01$ 或 $P<0.05$)。[包晓燕.黄芪注射液合胞二磷胆碱治疗老年失眠症.浙江中西医结合杂志,2006,16(12):743-744]

10. 小儿脑瘫　观察组 52 例,取穴:百合、四神聪、风池、足三里、内关、大椎。上肢异常配肩髃、肩贞、臂臑、曲池、外关、合谷;下肢异常配委中、阴陵泉、承扶、环跳;听力异常配耳门、听宫。均双侧。用胞磷胆碱 0.25g,维生素 B_1 100mg,维生素 B_{12} 250μg,穴位注射。头穴与体穴每穴分别注射 0.2ml,0.5ml,1/d;15d 为 1 个疗程,疗程间隔 15d。对照组 54 例,均西医常规治疗。用 3～4 个疗程,结果:两组分别显效 17 例,11 例;有效 31 例,30 例;无效 4 例,13 例;总有效率分别为 92.3%,75.9%。[刘建荣.穴位注射结合手法治疗小儿脑瘫临床观察.中国针灸,2007,27(4):267]

11. 小儿病毒性脑炎　方法:胞磷胆碱 200mg,加入 10%葡萄糖注射液 100ml,静脉滴注,1/d,连用 3～20d。适用于各种病毒性脑炎患儿。其机制与本品可促进卵磷脂合成,改善脑功能,增加脑血循环,促进大脑代谢,以及催眠和改善呼吸等作用有关。

并可使血压降低者恢复正常。

一 叶 萩 碱

【别名】　叶萩碱。

【药理】

1. 对中枢神经系统的作用　一叶萩碱有士的宁样作用。对中枢神经系统,特别是脊髓具有明显的兴奋作用,小剂量时提高反射兴奋性及缩短反射的潜伏期。大剂量则产生士的宁样惊厥。一叶萩碱能显著提高肌肉张力,但对神经肌肉标本并无直接兴奋作用,对胆碱酯酶和单胺氧化酶均无抑制作用。对大脑皮质作用是使条件反射加强,潜伏期缩短,脑电图表现为快波增加,慢波减少。一叶萩碱还能增加大脑、脊髓、肝、肾、骨骼肌的氧消耗量。

2. 麻醉动物静脉注射　一叶萩碱可使血压升高,心收缩力加强,呼吸兴奋。但对离体兔耳血管灌流并无收缩血管作用。一叶萩碱煎剂、硝酸一叶萩碱对麻醉犬和家兔均有兴奋作用。

【制剂】　注射液:每支 4mg(1ml),16mg(2ml)。

【临床新用途】

1. 治疗慢性再生障碍性贫血　有人用一叶萩碱治疗慢性再生障碍性贫血患者,结果:使血红蛋白上升,病情改善,总有效率 76.5%。作者认为,其作用可能通过兴奋支配骨髓的自主神经,改善骨髓循环,达到兴奋骨髓造血功能的作用,或者通过肾上腺素能受体,促进较多干细胞进入细胞周期。方法:一叶萩碱每次 8～24mg,肌内注射,1/d,连用 1 周左右无不良反应改为 16mg,肌内注射,1/d。疗程 5～6 个月。如果疗程超过半年,且无效应停药,改用其他治疗。

2. 治疗更年期综合征　有人用一叶萩碱治疗更年期综合征患者 40 例,其中肝肾阴虚、虚阳上亢型 26 例,肝肾阳虚型 8 例,肝气失调型 4 例,气血两虚型 2 例。症状全部消失或基本消失 15 例,症状部分消失 21 例,症状基本无改变者 4 例。肝肾阴虚、虚阳上亢型 26 例,治疗后全部有效,气血两虚型则效差。方法:一叶萩碱每次 8mg,口服,3/d,疗程 20d。

3. 治疗小儿脊髓灰质炎后遗症　有人用一叶萩碱治疗小儿脊髓灰质炎后遗症 41 例,效果显著。有效 32 例,无效 9 例,总有效率为 78%。方法:一叶萩碱 0.8mg/kg,1/d,肌内注射;穴位注射 0.6mg/kg,1/d,每日选穴 3～4 个,交替注射。常用穴:足三里、髀关、风池、四强、伏兔、阳陵泉、环跳等。14d 为 1 个疗程,间隔 3～5d 继续下一个疗程。另有人用上药治疗小儿麻痹后遗症,亦获满意效果。依病情选穴,再选配穴位组合,穴位分 2～3 组,每组 2～3 个穴位,每日或隔日轮流注射 1 组,10～20d 为 1 个疗程。剂量:一叶萩碱 0.2～0.4mg/kg。(陈新谦,金有豫.新编药物学.15 版.北京:人民卫生出版社,2003:165)

4. 治疗面神经麻痹　在患侧面部穴位注射,1/d,12 次为 1 个疗程,休息 1～2d 再进行第 2 个疗程。穴位可选 9 个,分为 3 组轮流注射,每日 1 组,每穴每次注入 0.8～1.2mg。一叶萩碱亦可治疗其他神经内科疾病,成人每次肌内注射 8～16mg,1/d,14d 为 1 个疗程。

氨 酪 酸

【别名】　γ-氨酪酸、γ-氨基丁酸。

【药理】　氨酪酸有降低血氨及促进大脑新陈代谢的作用,在体内与血氨结合生成尿素排出。本品可能为一种中枢递质,能增强葡萄糖磷酸酯酶的活性,恢复脑细胞功能。临床上主要用于治疗脑血管障碍所引起的偏瘫、儿童智力发育迟缓、肝性脑病、尿毒症以及催眠药所致的昏迷等。

【制剂】　注射液:每支 1g(5ml)。片剂:每片 0.25g。

【注意】

1. 大剂量应用本品,可出现运动失调、肌无力、血压降低及呼吸抑制等不良反应。

2. 静脉滴注本品时,若有头晕、恶心、胸闷、气急等症状时,宜立刻停药。

3. 静脉滴注本品必须充分稀释后缓慢进行,以免引起血压急剧下降而导致休克。

【临床新用途】　有人采用氨酪酸治疗新生儿破伤风患者,效果满意。方法:氨酪酸 1g,加入 10% 葡萄糖注射液 250ml 中,缓慢静脉滴注,1/d,用至出现哭声和吸吮反射或抽动停止后继续用药 2～3d。结果:用氨酪酸治疗新生儿破伤风患者,症状消失,吸吮正常,治愈率为 78%,病死率为 22%,明显优于仅用地西泮、复方氯丙嗪等常规治疗的对照组(病死率为 61%)。作者认为,氨酪酸为脑内抑制性递质,作用于突触前神经末梢,减少兴奋性递质释放,从而制止骨骼肌痉挛,改善症状。

士 的 宁

【别名】　番木鳖碱、士的年。

【药理】　本品为中枢神经兴奋药之一,对脊髓有选择性兴奋作用,可提高骨骼肌的紧张度。对大脑皮质亦有一定兴奋作用。用于巴比妥类药物中毒,疗效不及贝美格且不安全。用于偏瘫、瘫痪及因注射链霉素引起的骨骼肌松弛、弱视症等。由于本品安全范围小,现已少用。

【制剂】　注射液:每支 1mg(1ml);2mg(1ml)。片剂:每片 1mg。

【注意】

1. 凡高血压、动脉硬化、肝肾功能不全、癫痫、破伤风、凸眼性甲状腺肿病人忌用。

2. 吗啡中毒,慎用本品解毒,因脊髓处于兴奋状态。

3. 本品过量易产生惊厥。

4. 本品排泄缓慢,有蓄积作用,故使用时间不宜太长。

【临床新用途】

1. 治疗再生障碍性贫血 有人用士的宁治疗再生障碍性贫血患者,可使病情得到改善。方法:士的宁每次 2mg,1/d,根据病情最大量可达 6mg/d。疗效出现后,逐渐减至 2mg/d,20d 为 1 个疗程。休息 20d 以上,再行下一个疗程,最长可用 4 个疗程。

2. 治疗遗尿症 据报道,应用士的宁治疗遗尿症患者,效果显著。方法:取士的宁 2mg,会阴部皮下注射,1/d,10d 为 1 个疗程。治疗 14 例,经数年随访,痊愈 13 例,只有 1 例用药后 3 个月复发。

第二节 镇痛抗炎药

阿司匹林

【别名】 乙酰水杨酸、醋柳酸。

【药理】 乙酰水杨酸为最常用的解热镇痛药,抗炎抗风湿作用较强,并有促进尿酸排泄作用。此外,尚有抗血小板聚集作用。本品口服易吸收,1～2h 内血中浓度达高峰,在体内由脂酶催化迅速被水解成水杨酸,在肝内代谢,由肾排出。常用于感冒发热、头痛、肌肉痛、神经痛及活动性风湿性关节炎等。

【制剂】 片剂:每片 0.05g,0.1g,0.2g,0.3g,0.5g。泡腾片:每片 0.3g,0.5g。肠溶片:每片 0.3g,0.5g。栓剂:每粒 0.1g,0.3g,0.45g,0.5g。

【注意】

1. 胃及十二指肠溃疡病患者,应慎用或不用本品为宜。

2. 长期大量服用或误服大量本品,可引起急性中毒,出现高热、脱水、虚脱、昏迷、谵妄、呕吐、大量发汗而危及生命。

3. 本品可引起胎儿异常,妊娠期妇女尽量避免使用。

4. 饮酒前后不可服本品,因可损伤胃黏膜屏障而导致出血发生。

5. 10 岁左右儿童,患流感或水痘后忌用本品,否则可能诱发 Reye 综合征,严重者可致死。

【临床新用途】

1. 治疗春季结膜炎 据报道,傅汛安等试用阿司匹林口服治疗顽固性春季结膜炎患者,效果较为满意。治疗方法:采用阿司匹林肠溶片口服,其剂量标准:儿童 5mg/(kg·d),分 4 次口服。成年人每次 50mg,4/d。2 周为 1 个疗程。一般连续用药 1～2 个疗程。治疗效果:试用阿司匹林治疗顽固性春季结膜炎患者 21 例,其中治愈者(自觉症状基本消失,结膜无明显充血,角膜正常,增殖病变明显减轻,停药 1 年以上无复发)2 例,显效者(自觉症状及体征较前明显减轻,停药 1 年复发)12 例,有效者(自觉症状减轻及体征较前有所减轻)6 例,总有效率为 95%。

2. 治疗黑矇症 有人用阿司匹林治疗黑矇症患者,可使黑矇发作消失。用法:阿司匹林 500mg/d,分 3 次口服。作者认为,此症发生可能与视网膜动脉栓塞有关。阿司匹林抑制不正常的血小板聚集,从而用之有效。

3. 治疗老年性皮肤瘙痒 有人用阿司匹林治疗老年性皮肤瘙痒患者,收到可喜的效果,可使瘙痒消失或减轻,治愈率 70%,总有效率 91%。而用赛庚啶治疗的对照组总有效率 70%,差异显著。方法:阿司匹林(肠溶片)每次 300mg,3/d,口服,1 周为 1 个疗程。其机制,有人认为皮肤受凉可引起血管收缩和儿茶酚胺从感觉神经末梢释放,导致血小板聚集,引起前列腺素和 5-羟色胺释放而致瘙痒。阿司匹林可抑制前列腺素合成及血小板聚集,从而控制瘙痒。

4. 治疗糖尿病 据报道,有人用阿司匹林治疗糖尿病患者,亦获显著效果。方法:将 60 例非胰岛素依赖型糖尿病患者分成 3 组:A 组 22 例,服阿司匹林 50mg/d;B 组 20 例,服阿司匹林 125mg/d。以上两组均在每日上午顿服,共 2 周。C 组 18 例,为对照组,服安慰剂。结果:A、B 两组服药后血小板聚集率下降非常显著;血糖值分别下降 1.13mmol/L(20.3mg/dl)和 1.02mmol/L(18.3mg/dl),而 C 组未见有改变。根据研究,阿司匹林可能有促进内源性胰岛素分泌及肝糖原合成,抑制肠道对糖的吸收和促进组织对糖的摄取。

5. 治疗胆道蛔虫病 据《中国社区医师》期刊 2008 年第 16 期报道,边立东应用阿司匹林治疗胆道蛔虫病,效果显著。用法:阿司匹林片每次 1g,2~3/d,连用 2~3d。当阵发性绞痛停止 24h 后即停药,然后再行常规驱虫。

6. 防治直肠、结肠腺瘤 1121 例近期曾患过腺瘤的患者,随机分为服用安慰剂对照组 372 例,81mg/d 阿司匹林组 377 例以及 325mg/d 阿司匹林组 372 例。人均随访 3 年,每年至少接受 1 次结肠内镜检查,以分析 3 组新发直、结肠腺瘤危险的差异。内镜结果显示,新发 1 枚或以上腺瘤者对照组占 47%,81mg/d 阿司匹林组占 38%,325mg/d 阿司匹林组占 45%,后两组新发腺瘤危险明显较低(均为 $P=0.04$)。与对照组相比,新发腺瘤的未校正相对危险,81mg/d 阿司匹林组为 0.81,325mg/d 阿司匹林组为 0.96;且新发恶性腺瘤的相对危险分别为 0.59 及 0.83,其相对危险均以小剂量阿司匹林组最低。研究者认为,长程小剂量阿司匹林对新发大肠腺瘤确有一定的化学防治作用。[袁志敏.阿司匹林防治直、结肠腺瘤的随机对照研究.新医学,2004,35(2):116]

7. 降低卵巢癌 在第 32 届妇产科肿瘤学家协会年会上,一项观察性研究表明,定期服用阿司匹林可使发生卵巢癌的危险性降低 40%。Akhmed Khanov 等从纽约大学妇女健康研究的 14 000 名受试者中挑选了一部分人,并对其进行了研究。研究人员在 1994－1996 年通过邮寄问卷调查表的方式收集了有关服用阿司匹林的资料。在平均 12 年的随访期间,有 140 名妇女发生了卵巢癌,其中有 68 人完成了服用阿司匹林的研究。研究结果是根据 68 名接受研究的卵巢癌患者和 680 名无癌对照者的数据资料而得出的。Akhmed Khanov 指出,每周服用 3 次阿司匹林至少维持 6 个月便可降低卵巢癌上皮癌的危险性,若服用更长的时间还可增加这种保护作用。作用机制可能源于阿司匹林的消炎作用。[李健.阿司匹林可以降低卵巢癌的危险性.国外医学情报,2001,22(6):47]

8. 安眠作用 有报道,有人应用阿司匹林治疗失眠患者,效果显著。一般用量为 650mg,在服用的起初三夜中,可明显增加总的睡眠时间,主要作用在下半夜。作者认为,本品置换了血浆中的色氨酸,而使它更好地通过血-脑屏障,在后半夜产生更多的 5-羟色胺,其安眠作用要延迟 4h。

9. 治疗春季角结膜炎 舒凌等用阿司匹林治疗春季角结膜炎,获得显著效果。方法:观察组 168 例(332 眼)患者,采用口服小剂量肠溶阿司匹林,2/d;可的松滴眼液及色甘酸钠滴眼液滴眼,4/d。对照组:150 例(298 眼),单纯采用可的松滴眼液及色甘酸钠滴眼液滴眼,4/d。结果:观察组有效率为 92.26%(显效率为 45.24%),明显高于对照组的 58.67% 和 17.33%($P<0.01$)。[舒凌,律鹏.小剂量阿司匹林治疗高原地区春季角结膜炎 168 例疗效观察.高原医学杂志,2005,15(1):50]

吲哚美辛

【别名】 消炎痛。

【药理】　本品系人工合成的非甾体类解热镇痛药。通过抑制体内前列腺素（PG）合成而产生解热、镇痛及消炎作用。吲哚美辛口服后能迅速吸收，1～2h血药浓度达高峰。仅有小量药物进入脑脊液，大部分与血浆蛋白结合。本品具有显著的清热、消炎、抗风湿作用。可应用于风湿性关节炎、类风湿关节炎、骨关节炎、强直性脊柱炎、急性痛风及癌症热等病。因不良反应多，仅用于其他药物不能耐受或疗效差的病例。

【制剂】　肠溶片剂：每片25mg。胶囊剂：每粒胶囊25mg。胶丸：每丸25mg。栓剂：每粒25mg，50mg，100mg。控释胶囊：每粒胶囊25mg，75mg。乳膏剂：每支100mg(10g)。

【注意】

1. 儿童对应用本品较敏感，有用药后因激发潜在性感染而死亡的报道，故儿童用药时宜慎用。

2. 对于溃疡病、震颤麻痹、精神病、癫痫、支气管哮喘患者，肾功能不全者及孕妇忌用。

3. 服用本品后可引起肝功能损害（即黄疸、转氨酶升高等症状）。

4. 应用本品后，可抑制造血系统（粒细胞减少等，偶有再生障碍性贫血）。

【临床新用途】

1. 治疗肾绞痛　有人用吲哚美辛治疗肾绞痛患者，收到显著的效果，疼痛可在1h内消失或减轻，总有效率达92%。作者认为，肾绞痛是由于尿路梗阻，肾盂内压力升高，引起PGE_2生成增加而扩张血管、利尿，使肾盂内压力骤升所致。吲哚美辛抑制PGE_2生成，因而可缓解疼痛。方法：吲哚美辛50mg，口服，小儿酌减。有效后改为25～50mg，3/d，以后视病情决定停药。又以吲哚美辛栓剂100mg，置入直肠内肛门以上2cm处。

2. 治疗少精症　据报道，有人用吲哚美辛治疗少精症患者21例，效果满意。21例（年龄24—40岁）不孕时间1～8年，治疗前精子密度为0.04亿～0.59亿/ml。效果：本组治愈率为52%，目前已怀孕6例，总有效率为81%。有人指出吲哚美辛为非甾体抗炎药，可使尿促卵泡素、黄体生成素及精浆中的cAMP增高，从而促进睾丸生殖上皮发育，提高精子密度，增加精子数量，改善精子活动，使精子活动率提高，达到治疗目的。方法：吲哚美辛25mg，3/d，饭后服，连服2～3个月为1个疗程。每月复查精液常规1次。

3. 治疗羊水过多　有人用吲哚美辛治疗羊水过多患者，可使羊水明显减少，总有效率80%。作者认为，羊水来源主要为胎尿形成所致。吲哚美辛可能通过抑制胎尿形成而使羊水减少。方法：吲哚美辛2.0～2.2mg/(kg·d)，分数次服，疗程1～4周。

4. 治疗青光眼-睫状体炎综合征　用吲哚美辛治疗青光眼-睫状体炎综合征患者，一般3～5d后眼压可恢复正常。方法：吲哚美辛每次25mg，3/d。

5. 治疗慢性荨麻疹　有人用吲哚美辛治疗慢性荨麻疹患者80例，经治疗1周，结果：治愈24例，显效38例，有效10例，总有效率为90%，与用赛庚啶治疗的对照组比较无明显差异。方法：吲哚美辛每次25mg，3/d，疗程1周。其作用可能与吲哚美辛抗组胺、5-羟色胺、缓激肽等有关。

6. 治疗血管淋巴样增生伴嗜酸粒细胞增多　有人用吲哚美辛治疗血管淋巴样增生伴嗜酸粒细胞增多患者，其效果可使肿物消失，嗜酸粒细胞下降。作者认为，吲哚美辛可能通过抑制环氧酶的代谢产物产生，从而抑制嗜酸粒细胞的趋化活动而达到治疗目的。方法：吲哚美辛每次25mg，3/d，至增生肿物基本消退后改为每次25mg，2/d，维持治疗。

7. 治疗带状疱疹　有人用吲哚美辛外

用治疗带状疱疹 47 例,其疼痛、红斑、肿胀等主要症状改善,发病后 10d 内开始涂敷者,不管是否口服吲哚美辛,有效率为90%。方法:以 1%吲哚美辛溶液涂患处,2～4/d。

8. 治疗高尿钙 高尿钙患者用吲哚美辛治疗,可明显减少尿钙的分泌。有人在动物实验中发现用吲哚美辛后尿钙排泄减少,输入 PGE_2 后尿钙排泄逆转。吲哚美辛每次 25mg,3/d,可使尿钙明显减少。

9. 行药物性肾切除 慢性肾炎或肾病综合征患者常有大量蛋白尿。据报道,用吲哚美辛 150mg,连续 2 周,以后逐渐减量,使患者尿液滤过停止,达到用药物行肾切除的目的。然后再给患者维持性血透析,使患者免于体内蛋白大量丢失,又避免一次肾手术的打击。

10. 治疗急性肾功能衰竭多尿期 吲哚美辛可抑制 PG 合成,降低肾血流量。有人报道用吲哚美辛每次 25～50mg,3/d,治疗急性肾衰竭多尿期(尿量 5000ml/d 以上)的患者,用药后尿量迅速下降到每日3000ml 以下,使患者安全度过多尿期。

11. 治疗急、慢性肾小球肾炎 由于吲哚美辛能抑制前列腺素合成,并有对抗缓激肽、抑制白细胞趋化和稳定溶酶体、抗血小板聚集的作用。因此,临床上有用于治疗急、慢性肾小球肾炎的报道。用法:吲哚美辛每次 25mg,3/d,7d 为 1 个疗程,治疗急性肾炎 25 例,3～4d 肾炎症状均显著改善,1～2 个疗程后血尿、蛋白尿全部消失,管型尿多数消失,有报道,以吲哚美辛 75mg/d,分 3 次口服,配合中药治疗慢性肾炎 23 例,结果完全缓解 10 例,基本缓解 6 例,部分缓解 5 例,无效 2 例。另据报道,用吲哚美辛治疗 3 例慢性肾炎反而引起少尿、水肿加重、尿蛋白增加等病情加重现象,这可能与吲哚美辛可减少肾血流量及肾小球滤过率有关,应引起注意。

12. 治疗盗汗 吲哚美辛可减少盗汗,特别是对于临终期患者身体衰弱而致的盗汗,吲哚美辛可减轻其因盗汗带来的痛苦而有助于临床护理。笔者用于治疗小儿由于神经系统发育未成熟,交感神经兴奋性增高所致的多汗和睡觉出汗也取得较好的效果。方法:吲哚美辛每次 0.5～1mg/kg,3/d。

13. 治疗急性肺炎 据《中国社区医师》杂志 2008 年第 22 期于恩嫒报道,用吲哚美辛治疗急性肺炎,效果满意。方法:全部病例均采用抗生素、支气管解痉药及化痰止咳药,观察组加用吲哚美辛每次 25mg,3/d,口服,用至炎症消退。吲哚美辛可改善由于肺炎患者的血液凝血酶原活性增高、纤维蛋白溶解活性下降导致的炎症浸润,缓解炎症迁延的作用。

14. 治疗尿道综合征 据报道,张志刚等应用三联疗法治疗尿道综合征 30 例,效果显著,总有效率为 100%。用法:吲哚美辛 25mg,硝苯地平 10mg,地西泮 2.5mg,均3/d。

15. 治疗小儿白天尿频 儿童白天尿频,经尿液检查及培养无异常,病因未明,抗生素治疗则无效。吲哚美辛由于抑制 PGE_2 合成,可增加近曲小管对水合溶质(钠盐和碳酸氢盐)的重吸收,减少尿酸度,消除刺激,从而减轻症状。治疗方法:内服吲哚美辛,$1mg/(kg \cdot d)$,分早、中、晚 3 次口服。8～14d 为 1 个疗程。[王素如.吲哚美辛在泌尿系统中的应用.中国医院药学杂志,2000,20(3):164]

16. 治疗急性虹膜睫状体炎 应用吲哚美辛每次 25mg,3/d,口服;阿托品眼液散瞳,并用青霉素钠注射液 800 万 U,地塞米松 10mg,阿米卡星 0.4g,加 5%葡萄糖注射液 500ml,静脉滴注,1/d;用地塞米松每次2.5mg,球结膜下注射 1 次。症状减轻后,内服中药汤剂。每日 1 剂,水煎服。结果:用上药治疗急性虹膜睫状体炎 22 例,治愈

21 例,无效 1 例,总有效率为 95%。[施美贤.中西医结合治疗急性虹膜睫状体炎 22 例.山西中医,2002,18(1):32]

17. 治疗大咯血　据报道,Tsukamoto K.以吲哚美辛每次 50mg,1/d,连用 3d,治疗 5 例大咯血获得成功。[Tsukamoto K. Medicd bronchial arlery embolism. Chest, 1998,93(6):1316]其止血机制为抑制前列腺素合成酶;减少前列腺素合成,以增加血管阻力,使支气管血流量减少而止血。[李文志.咯血的非止血药物治疗进展.新医学, 2002,33(12):240]

18. 治疗多汗症　Tkach 报道 1 例老年妇女,她一生均有全身多汗现象,后因患关节炎服用吲哚美辛 75mg/d 治疗。在治疗 3d 后,她的多汗症也获得改善,第 4 天消失,但停药后又复发,再用药仍见效。(陈冠容.老药新用.3 版.北京:人民卫生出版社, 2004:27)

19. 治疗糖尿病　方法:吲哚美辛每次 25mg,3/d,口服。作者认为,本品具有降低血糖的作用。其作用原理是:前列腺素可抑制胰岛素分泌,而吲哚美辛能抑制前列腺合成,增加胰岛素分泌。但值得注意的是:本品对糖尿病的治疗仅作为一种辅助治疗,应当以降血糖治疗为主。

20. 治疗原发性痛经　据报道,周媛萍等观察 200 例原发性痛经患者,给予吲哚美辛联合硝苯地平治疗。用法:于月经第 1 天起,口服硝苯地平,3/d,每次 5mg,连用 7d;吲哚美辛栓,1/d,肛塞,用药 30min 后观察治疗效果。疗效:30min 后患者症状均消失。有 6 例患者 3 个月内再发生痛经,1 年后再发生痛经 7 例。复发率仅为 3.5%。[周媛萍,彭红,涂萍.硝苯地平联合吲哚美辛栓治疗原发性痛经的疗效总结研究.中外健康文摘,2009,8(16):51-52]

布　洛　芬

【别名】　拔怒风、异丁洛芬、异丁苯丙酸。

【药理】　动物实验证明,本品的抗炎、镇痛、解热作用比阿司匹林、保泰松或对乙酰氨基酚强。在患者不能耐受阿司匹林、保泰松等时,可试用本品效果较好。临床上主要用于风湿性与类风湿关节炎。

【制剂】　片剂:每片 0.1g,0.2g。缓释胶囊:每粒胶囊 0.3g。

【注意】

1. 应用本品对肾功能无明显影响。

2. 胃及十二指肠溃疡患者慎用。

3. 服用本品,偶见轻度消化不良、皮疹、胃肠道溃疡及出血、氨基转移酶升高。

【临床新用途】

1. 治疗流行性腮腺炎　采用布洛芬治疗流行性腮腺炎患者,可明显加快退热、疼痛消失及肿胀消退,比仅用利巴韦林和复方大青叶注射液治疗的对照组明显为优。用法:布洛芬 10mg/kg,内服,3/d,温开水送服。利巴韦林 5mg/kg,肌内注射,每日早、晚各 1 次。复合大青叶注射液 2ml,肌内注射,2/d。一般必须在腮腺肿胀 24h 内开始治疗。如体温过高,则适当做对症退热处理即可。

2. 治疗肾炎性肾病　应用布洛芬治疗肾炎性肾病患者,缓解率为 80%。用法:布洛芬 10～20mg/(kg·d),双嘧达莫 2～3mg/(kg·d),均分 3 次口服。用布洛芬治疗肾炎性肾病有效,可能与本品具有非特异性抗炎作用,从而改善肾微循环,降低肾小球滤过膜通透性等有关。

3. 治疗头痛　据国外报道,在随机单盲式社区调查中发现,采用布洛芬治疗头痛,服药后 15min、2h 和 3h 疼痛缓解比阿司匹林、对乙酰氨基酚均疗效更佳。在群体调查中发现,布洛芬是一种有效而容易耐受的头痛治疗药。方法:布洛芬 0.4g,口服。一般服药 15min 见效,1h 后疼痛消失。

4. 治疗内耳眩晕症　薛菊霞等将 28

例内耳眩晕症患者随机分为两组。其中常规治疗组 12 例,常规治疗加布洛芬治疗组 16 例(口服布洛芬 20mg,2/d)。常规治疗组临床有效率仅为 58%,而加入布洛芬治疗后,临床有效率为 75%($P<0.01$)。[薛菊霞,董淑霞.布洛芬治疗内耳眩晕症 28 例临床观察.西北药学杂志,2009,4(3):212-213]

5. 治疗月经过多 邵克文采用布洛芬治疗月经过多患者 84 例,其中包括宫内放置节育器 62 例,子宫肌瘤 10 例,功能性子宫出血 8 例,绝育术后 4 例。自月经来潮第 1 天开始,口服布洛芬 0.2～0.4g,3/d,连用 3～5d 为 1 个疗程,量多者可服用 7d。本品可使细胞浸润及局部合成和释放生化递质减少,减轻血管扩张,抑制纤溶以发挥止血的作用。故对各种类型月经过多均有不同程度的治疗效果。[邵克文.布洛芬治疗月经过多 84 例临床观察.现代中西医结合杂志,2006,5(20):2809]

吡 罗 昔 康

【别名】 炎痛喜康。

【药理】 本品为抗炎镇痛药,其作用略强于吲哚美辛。其抗炎作用可能部分由于抑制前列腺素合成所致。其特点为服量小,长期服用不致产生蓄积作用。主要经肝代谢,以羟化产物及与葡萄糖醛酸结合物形式

自尿排出,仅 5% 以原型自尿、粪便排出。

【制剂】 片(胶囊)剂:每片(胶囊)10mg,20mg。注射液:每支 20mg(2ml)。

【注意】

1. 对本品过敏、胃及十二指肠溃疡患者、儿童及孕妇禁用。

2. 本品不宜长期服用,长期服用可引起胃溃疡及大出血。

3. 服用本品后,可偶见头晕、水肿、胃部不适、腹泻或便秘、粒细胞减少、再生障碍性贫血等,停药后一般可自行消失。

【临床新用途】

1. 缓解肿瘤疼痛 据估计,大约有 25% 的晚期癌肿患者遭受难以控制的疼痛,因此,用非甾体抗炎药吡罗昔康治疗用麻醉止痛药难以控制的疼痛 30 例晚期癌肿患者:取得较好镇痛效果。方法:吡罗昔康 60～120mg/d,口服,加多塞平 25～225mg/d,服药前 15min 先用硫糖铝 1g,如患者仍疼痛难忍,注射麻醉止痛药。

2. 治疗肾小球疾病 据《中国药理学通报》报道,肖软林应用吡罗昔康治疗肾小球疾病(包括急性肾炎、慢性肾炎、原发性肾小球肾病、药物性血尿等)40 例,其中完全缓解 16 例,基本缓解 13 例,无效 11 例。方法:吡罗昔康 20mg/d,口服。服药时间最短者 1 个月,最长者 3 个月。作者认为,本品具有非甾体抗炎药的抗炎作用,而无其不良反应。

第三节 抗痛风药

秋 水 仙 碱

【药理】 本品为抗痛风、抗肿瘤药。具有较好的消炎止痛作用,可用于治疗痛风:为有丝分裂毒素,使细胞停止于分裂期,可用于治疗乳腺癌、子宫颈癌、食管癌、肺癌、胃癌等。

【制剂】 复方秋水仙碱针剂:每支 2ml。

【注意】

1. 本品局部刺激性较大,漏于血管外可引起局部坏死。

2. 本品可引起恶心、呕吐、食欲减退、腹泻、便秘等,有的可有麻痹性肠梗阻、四肢酸痛等症状。

3. 对骨髓有损害作用,可致粒细胞缺乏症和再生障碍性贫血。

【临床新用途】

1. 治疗儿茶酚胺异常的周期热 据报道,1 例浆液性脑膜炎患者,经治疗后脑膜刺激征迅速消失,体温正常,但以后每 3 天或 4 天出现 1 次发热,达 39℃左右,24h 内自行消退。发热时全身症状良好,无其他任何症状,血液、脑脊液、内分泌检查及 CT、脑电图均无异常,而尿中多巴胺和去甲肾上腺素达正常值 4 倍以上,尿 4-羧基-3 甲氧基-苦杏仁酸轻度升高,无热期则正常。抗生素及抗结核治疗均无效,用利血平及氯丙嗪未能抑制儿茶酚胺上升。而给予秋水仙碱 1mg/d 后,周期热消失,尿多巴胺正常,去甲肾上腺素接近正常,随访 7 个月未复发。

2. 治疗掌跖脓疱病 秋水仙碱 1～2mg/d,用至脓疱、红斑及鳞屑明显好转后,逐渐减至维持量 0.5～0.75mg/d。另有人用秋水仙碱治疗掌跖脓疱病患者,皮损全部或大部分消退。与用氨苯砜治疗的对照组比较无明显差异。研究认为,掌跖脓疱病的脓疱顶部及痂屑中含有一种与多形核白细胞移动有关的趋化因子。秋水仙碱可能通过改变多形核白细胞的趋化活动,使脓疱变小。在运用秋水仙碱时,可同时外用硼酸软膏治疗。

3. 治疗贝赫切特病 采用秋水仙碱治疗贝赫切特病,可使病情明显好转。秋水仙碱 1mg/d,口服,疗程 2 个月至 2 年。

4. 治疗椎间盘脱出症 秋水仙碱有抑制胶原纤维形成、抗炎、止痛的作用。有学者认为,其可能还有使突出的椎间盘萎缩作用。国外有人对 3000 例椎间盘脱出症患者先用秋水仙碱静脉注射 1 周(1mg/d),然后改口服,0.6～1.2mg/d,病情缓解后以小剂量维持,结果总有效率为 92%。因此认为,秋水仙碱对椎间盘脱出症有明显的治疗效果,可免除手术之苦。

5. 治疗复杂性心包炎 据报道,3 例患者曾用大剂量激素(60mg/d)治疗,当剂量减为 20mg/d 时,出现复发性心包炎。用秋水仙碱 1mg/d,结果 3 例患者于 15～36 个月其复发性心包炎消失。用秋水仙碱治疗 2 个月后,可撤除激素。秋水仙碱的维持量仅为 0.5mg/d。未见不良反应发生。

6. 治疗肝硬化 据《现代中药研究与实践》杂志毛小明报道,用秋水仙碱治疗严重肝硬化 7 例,经用药 2 周后,所有病人症状明显改善,6 例患者原来胆红素高,经用药后 5 例血浆胆红素恢复正常水平。方法:秋水仙碱 1～2mg 口服(一旦发生腹泻,停药 1～2d 再继续给药)。

7. 治疗慢性阴茎海绵体炎(佩罗尼病) 据报道,有人应用秋水仙碱治疗慢性阴茎海绵体炎患者,效果卓著。方法:秋水仙碱 1mg,2/d,维生素 E 400mg,1/d,口服。

8. 治疗急性脑梗死 有学者将 60 例急性脑梗死患者随机分为观察组和对照组各 30 例。对照组采用阿司匹林 0.1g/d,胞磷胆碱 0.75g/d 和脱水治疗;观察组在对照组基本治疗的基础上,加环磷酰胺 0.1～0.2g/d,静脉滴注;秋水仙碱 1mg/d,口服。两组疗程均为 10d。结果:神经功能缺损评分观察组较对照组明显降低;日常生活能力评分观察组显著高于对照组。不良反应率观察组明显低于对照组,分别为 2% 和 6.67%。[黄焕章,李洪,凌紫云.环磷酰胺、秋水仙碱联合治疗急性脑梗死的临床观察.中国实用神经疾病杂志,2009,12(21):40-41]

别 嘌 醇

【别名】 别嘌呤醇。

【药理】 本品化学结构类似次黄嘌呤,可抑制次黄嘌呤氧化酶,使尿酸结合或减少,从而血中尿酸浓度降低,并减少尿酸盐在骨、关节及肾的沉着。本品可抑制肝药酶活性。口服由胃肠道吸收,经肝代谢。临床用于痛风,尤适用于痛风性肾病患者,不仅使症状减轻,而且可减少肾尿酸结石的形成。

【制剂】 片剂:每片 0.1g。

【注意】

1. 服药期间应多饮水,并使尿液呈中性或碱性,以利尿酸排泄。

2. 服用本药,不宜与氯化钙、维生素 C 及磷酸钾(或钠)同服,因可增加肾中黄嘌呤结石的形成。忌与布美他尼、呋塞米、美加明(美卡拉明)及吡嗪酰胺合用,因可增加血中尿酸浓度。

3. 应用本品后,可引起过敏性肝坏死、肝肉芽肿形成伴胆囊炎、胆管周围炎、剥脱性皮炎等,常见于用药 3～4 周,应予注意。

4. 个别患者服药后,可出现皮疹、腹痛腹泻、低热以及暂时性氨基转移酶升高或粒细胞减少等症状,应定期检查肝功及血象。

【临床新用途】

1. 对慢性心力衰竭患者病死率的作用 最近发现,高尿酸血症与慢性心力衰竭患者死亡危险升高 4.23 倍独立相关。作者拟就别嘌醇治疗慢性心力衰竭的远期疗效进行回顾性分析。1760 例慢性心力衰竭(CHF)患者,随机分为 4 组:1 组未用别嘌醇;2 组长程服用小剂量别嘌醇;3 组短程服用小剂量别嘌醇;4 组长程服用大剂量别嘌醇(300mg/d)。对 4 组进行随访观察并分析各组间总病死率,心血管病死率和(或)心血管病住院率的差异。结果:与 1 组相比,2 组远期病死率明显增高(相对危险度 2.04,95％可信区间 1.48～2.81),推测可能因小剂量别嘌醇高不足以抵消高尿酸血症的不利影响。相反,4 组远期病死率却明显低于 2 组(相对危险度仅 0.59,95％可信区间 0.37～0.75),提示长程大剂量别嘌醇能有效抵消高尿酸血症所致的不利危害。[袁志敏.别嘌醇对慢性心力衰竭患者病死率的作用.新医学,2003,34(3):158]

2. 治疗陈旧性心肌梗死 据报道,马建芳用别嘌醇治疗陈旧性心肌梗死与对照组进行非随机单盲试验,采用超声心动图评价治疗前后左心室功能的改变,结果:左心室收缩功能指标明显增加。别嘌醇是治疗陈旧性心肌梗死改善左心室功能的有效制剂。[马建芳.别嘌呤醇治疗陈旧性心肌梗死的心功能效应.现代诊断与治疗,2002,13(2):106]

3. 治疗非细菌性前列腺炎 由前列腺尿液反流所致的非细菌性前列腺炎,其前列腺液中的尿液水平明显升高。据《中国社区医师》杂志 2007 年第 3 期报道,使用别嘌醇可降低尿酸水平,从而改善前列腺炎症状。方法:别嘌醇,每日 300mg,共治疗 240d,对慢性非细菌性前列腺炎安全有效,在 3 个月内能减轻、缓解前列腺炎的主要症状。

4. 治疗慢性肾功能衰竭 邓英辉等选择轻、中度慢性肾衰竭伴有轻度高尿酸血症患者 61 例,随机分为观察组 29 例,对照组 32 例。慢性肾衰药物治疗方案两组相同,观察时间 12 个月。观察组加别嘌醇 100～300mg/d,控制血尿酸于正常范围内。观察终点为:血肌酐较基线翻倍,进入终末期肾病(透析治疗或血清肌酐＞707μmol/L)全因死亡。结果:两组患者血肌酐和尿素氮水平均有升高,但观察组肌酐和尿素氮水平上升幅度低于对照组($P=0.023$ 和 $P=0.001$)。观察组有 8 例患者达观察终点,对照组有 18 例患者达观察终点,观察组和对照组终点事件发生率分别为 27.59％和56.25％,$P=0.024$)。[邓英辉,张沛,刘华,等.别嘌醇降低血尿酸延缓慢性肾衰进展的观察.实用医学杂志,2010,26(6):982-984]

磺 吡 酮

【别名】 苯磺唑酮、亚硫吡拉宗、苯磺保泰松、磺胺吡啶二酮。

【药理】 本品可竞争性抑制尿酸盐在近曲小管主动重吸收,从而增加尿酸从尿中排泄,降低血中尿酸浓度。又可抑制血小板聚集,增加血小板存活时间。据研究,在本品治疗的前 6 个月中有减少心肌梗死突然死亡的危险。同时本品有微弱的抗炎和镇痛作用。

【制剂】　片剂:每片 0.1g。

【注意】

1. 本品不可与阿司匹林及其他水杨酸盐同服。

2. 服用本品,可有 10%～15% 患者服后有胃肠道反应。

3. 据报道,个别病例服药期间可引起肾衰竭的发生。

【临床新用途】

1. 预防心肌梗死后猝死　有人用磺吡酮对心肌梗死后 25～35d 的患者进行治疗,结果可使猝死率降低。方法:每次 0.1～0.2g,2/d。

2. 预防血栓栓塞　风湿性心脏病二尖瓣狭窄常由血小板生成异常而产生血栓栓塞。磺吡酮可使血小板生成时间恢复正常,血栓栓塞发生率明显减少。另外,血液透析患者的动、静脉分流处易发生血栓。用磺吡酮预防可明显降低血栓栓塞的发生率。同样,磺吡酮还能减少心瓣膜置换术后患者的血栓发生率。并可减轻冠状动脉粥样硬化的病变程度,减少一过性脑缺血的发生率和一时性黑矇症的发生率。方法:每次 0.1～0.2g,2/d。

第四节　抗精神失常药

一、抗躁狂、抗抑郁症药

丙　米　嗪

【别名】　米帕明。

【药理】　丙米嗪具有较强的抗抑郁作用,但兴奋作用不明显,镇静作用较弱。本品适用于各种类型的抑郁症。对内源性抑郁症、反应性抑郁症及更年期抑郁症也有效果,但出现的疗效较慢(多在 7d 后出现疗效)。对精神分裂症伴发的抑郁状态则几乎无效或疗效较差。

【制剂】　片剂:每片 10mg,12.5mg,25mg。胶囊剂:每胶囊 75mg,100mg,125mg,150mg。注射液:25mg(2ml)。

【注意】

1. 甲状腺功能亢进及尿潴留患者禁用。

2. 凡患有高血压、心脏病、肝及肾功能不全、青光眼患者,以及孕妇禁用。

3. 应用本类药治疗期间禁用升压药,并且不得与单胺氧化酶抑制药合用。

4. 凡有膀胱炎、前列腺炎及有癫痫发作倾向、严重抑郁症和 5 岁以下的患者慎用。

5. 大剂量应用本品,可引起癫痫样发作。

【临床新用途】

1. 治疗消化性溃疡　有人用丙米嗪治疗消化性溃疡病患者 38 例,效果显著,经用药 1～3 个疗程后,其中治愈者 30 例,有效者 5 例,无效者 3 例,总有效率为 92%。用法:内服丙米嗪,每次 25mg,3/d。30d 为 1 个疗程。

2. 治疗神经性尿频　采用丙米嗪治疗神经性尿频患者,可使小便次数恢复正常,须服药 5～10d 方能见效。口服丙米嗪,每次 25mg,3/d,温开水送服。另有人应用丙米嗪治疗神经性尿频患者 48 例,经用药 8～12d 后,治愈 45 例,好转者 2 例,无效者 1 例。

3. 治疗惊恐障碍　据报道,采用丙米嗪治疗惊恐障碍患者,可明显改善症状。用法:丙米嗪每次 12.5～25mg,3/d,口服。

（黄延祚.常用药物临床新用途手册.南宁：广西科学技术出版社,1999:17）

碳 酸 锂

【药理】 本品有明显抑制躁狂症作用,可改善精神分裂症的情感障碍,治疗时对正常人精神活动无影响。其作用机制可能与抑制脑内神经突触部位去甲肾上腺素的释放并促进其再摄取,使突触部位去甲肾上腺素之含量减低有关。还可促进5-羟色胺合成,使其含量增加,亦有助于情绪的稳定。临床上主要用于躁狂症的治疗,对精神分裂症的兴奋躁动症状也有效,可与抗精神病药合用,发挥协同作用。

【制剂】 片剂:每片0.125g,0.25g,0.5g。缓慢片剂:每片0.3g。胶囊剂:每粒胶囊0.25g,0.5g。

【注意】

1. 严重心血管病、肾病、脑损伤、脱水、钠耗竭及使用利尿药者禁用。

2. 碳酸锂不能与吡罗昔康合用,否则可引起血锂浓度过高而致中毒发生。

3. 应用本品有头晕、恶心、呕吐、腹痛、腹泻等不良反应。

4. 老年人锂盐排泄慢,易产生蓄积中毒,注意调整剂量。

【临床新用途】

1. *治疗经前期紧张综合征* 有人用碳酸锂治疗经前期紧张综合征患者,结果症状消除。作者认为,锂能改变神经兴奋性,替换体内潴留之钠,具有排钠排水作用。改变钠水代谢紊乱状态,从而达到治疗目的。方法:碳酸锂每次300mg,3/d,自预期月经来潮前10d开始服用,至月经来潮临时停药。

2. *治疗月经过多* 有人用碳酸锂治疗月经过多患者,6～8h可显效,总有效率为75%。碳酸锂可能通过改变疾病病理生理中某些环节的有关物质,从而影响血窦或小血管闭合、收缩,使经量减少。方法:自月经来潮第1日开始服用。第1日碳酸锂600mg,分3次服用;以后每次100mg,3/d,3d为1个疗程。每1个月经周期为1个疗程,有效者可连服5～6个月经周期,然后停药。停药后月经又增多者,可再如法服用。停药后月经不增多,则每隔2～3个月经周期再用1个疗程。对子宫肌瘤、子宫内膜异位症、功能性子宫出血、宫内放置避孕环等所致月经过多均可用,但以治疗功能性子宫出血的效果较佳。

3. *治疗丛集性头痛* 用碳酸锂治疗丛集性头痛患者,治疗2周,对发作型有效率80%,慢性型有效率84%。其作用可能与碳酸锂抑制腺苷酸环化酶,减少cAMP产生,增加血小板聚集,减少血小板对5-羟色胺摄取等有关。方法:碳酸锂每次300mg,3/d,口服。如个别患者出现严重嗜睡需停药。

4. *治疗偏头痛* 有人用碳酸锂治疗偏头痛患者,可使头痛发作停止或发作次数减少,总有效率为95%,与用尼莫地平治疗的对照组相似,但近期治愈率56%,则明显高于尼莫地平治疗的对照组。作者认为,偏头痛发作为血小板聚集,释放出5-羟色胺、去甲肾上腺素和花生四烯酸等物质,影响颅内外血管张力而发生疼痛。碳酸锂可改变神经递质,消耗血小板聚集所释放出的物质,从而起止痛作用。另外碳酸锂对与月经周期有关的偏头痛疗效尤佳。方法:头痛发作时开始服用,碳酸锂0.5～2.0g/d,分2或3次饭后服用,15d后改为碳酸锂每次0.5g,1/d,连用15d。碳酸锂对与月经有关的偏头痛疗效甚佳。（孙瑞元.药理学.北京:人民军医出版社,2000:91）

5. *治疗脑器质性症候群* 用碳酸锂治疗脑器质性症候群患者,用药3～4d后,症状消失。并对严重脑外伤、血管异常扩张等所致者,均可应用。方法:碳酸锂每次300mg,3/d。

6. 治疗白细胞减少症 用碳酸锂治疗白细胞减少症患者,可使白细胞上升,总有效率为 90%。作者认为,锂能激活人体单核细胞集落刺激活性,从而产生粒细胞集落刺激因子,使粒系定向干细胞增生分化,粒细胞生成增多。方法:①碳酸锂每次 250mg,3/d,口服,用至白细胞升至 4.0×10^9/L,中性粒细胞升至 1.8×10^9/L 以上,再维持 2 周后停药。②碳酸锂每次 200mg,3/d,口服,维持 1~2 个月,待白细胞逐渐稳定正常,然后递减剂量,2~3d 后停药。

7. 治疗贪食症 有人用碳酸锂治疗贪食症患者,效果满意,有效率为 86%。方法:碳酸锂每次 150~450mg,口服,3/d,疗程 4 周以上。

8. 治疗急性细菌性痢疾 用碳酸锂治疗急性细菌性痢疾患者,疗效优良率 89%。对其他抗生素无效的患者,优良率 72%。方法:碳酸锂每次 100mg,3/d,口服,首剂加倍;症状较重者,开始每次 200mg,3/d,口服,连续 1~3d。病情缓解后 2~3d 开始逐渐减量,总疗程 7~10d。

9. 治疗白细胞减少症 ①碳酸锂每次 250mg,3/d,用至白细胞升至 4.0×10^9/L,再维持 2 周后停药。②碳酸锂每次 200mg,3/d,维持 1~2 个月,使白细胞逐渐稳定正常,然后递减剂量,2~3d 后停药。用上药治疗白细胞减少症,总有效率为 90%。研究认为,锂能激活人体单核细胞集落刺激活性,从而产生粒细胞集落刺激因子,使粒系定向干细胞增生分化,粒细胞生成增多(黄延祚.常见药物临床新用途手册.南宁:广西科学技术出版社,1999:25)。史氏用碳酸锂等药治疗本病,效果显著。[史华民.穴位封闭配合升白细胞药物治疗抗甲状腺药物致白细胞减少症的临床研究.中国中西医结合急救杂志,2000,7(1):33]

10. 治疗帕金森病 据报道,锂盐对帕金森病晨起疼痛性固定部位的张力失调性肌痉挛有疗效。这种疼痛性肌张力失调常发生在一例大腿或上下肢,少数可波及四肢、躯干及颈部。可在起床前提前服左旋多巴,或用溴隐亭等其他药物能减轻症状,也可以睡前服用碳酸锂 600~1400mg,保持锂血清浓度 0.5~1.2mmol/L,也可收到满意效果。(陈冠容.老药新用.3 版.人民卫生出版社,2004:421)

11. 治疗腹泻 有人用碳酸锂常规量治疗腹泻患者,效果卓著。作者认为,碳酸锂可以使腹泻停止或粪便量减少。其作用机制是碳酸锂具有抑制小肠黏膜细胞腺苷酸环化酶的活性,使 cAMP 生成减少;因而可使由 cAMP 增加所致的分泌性腹泻得到控制。

阿米替林

【别名】 阿密替林、依拉维、氨三环庚素。

【药理】 本品为临床最常用的三环类抗抑郁药,能选择性地抑制中枢突触部位对 NA 的再摄取,其抗抑郁作用类似于丙米嗪,可使抑郁症患者情绪提高,对思考缓慢、行动迟缓及食欲缺乏等症状能有所改善。同时,本品可明显地兴奋精神、清除抑郁、改善睡眠。抗抑郁作用较氯丙嗪快而强。毒性和不良反应较轻。可用于治疗各种抑郁症患者。

【制剂】 片剂:每片 10mg,25mg。

【注意】

1. 青光眼患者忌用。

2. 严重心脏病以及排尿困难者禁用。

3. 本品不得与单胺氧化酶抑制药合用。如合用或相继应用时,可增强不良反应。

【临床新用途】

1. 治疗顽固性呃逆 用盐酸阿米替林治疗发生于椎-基底动脉系统脑梗死后的难治性呃逆(用其他药物治疗 2 周后无效,改用盐酸阿米替林 30mg,分 3 次口服),服药 1d 呃逆即消失。

2. 治疗易激性肠病 据报道,有人用阿米替林治疗易激性肠病患者,可使症状明显好转或消除。方法:阿米替林每次 25mg, 2/d,口服,逐渐增加至 150～300mg/d;维持量 50～150mg/d。

3. 治疗非微生物性尿道综合征 有人采用阿米替林治疗非微生物性尿道综合征患者,可使症状消失或好转,总有效率为 85%,疗效明显优于用谷维素治疗的对照组,差异显著。用法:阿米替林每次 12.5mg,2/d,口服,疗程 1 个月。作者认为,非微生物性尿道综合征发生与精神焦虑、尿道括约肌和膀胱逼尿肌痉挛或共济失调、尿道口过敏等因素有关。阿米替林通过镇静、抗胆碱、抗组胺等作用,消除与发病有关的可能因素,从而起到治疗作用。

4. 治疗皮肤瘙痒症 有人用阿米替林治疗皮肤瘙痒症患者,可使皮损、瘙痒等症状消失或减轻,总有效率为 94.4%。用法:阿米替林 25mg,于每晚睡前 1 次口服,10d 为 1 个疗程。作者认为,阿米替林具有抗抑郁、镇静、催眠等作用,可阻断躯体病变与精神症状的恶性循环,使情绪稳定,保持良好的内环境,改善体质。此外,阿米替林还可缓解毛细血管痉挛,降低其渗透性,减少渗出及水肿,改善微循环,也有一定作用。

5. 治疗不宁腿综合征 有人采用盐酸阿米替林治疗不宁腿综合征患者,效果显著。用法:口服盐酸阿米替林,每次 25mg, 2～4/d,连续用药至症状消失止。

6. 治疗癌症疼痛 癌症是当今严重威胁人类健康和生命的疾病之一。陈广建等应用小剂量阿米替林与吲哚美辛联合治疗癌痛患者 66 例,取得了较好的镇痛效果,减轻了癌症患者痛苦。用法:阿米替林片,每次 25mg,3～4/d;吲哚美辛片,每次 25mg, 3/d 或 4/d。治疗效果:66 例中,显效(逐步停用其他镇静止痛药,给药 5～10d 后疼痛缓解,偶有轻微疼痛,但能够耐受,不需要加用其他止痛药)46 例;有效(疼痛明显,偶需加用地西泮、维生素 K_3 及氨酚待因片等,但不需加用其他阿片类镇痛药)15 例;无效(给药 10～14d 后,疼痛仍不能缓解者)5 例;总有效率为 92%。作者认为,大多数癌症患者伴有心情苦闷、烦恼、沮丧、忧愁、抑郁、精神颓丧等不良情绪。阿米替林系三环类抗抑郁药,对轻、重抑郁症状均有效。小剂量阿米替林对慢性疼痛有镇痛作用,可能与阻断脑内去甲肾上腺素再摄取 5-羟色胺 I,使两者含量增加有关。也有学者认为,慢性疼痛患者脑脊液中内啡肽含量往往低于正常。而阿米替林可提高人体血清素强度的有效性和内啡肽的水平,从而呈现止痛作用。在治疗过程中,由于采用小剂量给药,没有出现因不良反应而被迫停药的现象。少数患者出现过头晕、口干、嗜睡及轻度胃肠道反应,随着患者对药物的适应性的增强而逐渐消失。本法用药简单,止痛效果好,不良反应少,又为口服治疗,易被患者接受,收到了较好的临床效果,且改善了患者的生活质量。[陈广建,孙少彬,何彬.治疗癌症疼痛的临床观察.中国医院药学杂志, 2000,20(8):484]

7. 治疗头痛 有人应用阿米替林配合中药治疗头痛患者 112 例,用 3～4 周后,痊愈者 79 例,有效者 31 例,无效者 2 例,总有效率为 98.2%;未按疗程服药 2 例。用法:阿米替林 25mg,睡前顿服;若无效,最大可增至 100mg。同时,内服中药:柴胡、丹参各 12g,白芍 9g,郁金 10g,川芎 20g,栀子 15g,炙甘草 6g。眩晕、心烦、口苦者,加夏枯草、黄芩、菊花;失眠者,加龙骨、牡蛎、首乌藤;便秘者,加玄参、生地黄、麦冬;嗳气、纳差者,加香附、枳壳。每日 1 剂,水煎服。 [张玉明.阿米替林配合中药治疗镇痛药相关性头痛 112 例分析.中国乡村医药杂志,

2007,14(11):41]

哌 甲 酯

【别名】　哌醋甲酯、利他林。

【药理】　本品为精神兴奋药,能提高精神活动,对抗抑郁症。其作用比苯丙胺弱,不良反应亦较少。哌甲酯对兴奋、大脑皮质的作用较强,对呼吸中枢的作用较弱。用药后患者精神兴奋,情绪提高,抑制消除,食欲增进,睡眠改善。口服本品易吸收,1 次服药作用可维持 4h 左右,在体内迅速代谢,经尿排出。哌甲酯可用于治疗各种抑郁症、神经官能症等,也可用于对抗某些药物(如巴比妥类、抗组胺类、抗精神病药物等)引起的过度镇静作用和以上药物中毒时的解救之用。

【制剂】　片剂:每片 5mg,10mg,20mg。缓释片:每片 20mg。注射剂:每支20mg(1ml)。

【注意】

1. 癫痫、高血压患者慎用。

2. 严重焦虑、青光眼、激动、过度兴奋者,以及 6 岁以下儿童禁用。

3. 本品的不良反应与剂量密切相关。一般剂量在 30mg/d 以内不良反应很少发生。

【临床新用途】

1. 治疗支气管哮喘　据报道,有人用哌甲酯治疗支气管哮喘患者 30 例,效果较好。30 例中(其中属过敏型 8 例,感染型 5例,混合型 17 例)。方法:以哌甲酯 5mg 加入 10%葡萄糖注射液 20～40ml 中缓慢静脉注射,1/d,疗程 4～10d。效果显效 6 例,好转 16 例,无效 8 例,有效率为 74%。

2. 治疗遗传过敏性皮炎　遗传过敏性皮炎,一般有自愈趋势,但病程长,瘙痒皮损严重顽固,疗效不佳,有人在应用哌甲酯治疗 30 例的基础上,又对病程 1～26 年的 50例采用序贯检验法对照哌甲酯与安慰剂的

疗效,结果:哌甲酯的疗效显著优于安慰剂。有人发现如果哌甲酯剂量适当,用药当日即可止痒,2～3d 内渗液停止,皮损逐渐减轻,部分在 2 周内皮损完全缓解消失。这可能是因为促进儿茶酚胺释放,兴奋 β 受体,提高细胞内 cAMP,抑制生物活性物质释放而阻断机体变态反应。方法:哌甲酯每次10mg,1/d,如瘙痒不止,每日递增 5mg,直至瘙痒停止或日剂量达 45mg 止。

3. 治疗输液反应　50 例确诊为输液反应的患者,在立即停止输液后,以哌甲酯5～10mg 加入 5%～10%葡萄糖注射液中缓慢静脉注射,于注射后 5～10min 有 47 例患者畏寒缓解,继之体温逐渐下降,全身症状消退,恢复到输液前的状态;有 3 例用药后无效。有效率达 94%。

4. 治疗小儿遗尿症　原发性遗尿症多见于 10 岁以下儿童,目前尚无特殊疗法。有人用哌甲酯(7 岁以下 5～10mg,8 岁以上10～15mg,睡前 2h 顿服 1 次)治疗功能性遗尿症 20 例,治愈 14 例,显效 5 例,无效 1例,总有效率达 95%。近年来另有人采用上述方法治疗年龄为 3－17 岁的原发性遗尿症 18 例,显效 12 例,有效 4 例,无效 2例,总有效率为 89%。由于哌甲酯能提高中枢神经的兴奋性,使睡眠变浅,当膀胱充盈时能产生尿急而自行起床排尿。

5. 治疗术中寒战　据陈少华报道,335例择期手术或急诊手术术中寒战患者,静脉注射哌甲酯 20mg,10～30s 内注射完毕,其中 146 例用甲氧氯普胺 10mg 作为稀释液以减轻不良反应,再次用药间隔 30min,用量不变。结果于静脉注射后 1min 内寒战消失者 313 例,占 93.4%;1～2min 内寒战消失者 11 例,占 3.2%;2min 以上消失者 8例,占 2.3%;效果不显著 3 例,占 0.9%,总有效率为 99.1%。用药后出现恶心者 68例,占 20.3%;呕吐 1 例,占 0.3%;轻度神经兴奋表现者 46 例,占 13.7%。

6. 治疗儿童多动综合征 哌甲酯能作用于皮质和皮质下神经元(包括丘脑在内),从而制止小儿好动,使其安静,延长注意力集中时间,一般为每次 5mg,2/d,逐渐视病情调整剂量,但每日不得超过 60mg。

多 塞 平

【别名】 多虑平、凯舒。

【药理】 本品为弱中枢兴奋药,可兴奋精神,提高抑郁患者的情绪,对抗抑郁状态。本品为较好的三环类抗抑郁药。其作用原理不详,有人提出抑郁症患者脑内缺乏去甲肾上腺素,多塞平可阻断脑内突触前神经末梢对去甲肾上腺素的再提取,使游离去甲肾上腺素含量增加。常用于治疗精神分裂症的抑郁状态及各种抑郁症。

【制剂】 片剂:25mg,50mg,100mg。

【注意】

1. 对于有青光眼、肝功能不全、严重心血管疾病及癫痫患者宜慎用。

2. 服用本品后,可有轻度嗜睡、口干、便秘等症状,停药后即消失。

【临床新用途】

1. 治疗顽固性哮喘 有人对 5 例年龄 44-58 岁,病程 3～12 年,口服平喘、镇咳药仍时常反复发作的哮喘患者,给予多塞平每次 25mg,3/d,口服。结果:服药 2d 哮喘症状减轻者 4 例,消失 1 例。其中 1 例服药后哮喘消失,中断服药而哮喘加重,继服多塞平后缓解。多塞平与其他平喘药比较,具有控制症状迅速、显效率高,小剂量给药,副作用小等优点,是理想的治疗顽固性哮喘的新药。

2. 治疗消化性溃疡 据报道,睡前服多塞平 50mg,可取得类似服西咪替丁每次 200mg,3/d,睡前加服 400mg 的良好效果。作者认为用多塞平治疗溃疡病的可能机制是通过对皮质下中枢的调节,在发挥抗忧郁、安眠作用的同时,影响胃酸分泌和胃活

动度,故对有睡眠障碍、忧郁、紧张、疼痛综合征的消化性溃疡患者尤佳。多塞平还有胃黏膜保护作用和轻微的抗胃蛋白酶作用。

3. 治疗心律失常 有人用多塞平治疗心律失常患者,一般 3～5d 起效,显效率为 35%,总有效率为 74%。用法:多塞平每次 25～50mg,口服,3/d,可酌情增减,疗程 7～14d。作者认为,多塞平可降低心肌传导纤维的传导速度,缩短动作电位时程,降低膜电位,使单向阻滞变为双向阻滞或破坏折返环所需的过程。此外,多塞平的镇静、调节自主神经功能及对血管平滑肌 α 受体的抑制作用,也有助于抗心律失常。

4. 治疗顽固性呃逆 据报道,用多塞平治疗顽固性呃逆患者,效果显著。王卫邦运用多塞平治疗顽固性呃逆患者 13 例,其中显效者(用药 3d 内呃逆停止)8 例,有效者(用药 7d 内呃逆明显减轻)5 例。未见无效者。总有效率为 100%。治疗方法:每日发作频繁者,用多塞平每次 25mg,3/d,口服,发作有时间性者,在发作前 0.5h 服 25mg。初次服药多有头晕、嗜睡和乏力,数日后可减轻,呃逆减轻后改为每晚睡前服 1 次,不良反应则更轻。有癔症患者可适当延长服药时间,以巩固疗效。多塞平治疗顽固性呃逆有效,其机制可能是本品具有抗抽搐、中枢镇静、抗胆碱能作用及降低迷走神经张力,使膈肌痉挛被抑制或其兴奋性降低。

5. 治疗女性尿道综合征 本病的最新定义是指无膀胱器质性病变及明显菌尿,而有下尿路刺激症状,包括尿频、排尿困难、耻骨上方不适等,而其发病机制复杂,治疗方法较多,效果不一。张新明等[张新明,朱厚生.多塞平治疗 10 例女性尿道综合征疗效观察.新医学,2001,32(7):418]应用多塞平治疗女性尿道综合征 10 例,病人尿频、尿急症状明显缓解,3 例尿道口灼热感患者 2 例消失,1 例减轻。女性尿道综合征的发病机制复杂,目前认为精神因素起一定作用。不

稳定性膀胱及尿道压升高是女性尿道综合征发病的病理基础,膀胱处于高敏状态,膀胱逼尿肌兴奋,使膀胱压增高。而多塞平有较强的抗胆碱作用[姜红玉,张秀刚,尹斌太.多塞平与西沙必利联合治疗功能性消化不良 96 例.新医学,2000,31(1):29]。从本组的病例来看,多塞平的治疗效果满意。但本组病例不多,多塞平的治疗作用尚需进一步验证。

6. 治疗老年性瘙痒症　本病好发部位主要在躯干和四肢,患者皮肤粗糙,抓痕累累,部分有血痂。疗程 2 周至 2 年不等。大多数患者服用过不同剂量的抗组胺药和泼尼松等,效果差,病情反复发作,潘宏力应用多塞平治疗老年性瘙痒症 48 例,疗效显著。任真义用多塞平验证治疗老年性瘙痒症 39 例,效果满意,其中痊愈 15 例,显效 20 例,好转 3 例,无效 1 例,总有效率为 97%。服药后个别患者有轻度嗜睡、身软、口干等不良反应,停药后即消失。作者认为,多塞平治疗老年性瘙痒症疗效确切,不良反应少而轻,使用方便,价格低廉,值得在农村推广[潘宏力.多塞平治疗老年性瘙痒症 48 例.新医学,2000,31(2):79]。另有人用多塞平治疗 254 例皮肤瘙痒性疾病患者,随机分为两组,观察组 135 例(包括神经性皮炎瘙痒、亚急性湿疹、局限性皮肤瘙痒症),给予多塞平乳膏涂于脐窝部,外用无菌布敷盖脐部,1/d,6 次为 1 个疗效,连续 2 个疗程,同时口服赛庚啶 2mg,3/d;对照组(119 例),不用多塞平,其他与观察组相同。结果:观察组总有效率为 88.15%;对照组总有效率为 62.18%,两组比较有显著性差异($P < 0.01$)。观察组用药 4～5d,瘙痒即开始减轻,皮损逐渐消退。多塞平局部外用治疗瘙痒性皮肤病具有疗效显著,不良反应小,使用方便的特点。[朱林学,崔璐玲.5% 多塞平乳膏外敷治疗瘙痒性皮肤病临床疗效观察.中国皮肤性病学杂志,2002,16(4):237]

7. 治疗带状疱疹后顽固性神经痛　42 例带状疱疹后神经痛患者,其中头面部带状疱疹后神经痛 8 例,胸背腰部 34 例。病程(2.8±1.3)个月。所有患者均接受过 2 种以上非麻醉性止痛药治疗无效者。给予多塞平治疗第 1 天 8:00,25mg,口服,20:00,50mg,口服。第 2 天根据病人疼痛的程度,逐渐加量至疼痛缓解或病人能耐受且不影响工作,生活和睡眠为止,最大量 150mg/d。第 1 周为调整期,第 2 周为稳定期,第 3 周减量至停药。停药 1 周后(即第 4 周)随访评价。在治疗周期内每周对疗效及不良反应评价 1 次,共 3 次。结果:疼痛完全缓解者占 90%,总有效率为 93%。大多数病人在首剂服药后即产生止痛效果,在以后调整剂量后可完全缓解。[黄东祥,李艳.多塞平治疗带状疱疹后顽固性神经痛.中国新药与临床杂志,2002,21(12):737]

8. 治疗顽固性 III$_B$ 型前列腺炎　106 例 III$_B$ 型前列腺炎患者,随机分为 2 组。对照组 51 例,单独使用坦索罗辛 0.2mg/d;观察组 55 例,给予坦索罗辛 0.2mg/d,加多塞平 25mg/d,口服。疗程均为 6 周。治疗前后分别采用美国国立卫生研究院慢性前列腺炎症状指数评分(NIH-CPSI)对症进行评测和比较。结果:两组患者经过治疗后,在疼痛不适应症状评分、排尿症状评分、生活质量评分及总分四次上均有明显改善;观察组疗效为 78.8%,较对照组(64.7%)显著。两组比较有显著性差异($P < 0.01$)。[李新,李雪梅,潘进洪.坦索罗辛联合多塞平治疗顽固性 III$_B$ 型前列腺炎.临床泌尿外科杂志,2010,25(3):239-240]

9. 治疗荨麻疹　据报道,范志莘应用多塞平治疗荨麻疹,疗效卓著。33 例顽固性荨麻疹患者,曾用一种或几种抗组胺药、激素等治疗效果不明显或无效者,改用多塞平口服,成人每日 2～3 次,每次 25mg;儿童每日 2 次,每次 12.5mg。以后根据病情和控制程度,可减为每日 1 次,每次 12.5～25mg,或者隔日 1 次。结果;33 例中临床治愈 5 例,症状显著改善(风团消退,瘙痒消失,皮肤划痕阴性或显著减弱)15 例,好转(风团、瘙痒消失或显著减轻,但停药后立即复发)13 例,总有效率 100%。一般在服药 2～4d,症状即开始消退。

10. 治疗女性膀胱过度活动症 据报道,叶向阳等观察托特罗定联合多塞平治疗女性膀胱过度活动症患者,效果显著。选择女性膀胱过度活动症患者 106 例,随机分为观察组 60 例和对照组 46 例。观察组给予托特罗定 2mg/d,多塞平 25mg/d,晚上口服。对照组仅给托特罗定 2mg/d,疗程均为 4 周。治疗前后测定尿动力学参数。结果:观察组以平均 24h 排尿次数、平均 24h 尿失禁次数、初始尿意容量、最大膀胱压容量、最大尿流率,均较对照组有显著性的改善。作者认为,托特罗定联合多塞平治疗女性膀胱过度活动症较单独使用托特罗定耐受性好,安全有效。[叶向阳,李富林,曾小娟,等.托特罗定联合多塞平治疗女性膀胱过度活动症.航空航天医药,2010,21(2):150-151]

二、抗精神病药

氟哌啶醇

【别名】 氟哌丁苯、氟哌醇、卤吡醇。

【药理】 本品抗焦虑症、抗精神症作用强而久,对精神分裂症与其他精神病的躁狂症状都有效。镇吐作用亦较强,但镇静作用较弱,作用不明显。本品肝分布较多。约 15% 由胆汁排出,其余由肾排出。临床上主要用于各种急慢性精神分裂症、焦虑性神经官能症、呕吐及顽固性呃逆等疾病。

【制剂】 片剂:每片 2mg,4mg。注射液:每支 5mg(1ml)。

【注意】

1. 孕妇禁用,因有致胎儿畸形报道。

2. 基底神经节病变患者忌用。

3. 心功能不全者禁用。

4. 大剂量长期应用本品可引起心律失常,心肌损伤。

5. 本品多见锥体外系反应,降低剂量可减轻或消失。尚可引起失眠、头痛、口干及消化道症状。

【临床新用途】

1. 治疗小儿多动症 应用氟哌啶醇治疗小儿多动症患者,可明显改善症状。方法:内服氟哌啶醇,每次 0.5～5mg,3/d,温开水送服,连续服药至症状消失止。

2. 治疗小儿孤独症 采用氟哌啶醇治疗小儿孤独症患者 18 例,效果显著。用法:口服氟哌啶醇,0.1～1.5mg/d[0.025～0.1mg/(kg·d)],分早、晚 2 次服。

3. 治疗口吃 据报道,有人应用氟哌啶醇治疗口吃患者 15 例,效果满意。一般服药 12～15d 见效。用法:内服氟哌啶醇,3.5mg/d,生效后以小剂量维持。

4. 治疗化学药物引起的呕吐 应用氟哌啶醇,可使化学药物引起的呕吐减少或消失。方法:①氟哌啶醇每次 1～2mg,静脉注射,3～6h 1 次;②每次氟哌啶醇 1～3mg,静脉注射,2～6h 1 次。

盐酸氯丙嗪

【别名】 氯普马嗪、可乐静、冬眠灵。

【药理】 盐酸氯丙嗪系吩噻嗪类代表药物,为中枢多巴胺受体的阻断药,且具有多种药理活性。对中枢神经系统具有镇静安定、抗精神病;镇呕;降温;加强中枢抑制药(催眠药、镇痛药、麻醉药等)的作用。对自主神经系统具有降低血压、扩张血管和抗胆碱的作用。对内分泌系统的影响是阻断丘脑下部的多巴胺受体,干扰内分泌功能,间接促进垂体生长素的释放和抑制催乳素的释放。常用于治疗精神分裂症、尿毒症、癌肿、放射病和一些药物(如四环素类、吗啡、洋地黄、雌激素和抗癌药)等所致的呕吐以及妊娠呕吐、降低体温、镇痛(特别是恶性肿瘤引起的疼痛等)。

【制剂】 片剂:每片 5mg,12.5mg,25mg,50mg。注射液:每支 10mg(1ml),25mg(1ml),50mg(2ml)。

【注意】

1. 有过敏史者、肝功能不全、尿毒症及高血压患者慎用,冠心病患者尤应注意。

2. 肝功严重减退、有癫痫病史者及昏迷病人(特别是用中枢抑制药后)禁用。

3. 本品可发生过敏反应,常见的有皮疹、接触性皮炎、剥脱性皮炎、粒细胞减少(此反应少见,一旦发生应立即停药)、哮喘、紫癜等。

4. 本品刺激性大,静脉注射时可引起血栓性静脉炎,肌内注射局部疼痛较重,可加 1%普鲁卡因做深部肌内注射。

5. 直立性低血压。注射给药可引起直立性低血压,主要与升压反射受抑制有关,用药后宜卧床休息 1~2h。

6. 急性中毒。1 次大量(1~2g)吞服氯丙嗪后,可发生急性中毒,出现昏迷、血压下降、心动过速等症状。应使用去甲肾上腺素及其他 α 受体激动药进行治疗,禁用肾上腺素解救。

【临床新用途】

1. 治疗咯血 有人用盐酸氯丙嗪治疗咯血患者,当时可见效,1 周左右止血,总有效率为 95%。其作用是因氯丙嗪可扩张血管,降低心脏前后负荷及肺循环,支气管动脉压,并可镇静、消除紧张情绪,从而使咯血停止。方法:盐酸氯丙嗪 10mg 肌内注射,4~6h 1 次,必要时可增至每次 15mg,4h 1 次。

2. 治疗急性肾炎 盐酸氯丙嗪可阻断 α 受体,改善肾微循环,故可降低血压,使水肿和蛋白尿消除。有人用盐酸氯丙嗪治疗 45 例急性肾炎获得较好效果。方法:氯丙

嗪 1~1.2mg/kg,肌内注射或由莫菲管滴入,6~12h 1 次,以后可随眼底血管像逐渐缓解而延长用药间隔时间;阿托品 0.03~0.06mg/kg,缓慢静脉注射或由莫菲管滴入,2~8h 1 次,使达到"阿托品化"。因氯丙嗪还对阿托品引起的烦躁不安、谵妄等,使阿托品更好地发挥解除血管痉挛的作用。

3. 治疗血栓性血小板减少性紫癜 有人用盐酸氯丙嗪 1000mg/d,在出现急性器质性精神错乱症状时服用,服用后,精神症状迅速改善,血小板数及血红蛋白逐渐恢复正常。其作用:盐酸氯丙嗪可稳定细胞膜,治疗浓度有对抗溶血作用。同时血小板减少与血小板凝聚剂 ADP 有关,氯丙嗪可防止随溶血而发生的 ADP 释放。

4. 治疗偏头痛 有人用盐酸氯丙嗪 1mg/kg(极量 100mg)肌内注射。其效果、症状基本缓解与消失者 47.4%,总有效率为 84%,明显优于用安慰剂治疗的对照组。主要是氯丙嗪抗 5-羟色胺及镇静有关。

5. 治疗婴幼儿腹泻 有人发现盐酸氯丙嗪可抑制环磷腺苷(cAMP)形成,减少肠道分泌;改善肠道微循环;抑制肠道蠕动。此外,盐酸氯丙嗪还具有抗菌活性,从而可治疗小儿腹泻。用药后,症状消失,大便恢复正常,治愈率 97%,优于用庆大霉素及收敛剂治疗的对照组,差异显著。方法:盐酸氯丙嗪 0.5~1.0mg/(kg·d),分 3 次口服,连服 3d。

6. 治疗胆道蛔虫病 有人用盐酸氯丙嗪治疗胆道蛔虫病患者,用药 10~15min 起效,疼痛渐缓解。其作用:氯丙嗪有 α 受体阻滞作用,使胆道平滑肌及胆道口括约肌松弛而缓解疼痛,方法:复方氯丙嗪 2ml(含氯丙嗪、异丙嗪各 25mg)加入 5%~10%葡萄糖注射液 250ml 中,静脉滴注,滴速为每分钟 20~30 滴,1/d,必要时用 2~3d。

7. 治疗前列腺增生 有人用盐酸氯丙嗪治疗前列腺增生症患者 20 例,5 例用药

后 40min 左右,均能自行排尿,9 例导尿 1 次后自行排尿,6 例症状减轻或消失。盐酸氯丙嗪不但能消除不需手术者、手术被推迟者及不宜手术者的症状,而且还能预防再次尿潴留或减少再次尿潴留的次数,以及解除早期急性尿潴留和导尿后不再保留导尿管等。作者认为,可能与氯丙嗪阻滞前列腺组织及其包膜、膀胱颈和三角区的 α 受体,从而降低前列腺包膜组织中平滑肌张力有关。方法:①仅有排尿困难者,氯丙嗪 25mg,每晚睡前服。②急性尿潴留早期,氯丙嗪 50mg,肌内注射;卡那霉素 1g,肌内注射。以后氯丙嗪 25mg,每晚睡前服,卡那霉素 0.5g,肌内注射,2/d,连用 5d。③急性尿潴留时间已较长者,氯丙嗪 50mg,肌内注射;卡那霉素 1g,肌内注射。接着做导尿或行膀胱穿刺抽出尿液,不保留导尿管。以后继续用此二药维持治疗。

8. 治疗顽固性呃逆 有人用盐酸氯丙嗪每次 25mg,口服,3/d,治疗顽固性呃逆 43 例,呃逆 1d 消失 27 例,2～3d 消失 11 例,5d 后减轻 4 例,1 例无效。38 例随访 4 个月以上无复发。其中 15 例恶性肿瘤所致者至死无复发。其机制可能与盐酸氯丙嗪阻断脑干网状结构上行激活系统,抑制膈肌兴奋有关。作者认为,呃逆是一种非特异的膈肌痉挛现象。其产生原因一般分为中枢性及外周性,前者包括精神性、神经系统病变、中毒性等,后者包括生理性、膈肌及其上下病变。

樊茵迪应用穴位贴敷配合注射治疗危重患者顽固性呃逆患者 32 例,两组各 16 例,用药 28d 后,结果两组分别显效(呃逆消失。随访无复发)12 例,4 例;有效 3 例,6 例;无效 1 例,6 例,方法:两组均取合谷穴。用盐酸氯丙嗪 25mg,穴位注射,12h 1 次;两侧穴位交替使用。均 7d 为 1 个疗程。同时,观察组取穴:足三里、中脘、神阙。用中药粉(含半夏、丁香、生姜等)。研粉,纱布包

裹)贴敷穴位,医用胶布固定,每次 72h。[樊茵迪.穴位贴敷配合注射治疗危重病患者顽固性呃逆疗效观察.现代中西医结合杂志,2010,19(10):1217]

据徐传伟报道,用足三里穴位注射治疗顽固性呃逆 60 例(两组各 30 例)。结果分别治愈 25 例,20 例;有效各 4 例,无效 1 例,6 例。方法:均取双侧足三里穴。观察组用氯丙嗪注射液 50mg,对照组用甲氧氯普胺注射液 20mg,均常规穴位注射,每穴 1ml。同时患者深吸气,屏住呼吸片刻,分次缓慢呼出,反复数次,1/d;5d 为 1 个疗程。[徐传伟.足三里穴位注射治疗顽固性呃逆疗效观察.上海针灸杂志,2011,30(10):697]

9. 治疗眼睑毛细血管瘤 有人用盐酸氯丙嗪局部注射治疗 1 例眼睑血管瘤,疗效显著。其作用为盐酸氯丙嗪强烈刺激作用(pH 3.5～5.0)引起无菌性炎症,使血管瘤形成瘢痕而愈。方法:以 1ml 注射器接 5 号针头,抽取氯丙嗪液(25mg/ml)0.3ml,自血管瘤边缘进针,深达皮内,边进针边注药,使血管瘤轻度变白为止。

10. 治疗青光眼 有人球后注射盐酸氯丙嗪治疗绝对期青光眼 12 例,结果平均注射后 1h 疼痛缓解,48h 疼痛消失,饮食、睡眠及生活正常。

11. 治疗口腔黏液囊肿 用盐酸氯丙嗪 0.2～0.3ml 注入囊腔内(剂量视囊肿大小而定,注药前先吸尽囊液)治疗口腔黏液囊肿,注药后一般 7d 即愈。其作用可能是氯丙嗪的强烈刺激作用,破坏囊壁,使囊肿发生机化,形成瘢痕而愈。

12. 治疗百日咳 据报道,用盐酸氯丙嗪 1.5～3mg/(kg·d)加异烟肼 10～20mg/(kg·d),分 3 次口服治疗百日咳。一般用药 2d 后痉咳明显减轻。另报道痉咳期盐酸氯丙嗪、普鲁卡因、链霉素双侧肺俞穴交替封闭获良效。

13. 治疗寻常疣与跖疣 有人用盐酸

氯丙嗪治疗寻常疣与跖疣,治愈率达96.8%。作用机制:偏酸性的氯丙嗪注射液对组织产生较强刺激性,引起疣体局部化学性炎症,破坏并阻断了随疣而长的营养血管,致使疣细胞变性、坏死、脱落而愈。方法:以碘酊、乙醇消毒皮肤后,抽吸药液,用皮试针头(4½号)由疣附近皮内刺向疣基底中央,缓慢注入氯丙嗪注射液(25mg/ml),至疣体转为苍白色为止(每个疣体需药液0.1~0.2ml),外以消毒敷料覆盖。多发疣1次可同时注射3~5个疣体。未愈者2周后可做第2次注射。

14. 治疗海洛因成瘾　用盐酸氯丙嗪治疗海洛因成瘾,治愈率100%。冬眠时间最短6d,最长10d。作者认为,应用盐酸氯丙嗪及异丙嗪行浅冬眠治疗,患者在药物作用下,机体应激性降低的同时,精神与躯体的戒断症状也逐渐缓解,最后消除,达到戒毒目的。方法:氯丙嗪、异丙嗪各50mg,肌内注射,如30min能安静进入浅冬眠状态,即密切观察血压与脉率,待开始苏醒时,立即以等量氯丙嗪与异丙嗪肌内注射或静脉滴注维持。第1~2日内给药间歇时间视首次给药至开始苏醒时间而定。以后每次给药间歇每日延长2h直至仅需每晚睡前用药1次为止。如果首次给药后30min未进入浅冬眠状态者,可追加剂量,直到进入浅冬眠状态,苏醒后以氯丙嗪、异丙嗪总量的3/4或2/3肌内注射或静脉滴注维持,以后递减方法如前。

15. 治疗重度高血压　有人用氯丙嗪治疗高血压患者,服药后血压及脉率均逐渐下降。用法:氯丙嗪50mg,肌内注射;呋塞米50mg,静脉注射;血压特别高者,3h后可重复1次,4~8h可服利尿药及受体阻断药维持。

16. 治疗高血压脑病　方法:氯丙嗪5~25mg,肌内注射。对用于快速降压及腹水治疗2~4h无效的高血压病患者,可迅速缓解症状(0.5h开始降压)。

三、抗焦虑药

地 西 泮

【别名】　安定、苯甲二氮䓬。

【药理】　本品为苯二氮䓬类抗焦虑药,能产生抗焦虑作用是由于能选择地抑制与情绪有关的大脑边缘系统的海马和杏仁核等部位,使情绪恢复正常;本品还具有镇静、催眠、抗惊厥、抗癫痫和中枢性肌肉松弛等作用。常用于治疗神经官能症、神经衰弱、失眠、破伤风、药物中毒、子痫、急性心肌梗死、心律失常等。

【制剂】　片剂:每片2.5mg,5mg。注射液:每支10mg(2ml)。

【注意】

1. 重症肌无力、青光眼等患者慎用。

2. 新生儿、哺乳期妇女、孕妇(尤其妊娠开始3个月及分娩前3个月)忌用。

3. 服用本品,偶见低血压、呼吸抑制、视物模糊、皮疹、尿潴留、忧郁、精神紊乱和白细胞减少等症状。

【临床新用途】

1. 治疗消化性溃疡　地西泮能调节神经冲动和具有抗胆碱作用,因而可抑制胃酸分泌,故对消化性溃疡有良效。有人报道,用呋喃唑酮佐以地西泮每次2.5mg,口服,3/d,对消化性溃疡的总有效率达96%。另外,还可用于治疗因精神紧张所致的难治性消化性溃疡。笔者曾用地西泮每次5mg,口服,3/d,辅助治疗因精神紧张所致的难治性消化性溃疡8例,经胃镜检查5例治愈。

2. 预防琥珀胆碱引起术后肌痛　全麻诱导快速气管内插管的主要方法是用硫喷妥钠加琥珀胆碱。而琥珀胆碱有致肌痛的不良反应。据报道,术前静脉注射地西泮0.1~0.2mg/kg。观察184例,肌痛的发生率仅为7%~10%。

3. 治疗新生儿破伤风 地西泮通过抗惊厥和肌肉松弛作用而控制破伤风的痉挛、牙关紧闭和强直，降低其并发症，提高存活率。国内许多报道均获满意疗效。用药方法：痉挛发作时用 2.5～5mg 肌内注射，待控制后鼻饲地西泮 2.5mg，4h 1 次；最大剂量达 10mg，可 3h 1 次。以早期用药为佳。

4. 治疗肾绞痛 有人用地西泮 10mg 静脉注射治疗 65 例肾绞痛患者，个别重复注射 1 次。结果：65 例用药后立即停止疼痛 46 例，缓解 12 例，无效 7 例，总有效率为 89%。研究认为，地西泮除可增强 GABA 能神经功能外，尚对内脏器官有直接作用。

5. 治疗急性心肌梗死 对于缺血性心脏病和心肌病并发左心衰竭者，给予地西泮 0.1mg/kg 缓慢静脉注射，可使动脉压平均下降 1.3kPa，左心室舒张压显著下降，心肌耗氧量明显减少，改善心功能。心肌梗死后立即用地西泮 10mg 静脉注射，1h 后改为 15mg 口服，8h 1 次，共 3d，可减少室性心律失常的发生。地西泮 10～20mg 静脉注射有助于室性期前收缩恢复为窦律，一般 2min 可见效，维持 40min。焦虑患者体内儿茶酚胺释放增加，地西泮的抗焦虑作用，使儿茶酚胺降低，故可产生抗心律失常的作用。

6. 治疗顽固性面肌痉挛 两组各 30 例。观察组取主穴：翳风、四白（均患侧）。配穴：攒竹、阳白、下关、颊车、地仓、迎香、颧髎、巨髎。不提插及捻转，留针 2h，1/d。合并痉挛在眼轮匝肌取攒竹、四白，口轮匝肌取地仓、迎香、翳风（均面肌抽搐较甚处）。每次取 2 穴，用地西泮注射液，穴位注射，每穴 1ml(5mg)，每周 2 次，4 次为 1 个疗程。对照组用卡马西平每次 0.1g，3/d，口服。均 10d 为 1 个疗程。用 2 个疗程。结果：两组分别治愈 10 例（为观察组）；显效 14 例，4 例；好转 4 例，6 例；无效 2 例，20 例；总有效率 93%，33%。观察组疗效显著优于对照组（$P<0.01$）。[陈玲琳.针刺配合穴位注射与药物对照治疗顽固性面肌痉挛 60 例.针灸临床杂志，2001，17(12):15]

7. 治疗木僵 据报道，陈汉波应用地西泮治疗木僵患者 21 例，以静脉注射给药，每次 10mg，必要时 30min 后重新静脉注射，速度宜缓慢，疗程 15d。21 例患者平均 (5.3±2.5)d 显效。其中痊愈、进步各 6 例，显著进步 8 例，无效 1 例。常见不良反应有头晕、乏力、倦怠、嗜睡等[陈汉波.地西泮治疗木僵 21 例.医药导报，2000，19(4):338]。以往对于木僵状态大多用电休克疗法或舒必利治疗。近来有些报道认为，苯二氮䓬类药物地西泮对解除木僵状态有较好的疗效。其作用机制可能是作用于脑部的苯二氮䓬受体及相关受体(GABA-A)，并通过增强 GABA 对神经元的抑制作用，解除木僵状态。也能较快地消除精神分裂症、情感性精神障碍的木僵状态。（陈冠容.老药新用.3 版.北京：人民卫生出版社，2004:416）

8. 辅助治疗偏头痛 有人对 85 例偏头痛患者，在泼尼松、普萘洛尔、苯妥英钠治疗的基础上酌情加用地西泮 25mg，3/d，疗程一般为 10～15d，总有效率为 100%。适用于偏头痛合并失眠、精神紧张者。

9. 治疗室性心律失常 据报道，有人采用地西泮治疗室性心律失常患者，效果显著。方法：于发作时静脉注射地西泮，每次 10～20mg，用药 2min 后见效。

氯硝西泮

【别名】 利福全、氯硝安定。

【药理】 本品为苯二氮䓬类药，具有抗焦虑、镇静、催眠及抗惊厥作用，并有广谱抗癫痫作用。氯硝西泮的作用类似地西泮和硝西泮，但抗惊厥作用比前二者强 3 倍，而且作用迅速。临床上本品主要用于治疗各型癫痫。

【制剂】　片剂：每片 0.5mg,2mg。注射液：每支 1ml(1mg)。

【注意】

1. 肝、肾功能不全患者慎用。

2. 青光眼患者禁用。

3. 用药剂量须逐渐递增至最大耐受量,停药时亦须递减,突然停药可引起癫痫持续状态。

4. 本品静脉注射时,其呼吸、心脏抑制作用较地西泮为强,需注意。

5. 长期（1～6 个月）服用可产生耐药性。

【临床新用途】

1. 治疗坐骨神经痛　有人用氯硝西泮治疗坐骨神经痛患者,可缓解或减轻疼痛,总有效率达 92.3%。用法：氯硝西泮 1mg 加哌替啶（度冷丁）100mg,肌内注射,以后每隔 8h 或 12h 肌内注射氯硝西泮 1mg,7d 为 1 个疗程。作者认为,应用氯硝西泮治疗坐骨神经痛有效,可能是通过氯硝西泮抗焦虑、改善睡眠,缓解紧张情绪以及消除疼痛刺激折返,松弛肌肉紧张等而起治疗作用。

2. 治疗肋间神经痛　采用氯硝西泮治疗肋间神经痛患者 36 例,经用药 7～10d 后,全部获得治愈。用法：内服氯硝西泮,1mg/d,分 2 或 3 次服,温开水送服。

谷　维　素

【药理】　据称能调整自主神经功能,减少内分泌平衡障碍,改善精神神经失调症状。现用于自主神经功能失调（包括胃肠、心血管神经官能症）、周期性精神病、脑震荡后遗症、精神分裂症周期型、绝经期综合征、月经前期紧张症等,但疗效不够明显。

【制剂】　片剂：每片 10mg。

【注意】　服用本品后,偶有胃部不适、恶心、呕吐、口干、皮疹、皮痒、乳房肿胀、油脂分泌过多、脱发、体重迅速增加等反应,但停药后均可消失。

【临床新用途】

1. 治疗慢性胃炎　用谷维素治疗慢性胃炎 739 例,一般治疗 3～4 周,结果：显著改善 209 例,临床总有效率 93%。方法：谷维素每次 100mg,3/d,疗程 3～4 周。

2. 治疗肠易激综合征　有人用大剂量谷维素治疗肠易激综合征 14 例,结果：痊愈 6 例,好转 7 例,无效 1 例,总有效率为 93%。用药方法：①谷维素每次 60mg,3/d,口服,疗程 3 个月。②谷维素每次 60mg,3/d,口服；吲哚美辛每次 25mg,3/d,口服,10d 为 1 个疗程,疗程间隔 3～5d,以 6 个疗程为限。大部分病例在用药 2 周后腹鸣、腹痛、腹泻、大便粥样状等症开始减轻,4 周后各症状明显好转,治疗期间无不良反应。

3. 治疗功能性消化不良　有人用谷维素治疗功能性消化不良患者,可使症状消失或减轻,治愈率达 92%。方法：谷维素每次 60mg,3/d,饭后服用,疗程为 1～3 个月。

4. 治疗小儿异食癖　据报道,患儿服谷维素每次 10mg,3/d,一般连服 5～7d,对经驱虫、抗贫血等治疗无效者,可治愈。

5. 治疗小儿神经性尿频　有人用谷维素每次 10～20mg,口服,3/d；颠茄浸膏片每次 4～8mg,3/d 或山莨菪碱每次 2.5～5mg,3/d。用至尿次恢复正常后 1～2d 停药。效果佳,可使尿次完全恢复正常。李玉温等应用谷维素配抗胆碱药治疗小儿神经性尿频 5 例,效果显著[李玉温,吴桂兰.谷维素配抗胆碱药治疗小儿神经性尿频 5 例体会.新医学,1997,28(2):62]。王海霞试用该疗法治疗小儿神经性尿频 37 例,疗效显著。37 例中男 28 例,女 9 例,年龄 3－6 岁,病程 5d 至 2 个月。均经多方治疗效果不佳。治疗时用谷维素每次 10mg,山莨菪碱每次 2.5～5.0mg,均 3/d 服用。患儿服用 2 或 3 次后小便次数明显减少,服用 2～3d 后小便恢复正常,再维持服用 1～2d 后停药。治疗期间停用其他任何药物。治愈后随访8个月至2年,无一例复发。证明该疗法确实有效,而且价廉、效果快、不良反应少,值得临床推广使用。[王海霞.对"谷维素配抗胆碱药治疗小儿神经性尿频"的验证.新医学,2003,34(10):647]

6. 治疗慢性荨麻疹 有人对30例按常规方法疗效不佳的慢性荨麻疹患者,用谷维素每次20mg,3/d,连服15d至3个月。结果:显效11例,有效12例,好转1例,无效6例,总有效率为80%。

7. 治疗细菌性痢疾 有人用谷维素治疗49例细菌性痢疾,取得极佳疗效。方法:谷维素每次100～200mg,3/d,连服3～4d。结果:36例用药1d即肉眼观察脓血便消失,大便次数渐趋正常,体温下降;47例3d即愈。治愈率达95%,2例无效。其作用是:谷维素中含有植物甾醇类物质,具有抗炎、抑制血管通透性作用,从而遏止肠道黏膜充血、水肿、糜烂,达到治疗目的。另外,谷维素还可能通过调节或刺激免疫功能与自主神经系统,促使肠道炎症消退。

8. 治疗高脂血症 有人用谷维素治疗高脂血症患者,其疗效:降血清胆固醇总有效率为73%,降血清三酰甘油总有效率为84%,均明显优于用烟酸肌醇治疗的对照组。作者认为,谷维素是阿魏酸和植物甾醇等酯的结合,可能是植物甾醇降低肠道对胆固醇的吸收而起作用。

9. 防治皮肤皲裂 谷维素可降低毛细血管的脆性,改善皮肤微循环,使皮肤温度上升,血量增加,因而可用于防治皮肤皲裂,并有美容作用。国外对谷维素有"美容素"之称。

10. 治疗白血病化疗口腔感染 据报道,宫美微等应用谷维素治疗白血病化疗口腔感染,疗效显著。用法:谷维素每次60mg,3/d。观察50例,结果口腔感染率由42%降至25%,且口腔感染出现晚,持续时间明显缩短。治程中未见不良反应发生。

11. 治疗胃下垂 据报道,有人采用谷维素治疗胃下垂患者,效果显著。用法:谷维素75mg/d。一般连用3周后即可获效。

第五节 抗帕金森病药

左旋多巴

【别名】 L-多巴。

【药理】 左旋多巴为体内合成去甲肾上腺素、多巴胺等的前体物质,本身并无药理活性,可通过血-脑脊液屏障进入脑组织,经多巴脱羧酶催化形成DA而发挥药理作用,使脑内多巴胺含量增高。临床上可用于治疗震颤麻痹,亦可治疗肝性脑病等疾病。

【制剂】 片剂:每片50mg,100mg,250mg。胶囊剂:每粒胶囊100mg,125mg,250mg。

【注意】

1. 高血压、心律失常、精神病、消化性溃疡、糖尿病及闭角型青光眼患者禁用。

2. 本品禁与单胺氧化酶抑制药、拟肾上腺素、麻黄碱、利血平等药合用。

3. 左旋多巴与维生素 B_6 或氯丙嗪等合用时,可明显降低疗效。

4. 应用本品可出现"开关"现象(患者突然多动不安即为"开",又出现肌强直运动不能即为"关")。此症状见于年龄较轻患者,一般在用药后8个月左右出现。采用减少剂量或静脉注射左旋多巴翻转或控制这一现象。

【临床新用途】

1. 治疗消化性溃疡病 有人用左旋多巴治疗消化性溃疡病患者30例,结果:经X线检查,十二指肠龛影消失73.3%、胃龛影消失为 60%，且尿中多巴和多巴胺排泄量均较治疗前增加。用法：左旋多巴适用于恢复期患者，对急性期患者宜先给抗胆碱药后再用左旋多巴。剂量为每次 250mg，2/d，10d 为 1 个疗程，一般连续用药 1 个月。少数患者有中度上腹部沉重感、食欲降低、惊慌感可自行消失。据研究认为，溃疡病伴恶心者，尿中去甲肾上腺素及多巴胺降低，迷走神经占优势。而左旋多巴可加强交感神经张力和反应，恢复迷走神经与交感神经的平衡。

2. 治疗溢乳症　据临床观察，左旋多巴可抑制下丘脑促甲状腺激素释放激素，从而减少催乳素分泌，使溢乳得到控制。有人用左旋多巴治疗溢乳症患者 35 例，一般服药 1～3d 后，可明显使乳汁分泌减少。用法：内服左旋多巴每次 500mg，每 6 小时 1 次。

3. 治疗神经肌肉障碍性疾病　车承福应用苯海索加左旋多巴（每次 0.25g，3/d）治疗同一家族的 3 例痉挛性截瘫患者，3～6 个月后，均能自行走动，且随访 2 年，效果确切。林剑峰运用左旋多巴治疗病程 1～8 年的畸形性肌张力不全患儿 12 例，左旋多巴每次 125mg，2/d，与进餐同服，3～5d 增加每次 100～125mg，最大量 2g/d。结果 12 例中，有效者 9 例。

4. 治疗某些脑梗死后精神症状　据报道，刁继泉应用左旋多巴治疗脑梗死后精神症状患者 10 例，精神症状有改善者 9 例，有效率占 90%。用法：内服左旋多巴，1.5～3g/d，分 3 次服完。作者认为，多巴胺含量不足可能是脑梗死后某些精神症状出现的原因。左旋多巴迅速进入脑组织后，可转变成多巴胺，弥补了体内多巴胺不足，从而使精神症状得到了明显的改善。

5. 治疗毛发脱落　有人用左旋多巴治疗毛发脱落患者，有效率为 55%。方法：内服左旋多巴，1g/d，分 3 次服，口服左旋多巴后，可能增加血液到组织的儿茶酚胺浓度，从而促进毛发的生长。

6. 治疗带状疱疹疼痛及神经痛　有人用左旋多巴治疗带状疱疹患者 47 例，在发疹 5d 内连续口服左旋多巴 10d，第 3 日起神经痛明显减轻，2 个月后有神经痛者很少。林长胜运用左旋多巴治疗坐骨神经痛及血管神经性头痛，亦获得良效。

7. 促进小儿生长发育　张庆栓应用左旋多巴治疗垂体功能低下患儿 6 例（15mg/kg，每 6 小时 1 次，内服），6 个月后，5 例患儿生长速度明显增加。经测定血清生长激素（GH）水平也升高，表明该药通过促进 GH 的分泌，加速骨和软骨的生长发育，值得在临床上试用。

8. 下丘脑、垂体功能测定　内服左旋多巴可提高血浆生长激素水平，减少催乳素分泌。方法：左旋多巴 500mg，1 次口服，次日即可抽血测催乳素和生长激素。

9. 早期诊断慢性进行性舞蹈病　用法：口服左旋多巴，2～5g/d，连用 10 周。对于临床症状出现前的患者，可激发症状出现，协助早期诊断。停药后症状减轻。本药的作用机制可能是脑内多巴胺增加，刺激了过敏的横纹肌受体，从而使症状出现。

10. 增强性功能　临床上多用于因各种原因引起的阳痿及性功能异常的治疗。值得重视的是阳痿，它是性功能障碍中比例最高，而且是最严重的一种。左旋多巴开始用量为 0.25～0.5g/d，每隔 3～4d 增加 0.125～0.5g/d，维持治疗量为 3～6g/d，分 4～6 次饭后服用。左旋多巴的不良反应较多，主要是由于在体内转变为多巴胺所致的胃肠道、心血管系统的反应等。因此，左旋多巴必须在医师的指导监护下应用。

11. 治疗下肢不宁综合征　有人用左旋多巴 50～100mg，每晚睡前内服治疗下肢不宁综合征，1 周左右显效，症状缓解，总有效率为 85%。

12. **恢复视神经病变患者视力** 有人偶然发现用左旋多巴治疗非动脉性前段缺血性视神经病变患者,惊奇地发现患者视力改善到可以看到 20 英尺外视力表上大的 E 字。从而进行了一项前瞻性随机双盲的对照观察,发现未用左旋多巴组治疗,其视力改善仅 30%,其中 12%~16% 后来到 75%,并且视力保持稳定不变[风瑞.左旋多巴有助于视神经病患者恢复视力.中国医学论坛报,2000,26(34):7]。陈氏认为,左旋多巴可以使非动脉性前段缺血性视神经病变患者改善视力。这类疾病患者主要表现为眼球背后视神经表面的凹陷萎缩(即"杯区萎缩")。如果此杯变小,即有视神经纤维紧缩密集,造成突然失明的危险。(陈冠容.老药新用.3 版.北京:人民卫生出版社,2004:404)

13. **对矮小儿童的治疗** 王永友选择 72 例身材矮小患儿(排除了遗传病、代谢及其他系统器质性疾病),全部病例采用激发试验测定生长激素水平,所有患儿随机分为两组。左旋多巴组 35 例,按年龄不同给予左旋多巴,每次 0.08~0.25g,3/d。对照组 37 例,给予可乐定 0.075mg,每晚睡前口服 1 次,6 个月后复查身高、体重、骨龄。结果:两组骨龄增长率各为 1.5±4,两组无显著差异,说明左旋多巴与可乐定同样可对身材矮小患者有促进生长作用。另有人评价左旋多巴和运动激发试验对矮小儿童脑垂体生长激素分泌的影响。结果:运动激发血清 GH 峰值 $\geqslant 6\mu g/L$ 者占 56.23%,GH 无反应者占 33.77%,阳性率 24.96%;左旋多巴激发无反应者占 25.14%,阳性率为 40.88%。[郑素平,马步军,曾志伟,等.运动筛查和左旋多巴激发试验在儿童矮小症中的应用.检验医学与临床,2008,5(17):1047-1049]

14. **治疗中度屈光不正的弱视** 孙文翠等应用左旋多巴治疗中度屈光不正的弱视,效果显著。方法:选择 48 例(96 眼)中度屈光不正的弱视患者,随机分为观察组 50 眼和对照组 46 眼。对照组仅配戴眼镜矫正视力。观察组在对照组佩戴眼镜基础上口服左旋多巴(5—7 岁 0.125g,2/d;7—12 岁 0.25g,2/d)。用药 2 周为 1 个疗程,休息 1 周进行下一个疗程,共进行 3 个疗程。结果:观察组视力提高有效率为 86%,对照组为 58.7%。观察组明显优于对照组($P<0.05$)。[孙文翠,梁剑蓉,郭海梅,等.左旋多巴治疗中度屈光不正性弱视的疗效观察.中国医学创新,2008,5(36):150-151]

溴 隐 亭

【药理】 溴隐亭(bromocriptine)为多肽类麦角生物碱,具有兴奋多巴胺受体功能。一般剂量时激动 D_2 受体,发挥抗震颤麻痹作用;小剂量时激动突触前膜 D_2 受体,使多巴胺释放减少,可用于治疗 Hunting-ton 舞蹈病,它可激动垂体细胞的多巴胺受体,使垂体催乳激素及生长激素释放减少。临床上用于抗震颤麻痹。也可用于肢端肥大症、女性不孕症、闭经等。

【制剂】 片剂:每片 2.5mg。

【注意】

1. 本品忌与吩噻嗪类、降压药或 H_2 受体阻滞药合用。

2. 对于麦角生物碱过敏者,心脏病、周围血管性疾病以及妇女妊娠期禁用。

3. 对于治疗乳溢或闭经,可产生短期的疗效,但不宜久用。

4. 服用本品后主要不良反应有头痛、眩晕、精神疲倦、恶心、呕吐、腹痛等。也可出现多动症、低血压、运动障碍及精神症状。不良反应发生率约为 68%,连续用药后可减轻,与食物同服也可减轻。

【临床新用途】

1. **治疗乳房纤维囊性增生病** 有人应

用溴隐亭治疗乳房纤维囊性增生病及纤维腺瘤患者,可明显改善症状与体征,总有效率为78%。应用本药前,必须明确诊断为良性疾病。剂量宜从小量开始,缓慢增加。用法:溴隐亭首次剂量1.25mg,晚餐中服;6d内逐渐增加至5mg/d,分2次餐中服,连续服用3～5个月。本药的不良反应可有恶心、呕吐、食欲缺乏、头晕、心慌、小便困难等症状。出现上述不良反应时,可减至以前可接受之剂量。反应较轻者,可对症处理后缓慢增加;反应较重者,对症处理无效则停药。作者认为,本品可调节乳房内雌、孕激素受体活性,使雌激素受体数量和亲和力降低,改善体内内分泌紊乱,阻断乳房良性疾病发生和发展的恶性循环,从而消除症状,使肿块缩小或消失。

2. 治疗慢性精神分裂症　有人采用溴隐亭治疗慢性精神分裂症患者,24h后病情可明显改善,疗效优于安慰剂治疗的对照组。方法:内服溴隐亭,2.5mg/d,可同时服用氟哌啶醇。本品作用较短暂,仅适用于治疗某些精神分裂症患者的急性治疗较优。

3. 治疗特发性水肿　有人用溴隐亭治疗特发性水肿,可使水肿明显减轻、消退。用法:溴隐亭每次2.5mg,2/d。用至症状消失止。(黄延祚.常用药物临床新用途手册.南宁:广西科学技术出版社,1999:40)

4. 治疗黄体功能不全　应用溴隐亭治疗黄体功能不全患者,可使催乳素降低,黄体期延长。用法:溴隐亭每次2.5mg,2/d,疗程为3～4个月。

5. 治疗可卡因戒断综合征　溴隐亭每次0.625mg,4/d。用药后可有效降低可卡因的瘾欲及戒断时的焦虑症状。与对照组比较,差异明显。溴隐亭可能促进多巴胺受体的亚敏感性,使可卡因诱导多巴胺受体过敏性得到逆转的结果。

6. 治疗宫颈癌　对常规治疗无效的宫颈癌可用溴隐亭每次2.5mg,口服,2/d。18例患者5例得到缓解,缓解期达2年以上2例,平均6年以上。

7. 治疗多囊卵巢综合征　溴隐亭7.5mg/d,分3次口服,约1年。林氏用溴隐亭治疗多囊卵巢综合征10例,治疗后各例增高的黄体酮和睾酮值均随着疗程的延长而逐渐下降。1年后黄体酮和促卵泡激素比值有明显下降,6例月经周期恢复正常,3例体重减轻,8例多毛现象改善,2例妊娠。

金　刚　烷　胺

【别名】　金刚胺、三环癸胺。

【药理】

1. 本品具有退热作用,对多种炎症、败血症、病毒性肺炎等与抗生素合用比单用抗生素效果明显。

2. 本品抗震颤麻痹:当吸收进入脑组织后,能促进脑组织释放适量多巴胺,或延缓多巴胺的代谢破坏,使脑中多巴胺维持一定水平而发挥抗震颤麻痹效果。

3. 抗亚洲A-Ⅱ型流感病毒的作用:预防该型流感较好,有效率约为70%。

【制剂】　片剂:每片100mg。胶囊剂:每粒胶囊100mg。糖浆剂:100mg/ml。

【注意】

1. 精神病、脑动脉硬化、哺乳妇女慎用。

2. 孕妇禁用,可致畸胎。

3. 老年患者耐受性低,可出现幻觉、谵妄。

4. 少数患者服后可有嗜睡、眩晕、抑郁、食欲减退等症状。

5. 偶致惊厥,癫痫患者禁用。每日量超过300mg,可致失眠、精神不安及运动失调等。

【临床新用途】

1. 治疗脑梗死所致的自发性意识低下　据报道,有人应用金刚烷胺治疗脑梗死所致的自发性意识低下患者,疗效显著。方法:金刚烷胺 100～150mg/d(成人量),分 2 或 3 次口服。药量亦可随症状和年龄适当增减。连续服药 8 周即可。

2. 治疗十二指肠壶腹部溃疡 应用金刚烷胺治疗十二指肠壶腹部溃疡患者,效果显著。用法:内服金刚烷胺 100mg,每晚 1 次,4 周为 1 个疗程。结果:疼痛缓解时间平均 5d,溃疡愈合率 84%,总有效率为 93%,与雷尼替丁治疗的对照组无明显差异。

甲氯芬酯

【药理】 甲氯芬酯主要作用于大脑皮质,它能促进脑细胞的氧化还原,调节神经系统的代谢,增加对糖类的利用,对受抑制的中枢神经有兴奋作用。临床上多用于外伤性昏迷、新生儿缺氧症、小儿遗尿症、一氧化碳中毒等。

【制剂】 片剂:每片 0.05g、0.1g。注射剂:每支 0.06g、0.1g、0.2g、0.25g。

【注意】

1. 本品不良反应小,安全性高。

2. 偶见有胃不适、恶心。宜在饭后服用。

【临床新用途】

1. 治疗急性乙醇中毒 侯剑辉观察 1716 例急性乙醇中毒患者,其中采用甲氯芬酯组 686 例(观察组);采用纳洛酮的 834 例(对照组)。方法:观察组使用甲氯芬酯的剂量为 0.1～0.75g(平均 0.425±0.034g),静脉注射;对照组纳洛酮剂量为 2～32mg(平均 17±4.21mg),静脉注射。作者通过临床症状、动作协调性、中毒症状、谵妄、意识障碍程度的改善进行治疗效果比较。结果:显示两组患者均达到临床治愈。两组比较无显著性差异。由此,进一步说明甲氯芬酯治疗急性乙醇中毒有效,而且见效快。[侯剑辉.甲氯芬酯在急性酒精中毒治疗中的应用.中国药物滥用防治杂志,2009,15(3):141-143]

2. 治疗脑梗死 戴玉杰等应用甲氯芬酯治疗脑梗死,效果满意。方法:将 92 例急性脑梗死患者,随机分为血塞通注射液(500mg)组和血塞通加甲氯芬酯 0.1g 联合治疗组,每日 1 次,静脉滴注,疗程 14d。结果:联合用药组与对照组相比在卒中量评分及日常能力评分上,都显著优于血塞通对照组。[戴玉杰,郝英俊,董俊霞,等.血塞通注射液联合甲氯芬酯治疗脑梗死.中西医结合治疗心脑血管病杂志,2009,7(1):31-32]

第六节 镇静药、催眠药及抗惊厥药

苯巴比妥

【别名】 鲁米那。

【药理】 苯巴比妥为长效巴比妥类药,具有镇静、催眠和抗惊厥的作用,并可抗癫痫,对癫痫大发作与局限性发作及癫痫持续状态有良效;对癫痫小发作疗效差;而对精神运动性发作则往往无效,且单用本药治疗时还可能使发作加重。苯巴比妥有增强解热镇痛的作用,能诱导肝微粒体葡萄糖醛酸转移酶活性,促进胆红素与葡萄糖醛酸结合,降低血浆胆红素浓度,用于新生儿脑核性黄疸。临床上主要用于焦虑不安、烦躁、癫痫大发作、顽固性失眠症以及高热、破伤风、脑炎等病引起的惊厥。

【制剂】 片剂:每片 0.01g、0.015g、0.03g、0.1g。注射用苯巴比妥钠:每支 0.05g、0.1g、0.2g。

【注意】

1. 严重肝、肾功能不全者和肝硬化者禁用。

2. 对严重肺功能不全(如肺气肿)、支气管哮喘及颅脑损伤中枢受抑制者慎用或禁用。

3. 应用本药后,可出现头晕、困倦等后遗效应,少数患者还可出现皮疹、药物热、剥脱性皮炎等过敏反应。

【临床新用途】

1. 治疗重型流行性乙型脑炎 据报道,有人应用苯巴比妥钠注射液治疗重型流行性乙型脑炎患者,均获痊愈。用法:苯巴比妥2~4mg/kg,以生理盐水或注射用水溶解为10%的浓度静脉注射,6h 1次,至抽搐停止或刺激时不再引起伸肌反应后,将剂量减半,肌内注射,8h 1次,继用1d停药。一般用药2~4d。应用苯巴比妥治疗重型流行性乙型脑炎,必须与包括使用东莨菪碱在内的综合治疗同时进行。乙型脑炎呼吸衰竭除脑水肿因素外,还有炎症损害所致,这种情况则要慎用苯巴比妥钠。

2. 治疗眩晕症 苯巴比妥钠每次100~200mg,肌内注射;利多卡因50~60mg(1mg/kg)加入50%葡萄糖注射液40~60ml,缓慢静脉注射。均1/d。连续用药至症状消失止。用上药治疗眩晕症者,经1~3次治疗后,症状消失率为100%。其中用药1次症状消失者为61%。优于单独应用利多卡因治疗的对照组,梅尼埃病、前庭神经元炎、基底动脉供血不足、自主神经功能失调等原因所致眩晕,均可应用。严重肝功能障碍、二度以上房室传导阻滞、病窦综合征、肺心病等患者禁用。感冒、基底动脉供血不足者,宜同时对因治疗。苯巴比妥钠与利多卡因,可能与调节自由神经系统功能或改善内耳循环障碍有关。二者合用可以起到协同作用,故用于治疗眩晕症患者,收到显著效果。(黄延祚.常用药物临床新用途手册.南宁:广西科学技术出版社,1999:1-3)

3. 新生儿缺氧缺血性脑病 本病的发生与多种因子引起脑细胞损伤、血-脑脊液屏障破坏、脑水肿加重等有关。在应用苯巴比妥前,宜在吸氧、保温、常规护理、支持疗法、对症处理以及应用改善微循环、促进脑细胞正常代谢功能药物和防治感染等综合治疗基础上加用本药。用法:苯巴比妥第1日20~25mg/kg,分2次静脉注射;第2日起苯巴比妥4~5mg/(kg·d),维持治疗。用苯巴比妥治疗新生儿缺氧缺血性脑病,可使症状消失而愈。与用地西泮治疗的对照组比较,可明显缩短病程,加速治愈。苯巴比妥清除自由基,减少儿茶酚胺释放,提高葡萄糖转运率,降低脑细胞代谢和氧耗量,从而减轻脑水肿,降低颅内压,发挥对脑细胞的保护作用。(黄延祚.常用药物临床新用途手册.南宁:广西科学技术出版社,1999:1-3)

4. 治疗肝炎后高胆红素血症 肝炎后高胆红素血症的治疗是临床上较麻烦的一个问题。尹氏应用苯巴比妥联合藏茵陈(系青藏高原特有种属植物川西獐牙菜、抱茎狼牙菜提取有效成分精制而成,含有芒果苷、黄酮及齐墩果酸等活性成分,青海产)治疗36例肝炎后高胆红素血症,取得了满意的疗效。治疗方法:观察组36例,取苯巴比妥每次30mg,藏茵陈每次4片,均3/d,疗程半个月。对照组32例,口服小飞蓟宾每次17mg,3/d,门冬氨酸钾镁20ml加入10%葡萄糖注射液250ml中静脉滴注,1/d,疗程半个月。结果:两组分别显效23例,4例;有效11例,7例;无效2例,21例;总有效率为94%,34%。观察组疗效显著优于对照组(P<0.01)。[尹有美.苯巴比妥和藏茵陈治疗肝炎后高胆红素血症36例.新医学,2003,34(11):699]

5. 治疗急性黄疸型肝炎 方法:口服苯巴比妥,每次30mg,3/d,30d为1个疗程。必要时隔7d用第2个疗程。作者认为:本品可加快改善症状及体征,消退黄疸,降低ALT。其作用可能与本品减轻肝细胞坏死,增加微粒体酶活性,加速胆红素结合,促进蛋白质和核酸合成等有关。

苯妥英钠

【别名】 大仑丁。

【药理】 苯妥英钠对各种组织的可兴奋膜(包括神经元和心肌细胞膜)有稳定作用,降低其兴奋性。这与其治疗浓度时即阻滞 Na^+ 通道、减少 Na^+ 内流有关。苯妥英钠的这一作用具有明显的使用依赖性。因此对高频异常放电的神经元反复放电,而对正常的低频放电并无明显影响。苯妥英钠还抑制神经元的快灭活性(T 型) Ca^{2+} 通道、抑制 Ca^{2+} 内流。此作用也呈依赖性。较高浓度时,苯妥英钠能抑制 K^+ 外流,延长运动电位时程和不应期。

【制剂】 片剂:0.1g。

【注意】 对乙酰脲类药有过敏史或阿-斯综合征,二、三度房室阻滞、窦房结阻滞、窦性心动过缓等心功能损害者禁用。

【临床新用途】

1. 治疗带状疱疹后神经痛 带状疱疹是一种常见的病毒性皮肤病,该病引起的带状疱疹后神经痛的发病率为 $10\%\sim27\%$。其发病机制复杂,单一采用镇痛药治疗效果不满意。据报道,陈玉等将 85 例带状疱疹后神经痛患者随机分为观察组 47 例,对照组 38 例。方法:观察组口服苯妥英钠,每次100mg,每日 3 次;泼尼松每次 5mg,每日 3次;多塞平起始剂量为晨服 25mg,晚服50mg,每隔 3 日视病情逐渐增加剂量,在疼痛完全缓解后,巩固治疗 1 周,再逐渐减量至 1 个月后完全停药。对照组口服布洛芬,每次 300mg,每日 3 次,疗程 1~2 个月。两组停药 1 个月后随访。结果:观察组痊愈43 例,显效 1 例,有效 1 例,无效 2 例,总有效率 95.7%。对照组痊愈 18 例,显效 3 例,有效 4 例,无效 13 例,总有效率 65.8%。观察组疗效明显优于对照组($P<0.05$)[陈玉,谢丽君.多塞平、苯妥英钠联合强的松治疗带状疱疹后神经痛.中国现代医生,2008,

46(20):76]

2. 治疗皮肤伤口溃疡不愈合 平常出现的慢性溃疡、压疮、骨髓炎窦道、骨外露,以及外伤创面愈合困难等,是临床医师常见而又棘手的一大难题。据报道,李近红等发现局部应用苯妥英钠能促进溃疡面愈合。将 80 例慢性皮肤溃疡患者,随机分为观察组和对照组。两组均将溃疡面彻底清创冲洗后用凡士林油纱布包扎固定。观察组在包扎固定前用 40%硫酸镁浸泡的敷料湿敷30~40min,将苯妥英钠粉末均匀撒在溃疡处,每日或隔日换药 1 次。结果:观察组 7d平均愈合速度为(0.64 ± 0.12)cm²/d,明显快于对照组的(0.32 ± 0.16)cm²/d($P<0.05$);观察组的平均愈合时间为(25.5 ± 5.5)d,亦明显短于对照组的(42.5 ± 7.6)d($P<0.05$)。观察组痊愈 32 例,显效 6 例,有效 2 例,总有效率 100%。对照组痊愈 7例,显效 6 例,有效 16 例,无效 11 例,总有效率为 72.5%。观察组疗效明显优于对照组($P<0.05$)。[李近红,杨秋莲,李春玲,等.40%硫酸镁与苯妥英钠治疗慢性皮肤溃疡.实用医学杂志,2007,24(12):2196]

3. 用于人工流产术 姜艳华等将 60例进行人工流产术的早孕妇女随机均分为观察组和对照组。术前 2 小时观察组口服苯妥英钠 200mg,对照组口服安慰剂。结果:观察组的宫颈完全松弛率为 93.33%,明显高于对照组的 3.33%($P<0.01$)。观察组中镇痛达 Ⅰ级者 10 例,Ⅱ级者 17 例,显著高于对照组的 0 例。观察组出现恶心2 例,全身综合反应率为 6.67%。对照组出现恶心 9 例,呕吐 3 例,心率减慢 3 例,血压下降 4 例,全身综合反应率为 63.33%。作者认为,苯妥英钠具有镇静、抗焦虑,以及减弱宫颈扩张痛、子宫收缩痛的作用,在人工流产前应用可有效放松宫颈,减轻术时疼痛。[姜艳华,李小星,王葆英,等.苯妥英钠在人工流产中的疗效观察.中国妇幼保健,

2007,22(5):627]

4. 治疗急性脑出血 据报道,周红敏应用苯妥英钠治疗急性脑出血,效果显著。将90例急性脑出血患者随机均分为观察组和对照组。两组均给予常规治疗。观察组加用苯妥英钠,每次200mg,每日3次,连服3d,3d后改为100mg,每日3次。结果:观察组神经功能缺损总分为11±7分,显著低于对照组(16±7分)($P<0.05$)。治疗期间头颅CT或MRI复查,观察组仅有1例出现脑水肿,而对照组有7例明显脑水肿,而且治疗时间对照组明显长于观察组。[周红敏,宋玉波.苯妥英钠治疗急性脑出血患者45例.中国药业,2008,17(13):73]

5. 治疗偏头痛 靳桂琴应用苯妥英钠治疗顽固性偏头痛,效果颇佳。方法:选择119例经传统治疗效果不佳的伴有神经症的偏头痛患者,采用口服苯妥英钠治疗,每次100mg,每日2次。同时,口服维生素B_1和维生素B_6,女性患者加用谷维素,连续用药2周,结果:119例中,有效87例,无效32例。作者认为偏头痛(又称为血管神经性头痛),目前尚无特效药物治疗,其发病机制尚未完全清楚。苯妥英钠具有一定的镇静作用,能抑制大脑皮质的异常兴奋,故有治疗偏头痛的效果。

6. 治疗呃逆 据报道,王虹姣等应用苯妥英钠治疗呃逆患者,效果显著。方法:给予口服苯妥英钠,每次100mg,每日3次,症状消失后再服3d停药。结果:30例患者中,2~7d呃逆完全消失者28例,好转2例,平均消失天数为3.64±1.49天,总有效率100%。

第七节 抗癫痫药

丙戊酸钠

【别名】 二丙二乙酸钠、α-丙基戊酸钠、敌百痉、抗癫灵、二丙基乙酸钠。

【药理】 本品为一种不含氮的广谱抗癫痫药。动物实验证明,丙戊酸钠对多种方法引起的惊厥,均有不同程度的对抗作用。对人的各型癫痫如对各型小发作、肌阵挛性癫痫、局限性发作、大发作和混合型癫痫均有效。其抗癫痫的作用原理是能竞争性地抑制 γ-氨基丁酸转氨酶和激活谷氨酸脱羧酶,从而提高脑中GADA含量增加。

【制剂】 片剂:每片100mg,200mg。糖浆:1ml含50mg。

【注意】

1. 孕妇慎用。

2. 国外有中毒致死病例报道,多死于肝功能衰竭,多数死亡发生于儿童。

3. 极少数患者出现血小板减少、淋巴细胞增多、无力、嗜睡、脱发、共济失调。

4. 可引起谷草转氨酶增高。用药期间应定期检查肝功能。

【临床新用途】

1. 治疗心律失常 有人用丙戊酸钠每次0.4g,3/d,疗程2~4周,治疗34例经多种抗心律失常药物疗效不佳的冠心病、心肌炎、肺心病、风心病、预激综合征等所致的室性早搏,室上性阵发性心动过速,总有效率31%。作者认为丙戊酸钠可能与改善心肌膜对Na^+,K^+,Ca^{2+}转移,影响电生理特性有关。

2. 治疗偏头痛 有人用丙戊酸钠治疗22例偏头痛患者(普通型16例,经典型6例),效果:头痛发作完全停止11例,发作频率显著减少6例,无效1例,4例欠合作未统计,总有效率为77%。方法:丙戊酸钠1.2g/d,分3次口服,以后根据发作频率逐渐加量,最大量为1.4g/d,疗程3个月。

3. 治疗躁狂症　丙戊酸钠对躁狂症疗效显著。据报道，用该药 0.6g/d，分 3 次口服，以后根据药物不良反应及疗效，1d 或 2d 酌情增加剂量。治疗 12 例，总有效率为 75%。作者认为，躁狂症可能是由于中枢神经系统抑制性神经递质 γ-氨基丁酸(GA-BA)减少所致。丙戊酸钠为 GABA 激动药，可提高脑中 GABA 水平而起治疗作用。

4. 治疗下肢不宁综合征　应用丙戊酸钠治疗下肢不宁综合征患者，可使症状消失或减轻，总有效率为 87%。用法：口服丙戊酸钠，每次 200mg，3/d。疗程 2 周。若停药后复发者，可再服仍有效。作者认为，采用丙戊酸钠治疗下肢不宁综合征获效，可能与本品能增加 GABA 合成有关。

5. 治疗偏侧舞蹈症　63 例经临床和头颅磁共振确诊的偏侧舞蹈症患者，男 42 例，女 21 例，年龄 60—81 岁，临床表现：突然发病，伴或不伴有偏瘫，局限一侧上下肢不自主快速、大幅度、不规则的舞蹈样运动，且不伴有智能衰退。随机将其分为丙戊酸钠观察组 32 例，对照组(氟哌啶醇)31 例，两组年龄、性别与发病频度均具可比性。丙戊酸钠组在基础治疗的同时加用丙戊酸钠 0.2g，口服，3/d，逐渐加量，直至控制发作或出现中毒，最大剂量为 2.0g/d，观察 8d；氟哌啶醇对照组在基础治疗的同时，加用氟哌啶醇 2mg，口服，3/d，逐步加量直至控制发作或出现不良反应，最大剂量 12mg/d，疗程 8d。基础治疗药物为尼莫地平每次 30mg，维生素 E 每次 100mg，吡拉西坦每次 2 片，均为 3/d，口服。疗效评定标准：控制(偏侧舞蹈症消失)；显效(偏侧舞蹈症发作频度减少 75% 以上)；有效(发作频度减少 50%～75%)；无效(发作频度减少 50% 以下或用药前后无变化)。结果：丙戊酸钠组控制 27 例，显效 5 例，总有效率为 100%，控制的 27 例中，用药后症状 6h 至 2d 消失 2 例，3～5d 消失 9 例，6～8d 消失 16 例，平均消失时间

5.8d。对照组控制 21 例，显效 4 例，有效 3 例，无效 3 例，总有效率为 90.3%，控制的 21 例，用药后症状 6h 至 2d 消失 2 例，3～5d 消失 5 例，6～8d 消失 14 例，平均消失时间 6.7d。[张敬军，夏作理.丙戊酸钠治疗老年人偏侧舞蹈症的疗效观察.中华老年医学杂志，2001，20(2)：139]

6. 治疗难治性精神分裂症　据报道，潘朝霞等应用丙戊酸钠联合氯氮平治疗难治性精神分裂症 34 例，亦获满意疗效。[潘朝霞，尹定富，刘宁汉.丙戊酸钠联合氯氮平治疗难治性精神分裂症 34 例.医药导报，2010，29(2)：203-204]

7. 治疗老年痴呆　据报道，李达等应用丙戊酸钠治疗老年痴呆患者，疗效显著。方法：32 例符合阿尔茨海默病诊断标准，Algase 徘徊量表总分大于 3 分的患者，均在抗精神病药物治疗基础上，每天加服丙戊酸钠 0.2g，3/d，共治疗 6 周。结果：32 例患者治疗后简易痴呆筛选表及老年临床评定量表分与治疗前无显著变化，但 Algase 徘徊量表评分显著降低。作者认为，丙戊酸钠小剂量治疗老年痴呆徘徊行为是安全有效的。[李达，吴越.丙戊酸钠对老年痴呆患者徘徊行为的治疗作用.中国康复杂志，2006，21(6)：400]另据李悟斌等报道了观察 62 例经丙戊酸钠治疗痊愈后双相情感障碍患者复发的效果，均给予丙戊酸钠 800～2400mg/d，平均随访时间为 16 个月。结果：丙戊酸钠预防复发的总有效率为 69.4%，无效 19 例，但加用抗精神药或抗抑药后，10 例症状获得改善。[李悟斌，申永敢，姚旭东.丙戊酸钠预防双相情感障碍复发的疗效研究.中外健康文摘杂志，2009，5(21)：66-67]

扑　米　酮

【别名】　去氧苯比妥、密苏林、扑痫酮。
【药理】　扑米酮为抗癫痫药。用于癫

痫大发作和精神运动性发作。其作用与苯巴比妥相似,但作用及毒性均较低。对癫痫大发作及精神运动性发作有效。

【制剂】 片剂:每片 250mg。

【注意】

1. 严重肝、肾功能不全者禁用。

2. 本品不宜与苯巴比妥合用。

3. 常见不良反应有嗜睡、眩晕、恶心、共济失调、复视等,偶有巨幼红细胞性贫血、粒细胞减少、血小板减少及皮疹等。

【临床新用途】 治疗心脏 Q-T 间期延长综合征 据报道,用扑米酮治疗心脏 Q-T 间期延长综合征(LRS)效果显著。方法:开始时,口服扑米酮每次 0.1g,3/d,3d 后增至每次 0.25g,3/d,30d 后改为 4/d,每次 0.25g,连续用 120d。于第 60 日时,每日加用普萘洛尔每次 10mg,3/d,共 5d。结果:服药后昏厥被控制,严重心律失常被消除,QT 间期明显缩短,同时 Tu 波显著下降,部分导联高大 U 波消失。随访 3 年,患者均参加劳动,无昏厥发作,QT 间期变化不大,无不良反应。用普萘洛尔恶化者再用扑米酮同样有效,并不减慢心率,可长期应用。其作用机制可能是扑米酮影响跨膜电位,促进 Na^+ 与 K^+ 的主动转运,使心肌恢复正常。

卡 马 西 平

【别名】 酰胺咪嗪、痛惊宁、叉颠宁、得利多、氨甲酰苯䓬、卡马咪嗪。

【药理】 卡马西平为精神运动性癫痫的首选药,能减轻精神异常,为伴有精神症状的癫痫尤为适宜。同时,本品可用于三叉神经痛,舌咽神经痛;还能对抗由地高辛中毒所致的心律失常;并有抗利尿、抗躁狂抑郁作用。

【制剂】 片剂:每片 100mg,200mg,400mg。缓释片:每片 200mg,400mg。咀嚼片:每片 100mg,200mg。胶囊剂:每胶囊 200mg。

糖浆:20mg/ml。栓剂:125mg,250mg。

【注意】

1. 本品可致甲状腺功能减退。

2. 青光眼、心血管严重疾病及老年人慎用。

3. 心、肝、肾功能不全者以及初孕妇、授乳妇女忌用本品。

4. 本药常见的不良反应有头晕、嗜睡、乏力、恶心、呕吐,偶见粒细胞减少、可逆性血小板减少,甚至引起再生障碍性贫血和中毒性肝炎等,故在治疗开始(尤其是第 1 个月内)应定期检查血象。

5. 偶有皮疹、肝损害等。

【临床新用途】

1. 治疗面肌痉挛 据报道,用卡马西平 600mg/d,分 3 次口服,可缓解症状,最大剂量 1g/d 则症状消失。有人用卡马西平治疗 64 例,持续好转率 35%,症状完全控制 22%。疗效肯定,但需长期服用,3～13 个月。笔者也曾用卡马西平治疗 3 例,300～600mg/d,有 2 例症状减轻,1 例完全控制发作,但停药不久又复发。

2. 治疗下肢不宁综合征 本病主要表现为休息时(尤其是傍晚和夜间)小腿深部,亦可见于股和足,甚至上臂和手有一种蠕虫爬行样不适感,因病因不明,故无特殊治疗。有人用卡马西平治疗 174 例,治疗第 3 周和第 5 周症状均有改善。

3. 治疗颞下颌关节功能紊乱 据报道,每日用卡马西平 600mg 治疗颞下颌关节功能紊乱症 20 例,其中 15 例治愈,5 例好转。

4. 治疗肌纤维颤动及肌肉强直症 据报道,1 例持续性肌纤维活动综合征,表现为上下肢肌肉强直、步行障碍及举手困难,先用苯妥英钠等治疗无效,经用卡马西平 200～300mg/d 治疗取得良效。

5. 治疗耳鸣 有人用卡马西平 100～300mg/d,连续口服 1 个月,治疗各种原因引起的持续性耳鸣 50 例,结果耳鸣消失 7

例,减轻 33 例,有效率 80%。

6. 抗外周神经痛作用 ①治疗三叉神经痛。用法:卡马西平每次 100～200mg,3/d,如果服药中间或晚上加剧,可加服 100～200mg,个别病例可达 1～1.2g/d(极量 1.2g/d)。一般服药 3～4d,即可使疼痛减轻或完全消失,再酌情减量继续服药 1 周,以巩固疗效。②治疗舌咽神经痛、偏头痛及其他神经痛。用法:成年人和>12 岁儿童,开始时卡马西平每次 100mg,2/d,以后每日增加<200mg,直至显效。最大量 12～15 岁儿童<1g/d。15 岁以上者<1.2g/d,维持量渐减至 400～800mg/d,每 3 个月至少停药 1 次。

7. 治疗抑郁症 有人对 35 名抑郁患者给予卡马西平治疗,24 例系双极性(16 例双极性Ⅰ,8 例双极性Ⅱ),11 例系单极性。开始剂量 200～400mg/d,逐渐增加剂量至出现临床效果,平均 45d,结果 24 例双极患者中有效者 15 例(63%),11 例单极患者中有效者 5 例(46%)。无论在对抑郁有效或无效的患者中,该药对睡眠改善作用显著。

8. 治疗酒精戒断反应 有人用卡马西平治疗酒精戒断反应患者,无戒断症状出现,药物依赖消失,或者戒断症状及药物依赖均减轻,痊愈率 53%,疗效与用阿普唑仑治疗对照组无明显差异。

9. 治疗神经源性尿崩症 有人用卡马西平治疗神经源性尿崩症患者,可改善症状。用法:卡马西平 100～200mg,每晚 1 次口服,疗程 0.5～1 个月。作者认为,卡马西平促进抗利尿激素的合成和释放。

10. 治疗周期性动眼神经麻痹 应用卡马西平治疗周期性动眼神经麻痹患者,一般用药 3d 见效,1 个月后症状可消失。用法:卡马西平每次 50mg,3/d,持续服用半年。

11. 治疗 Kleine-Leine 综合征 本病的发生可能与癫痫有关。卡马西平有抗癫痫

作用,因而治疗后可取效。用法:卡马西平每次 100mg,3/d。用药后即可控制症状,缓解病情。停药后复发者,仍用本药有效。

12. 治疗快速型心律失常 观察组 30 例,口服卡马西平每次 100mg,3/d;部分无效者增至每次 200mg,3/d,对照组 40 例心律失常者,口服普罗帕酮每次 150mg,2/d。观察治疗前后的动态心电图。结果:观察组有效率为 77%,对照组为 80%。经 χ^2 检验,两组疗效无显著差异($P>0.05$)。且对照组中无效 8 例中,停普罗帕酮后再口服本药,有效 4 例(占 50%)。作者认为,卡马西平快速治疗心律失常疗效确切、方便,小剂量应用不良反应轻微。[宋熔,张光凯,王建生.卡马西平治疗快速心律失常的临床观察.中国综合临床,2000,16(3):221]

13. 辅助治疗肠易激综合征 方法:100 例患者随机分组,50 例给予卡马西平片辅助常规治疗,50 例给予常规治疗。均治疗 8 周后进行疗效判断。结果:两组分别显效 36 例,21 例;有效 9 例,22 例;无效 5 例,7 例。两组比较差异有统计学意义($P<0.05$)。[李洪焱,陈静.卡马西平辅助治疗肠易激综合征疗效分析.检验医学与临床,2009,6(9):686-687]

14. 治疗糖尿病痛性神经病变 李自莹等应用卡马西平治疗糖尿病末梢神经痛者,疗效显著。将 60 例糖尿病末梢神经痛患者随机分为观察组和对照组各 30 例。对照组在胰岛素强化控制血糖及良好控制血压、血脂的基础上,应用生理盐水 250ml+盐酸丁咯地尔注射液 0.1g 静脉滴注,1/d。观察组在对照组的基础上加用卡马西平 0.1g;3/d。进行随机双盲对照研究,疗程 14～21d。结果:观察组加用卡马西平后疗效显著优于对照组($P<0.01$)。疼痛缓解率达 90%。治疗期间及治疗后无明显不良反应发生。[李自莹,张小外,杨艺民.卡马西平治疗糖尿病末梢神经疼痛疗效观察.医

学综述,2009,15(8):1270-1271]

加巴喷丁

【药理】

1. 抗癫痫　本品能间接影响脑内 γ-氨基丁酸的合成和释放,增强谷氨酸脱羧酶活性,提高抑制性递质 GABA 的组织浓度,具有抗癫痫的作用。

2. 抗痛觉异常　根据动物实验发现,本品可缓解烫伤诱发的机械性痛觉过敏。加巴喷丁不仅有中枢性抗痛觉异常作用,同时也可抑制损伤后外周神经的异位放电作用。

【制剂】　胶囊剂:0.1g。

【注意】

1. 急性胰腺炎患者禁用。

2. 失神性发作在内的混合性癫痫、糖尿病、肾功能衰退者,以及老年患者慎用。

【临床新用途】

1. 治疗晚期癌症疼痛　刘灿坤等应用加巴喷丁治疗晚期癌症疼痛患者,效果显著。将 54 例服用其他镇痛药物效果欠佳的晚期癌症患者,加用口服加巴喷丁,第 1 天睡前 300mg;第 2 天每次 300mg,2/d;第 3 天每次 300mg,3/d;第 4～10 天逐渐增至每日 2700mg,分 3 次给药;然后采用维持量每日 900～3600mg,分 3 次服用。结果:服药 1h 后疼痛明显缓解,VAS 评分较治疗前极显著降低($P<0.01$)。疼痛持续时间缩短 0.17 ± 0.13h,疼痛间隔时间延长 3.2 ± 1.1h,睡眠时间延长 7.1 ± 0.8h。[刘灿坤,向东东,沈红星,等.加巴喷丁对癌症晚期疼痛患者的疗效观察.临床神经病学杂志,2008,21(3):215]

2. 治疗偏头痛　葛林通等应用加巴喷丁治疗偏头痛患者,效果显著。将 104 例偏头痛患者随机分为观察组 55 例和对照组 49 例。方法:观察组口服加巴喷丁,每次 200mg;对照组口服安慰剂,每次 200mg。

两组均每日 2 次。结果:治疗 4 周后,观察组脑电图异常率、疼痛程度、头痛持续时间、发作频率均极显著低于对照组(P 均 <0.01)。[葛林通,林力,吴慧娟,等.加巴喷丁治疗偏头痛的有效性和安全性——随机、双盲对照研究.中国临床药理学与治疗学,2008,13(4):445]

3. 超前镇痛　近些年以来,在疼痛治疗中提出了一种"超前镇痛"的概念,即在伤害性刺激作用于身体之前采用一定措施,防止外周及中枢敏感化,从而消除或减轻术后疼痛。据报道,吴述良等将 42 例拟在全麻下进行腹腔镜胆囊手术患者随机分为观察组和对照组各 21 例。观察组术前 2h 口服加巴喷丁 300mg,对照组不用任何镇痛药。两组术后当疼痛视觉模拟评分大于 6 分时,给予哌替啶每次 50～100mg,肌内注射。结果:观察组术后 2h,4h,12h,24h 的疼痛视觉模拟评分均极显著低于对照组($P<0.01$);观察组术后初次使用哌替啶的时间为 36.76 ± 14.7min,显著长于对照组(28.23 ± 7.4min)($P<0.01$)。术后 24h 观察组哌替啶的使用总量为 279.67 ± 36.46mg,显著低于对照组(351.32 ± 63.34mg)($P<0.01$)。[吴述良,杨小宁,秦玲.加巴喷丁超前镇痛在腹腔镜胆囊切除术中的应用.东南国防医药,2009,11(1):50]

托　吡　酯

【药理】　托吡酯是一个由氨基磺酸酯取代单糖的新型抗癫痫药物。由神经元持续去极化所反复激化的动作电位被托吡酯以时间依赖模式组表明,托吡酯可阻断状态依赖的钠通道。托吡酯可提高 γ-氨基丁酸(GABA),激活 GABA 受体的频率,从而加强 GABA 诱导氯离子内流的能力;表明托吡酯可增强抑制性神经递质作用。由于托吡酯的抗癫痫特性与苯丙二氮明显不同,它可能是调节苯丙二氮不敏感的 GABA 受体亚型。

【制剂】 片剂:50mg。

【注意】

1. 对本品过敏者禁用。

2. 有过敏体质及过敏家族史者慎用。

3. 孕妇和哺乳期妇女慎用。

【临床新用途】

1. 治疗肥胖 据国外医学杂志报道,应用托吡酯减肥,收到明显效果。34 例肥胖者,口服托吡酯(平均用量为每日175mg),治疗 1 年后,体重减轻 11%,其中脂肪减轻 20%,肌肉减轻 4%,治疗前越胖,体重减轻越明显。随着体重的减轻,身体其他各项指标有所改善,其中血糖下降 16%,胰岛素下降 24%,硝酸甘油下降 26%。

2. 治疗儿童型偏侧面肌痉挛 刘玉英等用托吡酯治疗儿童型偏侧面肌痉挛患者,效果显著,将 40 例患儿随机分为观察组和对照组。观察组口服托吡酯,第 1 周每次25mg,1/d;第 2 周,每次 25mg,2/d;第 3 周每次 25mg,3/d,达到满意效果后维持治疗(维持剂量通常为每次 25mg,3/d);对照组在面部不同部位点注射 A 型肉毒抗毒素,每点 1.25～2.5U,总用量为 20～45U。结果:观察组平均起效时间为 13.8±3.9d,显著长于对照组(2.4±1.1d)(P<0.05)。观察组的不良反应发生率为 35%,低于对照组的 40%。观察组的不良反应持续时间为5.0±1.5d,显著短于对照组(18.7±6.4d)(P<0.05)。作者认为观察组临床疗效与对照组基本接近,但不良反应率及不良反应持续时间均显著低于对照组,其远期疗效尚待长期随访观察。[刘玉英,薛建中.托吡酯与 A 型肉毒抗毒素治疗儿童型偏侧面肌痉挛的临床对比研究.药学服务与研究,2009,8(6):440]

3. 治疗三叉神经痛 曾宪杰等应用托吡酯治疗三叉神经痛,疗效满意。方法:将65 例原发性三叉神经痛患者,随机分为观察组 34 例,对照组 31 例。观察组口服托吡酯,起始剂量为每次 25mg,2/d,其后每周增加 25mg,直至控制发作为止,最大剂量为每日 400mg;对照组口服卡马西平,开始每次100mg,3/d,其后逐步加量,最大剂量为每日 1200mg。两组均治疗 2 个月。结果:两组分别为显效 17 例和 13 例,好转 8 例和 6例,有效 4 例和 3 例,较差或无效 5 例和 9例,总有效率为 85.3%、71.0%。观察组优于对照组(P<0.05)。[曾宪杰,陈秋通.托吡酯治疗原发性三叉神经痛疗效观察.广东医学,2009,30(4):631]

第八节　抗老年痴呆药

吡 拉 西 坦

【别名】 酰胺吡酮、吡乙酰胺、酰胺吡咯烷酮、吡烷酮醋胺、脑复康。

【药理】 本品为 γ-氨基丁酸的衍生物,可直接作用于大脑皮质,具有激活、保护和修复神经细胞的作用。动物实验显示,能促进学习能力,推迟缺氧性记忆障碍的产生,提高大脑对葡萄糖的利用率和能量储备,改善大脑功能。临床上主要用于治疗记忆和思维障碍,对由于衰老、脑血管意外、一氧化碳中毒等原因引起的记忆、思维障碍、脑卒中、偏瘫均有一定疗效。

【制剂】 片剂:每片 400mg。口服液:0.4g(10ml),0.8g(10ml)。

【注意】 个别患者服药后出现口干、纳差、失眠、呕吐、荨麻疹等症状,但停药后可自行消失。

【临床新用途】

1. 治疗症状性精神病和精神性症状群

据报道,应用吡拉西坦治疗抑郁或妄想可逆性精神症状群 60 例,对智力、失眠、神志和辨别力丧失有明显的恢复作用。还可用于一氧化碳中毒精神症状、抢救精神药物中毒、酒精中毒性谵妄、临床缺氧状态、夜尿、中枢性眩晕及前庭障碍的震颤、晕动病。

2. 治疗脑损伤 据报道,有人用吡拉西坦,10mg/d 静脉滴注,治疗脑血管疾病等损伤 22 例,1 周以内神志、瘫痪、麻木、失语及智能等均有明显好转,有效率为 90%。另有人用吡拉西坦治疗脑外伤或麻醉后昏迷 26 例,有效 20 例。方法:吡拉西坦 6～10g/d,静脉滴注。

加兰他敏

【药理】 加兰他敏为石蒜科中的生物碱,是一种可逆性胆碱酯酶抑制药,具有选择性抑制乙酰胆碱酯酶的作用。其特点是可透过血-脑屏障,产生较强的中枢作用。其作用持续时间长,但它产生的毒蕈碱样作用较弱而短暂。能对抗阿片的呼吸抑制作用,而不影响其麻醉作用。

【剂型】 片剂:4mg,8mg,12mg;注射剂(粉):1mg,2.5mg,5mg。

【注意】

1. 癫痫、运动亢进、上运动神经元性瘫痪、支气管哮喘、心绞痛及心动过缓者禁用。

2. 偶可出现流涎、心动过缓、眩晕、腹痛等,可用硫酸阿托品对抗。

【临床新用途】

1. 治疗阿尔茨海默病 本病是一种记忆力和其他认知功能衰退、恶化的慢性进行性脑部障碍性疾病,患者基本丧失生活自理能力。全球超过 3500 万人患有阿尔茨海默病。中国现在有 600 万以上的阿尔茨海默病患者,给社会和家庭带来沉重的负担。随着我国老龄化日益加重,本病发病率日趋上升。据不完全统计,65 岁以上人群中患病率达 4.8%,80 岁以上上升到 15%～20%。据 Shine 公司报道,其产品加兰他敏在欧洲 8 个国家,86 家医疗门诊,653 例轻、中度阿尔茨海默病患者中进行观察,采用随机、双盲、平行分组、安慰剂对照试验,每天给予加兰他敏 24mg 或 32mg,6 个月后,他们的认知能力分数较服用安慰剂的患者高 4.1 分,较服药前提高 1.7 分。而服安慰剂的患者的认知分数下降 2.4 分。据观察,加兰他敏 24mg 剂量与 32mg 剂量组,两者效果无显著差异(平均效果小剂量 2.9 分,大剂量 3.1 分)。[吕国平.阿尔茨海默病.中国医学论坛报,2010,36(4):E₁-E₄]

2. 治疗老年术后认知功能障碍 据报道,任凌云等用加兰他敏治疗老年术后认知功能障碍,效果显著。方法:200 例老年术后患者(年龄 65－89 岁),其中 105 例进行全麻,95 例进行连续硬膜外麻醉。随机分为观察组和对照组各 100 例。两组在性别、教育程度方面均有可比性。对照组在麻醉术后常规处理,观察组则于术后给予加兰他敏治疗 每次 5mg,4/d;3d 后改为每次 10mg。应用简易精神状态量表评估认知能力,观察术后认知功能的发病率。结果:对照组发病 57 例(占 57%),观察组发病 15 例(占 15%)。两组比较有统计学意义($P<0.05$)。[任凌云,曾文强,翁浩.加兰他敏对老年患者术后 POCD 的疗效观察.山东医药,2010,50(1):90]

第2章 自主神经系统用药

第一节 抗胆碱药

硫酸阿托品注射液

【药理】 本品为阻断 M 胆碱受体的抗胆碱药,能迅速解除 M 样症状,能透过血-脑脊液屏障,对抗部分中枢症状;能解除平滑肌的痉挛(包括解除血管痉挛,改善微血管循环);抑制腺体分泌;散大瞳孔,使眼压升高等。主要用于治疗有机磷农药中毒、锑剂引起的阿-斯综合征、内脏绞痛和抢救感染中毒性休克以及麻醉前给药等。

【制剂】 片剂:每片 0.3mg。注射液:每支 0.5mg(1ml),1mg(2ml),5mg(1ml)。滴眼剂:取硫酸阿托品 1g,氯化钠 0.29g,无水磷酸二氢钠 0.4g,无水磷酸氢二钠 0.47g,羟苯乙酯 0.03g,蒸馏水加至 100ml 即成。

【注意】

1. 青光眼及前列腺肥大患者禁用。

2. 应用本品时,常有口干、眩晕、瞳孔散大等表现,严重时可出现烦躁、谵语、惊厥、心率加快等症状。

3. 口服本品极量为每次 1mg,3mg/d;皮下或静脉注射极量,每次 2mg。治疗有机磷中毒及阿-斯综合征时,则可根据病情决定用药剂量。

【临床新用途】

1. *治疗肺结核咯血* 据报道,陈远忠应用阿托品治疗肺结核咯血患者 677 例,结果 624 例获得显效(均注射 1～2 次咯血停止),有效率达 74.1%。用法:阿托品 1～2mg 皮下注射,一般 3～5min 即可收效。有学者认为,阿托品止血效果可能与扩张静脉,减少回心血量,降低肺动脉压及肺血流量有关。[李文志.咯血的非止血药物治疗进展.新医学,2002,33(12):740]

2. *治疗逆行射精* 逆行射精是男性不育原因之一,治疗颇为棘手。一般用口服拟交感神经药物或膀胱颈成形术,效果不肯定,李家富以经导尿管肌注阿托品 0.5mg,抑制膀胱收缩。15min 后,用血管加压素 2.5mg 加生理盐水 2ml,经导尿管注入后尿道。灌注药物 15min 后,令患者手淫排精,精液正常,仅排尿数滴,经治疗,患者已喜得贵子。

3. *防治夜间哮喘* 乔增勇用阿托品防治夜间哮喘 26 例,效果满意。方法:在白天常规治疗的基础上,于每晚 10 时口服阿托品 0.3～0.6mg,出院后为预防发作于每晚 10 时服阿托品 0.3mg。结果:用药当晚 11 例哮喘停止,第 2 晚 5 例哮喘停止,第 3 晚 3 例哮喘停止,其余 7 例症状亦有不同程度减轻。

4. *治疗腋臭* 据报道,刘镕以乙醇混合液注射治疗腋臭 65 例,总有效率为 100%。其中 30 例随访 5 年以上未见复发。用法:阿托品 0.5～1mg,0.25%～0.5%普鲁卡因 10～15ml,95％乙醇 10～15ml,3 种药混合。根据腋臭程度、范围大小以及患者耐受乙醇的量可适当增减剂量。此方法注射局部剧痛,故可改为 1％普鲁卡因 10～15ml 先行局麻,再注另两药。

5. 治疗遗尿症　用阿托品治疗遗尿症患者,亦获满意疗效。临睡前用阿托品 1mg,肌内注射,连用 10d 为 1 个疗程。遗尿次数减少后,可改为每晚睡前口服颠茄片 16mg;坚持用药 30d,必要时可重复。

6. 治疗输液反应　据报道,于红萍用阿托品可解除血管痉挛。当患者出现输液反应时,不停止输液,不减慢滴速,在胶管接口处注射阿托品 1mg。治疗输液反应 18例,均有效。全部在 3～5min 内缓解,发热也随之逐渐下降。

7. 治疗胆绞痛　83 例胆绞痛患者,在抗感染的基础上,观察组 43 例用阿托品 0.5～1mg 加地塞米松 5～10mg 静脉注射,对照组 40 例用阿托品 0.5～1mg 静脉注射,两组均连用 3d。结果:两组分别显效 35例,13 例;有效 5 例,12 例;无效 3 例,15 例;总有效率分别为 93％,63％。两组比较有统计学差异($P<0.01$)。观察组不良反应发生率为 21％,对照组则为 33％,但均可耐受。胆管疾病几乎均以腹痛就诊,且腹痛剧烈,多伴有恶心、呕吐,所以本组病例选择腹痛缓解作为疗效指标。炎症反应或机械刺激引起胆道平滑肌和肝胰壶腹括约肌痉挛,可能是诱发胆绞痛的主要原因。结果显示:阿托品联合地塞米松对胆绞痛的止痛效果明显优于单用阿托品,说明肾上腺皮质激素(激素)的非特异性抗炎作用抑制局部的炎症反应,从而减少痉挛,加强阿托品的解痉作用。阿托品联合地塞米松治疗胆绞痛具有止痛迅速、疗效高、不良反应少等优点,但由于激素在抗炎的同时,可促使感染扩散,应在有效抗感染治疗的基础上应用,对于合并消化性溃疡、糖尿病、高血压、精神失常的

患者,则应慎用。[李英波.阿托品联合地塞米松佐治胆绞痛 43 例临床观察.新医学,2003,34(6):364]

8. 治疗白癜风　有人采用阿托品治疗白癜风患者,疗效卓著。方法:阿托品注射液(0.1％)1ml,用注射用水稀释至 0.125mg为局部皮内注射,即局部常规消毒后,向四周做皮内封闭注射,使药液均匀地分布整个病灶下,5～7d 注射 1 次,10 次为 1 个疗程,疗程间隔 15d。

东莨菪碱

【药理】　本品能阻断 M 受体,抑制腺体分泌及对眼的扩瞳、麻痹调节,同时还具有较强的中枢性抗胆碱作用,使感觉和运动功能抑制,甚至意识消失,出现麻痹状态。此外,本品还有扩张毛细血管、改善微循环和抗晕船、晕车等作用。临床上可用于全身麻醉前给药、晕动病、震颤性麻痹、狂躁性精神病和有机磷中毒等。

【制剂】　片剂:每片 0.2mg。注射液:每支 0.3mg(1ml),0.5mg(1ml)。晕动片:每片含本品 0.2mg,苯巴比妥钠 30mg,阿托品 0.15mg。

【注意】

1. 青光眼患者忌用。

2. 前列腺肥大患者禁用。

【临床新用途】

1. 治疗不稳定型心绞痛　据报道,用东莨菪碱 0.6～0.9mg 加入 5％～10％葡萄糖注射液 250～500ml 中静脉滴注,1/d,连用 3 周。有效率可达 91.7％。

2. 治疗支气管炎与支气管哮喘　55 例重症毛细支气管炎患者,在应用抗生素、吸氧、纠正心衰等综合措施的同时,配合东莨菪碱 0.03～0.05mg/kg 静脉滴注,0.5～1h 1 次。结果治愈 49 例,好转 4 例,总有效率为 96.4％。另据报道,62 例支气管哮喘急性发作患者,用东莨菪碱 0.3mg 加入 25％

葡萄糖注射液 20ml 中缓慢静脉注射,于 0.5~1.5h 观察疗效。结果过敏型患者 52 例中,显效 30 例,好转 17 例,无效 5 例。另 10 例为哮喘持续状态,用东莨菪碱 0.6~ 1.2mg 加 5% 葡萄糖注射液 500ml,静脉滴注,结果:显效 3 例,好转 5 例,无效 2 例。总有效率 88.7%。

3. 治疗大咯血 据报道,本品治疗大咯血 20 例,其疗效明显优于静注垂体后叶素的对照组。方法:在常规治疗的基础上加用东莨菪碱 0.3mg 于 50% 葡萄糖注射液 40ml 中缓慢静脉注射,必要时隔 0.5h 重复 1 次,或用东莨菪碱 0.6mg 加 5% 葡萄糖注射液 500ml 静脉滴注维持治疗,视病情可连续 1~3d。咯血是临床常见急症,其治疗可采用药物、人工气胸、人工气腹、支气管动脉栓塞术及外科手术等方法[李文志.咯血的非止血药物治疗进展.新医学,2002,33 (12):740]。钟裕文等用东莨菪碱治疗各种原因所致咯血 30 例,对照组 80 例用垂体后叶素治疗。方法:观察组用东莨菪碱 0.3mg 静脉注射,1~2h 仍有咯血者则重复 1 次,必要时用 0.6mg 加入 10% 葡萄糖注射液 500ml 静脉滴注。对照组用垂体后叶素 30~60U 加入 5% 葡萄糖注射液 250ml 中静脉滴注,每分钟 20~30 滴,1/d。结果:观察组和对照组的总有效率分别为 93%,73%。两组比较有显著的统计学差异($P<0.01$)。[钟裕文,张卫.东莨菪碱与垂体后叶素治疗大咯血疗效对比.新医学,1999,30 (5):746]

4. 治疗暴发性肝炎(急性重型肝炎) 有人用东莨菪碱治疗 7 例暴发性肝炎,剂量为 0.6~0.9mg,直接静脉注射;也可用东莨菪碱 0.6~0.9mg 加入 10% 葡萄糖注射液 500ml 中静脉滴注,2~3/d。同时给予抗生素及防止脑水肿等综合处理,结果全部治愈。

5. 治疗流行性出血热少尿期 该症伴有高血容量综合征性肺水肿时,微循环障碍的主要靶器官是肺和肾,肺、肾血管处于痉挛状态。应用东莨菪碱不仅能解除毛细血管动脉的阻力,且能解除肺小静脉后括约肌的痉挛,从而改善肺微循环。本品还可解除肾脏弓状动脉和入球动脉的痉挛,扩张肾血管,使肾血流量增加,肾小球滤过也增加;患者从无尿期转为多尿期,肾功能逐渐恢复。本品每次极量为 0.5mg,1.5mg/d,但在流行性出血热少尿期该极量远远不足,国内曾报道 1 例 48h 内共用 68mg(227 支)。然而,如此大剂量是否有后遗症,尚需进一步研究。

6. 治疗新生儿硬肿症 该症是因寒冷和感染等因素引起微循环障碍所致。以皮下脂肪硬化和皮下水肿为特征。严重者可发生休克。本品具有抗 α 和 M 受体作用,能恢复和改善微血管自律运动,故对该症有效。据报道,用本品治疗 25 例,结果 20 例治愈,治愈率达 80%。用法:每次用东莨菪碱 0.01~0.1mg/kg 加 10% 葡萄糖注射液 150ml,5% 葡萄糖氯化钠注射液静脉滴注(每分钟 5~6 滴),病情严重者,在上述治疗基础上,临时加东莨菪碱 0.1~0.3mg 静脉注射,15~30min 1 次(一般 2~3 次),至心音有力、面色红润、四肢温暖后停药。

7. 治疗癫痫持续状态 因本品具有解除平滑肌痉挛、改善组织缺氧和能量代谢等作用,故对控制抽搐有一定效果。用法:东莨菪碱 0.6mg 加 10% 葡萄糖注射液 500ml 缓慢静脉滴注,1/d,连用 3d,第 4 日开始为口服,每次 10mg,3/d。

8. 治疗神经阻滞之心肌损害 据报道,房崇村等应用东莨菪碱治疗神经阻滞之心肌损害患者,亦获显著疗效。应用氯丙嗪、舒必利等神经阻滞药出现心电图异常者进行研究,观察组 42 例,给予东莨菪碱 0.6mg 加入 5% 葡萄糖注射液 500ml 静脉滴注;对照组 42 例给予 ATP、辅酶 A、维生素(C,B_6)及 10％氯化钾 10ml 如前静脉滴注,1/d,疗程均为 2 周。结果:观察组有效率为 90％,对照组为 21％($P<0.01$)。其机制可能与抗胆碱的作用有关。[房崇村,王春,韩静,等.东莨菪碱治疗神经阻滞所致心肌损害对照研究.中国神经精神疾病杂志,2002,28(2):124]

9. 治疗蚕蛹所致中毒性脑炎　将患者随机分为两组,观察组 63 例,对照组 52 例,观察组给予东莨菪碱 0.3～0.9mg 加入 5％葡萄糖注射液 500ml 中静脉滴注,1/d。对照组给予低分子右旋糖酐注射液 500ml 静脉滴注,1/d。其他的治疗措施,如持续吸氧,保持呼吸道通畅,使用能量合剂及肾上腺糖皮质激素,纠正水、电解质平衡失调,烦躁不安者适当应用镇静药,应用抗生素预防感染等两组相同。结果:两组分别显效(经治疗 24h 后症状与体征明显好转)38 例,20例;有效 22 例,17 例;无效 3 例,15 例;总有效率分别为 95％,71％;观察组的显效率及总有效率均高于对照组(均为 $P<0.05$)。观察组无效者经继续治疗 5～7d 后症状消失;对照组无效者加用东莨菪碱后 2～3d 病情好转,继续治疗 8～12d 后症状消失。观察组 63 例在治疗过程中出现不同程度心慌、面红、尿潴留、口干,减量、停药后症状消失,无 1 例因不良反应而停止治疗,对照组无明显的不良反应。[盛丰华,涂连栋,王泽金.东莨菪碱治疗蚕蛹所致中毒性脑炎 63例报告.新医学,2002,33(2):92]

10. 抢救重型流行性乙型脑炎　观察组 58 例,在综合治疗基础上加用东莨菪碱 0.3～0.6mg,静脉注射,间隔 15～30min 1次。结果:观察组治愈 48 例,有效 8 例,无效 2 例。观察组有效率为 96.55％。两组有显著性差异($P<0.05$)。且观察组在退热、止惊、催醒、改善呼吸方面较对照组时间明显缩短($P<0.05$)。观察组 4 例有腹胀,但停药后症状消失。作者认为,东莨菪碱具有明显改善呼吸、止惊、催醒、促进脑功能恢复的作用,显著优于对照组,对缩短病程,降低病死率,提高治愈率,减轻神经系统的损伤,减少神经系统后遗症,均有较好的疗效。

11. 控制海洛因依赖者急性戒断症状　据报道,吴乐平等对 62 例海洛因依赖者采用氢溴酸东莨菪碱平衡麻醉法进行脱毒、麻醉治疗,首先予异丙嗪 50mg,哌替啶50mg,加入 10％葡萄糖注射液 250ml 快速静脉滴注。然后将氢溴酸东莨菪碱(0.03～0.06mg/kg)加入 5％葡萄糖氯化钠注射液500ml 内静脉滴注,逐渐达到莨菪化,维持时间 10～14h,1/d,一般连续进行 3～4d 治疗,并在治疗前给予普萘洛尔、谷维素、地西泮和心理治疗,在治疗后应酌情选用中医药配方辨证施治,或予小剂量抗精神病药进行对症治疗。结果:经 3～4d 内快速完成后,62 例患者急性戒断症状控制良好,全部顺利完成脱毒治疗,平均住院 8.3d,其中 61例做尿吗啡定性检测(-),18 例纳洛酮催瘾试验(-)。作者认为,戒断症状在前 3d内反应剧烈,脱毒时宜采取复合药物进行平衡麻醉,东莨菪碱的使用剂量应根据病人的体质、体重、个人耐受性、滥用毒品史的不同,按达到平衡麻醉的要求灵活掌握。[吴乐平,邓厚才,张迪然.东莨菪碱控制海洛因依赖者急性戒断症状的临床观察.中国医院药学杂志,2001,21(1):32]

12. 治疗过敏性紫癜　两组各 60 例。对照组采用常规治疗,观察组在常规治疗基础上加用东莨菪碱,剂量 0.3～0.5mg/(kg·d),1～2/d,症状缓解后停药,总疗程 5～14d。结果两组分别治愈 59 例,43 例;无效1 例,17 例;复发 4 例,23 例。[陈泽莹.丁溴酸东莨菪碱注射液辅治过敏性紫癜 60例.中国现代医生,2009,47(35):119]

13. 治疗小儿毛细支气管炎　据报道,陈建民等采用东莨菪碱佐治小儿毛细支气管炎,效果显著。观察组和对照组各 40 例,均常规应用抗生素、利巴韦林、糖皮质激素、输液及超声雾化、吸痰、吸氧治疗。对照组加用氨茶碱 2～4mg/(kg·d)静脉滴注。观察组加用干扰素 8 万 U,肌内注射;维生素 K_1 10～20mg;维生素 C 0.15g/(kg·d),加入 10%葡萄糖注射液 500ml 中静脉滴注,1/d。东莨菪碱 0.01mg/(kg·d),加入 10%葡萄糖注射液 500ml 中,静脉滴注,1/d。一般 15～20 滴/min。结果:两组分别显效 20 例和 6 例,有效 18 例和 20 例,无效 2 例和 14 例,总有效率为 95%和 65%。观察组明显优于对照组(P<0.05)。[陈建民,薛肖霞.东莨菪碱、维生素 C、维生素 K_1、干扰素联合佐治毛细支气管炎.山西医药杂志,2009,38(10):918-919]

14. 治疗梅尼埃病 据报道,高深应用东莨菪碱与利多卡因联合治疗梅尼埃病 64 例,结果卓著。用法:利多卡因 200mg,东莨菪碱 10～20mg,加入 5%～10%葡萄糖液 500ml 中静脉滴注,每分钟 30～50 滴,连用 5～7d。结果:64 例中,治愈 46 例,占 72%;好转 16 例,占 25%;无效 2 例,占 3%,总有效率为 97%。

山 莨 菪 碱

【药理】 本品为阻断 M 胆碱受体的抗胆碱药,作用与阿托品相似或稍弱。通称"654",其天然品称为"654-1",用人工合成方法制得的产品称"654-2"。654-1 与 654-2 的作用与用途基本相同,唯后者的不良反应略大。两者都可使平滑肌明显松弛,并能解除血管痉挛(尤其是微血管),同时有镇痛作用,但扩瞳和抑制腺体(如唾液腺)分泌的作用较弱,且极少引起中枢兴奋症状。口服吸收较差,注射后迅速从尿中排出。临床上用于血管性疾患,感染中毒性休克、血管性疾病、各种神经痛、眩晕病以及眼底疾患等。

【制剂】 片剂:每片 5mg,10mg。注射液:每支 1ml(5mg),10ml(10mg),1ml(20mg)。

【注意】

1. 脑出血急性期及青光眼患者忌用。

2. 本品可出现面红、口干、轻度扩瞳、视近物模糊等,个别患者可有心率加快及排尿困难等症状,一般多在 1～3h 内消失。长期使用本品,不致蓄积中毒。

3. 在应用本品时,宜结合其他治疗措施(如抗菌药物的使用等)。

【临床新用途】

1. 治疗输液、输血反应 用山莨菪碱治疗输液、输血反应患者,有效率为 94%,其中 70%在 3～8min 寒战消失,体温 1h 恢复正常。方法:山莨菪碱 10mg(反应严重者可用 20mg)加 50%葡萄糖注射液 20ml,静脉注射。

2. 治疗疱疹性角膜炎 有人用山莨菪碱治疗疱疹性角膜炎患者,有效率为 88.7%,平均治愈时间为 3.5d。方法:以 1%丁卡因滴眼 2 次行表面麻醉后,用山莨菪碱 3mg(0.3ml)做疱疹周围结膜下注射,2d 1 次。

3. 治疗银屑病 有人用山莨菪碱治疗银屑病患者,效果显著,临床治愈率为 95%。方法:山莨菪碱注射液 10mg(10mg/1ml)加生理盐水 1ml,混合后行曲池、足三里穴位注射,进针后待有针感再推注药液 1ml(含山莨菪碱 5mg),1/d,两侧穴位交替进行。20d 为 1 个疗程。

4. 治疗臀部肌注后硬结 用山莨菪碱治疗臀部肌内注射后硬结者,结果硬结消散或缩小,总有效率 100%。方法:以乙醇棉球擦洗患部,取大小相宜的纱布用山莨菪碱注射液浸湿(不滴为度)后外敷;也可将新鲜土豆切成 0.3～0.4cm 厚的薄片,置山莨菪碱液中浸湿后外敷。每日更换 1 次,连用数日至愈。

5. 治疗糖尿病严重溃疡与坏疽 用山莨菪碱治疗糖尿病严重溃疡与坏疽患者,均全部治愈,平均治疗时间 35.5d。方法:山莨菪碱 30～80mg 加入 500～1000ml 生理盐水中,静脉滴注,1/d,直至坏疽及皮肤感染创面清洁,改为30mg/d,或局部用山莨菪碱药棉湿敷至愈。

6. 治疗肢端坏死　用山莨菪碱治疗肢端坏死患者,治愈率为72%,总有效率为94%。其作用通过扩张血管而改善组织缺血缺氧状态,促进水肿吸收和炎症渗出减少。方法:山莨菪碱注射液10mg加右旋糖酐-40注射液50ml,经患侧股动脉在5～10min内注入,1/d或2d 1次,共8～20次。

7. 治疗早期疖肿　用山莨菪碱治疗早期疖肿患者,治愈率为84%,化脓率为16%,明显优于用乙醇棉球擦洗后外敷鱼石脂软膏对照组。这是山莨菪碱通过改善微循环,增强吞噬细胞功能而使早期疖肿消散的结果。方法:先以乙醇棉球擦洗患处,然后用山莨菪碱注射液(10mg/ml)浸湿纱布(不滴为度),外敷患处,2/d。也可以用浸湿山莨菪碱液的棉球外敷患处,6～8/d。

8. 治疗肾移植后并发症　用山莨菪碱治疗肾移植后并发症患者,预防用药可防止少尿、无尿发生,缩短多尿期,促进血肌酐恢复正常;治疗用药可增加尿量,促进肾功能恢复。这与山莨菪碱改善微循环,保护生物膜调节免疫作用等有关。方法:预防(术后发生少尿、无尿时):山莨菪碱10mg,静脉注射,4～8h 1次,连用4～10d。治疗(术后出现少尿或无尿时):山莨菪碱10～20mg,静脉注射,3～6/d;呋塞米20～40mg,静脉注射,3～6/d。二药交替使用,间隔时间2～4h,连用4～10d。用药2～5d后开始减每日用药量和给药次数(但患者在无尿期间不减药量及次数)。停药时先停用呋塞米,后停山莨菪碱。

9. 治疗幼儿腹泻　用山莨菪碱治疗幼儿腹泻患者,可使腹泻停止而愈,总有效率97%,其中95%仅注射1或2次即愈。作者认为,山莨菪碱可能通过抑制因胆碱能亢进所致胃肠循环障碍及超敏现象,调节自主神

经功能亢进而止泻。方法:山莨菪碱0.25～0.5mg/kg,做腹泻特效穴(足外踝正下赤白肉际横纹处)注射。操作:与足板平行进针1.5cm,快速推注,1～2/d,左右侧交替注射。

10. 治疗小儿重症肺炎　用山莨菪碱治疗小儿重症肺炎患者,可使病情在12～24h内好转,病程缩短,总有效率为93%,而对照组总有效率为73%,差异显著。作者认为,山莨菪碱防止肺小动脉血栓形成及弥散性血管内凝血,改善微循环,解除支气管及肺小动脉痉挛,增加心排血量,抗毛细管渗出,消除肺部啰音等有关。方法:山莨菪碱每次0.5～0.8mg/kg,15～30min 1次,静脉滴注,用5次或6次显效后减量并延长给药间隔,然后1/d,共3d左右。

11. 治疗小儿结核性脑膜炎　用山莨菪碱治疗小儿结核性脑膜炎患者,可减轻与消除结核性脑膜炎的局灶症状,总有效率为93%,其中注射1～2次有效者83%。方法:山莨菪碱0.5～2mg/kg(常规用量10～20mg)加5%～25%葡萄糖注射液20～40ml,静脉注射,1/d,疗程14d。

12. 治疗钩端螺旋体病肺出血型　用山莨菪碱治疗钩端螺旋体病肺出血型患者,用药2d内咯血停止或明显减少,症状减轻,肺啰音消失或减少,总有效率达97%,比用氨甲苯酸等常规治疗的对照组总有效率83%为优。方法:山莨菪碱15mg加入10%葡萄糖液250ml中,静脉滴注,1/d。

13. 治疗冻伤　有人用山莨菪碱治疗冻伤患者179例,疗效显著,总有效率为100%。方法:山莨菪碱每次5～20mg,口服,3/d。肌内注射,每次20mg,2/d,或用0.3%～0.5%软膏外用。一般7d均全部治愈。

14. 治疗妊娠中毒症　有人用山莨菪碱治疗妊娠中毒症患者,收到可喜的效果。方法:轻型:山莨菪碱20mg,口服,3/d,7～10d为1个疗程;重型:山莨菪碱60～80mg

加入 5％葡萄糖注射液 500ml 中,静脉滴注,可同时肌内注射山莨菪碱每次 20mg,2/d,1d 总量可达 100～120mg,7～10d 为 1 个疗程。

15. 治疗面神经麻痹 有人用山莨菪碱治疗面神经麻痹患者,效果显著。方法:山莨菪碱 10mg 封闭患侧颈乳突孔,3～5d 内给泼尼松 30～45mg/d,以后每日逐减 5mg,同时服维生素 B_1 每次 20mg,3/d。

16. 治疗眩晕症 有人用山莨菪碱、利多卡因治疗眩晕症患者 5 例,收效显著。结果:2 例用药 1 次,症状消失;2 例连续用药 2 次,生活能自理;1 例连续给药 3d 恢复。自觉症状缓解最短时间为 20min,临床症状消失时间最短 2h,最长为 3d。方法:立即用利多卡因 50～100mg,加入 50％葡萄糖注射液静脉缓慢注射,或加入 5％葡萄糖注射液静脉滴注。1/d,持续用药 2～3d,症状缓解用山莨菪碱 10mg,口服 3/d。另有人用山莨菪碱片治疗眩晕症患者 156 例,效果显著。治疗方法:山莨菪碱口服,每次 10mg,3/d,温开水送服,连服 5d 为 1 个疗程,服至症状消失止。结果:用山莨菪碱治疗眩晕症患者 156 例,其中痊愈者 140 例,显著好转者 10 例,有效者 4 例,无效者 2 例。用药时间最短者 1 个疗程,最长者 3 个疗程,平均为 2 个疗程。

17. 治疗上尿路结石 观察组 32 例,取穴三阴交。两侧穴位分别用山莨菪碱 10mg,黄体酮 20mg,穴位注射;对照组 20 例,用上药肌内注射,均 1/d,3d 为 1 个疗程。多饮水,做跳跃活动,并手法叩击结石区。用 3 个疗程,结果:两组分别结石排出 24 例,11 例($P<0.05$)。[邱丽.山莨菪碱及黄体酮穴位注射治疗上尿路结石 32 例临床观察.中国中西医结合肾病杂志,2002,3(6):356]

18. 治疗血栓性脉管炎 观察组 30 例,用山莨菪碱 10mg,加 10％葡萄糖注射液 150ml,静脉滴注,1/d,7d 为 1 个疗程。并用白芷粉 50g,加熬开的原食醋 20ml,调糊,涂纱布上,外敷肿痛处,每次 0.5～1h,2/d。与对照组 32 例,均用消炎止痛西药。结果:两组分别显效(用 10d,肿痛消炎,皮肤温度、色泽基本复常,无分泌物)18 例,10 例;有效 10 例,12 例;无效 2 例,10 例;总有效率分别为 93％,69％($P<0.01$)。[冯跃松.山莨菪碱加白芷外敷治疗血栓性脉管炎疗效观察.中国基层医药,2002,9(8):680]

19. 抢救急性呼吸窘迫综合征 急性呼吸窘迫综合征(ARDS)病死率较高,常规采用呼吸机抢救,同时针对病因治疗,并予肾上腺皮质激素(激素)、抗感染和支持等综合治疗[何明丰,谭沛泉,罗汉文,等.50 例严重创伤合并急性呼吸窘迫综合征的重症监护治疗.新医学,2000,31(2):94]。黄林等在上述综合治疗措施的基础上,加用大剂量山莨菪碱抢救 12 例 ARDS 患者,其中治愈 11 例,死亡 1 例。治疗方法:全部病例进行有创人工通气,采用呼吸机吸纯氧,并在呼吸机闭合环路中每半小时复查血气分析。除常规参数调节外,呼气末正压通气(PEEP)的气压使用为 0.59～1.57kPa(6～16cmH_2O),由低至高逐渐增加,随病情改善而逐渐减至 0.20kPa(2cmH_2O)以下,最后安全撤机。在应用呼吸机的同时应用大剂量山莨菪碱,静脉注射,每次 10～20mg,每 1～2h 1 次;另外给予山莨菪碱 200～400mg/d 加入补液中缓慢维持静脉滴注,待病情明显改善后逐渐减量。安全撤离呼吸机后仍予山莨菪碱每次 10mg,每 4～8 小时静脉注射 1 次,直至撤机 72h 后停药。同时按常规治疗原发病、抗感染、激素及支持治疗[黄林,李桂强,黄建明,等.大剂量山莨菪碱配合呼吸机抢救急性呼吸窘迫综合征 12 例的初步探讨.新医学,2002,33(6):354]。ARDS 是由多种病因导致的。有人认为,它是全身炎症反应的首发表现[俞森洋,黄柏蓄.呼吸内科主治医生 400 问.北京:北京医科大学中国协和医科大学联合出版社,1998:334]。炎症过程中,大量释放的细胞因子和炎性介质可导致肺泡毛细血管通透性增高,形成肺网质和肺泡水肿。目前对 ARDS 多采用综合治疗,呼吸机在治疗 ARDS 过程中起着重要作用。而山莨菪碱可使平滑肌松弛,能解除小血管痉挛,改善微循环,降低肺及全身小血管阻力,同时能抑制腺体分泌等。近年来亦广泛应用于呼吸系统疾病的治疗[乔军,叶晓菱,尚愚,等.大剂量 654-2 静脉注射抢救小儿呼吸衰竭.中国急救医学,2000,20(3):154]。

20. 治疗遗精　取穴:会阴。用 654-2 注射液 10mg,0.25％盐酸普鲁卡因 15ml,穴位注射,深度＜1.5cm,每次 10～15ml;1/d。结果:28 例中治愈 20 例,显效 5 例,好转 3 例,总有效率为 100％。

21. 治疗顽固性呃逆　取穴:内关、足三里、膈俞、中脘。用盐酸山莨菪碱注射液、甲氧氯普胺注射液(或爱茂尔注射液)各 10mg(或维生素 B_1 及维生素 B_6 注射液各 10mg)加注射用水至 6～10ml,穴位注射,每穴 1～2ml。用 1～5 次,治疗顽固性呃逆 62 例,治愈 54 例,显效 6 例,无效 2 例,总有效率为 96.8％。[陈小勇.穴位注射治疗顽固性呃逆 62 例.针灸临床杂志,2006,22(3):31]

22. 治疗急性荨麻疹　取穴:曲池(双)。用山莨菪碱、维生素 B_1 及维生素 B_{12}、地塞米松各 1ml,穴位注射,每穴 2ml;5～30min 后观察疗效,随访 3 个月,结果:50 例急性荨麻疹患者中痊愈 35 例,显效 11 例,有效 3 例,无效 1 例,总有效率为 98％。[宋联进.穴位注射治疗急性荨麻疹 50 例.云南中医中药杂志,2007,28(1):25]

23. 治疗偏头痛　山莨菪碱每次 10mg,3/d,口服。并内服中药:桃仁 12g,红花、当归、生地黄、牛膝各 10g,川芎 15g,赤

芍、桔梗、枳壳各 6g,柴胡、甘草各 3g,随症加减,每日 1 剂。水煎服。对照组 80 例,用尼莫地平 40mg,谷维素 20mg,地西泮 2.5mg,3/d,口服。均 8 周为 1 个疗程。用 1～2 个疗程。结果:165 例中(观察组 85 例,对照组 80 例),两组分别痊愈 59 例,36 例;显效 22 例,24 例;无效 4 例,20 例;总有效率分别为 95.3％,75％。[李中琼.中西医结合治疗偏头痛 85 例.现代中西医结合杂志,2008,17(8):1194]

24. 治疗小儿过敏性紫癜　观察组 35 例,用山莨菪碱(654-2)注射液 5～10mg,加 5％(或 10％)葡萄糖注射液,静脉滴注,每日 1 次。观察组并内服中药汤剂,每日 1 剂,水煎服。与对照组 30 例,均用氯雷他定 5～10mg,双嘧达莫 3～5mg/kg,每天顿服;葡萄糖酸钙针 5～10ml,维生素 C 1～2g,加葡萄糖注射液,静脉注射(或静脉滴注),1/d;对症处理。结果:两组分别治愈 26 例,15 例;好转 7 例,10 例;未愈 2 例,5 例;总有效率分别为 94.3％,83.3％。观察组疗效显著优于对照组(P＜0.05)。[王斌.山莨菪碱加中药治疗小儿过敏性紫癜 35 例疗效观察.浙江中医药大学学报,2008,32(5):649]

25. 治疗白癜风　选择局限性和散发性白癜风患者 18 例,随机分为试验组和对照组,试验组采用盐酸消旋山莨菪碱局部皮损内注射(注射用水稀释成 1ml 注射液含盐酸消旋山莨菪碱 1mg 备用)。1 次总用量:成人不超过 20mg,儿童则不超过 0.4mg/kg,每周 1 次,联合补骨脂酊外搽。对照组外搽 0.025％醋酸氟氢松软膏。结果:试验组总有效率为 95.6％,对照组总有效率为 34.0％。两组疗效有显著差异(P＜0.01)。[岳赛,谭建军.盐酸消旋山莨菪碱联合补骨脂酊治疗白癜风.湘南学院学报,2009,11(3):39-40]

26. 治疗感染性休克　周镇光等将 30 例感染性休克患儿随机分成观察组和对照

组各 15 例。对照组常规给予抗感染、扩充血容量、纠正酸中毒、肾上腺皮质激素减轻中毒症状,并用多巴胺 $1\sim10\mu g/(kg\cdot min)$;观察组在对照组的基础上,按病情轻重以每次 $0.3\sim0.5mg/kg$ 缓慢静脉注射山莨菪碱,每 $15\sim30$ 分钟给药 1 次,至面色、肢端皮肤转红润温暖,尿量增加,呼吸改善,心搏有力后改为 60min 左右 1 次,以后再适当延长 $2\sim4h$ 1 次。维持 24h 左右。结果:观察组总有效率为 75%,对照组总有效率为 50% ($P<0.05$)。[周镇光,钟晓春,李红星.山莨菪碱在小儿感染性休克治疗中的临床应用.中国医药指南,2010,8(9):103-104]

27. 治疗儿童神经性尿频 牛冬梅等选取神经性尿频患儿 92 例,采用消旋山莨菪碱和维生素 B_1 治疗。用法:消旋山莨菪碱每次 $0.1\sim0.2mg/kg$,3/d;维生素 B_1 每次 $3\sim10mg$,3/d,连服 $4\sim7d$。治疗期间停用其他药物。结果:用药 $2\sim7d$,所有患儿均在 $5\sim7d$ 治愈。其中用药 $2\sim4d$ 治愈 69 例,有效 23 例,好转的 23 例均在 $5\sim7d$ 时治愈。有 7 例患儿于 $2\sim7$ 个月复发,再次服药后均治愈。[牛冬梅,周晓.消旋山莨菪碱联用维生素 B_1 治疗小儿神经性尿频疗效分析.中国实用神经疾病杂志,2009,12(17):89]

第二节 拟胆碱药

溴吡斯的明

【别名】 吡啶斯的明。

【药理】 本品具有抗胆碱酯酶作用,但对中枢神经系统的毒性较毒扁豆碱弱,对横纹肌作用较强,缩瞳力较小。用于重症肌无力。

【制剂】 片剂:60mg。

【注意】

1. 支气管哮喘患者慎用。

2. 肠及尿路阻塞者忌用。

3. 本品宜避光储存。

【临床新用途】 治疗垂体性侏儒症据报道,有人应用溴吡斯的明治疗垂体性侏儒症患者,效果显著,可使身高平均每月增长 $0.6\sim0.83cm$。方法:内服溴吡斯的明,$3\sim6mg/(kg\cdot d)$,分 3 次温开水送服。可乐定 $6\sim9\mu g/(kg\cdot d)$,分 3 次口服。作者认为,人体生长激素释放激素(GHRH)与生长抑素(SS)的分泌,均受胆碱能神经调节,胆碱能神经张力增高可刺激 GHRH 分泌,而抑制 SS 分泌。溴吡斯的明和可乐定均可增加 GHRH 分泌,抑制 SS 分泌,从而使生长激素(GH)分泌增加,促进人体长高。

本品宜在骨骺未融合时使用效果最佳。

新斯的明

【别名】 普洛斯的明、普洛色林。

【药理】 新斯的明具有抗胆碱酯酶作用,但对中枢神经系统的毒性较毒扁豆碱弱;因尚能直接作用于骨骼肌细胞的胆碱能受体,故对骨骼肌作用较强;缩瞳作用较弱。多用于重症肌无力及腹部手术后的肠麻痹。

【制剂】 片剂:每片 15mg。注射液:每支 0.5mg(1ml),1mg(2ml)。

【注意】

1. 大剂量时可引起恶心、呕吐、腹泻、流泪、流涎等,可用阿托品对抗。

2. 癫痫、心绞痛、室性心动过速、机械性肠梗阻、尿路梗阻及支气管哮喘患者禁用。

【临床新用途】

1. 治疗干燥性咽炎 据报道,董明等应用新斯的明配合常规药物治疗干燥性咽炎 68 例,取得明显疗效。治疗方法:两组均用健民咽喉片、维生素(A、B_2)等常规剂量,服用庆大霉素 8 万 U 加地塞米松 5mg,0.9%氯化钠 10ml 雾化吸入。新斯的明组在雾化吸入液中加入新斯的明注射液 0.5mg，每日 1 次雾化吸入，7d 为 1 个疗程。用 2～3 个疗程后观察治疗效果。疗效：136 例（均系门诊病例，病程 3 个月至 32 年。均经系统检查排除鼻、咽、喉、食管、颈部的早期恶性肿瘤隐匿性病变及全身性疾病）干燥性咽炎，随机分为新斯的明组 68 例，常规用药组 68 例，两组分别痊愈 39 例，24 例；显效 21 例，19 例；有效 5 例，8 例；无效 3 例，17 例；总有效率分别为 96%，75%。新斯的明组疗效明显优于常规用药组（$P<0.05$）。新斯的明的作用机制尚待进一步研究[董明，葛宁，王云霞，等.新斯的明佐治干燥性咽炎 68 例观察.新医学，2001，32(7)：392]。牛利峰用新斯的明佐治干燥性咽炎验证 62 例。随机分为观察组和对照组各 31 例。两组年龄、性别、病程及临床表现大致相同。结果：两组分别显效 12 例，4 例；有效 16 例，12 例；无效 3 例，15 例；总有效率分别为 90%，52%；两组疗效比较有统计学差异（$P<0.01$）。经实践证明，新斯的明佐治干燥性咽炎疗效确切，有使用方便、价格低廉等优点，值得基层医院推广使用[牛利峰."新斯的明佐治干燥性咽炎 68 例观察"的验证.新医学，2002，33(5)：318]。

另有人治疗干燥性咽炎 74 例，观察组用新斯的明 0.2mg 加 2% 利多卡因 2ml 咽后壁两侧近咽侧索黏膜下各注射 1ml，每周 1 次，3 次为 1 个疗程；对照组用碘甘油 0.5ml 咽后壁黏膜涂布，2/d，并给予维生素 B₂ 10mg，口服，2/d，维生素 C 0.2g，口服，3/d，维生素 E 10mg，口服，3/d，3 周为 1 个疗程。结果：观察组 74 例中，显效 41 例（表现为咽部不适感、咽干、干咳、咽痒等症状消除），有效 25 例（表现为上述咽部症状明显减轻），无效 8 例（症状无改善），总有效率为 89%。对照组 24 例中，显效 7 例，有效 9 例，无效 8 例，总有效率为 67%。两组比较有显著性差异（$P<0.05$）。[涂源.新斯的明加利多卡因咽部注射治疗干燥性咽炎.中国新药与临床杂志，2000，19(6)：514]

2. 术后镇痛 王惠霞等研究硬膜外腔单独注入小剂量吗啡（0.5mg），或小剂量新斯的明（0.5mg）皆无明显的镇痛作用，而增大两药剂量虽有镇痛效果，但不良反应也明显。而硬膜外腔注入小剂量吗啡 0.5mg 和小剂量新斯的明 0.5mg 联合应用则可产生明显的镇痛作用而无不良反应发生。[王惠霞，隋波，仲焰.吗啡与新斯的明注入硬膜外腔术后镇痛的对照研究.临床麻醉学杂志，2001，17(7)：404]

3. 治疗便秘 肖群应用新斯的明治疗慢性衰竭卧床患者难治性便秘 32 例，收到良好效果。方法：新斯的明 0.5mg，肌内注射。若效果不明显，可间隔 3～4h 再注射 1mg。结果：32 例中，治愈 10 例（即 1 周内无须药物，大便恢复正常），明显改善 14 例，有效 5 例，无效 3 例。[肖群.新斯的明用于衰竭及临床患者难治性便秘的治疗.内科急危重杂志，2007，13(6)：309]

第三节 抗肾上腺素药及 β₂ 肾上腺素受体激动药

酚 妥 拉 明

【别名】 甲苄胺唑啉、瑞支亭、利其丁。

【药理】 酚妥拉明为 $α_1$、$α_2$ 受体阻滞药，有血管扩张的作用。临床上常用于血管痉挛性疾病，如手足发绀症、肢端动脉痉挛症（即雷诺现象）、感染中毒性休克、室性期前收缩。亦可用于嗜铬细胞瘤的诊断试验等。

【制剂】 片剂：每片 25mg。注射液：每支 5mg(1ml)，10mg(1ml)。

【注意】

1. 本品忌与铁剂配伍。

2. 低血压、严重动脉硬化、心脏器质性损害、肾功能减退者忌用。

【临床新用途】

1. 治疗心力衰竭 有人用酚妥拉明10mg 加入 10％葡萄糖注射液 250ml 中静脉滴注,速度 0.05～0.12mg/min,1/d,连用4～8d,治疗心力衰竭 27 例,同时行右心导管检查,结果肺毛细血管楔压、平均肺动脉压、右房压、外周血管阻力和肺血管阻力均下降,心脏指数、心搏指数明显增加。据报道,对 30 例肺炎、先天性和风湿性心脏病所致小儿急性心衰。每次用酚妥拉明 0.5～1mg/kg 与半量阿拉明(间羟胺)静脉注射,1～6h 1 次,平均用药 12 次,心力衰竭迅速改善。总有效率为 94％。另有人用酚妥拉明治疗肺心病心力衰竭患者 28 例,其中显效者 20 例,有效者 4 例,无效者 4 例,总有效率为 86％。[白苏荣.酚妥拉明治疗肺心病心力衰竭 28 例临床观察.中国医院药学杂志,2000,20(2):106]

2. 治疗高血压危象 据报道,有人用酚妥拉明治疗高血压危象患者,效果显著,收缩压平均下降 4.95kPa,舒张压下降3.11kPa。方法:酚妥拉明 10mg 加 5％葡萄糖注射液 20ml,静脉注射,5 分钟注射完,接着用 20～30mg 加入 5％葡萄糖注射液500ml 中,静脉滴注,速度每分钟 30～35滴。作者认为,其作用直接舒张血管平滑肌,减少回心血量,使心排血量下降,并降低外周血管阻力,从而使血压下降。

3. 治疗大咯血 据报道,用酚妥拉明治疗大咯血患者 70 例,总有效率为84.3％。方法:①酚妥拉明 5～10mg 加50％葡萄糖注射液 40ml 中,静脉注射,然后以 10～20mg 加入 5％葡萄糖注射液 250～500ml 中,静脉滴注,1/d,使用 3～5d(咯血停止停用);②酚妥拉明 20mg 加入 10％葡萄糖注射液 10ml 中,静脉滴注,2～3/d。一般 3d 左右可止血。其原理主要是酚妥拉明扩张血管,减少回心血量,降低肺动脉压,减轻肺淤血有关。有报道使用酚妥拉明治疗肺咯血患者 76 例,其中显效者 55 例,有效者 13 例,无效者 8 例,总有效率为 89.5％。有人用酚妥拉明与垂体后叶素联合使用治疗大咯血病人 33 例。观察组用酚妥拉明10～30mg 和垂体后叶素 30～60U 加入 5％葡萄糖注射液 250ml 中静脉滴注,每分钟20～30 滴,1/d,咯血停止后每日减量 1/3,继续应用 2～3d。对照组 32 例单用垂体后叶素。结果:总有效率分别为 97％,88％。两组结果比较有统计学差异(P＜0.05)。[李文志.咯血的非止血药物治疗进展.新医学,2002,33(12):740]

4. 治疗支气管哮喘持续状态 有人用酚妥拉明治疗支气管哮喘持续状态患者,疗效显著,用药后 30min,症状好转,总有效率达 91％～100％。方法:①酚妥拉明 10mg加入 5％葡萄糖注射液 500ml 中,静脉滴注,速度每分钟 30～45 滴;②酚妥拉明10mg 加 50％葡萄糖注射液 40ml 中,静脉注射(15～20min),必要时 1h 后重复应用 1次。其作用与扩张血管、改善肺微循环和舒张支气管平滑肌有关。李凡翠等认为,酚妥拉明在呼吸系统疾病中的应用日趋广泛,尤其在急诊应用中日益受到重视。

5. 治疗难治性肝硬化腹水 据报道,有人用酚妥拉明治疗难治性肝硬化腹水患者,1 个疗程后腹水消失占 39.7％,总有效率为 91.9％。方法:酚妥拉明 20mg 加入10％葡萄糖注射液 250ml 中,静脉滴注,速度每分钟 20～40 滴,1/d,7d 为 1 个疗程。同时给予氢氯噻嗪。1 个疗程未消失者,再继续第 2 个疗程。作者认为,肝硬化时,血中儿茶酚胺类物质增多,酚妥拉明可能通过拮抗去甲肾上腺素,降低门静脉压力,改善肝、肾血液流动学,增进肾小球灌注率,使利尿药充分发挥作用而消除腹水。

6. 治疗肝硬化食管胃底静脉曲张破裂

出血　有人用酚妥拉明治疗肝硬化食管胃底静脉曲张破裂出血患者,止血成功率达85.7%。主要是通过拮抗去甲肾上腺素,降低门静脉压力而止血。方法:酚妥拉明 20～40mg 加入 5% 葡萄糖氯化钠注射液 250～500ml 中,静脉滴注,速度为每分钟 20～40滴(根据血压脉搏调整)。如无不良反应,可持续用至大便转黄。停药后服用哌唑嗪每次 0.5～1mg,2/d,逐渐加至每次 3mg,2/d。

7. 治疗流行性出血热急性肾衰竭　据报道,有人用酚妥拉明治疗流行性出血热急性肾衰竭患者,收到很好的效果。与用大量呋塞米等治疗的对照组比较,酚妥拉明可增加尿量,进入多尿期,尿蛋白消失及血尿素氮恢复正常时间均比对照组短,治愈率提高。作者认为,酚妥拉明阻滞 α 受体,扩张血管,改善微循环,促进肾功能恢复。方法:酚妥拉明 60～80mg/d。具体用法是收缩压在 18.7～21.3kPa,舒张压在 12～13.2kPa者,酚妥拉明 20mg 加 10% 葡萄糖注射液20ml,静脉注射,速度 2mg/min,然后酚妥拉明 40mg 加入 10% 葡萄糖注射液 200ml中,静脉滴注,速度 0.6mg/min。对收缩压在 22.5～24kPa,舒张压在 14.5～16kPa者,除按前方法使用外,在静脉滴注完后再静脉注射 1 次,药物与剂量同前次。同时应用苄噻嗪 200mg/d,3d 为 1 个疗程。酚妥拉明停用时,每日尿量在 1500ml 以上,血尿素氮在 17.85mmol/L。

8. 治疗新生儿呼吸困难　据有人用酚妥拉明治疗新生儿呼吸困难,收到显著疗效。呼吸困难在 3～72h(多为 6～48h)内缓解,治愈率达 90%。其作用是与阻滞 α 受体、兴奋 β 受体从而改善呼吸功能有关。

9. 治疗新生儿胎粪吸入综合征　有人用酚妥拉明治疗新生儿胎粪吸入综合征患儿,结果:呼吸困难症状得到缓解。用法:酚妥拉明 0.5mg/kg 加入葡萄糖注射液 20～30ml 中,静脉滴注,1h 左右滴完,每隔 6～

8h 1 次,连用 2～4d。

10. 治疗小儿休克　据有人用酚妥拉明治疗小儿休克,效果显著,病情改善快,流脑休克治愈率 75%。其作用是酚妥拉明通过扩张小动、静脉,降低外周阻力,改善微循环,增强心肌收缩力等而获得。方法:①小儿心源性休克:酚妥拉明 0.1～0.2mg/kg加 10% 葡萄糖注射液 10～20ml,缓慢静脉注射,必要时 0.5～1h 可重复使用;②小儿暴发性流行性脑脊髓膜炎休克:酚妥拉明10mg 加入 10% 葡萄糖注射液 100ml 中,静脉滴注;也可先用酚妥拉明 0.3～0.5mg/kg加葡萄糖注射液 20～40ml 静脉注射,然后再静脉滴注。

11. 治疗胆绞痛　据报道,用酚妥拉明治疗胆绞痛患者,效果显著,用药后 15～30min 疼痛减轻,1～3h 疼痛停止,总有效率达 100%。方法:酚妥拉明 0.5mg/min,加入 10% 葡萄糖注射液或 5% 葡萄糖盐水注射中,静脉滴注,24h,总剂量 100～120mg,必要时可达 200mg。

12. 治疗慢性肾功能不全　治疗方法:取酚妥拉明 20mg,加入 10% 葡萄糖注射液300ml 中静脉滴注,1/d,15d 为 1 个疗程。治疗效果:采用本药治疗 7d 左右,其中有 7例 24h 尿量达 1.5L,全身水肿逐渐减轻。8例血压由 20/14kPa 降至 17/7kPa 以下。用药 10d 后,有 9 例血尿素氮由≥30mmol/L降至 15mmol/L 以下;另有 3 例合并心力衰竭者分别在第 9 日、15 日内得到了纠正。作者认为,肾功能不全的治疗包括药物、腹膜透析、控制饮食和休息等。在药物治疗方面采用抗感染、激素、利尿、降压以及纠正水、电解质及酸碱平衡失调等常规方法。而应用酚妥拉明治疗本病,具有独特的效果。

13. 治疗阳痿　酚妥拉明为 α 受体阻滞药,主要用于治疗心血管疾病。近年来其临床用途日趋拓宽。据报道,有人用酚妥拉明治疗顽固性阳痿患者 98 例,经用药 3～

10次后，其中治愈者70例，显效者10例，有效者13例，无效者5例，总有效率为95%。在应用酚妥拉明治疗阳痿中，亦未见不良反应发生。

14. 治疗小儿肺炎 有人采用酚妥拉明辅助治疗起病急、进展快、喘憋明显的重症肺炎具有显著疗效。剂量一般0.5～1mg/kg，加入5%或10%葡萄糖注射液50～100ml中静脉滴注，2/d，与半量间羟胺合用效果更好。[张立木，刘玉洁，常培兰.小儿肺炎的辅助治疗药物.中国医院药学杂志，2000，20(8)：491]

15. 治疗产后尿潴留 86例产妇分娩发生尿潴留患者随机分为两组。观察组43例，给予酚妥拉明10mg，肌内注射；对照组43例，给予溴新斯的明1mg，肌内注射，观察15～60min排尿情况。结果：观察组用药后15min排尿24例，30min排尿10例，60min排尿5例，>60min排尿4例(无效)；对照组15min排尿6例，30min排尿16例，60min排尿14例，>60min7例。两组比较有显著性差异。酚妥拉明通过作用于α受体，改善了微循环，减轻黏膜水肿，帮助膀胱肌恢复张力，促使排尿反射形成，解除尿道括约肌的痉挛而引起排尿。[张利芳.酚妥拉明治疗产后尿潴留43例疗效观察.临床医学，2001，21(7)：54]

16. 治疗突发性眩晕 有人用酚妥拉明10mg加10%葡萄糖500ml静脉滴注，每分钟50～60滴。结果：100例中，一次性治愈98例。用药多在20～30min眩晕明显减轻，2h后症状完全缓解。(陈冠容.老药新用.3版.北京：人民卫生出版社，2004：83)

17. 治疗肝硬化上消化道出血 82例出血患者分为两组，观察组42例。给予垂体后叶素2～4U，加酚妥拉明1mg于微泵中持续静脉注射(相当于垂体后叶素0.2～0.6U/min＋酚妥拉明0.05～0.3mg/min)。对照组40例，给予垂体后叶素治疗。结果：

观察组有效率为73.8%；对照组有效率为65.0%。[艾志文，肖献洪，林秉涛.垂体后叶素联合酚妥拉明治疗肝硬化上消化道出血临床观察.临床医学，2008，28(6)：49]

丙卡特罗

【别名】 普鲁卡地鲁、美喘清。

【药理】 丙卡特罗是选择性β_2受体激动药，对支气管扩张作用强而持久，有较好的抗过敏作用，不但可以抑制速发型的气道阻力增加，而且可抑制迟发型的气道反应性增高。本品还可促进呼吸道纤毛运动。临床上主要用于防治支气管哮喘，喘息性支气管炎和慢性阻塞性肺部疾病所致的喘息症状等。

【制剂】 片剂：每片25μg，50μg。

【注意】

1. 高血压病、心脏病、甲状腺功能亢进和糖尿病患者慎用。

2. 孕妇忌用。

3. 服用本品，偶见有头痛、眩晕、口渴、耳鸣、恶心、胃不适、心悸、心律失常、面部潮红、精神疲倦和皮疹等不良反应。

【临床新用途】 治疗急性上呼吸道感染 有人应用丙卡特罗治疗急性上呼吸道感染，亦获显著效果，总有效率达98%。疗效明显优于常规治疗的对照组。用法：内服丙卡特罗每次50μg，2/d。若有不良反应，可改为每次25μg，2/d。疗程为6d。作者认为，丙卡特罗治疗急性上呼吸道感染有效，可能与本品具有抗过敏及止咳等作用有关。据观察，本品对慢性支气管炎者同样有效。

沙丁胺醇

【别名】 舒喘灵、索布氨、阿布叔醇、嗽必妥、抑丁氨醇、羟甲叔丁肾上腺素。

【药理】 沙丁胺醇是一种选择性β_2受体兴奋药，有较好的支气管扩张作用。可抑制肥大细胞等致敏细胞释放过敏反应介质，亦与其支气管平滑肌解痉作用有关。本品因不易被消化道的硫酸酯酶和组织中的儿茶酚氧位甲基转移酶破坏,故内服本品有效,且作用持续时间较长。本品临床上主要用于防治支气管哮喘、哮喘型支气管炎和肺气肿患者的支气管痉挛。

【制剂】　片(胶囊)剂:每片(胶囊)2mg。气雾剂:溶液型:每瓶 14g。混悬型:每瓶 14g。粉雾剂胶囊:每粒 0.2mg,0.4mg。注射液:0.4mg/2ml。

【注意】

1. 凡高血压、心血管功能不全以及甲状腺功能亢进患者宜慎用。

2. β 受体阻滞药如普萘洛尔能拮抗沙丁胺醇的支气管扩张作用,故不宜合用。

3. 长期应用本品可产生耐受性,不但降低效果,且可使哮喘加重。

4. 使用本品时,少部分人可有头晕、心悸、头痛、恶心、手指震颤等不良反应。剂量过大时,可见心动过速和血压出现波动。一般减量后即可恢复正常,严重时宜停药。

【临床新用途】

1. 治疗小儿百日咳　有人用沙丁胺醇治疗小儿百日咳患者,可使痉咳减少,总有效率达 100%,明显优于用红霉素、氨苄西林治疗的对照组。方法:内服沙丁胺醇,0.5mg/(kg·d),4/d,口服。疗程为 6～10d。作者认为,百日咳之痉咳与 β₂ 受体被阻滞有关。沙丁胺醇可激动 β₂ 受体,故用之效果明显。

2. 治疗心率缓慢的难治性心衰　采用沙丁胺醇治疗心率缓慢的难治性心衰患者,可增快心率,心功能改善,使心衰症状好转。用法:内服沙丁胺醇,每次 2.4mg,3/d;卡托普利每次 6.25mg,口服,2/d。根据临床反应,可逐步增至沙丁胺醇每次 4.8mg,3/d,口服;卡托普利每次 25mg,3/d,口服。开始治疗前,先予卡托普利 6.25mg 口服,若无不良反应,才开始正式治疗。在治疗中可出现头晕、恶心、呕吐等不良反应,但多可在治疗过程中逐渐消失。

3. 预防早产　据报道,单家治应用沙丁胺醇后,可延长妊娠时间,防止早产。方法:①妊娠期手术者,沙丁胺醇每次 4.8mg,手术前 30min 口服,如手术超过 6h,于首次服用 6h 再服本品 4.8mg;②高危妊娠,沙丁胺醇每次 2.4mg,6h 1 次,从妊娠 28～30 周起服用,直至妊娠 37 周止。本品对于胎儿臀位倒转术和多胎妊娠、前置胎盘、妊娠高血压综合征及妊娠合并子宫畸形或发育不良等高危妊娠者,为预防早产均可应用。对于心脏有器质性病变者和糖尿病患者,禁用本品。

特 布 他 林

【别名】　间羟叔丁肾上腺素、间羟舒喘灵、间羟舒喘宁、间羟漱必妥、叔丁喘宁、喘康速。

【药理】　特布他林是选择性 β₂ 受体激动药,可扩张支气管,其支气管扩张作用与沙丁胺醇相近。临床上主要用于支气管哮喘、喘息性支气管炎、肺气肿及其他疾病引起的支气管痉挛。

【制剂】　片剂:每片 2.5mg,5mg。注射液:每支 1mg(1ml)。气雾剂:每瓶 50mg(200 喷),100mg(400 喷)。

【注意】

1. 甲状腺功能亢进者、高血压病、冠心病患者宜慎用本品。

2. 应用本品后,少数病例可出现头痛、心悸、胃肠障碍及手指震颤等不良反应。

【临床新用途】　治疗百日咳　据报道,有人用特布他林治疗百日咳患者,效果显著,基本治愈率为 84%。疗效明显优于对照组。用法:内服特布他林,0.15mg/(kg·d),分 3 次温开水送服,7d 为 1 个疗程。作者认为,百日咳患儿有 β₂ 受体功能低下。特布他林可激动 β₂ 受体,并有抗过敏等作用,从而使痉挛性咳嗽逐渐减少而获得痊愈。

第3章 循环系统用药

第一节 钙拮抗药

维拉帕米

【别名】 异搏定、戊脉安、凡拉帕米。

【药理】 本品能抑制心肌及房室传导，减慢心率，扩张冠状动脉，增加冠状动脉流量及肾血流量，降低心肌氧耗量。同时，对外周血管有扩张作用，使血压下降，但较弱，一般可引起心率减慢，但也可因血压下降而反射性心率加快。对冠状动脉有舒张作用和抑制血小板聚集的作用。

【制剂】 片剂：每片40mg。注射液：每支5mg(2ml)。

【注意】

1. 支气管哮喘患者慎用本品。

2. 低血压、传导阻滞及心源性休克患者禁用。心力衰竭者慎用或禁用。

3. 本品若与β受体阻滞药合用，易引起低血压、心动过缓、传导阻滞，甚至停搏。

4. 服用本品后，可有眩晕、恶心、呕吐、便秘、心悸等不良反应，停药后消失。

【临床新用途】

1. 治疗肾绞痛 据徐英民等报道，应用盐酸维拉帕米治疗肾绞痛患者，一般用药30min内疼痛完全消失或明显减轻，总有效率为92％，明显优于用山莨菪碱治疗的对照组(总有效率为73％)。用法：①盐酸维拉帕米20mg，加入5％葡萄糖注射液250ml中，静脉滴注，1h内滴完；②盐酸维拉帕米80mg，加入5％葡萄糖注射液250ml中，1h内滴完。应用本品后，可有颜面潮红、血压下降等不良反应。

2. 治疗顽固性蛋白尿 有人对激素和(或)细胞毒药物治疗无效的18例肾病综合征、慢性肾炎和隐匿性肾炎患者，改用盐酸维拉帕米治疗，取得了满意的效果。该组病例口服盐酸维拉帕米前尿蛋白定性为(＋＋～＋＋＋＋)，盐酸维拉帕米治疗1周后，尿蛋白开始减少，2周后效果明显。18例中10例尿蛋白定性转阴，8例患者尿蛋白减少为(＋～＋＋)，总有效率为94％。本药显著减少或消除蛋白尿的机制不明，但临床确有疗效高(对肾病综合征效果更佳)、作用快、口服方便等优点。治疗方法：内服盐酸维拉帕米40mg，3/d，温开水送服。出现满意疗效后，再用1～2周，然后减量维持3～4周即可。

3. 治疗毛细支气管炎 在常规治疗基础上加用盐酸维拉帕米治疗毛细支气管炎患者，可以使喘憋、气喘以及肺部啰音等症状迅速消失，显著优于用激素、酚妥拉明和间羟胺治疗的对照组。用法：盐酸维拉帕米，每次0.15～0.2mg/kg，加入10％葡萄糖注射液50ml中，静脉滴注，2/d，连续用药至症状消失止。一般用药2～3d见效。

4. 治疗多发性骨髓瘤(MM) 万楚成等报道，应用长春新碱、阿霉素、地塞米松组成VAD方案，治疗难治性和复发性多发性骨髓瘤患者 11 例。其中对 VAD 方案耐药者 4 例,加服盐酸盐维拉帕米 120～160mg/d,其中多发性骨髓瘤 1 例,治疗 1 个疗效后达到显效标准,2 例分别在 2、3 个疗程后达有效标准,另 1 例则无效。

5. 防治肾衰竭　87 例肾综合征出血热患者,在一般治疗的基础上,维拉帕米 10mg 加入 250ml 液体中静脉滴注,12h 1 次。结果:与对照组比较,越低压期,越少尿期率明显提高($P < 0.05$),减少了重要并发症的发生。[商庆华,张光曙,姜合英,等.维拉帕米治疗肾综合征出血热 87 例临床观察.中华传染病杂志,1998,16(3):183]

6. 治疗增生性瘢痕　诱因分别为烧伤、外伤及手术,瘢痕面积:1.5cm×3.0cm～3.0cm×7.0cm。A 组,病程 1 个月左右,颜色潮红,充血明显,中等硬度,稍软,共 4 例;B 组,病程 3～6 个月,颜色鲜红,充血,质硬,共 10 例;C 组,病程 12～24 个月,为淡红色,质硬,共 4 例;D 组,病程 13 个月,为潮红色,充血明显,中等硬度,稍软,共 2 例。本研究采用自身对照。采用维拉帕米注射液瘢痕内注射,注射量以瘢痕表面变白为止,3～14d 注射 1 次,连续注射 3～5 次后观察 3 个月。结果:4 组中 A 组、D 组疗效优,共 6 例,B 组 8 例疗效良,B 组中另 2 例及 C 组疗效差,共 6 例。早期的(病程＜3 个月)和充血明显的(处于增生旺盛期的)增生性瘢痕为首选;病程大于 3 个月的可选用;退化期(12～24 个月的)瘢痕可以联合应用其他方法治疗。[牛扶幼,康深松,陈言汤,等.异搏定治疗增生性瘢痕 20 例.郑州大学学报(医学版),2002,37(2):244]

7. 治疗阴茎硬结症　用 10ml 注射器吸取维拉帕米 10mg,溶于 10ml 生理盐水,退针后局部按摩 2min,以促进药物吸收,针眼再次消毒,无须包扎,每 2 周注射 1 次,注射 12 次为 1 个疗程。结果:15 例患者中,1 个疗程硬结消失 2 例,硬结软化 11 例,无效 2 例;勃起疼痛消失 8 例,减轻 5 例,无效 2

例;勃起弯曲改善 10 例。15 例中,痊愈 2 例,有效 11 例,无效 2 例,总有效率为 86.61%。[张彤,郭军,宋春生.阴茎局部注射维拉帕米治疗阴茎硬结症 15 例临床观察.中国男科学杂志,2009,23(3):57]

8. 治疗急性心肌梗死再灌注无再流　付强等将 25 例经皮冠状动脉介入治疗后发生无再流的患者,即刻经冠状动脉注射维拉帕米 100～200μg。结果:注射前 25 例患者 TIMI≤2 级,注射后仅有 4 例 TIMI≤2,而剩余 21 例 TIMI 3 级($P < 0.01$),无再流改善达 84%。由此说明维拉帕米经冠脉注射,可明显改善急性心肌梗死的再灌注无再流,有利于恢复心肌水平的微循环灌注,对急性心肌梗死急诊经皮冠状动脉介入治疗围术期心血管事件的减少及预后的改善,具有积极的意义。[付强,黄宜杰,吴强,等.维拉帕米对急性心肌梗死再灌注无再流的干预.中华急诊医学杂志,2008,17(7):754]

桂　利　嗪

【别名】　肉桂苯哌嗪、桂益嗪、脑益嗪。

【药理】　为哌嗪类钙拮抗药。对血管平滑肌有扩张作用,能显著地改善脑循环及冠脉循环,据报道,还有防止血管脆化的作用。用于脑血栓形成、脑栓塞、脑动脉硬化、脑出血恢复期、蛛网膜下腔出血恢复期、脑外伤后遗症、内耳眩晕症、冠状动脉硬化、由于末梢循环不良引起的疾患等。

【制剂】　片剂及胶囊剂:每片或每胶囊 25mg。注射液:每支 20mg(20ml)。

【注意】

1. 偶见嗜睡、皮疹、胃肠道反应。

2. 静脉注射可使血压短暂下降。

【临床新用途】

1. 治疗儿童哮喘　据报道,李宗珂等用桂利嗪治疗儿童哮喘 38 例,总有效率为 97%。方法:桂利嗪 1mg/kg 睡前服,双嘧达莫 3～6mg/(kg·d),分 3 次服,连用 7d

为 1 个疗程。

2. 治疗寒冷性多形性红斑 取桂利嗪每次 50mg,3/d,饭后内服。结果:龚知义用桂利嗪治疗寒冷性多形性红斑 53 例,显效率为 94%。烟酸片组为 44%。

3. 治疗银屑病 桂利嗪每次 50～75mg,口服,3/d,连服 1 个月为 1 个疗程。1 个疗程后停药 7d,再服第 2 个疗程,皮损和临床症状消失后,减量为每次 50mg,2/d,再连服 15d,以巩固疗效。陈志伟用桂利嗪治疗银屑病 10 例,全部有效。

4. 治疗支气管扩张引起的咯血 蒋林生等应用口服桂利嗪每次 50mg,3/d,治疗支气管扩张引起的咯血 44 例,对照组 33 例用垂体后叶素。结果:观察组和对照组的平均止血时间为 4.4d 和 7.6d。两组比较有显著的统计学差异($P<0.01$)[蒋林生,严培荣.肉桂苯哌嗪治疗支气管扩张咯血 44 例报告.中西医结合杂志,1995,5(12):

746]。桂利嗪对胸闷、心悸有明显缓解作用,止血机制与硝酸异山梨酯相同。[李文志.咯血的非止血药治疗进展.新医学,2002,33(12):740]

5. 治疗老年人失眠 用桂利嗪每次 25～50mg,每晚睡前 30min 口服,连用 2～3 周,结果睡眠显著改善者占 76%。作者认为,桂利嗪如连用 3～5 晚睡眠无改善则停用,改用其他药物。有效者停药后复发,可再同法治疗。桂利嗪对脑动脉硬化所致失眠,疗效较显著,而对神经官能症失眠,疗效欠佳。(黄延祚.常用药物临床新用途手册.南宁:广西科学技术出版社,1999:154-155)

6. 治疗老年人皮肤瘙痒症 方法:桂利嗪,每次 25mg,3/d,口服。瘙痒控制后给予最小有效维持量,25～50mg/d,口服 4～7 周,总剂量为 250mg。一般服用 1～4d 症状明显减轻,2～7d 完全控制,平均见效时间为 2.4d。

第二节　抗心绞痛药

双 嘧 达 莫

【别名】 潘生丁、双嘧哌胺醇、哌醇定。

【药理】 本品为抗血小板凝集药、冠状动脉扩张药。实验证明,对冠状血管有较强的扩张作用,可显著增加冠脉流量,增加心肌供氧量。对心绞痛患者短期亦难见效,只有在长期使用后,可能由于促进侧支循环形成而逐渐发挥疗效。本品可防止血栓形成,故用于冠心病对防止其发展有一定的意义。

【制剂】 片剂:每片 25mg。注射液:每支 10mg(2ml)。

【注意】

1. 有出血倾向者慎用本品。

2. 本品不宜与葡萄糖以外的其他药物混合注射。

3. 服用本品后,可出现头痛、眩晕、恶心、呕吐、腹泻等症状。

4. 本品与肝素合用后,可引起出血倾向。

【临床新用途】

1. 治疗新生儿硬肿症 有人用双嘧达莫治疗新生儿硬肿症患者,亦获显著效果。用法:取双嘧达莫 1～2mg/(kg·d),加入到 10% 葡萄糖注射液 50ml 中静脉滴注,1/d。同时给予支持疗法,待硬肿开始消退后停药。结果:20 例中,治愈者 18 例,治愈率为 90%,仅死亡 2 例。1d 内复温者 18 例。硬肿 3d 内消失者 5 例,7d 内消失者 12 例,7d 以上消失 3 例。

2. 治疗肾小球肾炎、肾病综合征 双嘧达莫抗血小板聚集,抑制其释放化学介质及阻断免疫复合物沉积作用,降低尿蛋白,改善肾功能。小儿一般用量:双嘧达莫 5～

10mg/kg,口服或静脉滴注。疗程 2～4 个月。急性者可加维生素 E 5～10mg 或肝素、免疫抑制药。

3. **治疗慢性荨麻疹**　有人采用双嘧达莫治疗慢性荨麻疹患者 67 例,经用药 5～10d 后,其中治愈者 60 例,好转者 7 例。用法:双嘧达莫,每次 100mg,3/d,连续用药至症状消失止。

4. **治疗水痘**　水痘是由疱疹病毒引起的皮肤、黏膜分批出现斑丘疹、疱疹、结痂等炎症反应为特征的小儿自限性急性传染病。本组采用双嘧达莫口服,皮损消退快,体温下降迅速,治疗方便,有效率为 100%。双嘧达莫除对水痘水疱有抗病毒作用外,还能改善体内微循环,增加局部血流量,提高机体的抗病毒能力,有利于水痘皮损恢复。

5. **治疗扁平疣**　李艳佳报道,采用双嘧达莫治疗扁平疣患者 50 例,每次 25mg,3/d,口服,儿童半量,15d 为 1 个疗程。结果治愈率为 20%,总有效率为 76%。少数 15 岁以下的病例用药后有头晕、心慌现象,但停药后缓解。屈雨良等用双嘧达莫加西咪替丁治疗扁平疣患者 54 例,口服西咪替丁,每次 200mg,3/d;双嘧达莫 50mg,口服,3/d,30d 为 1 个疗程。54 例中治愈 49 例,显效 5 例。未发现明显不良反应。

6. **治疗慢性肾功能衰竭**　观察组 28 例与对照组 27 例,均用双嘧达莫每次 25mg,3/d,口服;肾必氨注射液 250ml,静脉滴注,1/d;配合优质低蛋白饮食、抗感染、降压等对症处理;均 1 个月为 1 个疗程,观察组并用肾衰灵加减,用 3 个疗程。结果:两组分别显效(症状消失或显著减轻,血肌酐下降≥30%)8 例,2 例;有效 17 例,16 例;无效 3 例,9 例;总有效率分别为 89%,67%。观察组疗效明显优于对照组(P<0.05)。[姚绍琴.中西医结合治疗慢性肾功能衰竭 28 例.广西中医药,2000,23(2):9]

7. **治疗流行性乙型脑炎**　据报道,邹怀礼对 30 例流行性乙型脑炎患者在常规治疗基础上,加用双嘧达莫 3mg/(kg·d),分 3 次口服,5d 为 1 个疗程。结果:30 例中治愈 23 例,好转 5 例,死亡 2 例。

8. **诊断冠心病**　选择临床符合心脏 X 综合征诊断标准的患者 29 例。按体质量 0.56mg/kg 给予双嘧达莫,于 4min 内静脉注射,10min 及 240min 后分别进行双嘧达莫负荷心肌^{201}Tl SPECT 显像。结果:29 例患者的双嘧达莫负荷^{201}Tl 图像(10min)均显示左室心肌放射性分布正常。延迟(240min)显像时有 25 例患者(共 200 个节段)出现部分心肌节段反向注射性分布稀疏或缺损,即"反向再分布";其余 4 例患者延迟显像则为放射性分布正常。作者认为,双嘧达莫负荷心肌^{201}Tl SPECT 显像的"反向再分布"现象对于心脏 X 综合征的诊断具有一定的临床意义。[蒋锦琪,陈良,谢文辉,等.心脏 X 综合征双嘧达莫负荷心肌^{201}Tl SPECT 显像分析.中华核医学杂志,2008,28(6):375]

9. **治疗肾病综合征**　施嘉陵等应用双嘧达莫治疗肾病综合征 19 例,效果显著。方法:采用双嘧达莫,每次 100mg,加入 10%葡萄糖 500ml 中,静脉滴注,7d 为 1 个疗程。结果:19 例中,逐步好转者 15 例(在第 4 周实验室检查也明显好转)。作者认为,双嘧达莫可抑制肾小球毛细血管通透性增强因子的释放,具有减少尿蛋白的作用。

硝 苯 地 平

【别名】　利心平、心痛定、硝苯吡啶。

【药理】　本品为较好的抗心绞痛药。具有抑制 Ca^{2+} 内流作用,能松弛血管平滑肌,扩张冠状动脉,增加冠脉血流量,提高心肌对缺血的耐受性,同时能扩张周围小动脉,降低外周血管阻力,从而使血压下降。硝苯地平在临床上适用于预防和治疗冠心病心绞痛,特别是变异型心绞痛和冠状动脉痉挛所致的心绞痛。还适用于各种类型的高血压,对顽固性、重度高血压也有较好的疗效。由于本品能降低后负荷,对顽固性充血性心力衰竭,亦有良好的效果,宜于长期服用。

【制剂】 片剂:每片5mg,10mg。控释片:每片20mg。胶丸剂:每丸5mg。胶囊剂:每胶囊 5mg,10mg。喷雾剂:每瓶100mg。

【注意】

1. 低血压患者慎用。

2. 孕妇禁用。

3. 服用本药时,初服者常见面部潮红,其次有心悸、窦性心动过速。个别有舌根麻木、口干、发汗、头痛、恶心、食欲缺乏等。

【临床新用途】

1. 治疗慢性荨麻疹 用硝苯地平治疗慢性荨麻疹患者,可使其症状及皮疹消失或减轻,且不再复发或减少,治愈率为50%,总有效率为90%,明显优于用维生素C加赛庚啶治疗的对照组。方法:硝苯地平每次10mg,4/d,症状控制后逐渐减量,一般连续服用1～2周。或硝苯地平每次10mg,口服,6～8h 1次。

2. 治疗先兆早产 用硝苯地平治疗早产,可延迟分娩时间7～52d,其中88%可延长妊娠3周以上,疗效比用硫酸镁治疗的对照组明显为优。作者认为,硝苯地平拮抗钙离子内流,从而抑制子宫的自发收缩。必须对无胎儿窘迫,胎膜未破,无继续妊娠禁忌证,宫口在开大2cm以内,每10min至少有1次宫缩的先兆早产孕妇,才可应用硝苯地平,以推迟分娩。

3. 治疗痛经 用硝苯地平治疗痛经患者,可使痛经消除,月经恢复正常,治愈率100%,发作时含服疼痛缓解率94%。这可能与硝苯地平抑制子宫平滑肌收缩有关。方法:硝苯地平每次10mg,3/d,自每次月经前3～5d起服,或者出现月经来潮前驱症状

时开始服用,连用7～10d,3个月为1个疗程。疼痛发作时舌下含服硝苯地平10～20mg。

4. 治疗肾绞痛 用硝苯地平治疗肾绞痛41例,总有效率93%,显效率32%。各类尿道梗阻患者,服用硝苯地平后,大多数病人肾区、腹部疼痛缓解、尿痛、尿频明显改善,排尿困难好转,尿失禁基本控制。仅1例无效。作者认为,硝苯地平抑制钙离子内流,使输尿道平滑肌松弛,括约肌张力降低,还可抑制乙酰胆碱诱发的输尿管收缩,有利结石移动排出,促进尿钙草酸盐的排泄。方法:硝苯地平每次10～20mg,舌下含服,儿童用量酌减。或硝苯地平每次10mg,口服。1h无效者重复用药1次。

5. 治疗急性肾炎 用硝苯地平治疗急性肾炎患者,可加快消肿,促进血压与尿常规恢复正常,与常规治疗的对照组比较,差异显著。作者认为,急性肾炎基本病理生理改变是全身(特别是肾脏)小动脉及毛细血管痉挛,缺氧、渗出。而硝苯地平能阻止钙离子内流扩张全身血管,肾血流量及肾小球滤过率增加,从而起到降压、利尿、消肿作用,并促尿常规转阴。方法:硝苯地平0.5～1mg/(kg·d),分3次口服。

6. 治疗脑动脉硬化症尿失禁 用硝苯地平治疗脑动脉硬化症尿失禁患者,用药1～2d显效,尿失禁消失。由于硝苯地平抑制平滑肌细胞钙离子内流,使逼尿肌松弛,膀胱蓄尿增加,从而使尿失禁消失。方法:硝苯地平每次5～10mg,口服,3/d,疗程10d至2个月。

7. 治疗非微生物性尿道综合征 用硝苯地平治疗非微生物性尿道综合征患者,可减轻症状或消失,总有效率为90%,明显优于维生素 B₁ 治疗的对照组,随访半年未见复发。方法:硝苯地平每次10mg,口服,3/d,疗程2周。

8. 治疗小儿神经性尿频 用硝苯地平

治疗小儿神经性尿频患者,疗效显著,均获治愈。其中 1 个疗程治愈率 70%。方法:硝苯地平 0.5~1mg/(kg·d),分 3 次口服,1 个疗程 3~4d,如 1 个疗程未愈,可接着用第 2 个疗程。

9. 治疗婴幼儿秋季腹泻　用硝苯地平治疗婴幼儿秋季腹泻患者,用药后 3d 内症状、体征消失,治愈率 76%,比常规用药观察组疗效为优。作者认为,硝苯地平通过钙拮抗作用,扩张肠黏膜血管,血流增加,利于肠黏膜修复并抵抗力增加;抑制肠蠕动;抑制组胺释放,肠道压力降低,肠道对水及电解质吸收增加,从而使腹泻停止。方法:硝苯地平 1mg/(kg·d),分 3 次口服,疗程 3~5d。

10. 治疗小儿肺炎肺部顽固性啰音　用硝苯地平治疗小儿肺炎肺部顽固性啰音患者,可使肺部啰音完全消失或减少,总有效率 91%。比仅用祛痰药治疗的对照组总有效率 41%,差异显著。方法:硝苯地平 0.3~0.5mg/kg,口服,3/d;氨茶碱 3~5mg/kg,口服,3/d。均连用 3d。

11. 治疗皮肤平滑肌瘤的剧烈疼痛　据马东来等报道,1 例皮肤平滑肌瘤皮损多伴有剧烈疼痛的女患者,口服硝苯地平每次 10mg,3/d,1 个月后疼痛明显减轻,每次 10mg,1/d。维持治疗 1 年,疼痛基本消退,偶尔漏服硝苯地平,则又有疼痛,但补服后则减轻。[马东来,何志新,方凯.硝苯地平缓解多发性皮肤平滑肌瘤引起的剧烈疼痛 1 例.临床皮肤科杂志,2001,30(2):104]

12. 治疗冻疮　73 例冻疮患者随机分成观察组 36 例,硝苯地平每次 10mg,2/d,口服,3d 后改为每次 20mg,2/d,连服 14d。对照组 37 例,复方丹参片每次 3 片,3/d,口服,连服 14d。两组均外用喜疗妥。结果:观察组痊愈 28 例(占 77.8%),有效 8 例(占 22.2%),总有效率为 100%。对照组痊愈 10 例(占 27%),有效 19 例(占 51.4%),无

效 8 例(占 21.6%),总有效率为 78.4%。两组总有效率有统计学意义($P<0.01$)。[方春红,梁虹,付继承.硝苯吡啶治疗冻疮的疗效观察.临床皮肤科杂志,2002,31(9):586]

13. 治疗泌尿系结石　硝苯地平片每次 10mg,3/d,口服。另用番泻叶 50g,儿童 20~40g。每日 1 剂,水煎服。10d 为 1 个疗程。结果:129 例中,治愈 102 例,好转 9 例,无效 18 例,总有效率为 86%。[陈丽.番泻叶配硝苯地平治疗泌尿系结石 129 例.陕西中医,2007,28(4):416]

14. 治疗胆绞痛　硝苯地平 10~20mg 舌下含服;每 4~6 小时 1 次。结果:30 例患者中显效 13 例(均在用药 5min 内胆绞痛及心前区痛消失,心电图恢复正常),好转 12 例(在服药 12h 内胆绞痛及心前区痛缓解、心电图恢复正常),无效者 5 例。[刘忠.硝苯地平及其临床新用途.中国社区医师,2007,23(1):27]

15. 治疗肛裂　有人将 205 例肛裂患者随机分为观察组 104 例,局部涂布 0.2% 硝苯地平凝胶;对照组 101 例,局部涂布 1% 达克罗宁油膏。均为 2/d,连用 3 周。结果:两组肛裂愈合率分别为 63.5%、31.7%,总有效率分别为 89.4%、58.4%。观察组疗效明显优于对照组($P<0.01$)。据观察,观察组患者均未发现任何全身及局部不良反应。

16. 治疗呃逆　陈英应用硝苯地平治疗顽固性呃逆患者 67 例,效果显著。用法:硝苯地平 10~20mg,舌下含服,2~3h 无效或复发,可重复用药。结果:67 例中有 66 例于用药 3~15min 症状缓解,1 例无效。[陈英.硝苯地平治疗呃逆 67 例临床报道.医学理论与实践,2008,21(8):943]另有人采用硝苯地平治疗呃逆 18 例,每次 10mg,咬碎后舌下含服或吞服,30min 内呃逆不止者,加服 10mg,呃逆反复发作,可重复应用,

但 24h 最大量不超过 100mg。结果：服药 10mg 后，4～30min 呃逆停止者 8 例，加服 10mg 后呃逆在 2h 内停止者 7 例，显效 2 例，无效 1 例，总有效率 94.41%。

17. 治疗内耳眩晕　张道俊等将 23 例内耳眩晕患者，用硝苯地平 10mg，3/d，连用 7d 为 1 个疗程。结果 23 例中，治愈 12 例，占 52%；好转 7 例，占 30%；无效 4 例，占 17%；总有效率为 83%。

尼 莫 地 平

【别名】　硝苯甲氧乙基异丙啶。

【药理】　尼莫地平为选择性作用于脑血管平滑肌的钙离子拮抗药，对外周血管的作用较小，故降压作用小。本品对缺血性脑损伤有保护作用，特别是对缺血性脑血管痉挛的作用更明显。临床上主要用于缺血性脑血管病、蛛网膜下腔出血、脑血管痉挛、中风和偏头痛等。

【制剂】　片剂：每片 20mg。

【临床新用途】

1. 治疗银屑病　有人用尼莫地平治疗银屑病患者，效果颇佳。用法：口服，尼莫地平每次 60mg，3/d，连服 3 周为 1 个疗程，间隔 3～5d 服第 2 个疗程，一般治疗 2～3 个疗程。结果：用尼莫地平治疗银屑病（进行期），总有效率为 87%（皮损完全或一半以上消退）。明显优于仅用维生素（B_1，B_6，K_4）等治疗的对照组。

2. 治疗消化性溃疡　据报道，陈百芳采用尼莫地平治疗消化性溃疡患者 60 例，疗效显著。用法：内服尼莫地平，每次 10mg，3/d。Ⅰ组 30 例疗程 8 周，Ⅱ组 30 例长期用药。结果：Ⅱ组溃疡治愈率为 83%。Ⅰ组 6 个月复发率为 35%，12 个月复发率为 73%；而Ⅱ组 6 个月内未见复发，12 个月内仅有 1 例。尼莫地平长期服用，作者认为可以有效地预防溃疡病的复发，而且价格低廉，值得在临床上进一步推广。

3. 治疗脑梗死后癫痫　有人用尼莫地平治疗脑梗死后癫痫患者 38 例，经用药 1～10d 得到控制者 20 例，20～30d 得到控制者 10 例，1～6 个月（平均 4 个月）得到控制者 8 例，随访半年以上有 2 例复发。

4. 治疗脑血管痉挛　蛛网膜下腔出血患者，因血流直接流入蛛网膜下腔，刺激脑膜和血管。加之血细胞破坏后释放出各种活性物质如去甲肾上腺素等，可诱发脑血管痉挛，严重时可引起脑梗死和脑干缺血，加重病情或导致死亡。蛛网膜下腔出血后 3～4d 后即发生脑血管痉挛，7～10d 即可以达到极期，14d 以后得到慢慢地缓解。常熟市第一人民医院共收治经头颅 CT 或 MRI 证实的蛛网膜下腔出血患者 24 例，分为观察组 14 例，对照组 10 例。全部病例均绝对卧床休息，除采取稳定血压，系统脱水降颅内压，防止脑疝以及应用大剂量止血药物外，观察组给予尼莫地平输液 50mg/d，连续用药 7～14d（50mg 尼莫地平输液加入 5% 葡萄糖注射液 500ml 中，控制输液时间不低于 8h）。继续服用尼莫地平片，每次 60mg，3/d，连续用药 7d。治疗效果：应用尼莫地平治疗蛛网膜下腔出血患者 14 例，除 1 例死于再出血外，其余 13 例均痊愈或好转，总有效率为 90%。对照组 10 例中，有 4 例死于病程第 1 周前后脑血管痉挛极期，有效率为 60%。两组疗效对照，具有极显著差异（$P<0.01$）。作者认为，尼莫地平的应用，有效地防治蛛网膜下腔出血后脑血管痉挛所致之缺血性脑神经损伤。

5. 治疗脑动脉硬化，老年性脑功能障碍　观察组根据症状的轻重以尼莫地平 50mg/d，或口服尼莫地平片每次 30mg，3/d。对照组给予静脉滴注脑活素或口服吡拉西坦片。结果：观察组显效率为 70%，对照组仅为 24.1%。

6. 治疗新生儿缺氧缺血性脑病　目前认为新生儿缺氧缺血性脑病的发病机制与

窒息后 Ca^{2+} 内流有关。据报道,胡莲清等将 57 例新生儿缺氧缺血性脑病的患儿随机分为观察组 30 例,对照组 27 例,对照组予综合治疗,观察组在综合治疗的基础上,于入院后 48h 内口服或鼻饲尼莫地平,8h 1 次,每次 1mg/kg,10d 为 1 个疗程。结果:观察组显效 21 例,总有效 28 例,明显高于对照组;对照组显效 5 例,总有效 16 例[胡莲清,郑庆璇.尼莫地平治疗新生儿缺氧缺血性脑病并蛛网膜下腔出血.实用儿科临床杂志,1998,13(1):48]。新生儿缺氧缺血性脑病是围生期中窒息所致的一种综合征,是引起新生儿死亡及导致伤残儿童最常见的病因之一。长期以来,对本病的治疗均限于综合治疗[赵明华.新生儿缺氧缺血性脑病的药物治疗.中国医院药学杂志,2000,20(4):242]。

7. 治疗颈性眩晕 74 例颈性眩晕患者,符合《常见疾病的诊断与疗效判定标准》,并排除其他疾病引起的眩晕。随机分为观察组 50 例,对照组 24 例。观察组用尼莫地平片每次 40mg,3/d,口服,疗程 1 个月。并用葛根素注射液(每支 2ml,含生药 0.1g)8ml 加 5% 葡萄糖注射液 500ml 静脉滴注,1/d,连用 10d。后改用葛根素黄酮苷片(每片 25mg)每次 50mg,3/d,口服。对照组用三磷腺苷注射液 40mg,辅酶 A 100U 加入 5% 葡萄糖注射液 50ml,静脉滴注,1/d,连用 10d。后改用三磷腺苷片每次 40mg,3/d,口服。同时应用尼莫地平片每次 40mg,3/d,口服。疗程同观察组。结果:两组分别显效(眩晕症状和伴随症状基本消失,脑血流图示椎-基底动脉供血情况较治疗前有所改善)32 例,5 例;有效(眩晕症状和伴随症状减轻,发作次数较治疗前减少 50%,脑血流图示椎-基底动脉供血情况无变化)15 例,4 例;无效(未达到有效标准者)3 例,15 例;总有效率为 94%,38%。两组的显效率和总有效率比较差异均有统计学

意义($P<0.01$)。观察组未见不良反应。[金静宣.尼莫地平联合葛根素治疗颈性眩晕 50 例.中国中西医结合杂志,2004,24(11):991]

8. 治疗慢性脑供血不足 观察组 50 例与对照组 48 例,均用尼莫地平片(商品名尼莫通)每次 30mg,3/d,口服。均控制血压、血糖、血脂等。观察组并用补阳还五汤加减(含黄芪、川芎各 20g,当归、赤芍、地龙、桃仁、红花各 10g),随症加减,每日 1 剂,水煎服。均 2 周为 1 个疗程。结果:两组分别显效(症状消失,颅多普勒示脑血流明显改善)32 例,25 例;有效 14 例,15 例;无效 4 例,8 例;总有效率为 92%,83.3%($P<0.05$)。[刘茜.中西医结合治疗慢性脑供血不足 98 例.浙江中西医结合杂志,2009,19(1):22,26]

9. 治疗颈椎病 陈奇报道颈椎病 100 例。除按常规治疗外,加服尼莫地平,每次 20mg,每日早、中、晚各 1 次,30d 为 1 个疗程。结果:有效率为 92%。

10. 治疗糖尿病周围神经病变 刘芳等将糖尿病并发周围神经病变的 115 例 2 型糖尿病患者随机分为观察组 62 例和对照组 53 例。观察组每天给予尼莫地平注射液 20mg 静脉滴注,连续 14d;对照组给予丹参注射液 20ml 静脉滴注,连续 14d。结果:两组治疗前的病程、血压、血糖、血脂、神经系统病变程度的差异无显著性差异($P<0.05$)。治疗 14d 后,观察组的疼痛、麻木等症状较对照组减轻,浅感觉消退异常率下降,膝腱反射减弱也明显好转($P<0.05$);观察组治疗后胫神经、腓神经和腓肠神经的传导速度较治疗前和对照组明显加快(P 值分别 <0.05 和 0.01),胰岛素抵抗指数(HOMA-IR)显著降低($P<0.01$),血浆黏度和全血高切、高切黏度降低($P<0.05$),红细胞变形指数显著升高($P<0.01$),聚集指数则明显降低($P<0.05$),血高密度脂蛋

白胆固醇增高（$P<0.05$），而胆固醇、低密度脂蛋白胆固醇变化不大（$P<0.05$）。［刘芳,姚庆姑,丁巧英,等.静脉滴注尼莫地平注射液对糖尿病周围神经功能的疗效.上海医学,2005,28(1):33-36］

尼群地平

【别名】 硝苯甲乙吡啶。

【药理】 尼群地平为选择性作用于血管平滑肌的钙通道阻滞药,它对血管的亲和力比对心肌者大。尤其对冠状动脉的选择更显著。能明显降低心肌耗氧量,对缺血性心肌有保护作用。能降低总外周阻力,使血压下降。并有扩张血管,改善脑血循环的作用。临床上主要用于治疗冠心病、高血压等。也可用于充血性心衰竭。

【制剂】 片剂:每片10mg。

【注意】 应用本品后,少数患者可产生头痛、眩晕、心悸等不良反应,停药后即可消失。

【临床新用途】 治疗腹痛 尼群地平对急性胃肠炎、消化性溃疡病、胆道蛔虫症、急性胰腺炎、急性阑尾炎、泌尿系结石等多种疾病所引起的腹痛都有效,可使腹痛在0.5~1h内缓解,总有效率为95%,疗效优于用山莨菪碱治疗的对照组。用法:口内含服尼群地平,每次20mg。应用尼群地平治疗腹痛有效,可能是本品选择性地阻滞Ca^{2+}专用通道,使平滑肌兴奋-收缩脱耦联,因而平滑肌松弛而缓解腹痛。血压正常者,尼群地平一般对血压无影响,但对血压偏低或有感染性休克者宜慎用。用本品不能暂时缓解疼痛,必须同时配合对病因的治疗。

川芎嗪

【别名】 四甲基吡嗪。

【药理】 川芎嗪具有扩张小动脉,改善微循环,抗血小板凝集等作用。由于磷酸盐比较稳定,易于保存,且口服也有效。临床上主要用于治疗冠心病、心绞痛、缺血性脑血管疾病等。

【制剂】 片剂:糖衣片,每片含川芎嗪磷酸盐50mg。注射液:盐酸盐注射液,每支4mg(2ml)。磷酸盐注射液每支50mg(2ml)。

【注意】

1. 本品对脑出血及有出血倾向的患者忌用。

2. 本品对少量出血与闭塞性脑血管病鉴别诊断困难时应慎用。

3. 内服本品后,偶有胃部不适、口干、嗜睡等,饭后服用可避免或减少不良反应。注射本品一般无明显不良反应。

【临床新用途】

1. 治疗慢性肾病 观察组52例,取穴:足三里、肾俞(均双),用川芎嗪注射液穴位注射,每穴0.5mg(10mg),1/d;双侧穴位交替使用,取穴:足三里、阴陵泉、阳陵泉、三阴交、上巨虚(均双)。针刺,平补平泻法,留针30min,1/d。与对照组49例,均降糖、降压、降尿酸,纠正水、电解质及酸碱失衡等。均15d为1个疗程。宜高热量、低盐、低蛋白饮食。用2个疗程。结果:SCr、BUN、CCr、24h尿蛋白定量、Alb、Hb、Fb两组治疗前后自身及治疗后组间比较差异均有统计学意义($P<0.05$)［张琳.川芎嗪穴位注射联合针灸治疗慢性肾脏病临床研究.中国中西医结合肾病杂志,2010,11(8):724］

2. 治疗肾绞痛 采用川芎嗪治疗肾绞痛患者,一般用药20min内疼痛消失或明显减轻,总有效率为83%,与用阿托品治疗的对照组比较无明显的差异。方法:川芎嗪注射液40mg,缓慢肌内注射。据临床观察,部分病人对阿托品无效改用川芎嗪后有效;部分对川芎嗪无效而改用阿托品有效,故二者可交替使用。

3. 治疗过敏性紫癜 在常规治疗的基础上加用川芎嗪治疗过敏性紫癜患者,可使症状与体征消失,尿常规正常或好转,总有效率为100%,用钙剂、激素等常规治疗的对照组,总有效率仅为80%,两组比较差异显著。方法:取川芎嗪注射液40～80mg,加入10%葡萄糖注射液50～100ml中,静脉滴注,2/d,疗程14d。用川芎嗪治疗过敏性紫癜有效,可能与本品具有保护血管内皮细胞,抗血小板凝集,防止血液黏滞度升高和防止动脉血栓形成等作用有关。孟氏用川芎嗪5～10mg/(kg·d),维生素C 150～250mg/(kg·d),均加5%葡萄糖注射液,静脉滴注;用15～20d。肾病综合征(或蛋白尿)用泼尼松(或地塞米松);对症处理,肠穿孔转手术。结果:65例中,治愈者57例,好转者7例,无效者1例,总有效率为98%[孟君霞.川芎嗪及大剂量维生素C治疗过敏性紫癜65例临床观察.中原医刊,2003,30(6):23]。

另有人用川芎嗪治疗过敏性紫癜98例,效果显著。用法:川芎嗪3～5mg/(kg·d),加入10%葡萄糖注射液(50～100ml)中静脉滴注或片剂5～8mg/(kg·d),分3次口服,持续蛋白尿者,给予双嘧达莫2～3mg/(kg·d),分3次口服至肾损害完全恢复。结果:皮肤、消化道症状及蛋白尿消失时间均早于皮质激素组。此药安全范围大。[李德炳,王世芹,陈月华,等.过敏性紫癜新治疗方法.新医学,2001,32(9):559]

4. 治疗肺间质纤维化　在积极抗感染、激素应用及对症处理等基础上加用川芎嗪治疗肺间质纤维化患者,总有效率达100%。用法:川芎嗪1g,加入5%葡萄糖注射液500ml中,静脉滴注,1/d。20d为1个疗程,可用2～4个疗程。郭娟等认为,采用川芎嗪治疗肺间质纤维化患者效果显著,与本品能解除肺毛细血管痉挛,改善肺泡及肺间质血液循环,减少渗出,降低肺动脉高压,使肺弥散功能及肺顺应性改善,肺动脉血氧分压提高等有关。

5. 治疗妊娠高血压综合征　应用川芎嗪注射液治疗妊娠高血压综合征患者,可使血压下降,蛋白尿、水肿及血液流变学改善,总有效率为82.9%,对照组硫酸镁治疗的总有效率仅为44%,两组对照差异显著。用法:川芎嗪注射液120～160mg,加入5%葡萄糖注射液500～1000ml中,静脉滴注,1/d,24h用量＜200mg。

6. 治疗小儿及儿童哮喘持续状态　有人应用川芎嗪治疗小儿及儿童哮喘持续状态患者,总有效率为94%,疗效明显优于用氨茶碱治疗的对照组。方法:川芎嗪,婴幼儿40mg,儿童80mg,用5%～10%葡萄糖注射液或0.9%氯化钠液100～200ml稀释后静脉滴注,3～4h内滴完,1/d,连续用药7～15d。

硝 酸 甘 油

【药理】　本品能直接松弛血管平滑肌特别是小血管平滑肌,使周围血管扩张,外周阻力减小,回心血量减少,心排血量降低,心脏负荷减轻,心肌氧耗量减少。主要用于防治心绞痛。对其他平滑肌也有松弛作用,尚可用于解除胆绞痛、幽门痉挛等,但作用短暂,临床意义不太大。

【制剂】　片剂:每片0.3mg,0.5mg,0.6mg。缓释硝酸甘油片(长效硝酸甘油片),每片含2.5mg。此外尚有硝酸甘油喷雾剂、硝酸甘油膜、硝酸甘油贴膜(硝酸甘油贴膏)。

【注意】

1. 青光眼患者忌用。

2. 本药不可吞服。

3. 长期连续服用可产生耐药性。

4. 应用本药后有时可出现头胀、头内跳痛、心搏加快,甚至昏厥。初次用药可先含半片,以避免和减轻不良反应的发生。

【临床新用途】

1. 治疗输尿管结石　有人用硝酸甘油

治疗输尿管结石患者,可使输尿管结石排出或位置下移,总有效率为80%。为硝酸甘油松弛输尿管及肾盂平滑肌的结果。方法:硝酸甘油0.5mg,舌下含服,3/d。另有人用硝酸甘油软膏治疗输尿管结石42例,效果显著。方法:将硝酸甘油软膏(所用药品系石家庄市新华制药厂生产的2%硝酸甘油软膏)挤出适量于该厂印制的带格油纸上,贴敷于患者上臂或大腿外侧,再缠以绷带,3/d,1个月为1个疗程。疗效:42例中有26例排出结石,2例明显下降,14例肾结石患者无效;有效率为66.7%。在治疗中,要鼓励患者多饮水,多做跳绳(跳跃)运动。1~2个疗程收效。一般输尿管结石直径<1cm者排出率较高。

2. 治疗食管静脉曲张破裂出血 其效果可使活动性出血在8~12h内停止,总有效率为65%,而单用垂体后叶素治疗的对照组,总有效率为43%,两组比较,差异显著。作者认为,硝酸甘油可使门静脉-肝血管扩张,降低门静脉阻力,此外,还能减少门静脉血流量。与垂体后叶素合用,可增加疗效。方法:硝酸甘油60μg/min,垂体后叶素0.4U/min,经三通装置联合静滴,12h后如无活动性出血,减为硝酸甘油30μg/min,垂体后叶素0.2U/min,再继续静滴12h,如病情仍稳定,则停用硝酸甘油,仅用垂体后叶素0.1U/min维持24h后停用。

3. 治疗儿科头皮静脉穿刺 有人在儿科头皮静脉穿刺中应用0.1%硝酸甘油软膏(配制方法:羊毛脂、凡士林各50g,调匀,加入硝酸甘油100mg再充分调匀即成所需软膏)。均匀涂搽在准备穿刺的血管表面皮肤上,20~30min,使成微薄一层,面积3cm×5cm,正式穿刺前将软膏擦掉。结果:可使头皮静脉扩张0.2~1.3mm,使静脉穿刺易成功。

4. 治疗阳痿 硝酸甘油具有良好的血管扩张作用,近年来使用其膏霜剂涂抹阴茎海绵体治疗血管性阳痿,获得满意疗效。有人用硝酸甘油霜10mg涂抹海绵体治疗阳痿10例,阳痿时间平均5年,均获勃起效应。其中4例勃起坚挺成功完成性交,3例取代罂粟碱注射疗法,3例勃起明显改善。另有人用2%的硝酸甘油软膏涂抹海绵体治疗阳痿患者26例,其中25例阴茎平均增长(9.21±1.40)mm。20例进行超声影像检查显示,阴茎动脉直径增大,动脉血流量增加了50%,仅1例出现低血压和头痛,其他未见不良反应。

5. 治疗肛裂 有人局部使用硝酸甘油治疗肛裂患者,效果显著。用法:局部涂0.2%硝酸甘油软膏,2/d,4周后,14例患者治愈,6周后,23例治愈。4例复发经继续治疗后治愈。而对照组(涂安慰剂)中仅8%的病人肛裂愈合。另据报道,金勤华等应用硝酸甘油局部外用治疗肛裂,亦获满意疗效。[金勤华,苏森,喻德洪.硝酸甘油在肛裂治疗中的应用.大肠肛门病外科杂志,2002,8(3):197]

6. 治疗痛经 据国外报道,舒张子宫有助于缓解痛经,硝酸甘油用于早产患者可抑制子宫收缩,因而对于痛经患者应用硝酸甘油以舒张子宫。将加有硝酸甘油10mg的贴片分成4等份,痛经开始时腹部贴上1份贴片,每日更换1帖,愈合停贴,每次月经周期最多贴4d,可以使痛经缓解。

7. 治疗胆道蛔虫 据报道,有人用硝酸甘油治疗胆道蛔虫31例,当腹痛发作时,即给予硝酸甘油片0.5mg舌下含服,多数患者用药3~5min,腹痛即能缓解或消失。[黄红英.硝酸甘油的新用途.中华养生保健,2009(12):51]

8. 介入显像 对132例临床疑诊冠状动脉疾病(CAD)而拟行经皮冠状动脉介入治疗患者进行多巴酚丁胺负荷-再分布/硝酸甘油介入^{99m}Tc-MIBI心肌灌注显像,全部患者于2周内接受冠状动脉造影,23例心肌梗死患者接受经皮冠状动脉介入治疗（PCI）。治疗前及治疗后3个月内采用超声心电图进行随访，判断心室壁活动改善情况。作者观察了硝酸甘油介入双核素心肌显像评估冠状动脉性心脏病。心肌灌注显像能准确诊断CAD，有效检出存活心肌，有助于指导CAD诊疗。[谢文晖,蔡小佳,雷贝,等.硝酸甘油介入双核素心肌显像评估冠状动脉性心脏病.中国医学影像技术,2010,26(1):144-145]

9. 治疗肺源性心脏病　将85例慢性肺源性心脏病患者随机分成观察组45例和对照组40例。两组患者除给予常规的吸氧、支气管扩张药、强心药、小剂量利尿药等外,观察组给予硝酸甘油10mg加100ml生理盐水以微量注射泵输入,每天1次,连用1周。对照组仅静脉滴注生理盐水100ml。观察两组动脉氧分压（PaO_2）和二氧化碳分压（$PaCO_2$）变化。结果:观察组 PaO_2 上升 14.5 ± 1.4 mmHg, $PaCO_2$ 下降 6.5 ± 1.2 mmHg。与对照组 PaO_2 上升 11.2 ± 1.6 mmHg 和 $PaCO_2$ 下降 5.2 ± 1.5 mmHg 相比有显著差异（$P < 0.01$）[沈海燕.微量注射泵输入硝酸甘油治疗慢性肺心病的临床应用和护理体会.临床肺科杂志,2010,15(2):294]

硝酸异山梨酯

【别名】　硝异梨醇、硝酸脱水山梨醇酯、消心痛、异舒吉。

【药理】　本品为血管扩张药。可直接松弛血管平滑肌,特别是小血管平滑肌,对冠状血管及周围小血管作用更为明显。用药后可使血管扩张,血压下降,并反射性地引起心率加快。用于缓解或预防心绞痛,也可用于充血性心力衰竭等疾病。

【制剂】　片剂:每片2.5mg,5mg,10mg。乳膏:1.5g(10g)。缓释片:每片5mg。注射液:10mg(10ml)。喷雾剂:250mg/200次。

【注意】

1. 青光眼患者禁用本品。

2. 长期服用本品可发生耐受性。

3. 少数患者服用本品后,可见面部潮红、灼热感、恶心、眩晕、出汗甚至虚脱等反应。偶发生皮疹、剥脱性皮炎等不良反应。

【临床新用途】

1. 治疗肺水肿　有人用硝酸异山梨酯治疗肺水肿患者,经气雾吸入后0.5~2min起作用,约20min症状基本缓解。静脉滴注抢救成功率为77%。方法:①将硝酸异山梨酯气雾剂向口腔中按压4~5次(含硝酸异山梨酯2.5~3.125mg);②硝酸异山梨酯静脉滴注,用量2.5~10mg/h,并用呋塞米等。

2. 治疗支气管哮喘　应用硝酸异山梨酯含服治疗支气管哮喘患者,一般含药2~3min即可使哮喘症状明显缓解。方法:硝酸异山梨酯5mg,含服。小儿酌减。据观察,本品可明显松弛痉挛的支气管平滑肌,扩张支气管。

3. 治疗多种腹痛　据报道,有人用硝酸异山梨酯治疗多种腹痛(腹痛37例,腹痛伴腹泻7例,腹痛伴恶心呕吐6例,肠道蛔虫症1例,腹部手术后疼痛2例)共53例,均取得较好效果。方法:患者就诊时,即可舌下含服硝酸异山梨酯5mg,年龄小者可减量。含服本品后腹痛立刻缓解和停止者,均为功能性腹痛;症状不缓解或缓解后不久又出现腹痛,多为器质性病变引起的腹痛,应继续寻找腹痛原因。其作用机制可能是硝酸异山梨酯有直接松弛平滑肌的作用,使腹痛缓解。另有人用硝酸异山梨酯5mg,舌下含服治疗脉管炎疼痛患者,一般用药2min后疼痛开始缓解,止痛时间为2h。还有人用硝酸异山梨酯治疗急性胃肠道痉挛性疼痛患者,经用药10min内腹痛消失者占58%,总有效率为93%。疗效明显优于对照组。用法:硝酸异山梨酯10mg,舌下含服即可。

4. 治疗呃逆 有人应用硝酸异山梨酯治疗呃逆患者,效果显著。其中含服 1 次呃逆停止者占 50%,总有效率为 92%。用法:硝酸异山梨酯 5mg,舌下含服,30min 内呃逆未止,再以本品 5mg 舌下含服,并口服 5mg。呃逆复发者可重复应用。

5. 治疗高原心脏病慢性充血性心力衰竭 取硝酸异山梨酯每次 10mg,3～4/d,同时口服酚妥拉明每次 25～50mg,3～4/d。疗程 14～45d。用药后,可使高原心脏病慢性充血性心力衰竭患者症状、体征消失或明显减轻,心功能改善,总有效率为 85%。在应用本药时,不能取代强心,利尿及其他基础治疗。

6. 治疗小儿喘憋型肺炎 硝酸异山梨酯 1mg/kg,分 3 次口服或含服。最小剂量不少于每次 1.5mg。一般用药后 2h 即可改善症状与体征,总有效率为 83%,比以氨茶碱及沙丁胺醇治疗的对照组总有效率 46%

明显为优。应在使用抗生素、肾上腺皮质激素、吸氧、纠正酸中毒及心力衰竭等综合治疗基础上加用硝酸异山梨酯。(黄延祚.常用药物临床新用途手册.南宁:广西科学技术出版社,1999:167)

7. 治疗难治性肺结核咯血 咯血是临床常见急症,其治疗可采用药物、人工气胸、人工气腹、支气管动脉栓塞术及外科手术等方法。一般使用止血药止血。近十多年,使用非止血药物治疗咯血,取得了明显效果[李文志.咯血的非止血药物治疗进展.新医学,2002,33(12):740]。王庆华等用硝酸异山梨酯治疗 10 例难治性肺结核患者。口服或舌下含化每次 10～20mg,3/d,连用 2～10d,全部病例均止血,未见不良反应[王庆华,王忠堂.硝酸异山梨酯在 10 例难治性肺结核咯血中的应用.实用内科杂志,1998,8(9):746]。考虑是硝酸异山梨酯舒张血管平滑肌,扩张周围血管,减轻心脏负荷并使肺循环血流减少而止血。

第三节 抗心律失常药

盐酸普萘洛尔

【别名】 萘心安、心得安。

【药理】

1. 阻断 β 受体 普萘洛尔能与 β 受体结合,阻断儿茶酚胺类物质对心脏 β 受体的兴奋作用,可使窦房结自律性降低,传导速度减慢,不应期延长,因此可使心率减慢,心肌收缩力减弱。

2. 奎尼丁样作用 普萘洛尔亦能延缓心肌细胞膜对 Na^+、K^+ 的通透性,减慢舒张期除极速度,降低异位节律点的自律性,亦可使单向传导阻滞转为双向传导阻滞而消除折返运动。适用于各种原因引起的心律失常,对室上性和室性心动过速都有效,对交感神经过度兴奋或儿茶酚胺物质过多引

起的窦性心动过速效果最好。对室上性心动过速也有效。在心房颤动和心房扑动时,与强心苷合用,对于减慢心室率,亦有良好效果。对各种室性心律失常也有效。但因有抑制传导作用,故对传导阻滞的患者禁用。此外也适用于心绞痛和高血压患者。

【制剂】 片剂:每片 10mg。注射液:每支 5mg(5ml)。

【注意】

1. 凡哮喘及过敏性鼻炎者忌用。

2. 对已洋地黄化而心脏高度扩大,心率又较不平稳的患者忌用。

3. 本品剂量的个体差异较大,宜从小到大试用。长期应用本品时不可突然停药。

【临床新用途】

1. 治疗再生障碍性贫血 有人应用普

萘洛尔治疗再生障碍性贫血患者,可使血红蛋白、白细胞、血小板有不同程度的上升,总有效率为70%。用法:内服普萘洛尔,每次10mg,3/d,逐渐增至每次50mg,3/d,疗程为2～6个月,个别达15个月。另有人用普萘洛尔治疗慢性再生障碍性贫血32例,有效率为93.3%。

2. 治疗下肢不宁综合征　采用普萘洛尔治疗下肢不宁综合征患者,一般服药7d见效,治愈率为82%,总有效率为100%。用法:口服普萘洛尔,每次10mg,2/d,3d后用至每次10mg,3/d,症状缓解后改为每次10mg,每晚1次。连续治疗7～24d。

3. 治疗药源性静坐不能症　口服普萘洛尔,15～40mg/d,分2次服。一般服药1～3d内症状缓解,有效率达96%。

4. 治疗偏头痛　据报道,张秀玲应用普萘洛尔治疗偏头痛48例,效果显著。用法:普萘洛尔,每次20mg,2/d;每4～5日增加20mg,直至80～120mg/d,疗程为8周;每2周观察疗效1次。病情控制后逐渐减量至停药。减量过程为10～14d。结果所有病例均按规定完成疗程。痊愈30例,显效10例,有效5例,无效3例,总有效率为93.7%。20例随访6个月,其中17例停药6个月未再复发,3例停药1个月内复发。作者认为,普萘洛尔价格便宜,患者易接受,起效快,是目前较为理想的防治偏头痛药物,与阿司匹林联合应用效果更佳。[张秀玲.普萘洛尔防治偏头痛48例疗效观察.医学文选,2003,22(1):69]

5. 治疗小儿病毒性心肌炎　观察组18例,用普萘洛尔0.5～1mg/(kg·d),分2～3次口服,同时加以常规治疗。对照组10例,仅给予以上常规治疗。结果:观察组总有效率为88.9%,对照组总有效率为30%(P<0.01)。提示普萘洛尔对小儿病毒性心肌炎并发的频繁深吸气具有满意疗效。作者建议从小剂量开始,开始的头1个月要

密切观察心率,必要时复查心电图,停药时要逐渐减量。[黄福文.普萘洛尔治疗小儿病毒性心肌炎疗效分析.广西医科大学学报,2002,19(3):438]

6. 治疗震颤　有人用普萘洛尔治疗行为震颤(包括原发性、家族性和老年性震颤)患者,均有良好效果。方法:口服普萘洛尔60～240mg/d,一般服药1周后可出现症状好转,部分患者的震颤症状可完全消除。[黄艳玲.心得安10大新用途.家庭医药,2009(2):27]

7. 治疗药源性静坐不能症　方法:盐酸普萘洛尔15～40mg/d,分2次口服。一般用药1～3d内症状缓解,总有效率为96%。

盐酸利多卡因

【别名】　赛罗卡因、昔罗卡因。

【药理】　本品局部作用比普鲁卡因强,维持麻醉时间较之长1倍,毒性也相应加大。穿透性、扩散性强,主要用于阻滞麻醉及硬膜外麻醉。尚具有抗心律失常等作用。

【制剂】　注射液:每支0.1g(5ml),0.4g(20ml)。

【注意】

1. 本品禁用于二度、三度房室传导阻滞。

2. 对于本品过敏者、有癫痫大发作者、肝功能严重不全者以及休克患者忌用。

3. 心、肝功能不全者,应适当减量。

【临床新用途】

1. 治疗哮喘　据国外医学杂志报道,利多卡因雾化吸入治疗哮喘,具有良好的疗效。方法:2%～10%利多卡因溶液,单次剂量为40～160mg,甚至5mg/kg,3～4d。雾化吸入无静脉给药的不良反应,仅有苦感、胃内容物反流,但不伴有恶心。雾化后因咽喉麻痹,故应禁食禁饮1h。另有人用利多卡因雾化吸入治疗重度儿童哮喘6例,经

3～4 个月治疗,5 例完全停用口服激素。[顾经宇.利多卡因治疗哮喘的临床新应用.国外医学·呼吸系统分册,2000,21(1):9]

2. 治疗前庭神经炎　利多卡因能阻滞血管的交感神经的兴奋性,降低其对血管平滑肌的收缩作用,使副交感神经兴奋性相对增强,达到改善血液微循环的目的。它能改善内耳前庭神经周围血管供血,消除内淋巴回流障碍。方法:用利多卡因 50～100mg 静脉滴注,重者 200～400mg 加入 5% 葡萄糖静脉滴注,1/d,3d 为 1 个疗程。[李春菊.利多卡因临床新用.中国医药报,2004-08-07(5)]

3. 治疗脑卒中后顽固性呃逆　两组各 36 例。观察组取穴:内关、足三里(均双)。用 2% 盐酸利多卡因注射液穴位注射,每穴 12.5mg,1/d。对照组用丙戊酸钠片 200mg,3/d,口服(或鼻饲)。用 7d。结果:两组分别痊愈 24 例,10 例;显效 10 例,14 例;无效 2 例,12 例。[王姝.穴位注射法治疗脑卒中后顽固性呃逆 36 例.山西中医,2011,27(9):30]

4. 治疗盆腔静脉淤血综合征　观察组 78 例,用活血化瘀消炎汤(三棱、莪术、蒲黄、苦参、炒黄芩、制香附、炒赤芍各 10g,丹参、蒲公英各 15g,皂角刺、牡丹皮各 12g,败酱草 20g)水煎取液 100ml,加 2% 利多卡因 5ml,药温 38℃,保留灌肠。7d 为 1 个疗程。用 2 个疗程。对照组 69 例,用青霉素钠针 320 万 U,0.5% 甲硝唑针 10ml,静脉滴注,2/d,10d 为 1 个疗程。结果:盆腔痛、白带异常、自主神经功能紊乱、经量少,两组分别显效 43 例,19 例;38 例,15 例;41 例,12 例;10 例,20 例。前 3 项指标治疗后观察组均优于对照组(P＜0.05)。[骆志炎,陈香雅,林永华.中药加利多卡因灌肠治疗盆腔静脉淤血综合征 78 例.浙江中西医结合杂志,2000,10(10):608]

5. 治疗慢性荨麻疹　观察组 50 例。取穴:①曲池、血海;②大椎、膈俞、三阴交;③足三里、肺俞。每次选一组穴,用 2% 利多卡因 2ml,西咪替丁注射液 4ml(含 400mg),每穴 1.2～1.6ml;1 个疗程后,上两药剂量均减半,每穴 0.5～0.7ml;穴位注射,1/d;3 组穴位交替使用。对照 1 组 28 例,取上 7 穴位,平补平泻法,留针 30min,10min 行针 1 次,1/d。对照 2 组 30 例,用西咪替丁每次 0.2g,3/d,口服。三组均见皮疹,用炉甘石洗剂外搽。禁酒、异体蛋白类及辛辣之品。均 7d 为 1 个疗程。疗程间隔 2d。用 2～5 个疗程。结果:三组分别治愈 36 例,9 例,10 例;显效 9 例,7 例,8 例;好转 4 例,6 例,6 例;无效 1 例,6 例,6 例。观察组疗效明显优于两对照组(P＜0.01)。[魏玲.穴位注射治疗慢性荨麻疹临床疗效观察.中国针灸,2001,21(12):715]

6. 预防急性白血病化疗中胃肠道反应　三组各 29 例。观察组用盐酸利多卡因 0.3～0.5g,加 10% 葡萄糖注射液 500ml,于化疗同时,静脉滴注滴速 1～2mg/min,用至化疗结束后 4h。同时,内服降逆止呕汤(含橘皮、竹茹、吉林参、旋覆花、降香各 10g,姜半夏 12g,赭石 15g,炙甘草 6g,生姜片 9g,大枣 5 枚。每日 1 剂水煎服)。对照 1 组于化疗前半小时,化疗后 4h 均用甲氧氯普胺 20mg,肌内注射。对照 2 组于化疗前 20h 用昂丹司琼 8mg,静脉滴注;4h 后,重复 1 次。三组均常规化疗。结果:三组分别完全控制 26 例,9 例,27 例;基本控制、轻度控制均各 1 例;无效 2 例,19 例,1 例;总有效率分别为 93%,37%,97%。观察组疗效优于对照 1 组(P＜0.001),见不良反应 12 例,9 例。观察组未见不良反应发生。[赵锐利.降逆止呕汤合利多卡因静滴预防急性白血病化疗中胃肠道反应.浙江中西医结合杂志,2002,12(2):69]

7. 治疗腰椎间盘突出症　两组各 40 例。观察组用 ATA-ⅡE 型微电脑腰椎自动牵引床行仰卧位骨盆牵引,重量为 1/2 体重,逐渐增重,以患者能耐受为度,每次20～30min。并在突出间隙的上一间隙,用2％利多卡因 5ml,醋酸泼尼松龙混悬液2ml(5mg),维生素 B_{12} 0.1mg,椎管内注入;用 2～3 次。与对照组均用手法:仰卧位对抗拔伸,屈髋伸膝,直腿抬高至最高位时用力背伸踝关节;侧卧位扳腿,斜扳伸腿法;俯卧位运腰及对抗拔伸;用 3 次,均每周 1 次。均早期及大推拿术后用脱水药及激素。卧硬板床,3 周后,戴腰围下床,行腰背肌功能锻炼。随访半年,结果:两组分别治愈29 例,20 例;好转 9 例,13 例;未愈 2 例,7 例;总有效率分别为 95％,82％。观察组疗效明显优于对照组($P<0.05$)。[何才勇.椎管内注药加牵引合并推拿手法治疗腰椎间盘突出症.中国中医骨伤科杂志,2003,11(1):16]

8. 治疗肩周炎　用 2％利多卡因0.5ml,透明质酸钠 2.5ml,关节腔注入,当日不熏洗,每周 1 次,用 3 次。熏洗药及方法:海桐皮 30g,透骨草、威灵仙、花椒、防风各 15g,乳香、没药、桑枝各 6g,当归、制草乌、制川乌各 12g,川芎 10g。装布袋,加水1.5L,浸 1h,水煎 15～20min,取液,熏蒸患处;至药温 40～50℃,用毛巾蘸药液,搓洗患处 15～20min;1～2/d,2 周为 1 个疗程。用上药治疗 50 例,随访 2 年,优 34 例,良 5例,可 7 例,差 4 例,总有效率为 92％。见不良反应 5 例。[娄本海,邢建锋,高建中,等.关节腔内注射透明质酸钠配合中药熏洗治疗肩周炎.中国基层医药,2003,10(1):80]

9. 治疗过敏性鼻炎　取穴:鼻通(或迎香,均双侧,用 4mg 利多卡因、鱼腥草注射液各 1ml);足三里(双)、大椎(均用黄芪注射液 2ml)。穴位注射,每穴 0.5ml。隔日 1次;10 次为 1 个疗程,疗程间隔 7d。并酌用黄芪 50g,辛夷花、苍耳子、鱼腥草各 10g,薄荷、甘草各 6g,每日 1 剂,水煎服。治疗 42例,显效 31 例,有效 9 例,无效 2 例,总有效

率为 95％[赵雪梅.穴位注射治疗过敏性鼻炎疗效观察.针灸临床杂志,2004,20(9):41]。另有人用穴位注射治疗变应性鼻炎患者,效果显著。取穴:迎香穴(双)。用 2％利多卡因注射液 2ml,转移因子溶液(或地塞米松注射液),穴位注射,每侧 1ml;按摩穴位数次。每周 1 次;3～4 次为 1 个疗程。属于常年性、季发性变应性鼻炎者,分别 3个月、6 个月重复 1 个疗程。结果:100 例中显效者 58 例,有效者 32 例,无效者 10 例,总有效率为 90％。随访<1 年,复发 47 例。[王景文.穴位注射治疗变应性鼻炎 100 例疗效观察.河北中医,2008,30(10):1076]另据报道,有人用利多卡因穴位注射治疗变态反应性鼻炎 40 例。用 1 个疗程后,治愈 20例,显效 10 例,有效 7 例,无效 3 例。方法:患者取正坐位(或侧俯),取穴:双侧下关穴。用 2％利多卡因 2ml(4mg),地塞米松注射液 1ml(5mg),穴位注射,每穴 1.5ml,隔日 1次,4 次为 1 个疗程,疗程间隔 1 周。[王刚.下关穴注射治疗变态反应性鼻炎 40 例.现代中西医结合杂志,2009,18(28):3472]

10. 治疗三叉神经痛　观察组与对照组分别为 42 例、32 例,均取穴:下关、合谷(健侧)、太冲(患侧)。痛在三叉神经第 1 支分布区配攒竹、阳白;第 2 支分布区配四白、迎香;第 3 支分布区配颊车、夹承浆。每次选 3～4 个主穴、1 个配穴。观察组用利多卡因 2ml,维生素 B_6 及维生素 B_{12} 各 1ml,地塞米松 0.5ml,穴位注射,每穴 0.5ml。对照组针刺,平补平泻法,留针 20min。均隔日 1 次;10 次为 1 个疗程。结果:两组分别治愈 28 例,7 例;有效 8 例,13 例;无效 6例,12 例;总有效率为 85.7％,62.5％($P<0.05$)。[魏从建.穴位注射治疗三叉神经痛临床观察.中医药临床杂志,2006,18(3):271]

11. 治疗视网膜分布静脉阻塞　均单眼患病。观察组(67 眼)取穴:球后、新明、

睛明、攒竹、迎香、肝俞、肾俞。眼区上下内外配合，每次取 3 穴。用利多卡因注射液 0.5ml，普罗碘胺注射液 2ml，穴位注射，每穴 0.5~1ml，1/d。对照组 43 眼，用透明质酸酶 1500 万 U，普罗碘胺注射液 2ml，1/d，肌内注射。两组均用川芎嗪注射液 80mg，加 5% 葡萄糖注射液（糖尿病用生理盐水）250ml，静脉滴注，1/d。均 20d 为 1 个疗程。结果：两组分别显效（视力提高>4 行，眼底出血、渗出大部分吸收，阻塞区视网膜水肿消失）31 眼，14 眼，好转 34 眼，28 眼，无效 2 眼，1 眼。[李伟.穴位封闭为主治疗视网膜分支静脉阻塞 67 例.中国民间疗法，2006，14(6):24]

12.治疗慢性溃疡性结肠炎 观察组 56 例，用党参、茯苓、金银花各 15g，柴胡、当归各 12g，白术、地榆、苦参、肉桂、甘草各 10g，白芍、熟地黄各 30g，黄连 8g。随症加减，每日 1 剂，水煎取液 80~150ml，药温 40℃，加 1% 利多卡因，3% 柳氮磺吡啶（SASP）溶液、生理盐水的混合液 50~100ml；对照组 46 例，用 1% 利多卡因，3% SASP 溶液、生理盐水的混合液 50~100ml；均保留灌肠，每晚 1 次；30d 为 1 个疗程。禁生冷辛辣刺激性之品。用 1 个疗程，结果：两组分别治愈 29 例，18 例，好转 24 例，15 例，无效 3 例，13 例；总有效率为 94.6%，71.7%(P<0.01)。[周云祥.利多卡因、柳氮磺胺吡啶联合中药灌肠治疗慢性溃疡性结肠炎 56 例疗效观察.河北中医，2007，29(3):217]

13.治疗小儿遗尿症 患儿坐位，取耳穴：屏间（双侧）。用利多卡因、维生素 B₁ 注射液各 0.5ml，穴位注射，每穴 0.5ml，每周 1 次为 1 个疗程。避免过度劳累，晚餐少盐，睡前少饮水。用 1~4 个疗程后，41 例中，痊愈 33 例，显效 8 例。[刘来平，李金亮.维生素 B₁、利多卡因穴位注射治疗小儿遗尿症.中国民间疗法，2010，18(5):19]

14.治疗远洋航天测量人员运动病 将本病患者随机分为 2 组：观察组 40 例，利多卡因 100mg 静脉滴注，2d 为 1 个疗程；对照组 40 例，东莨菪碱 0.3mg 静脉推注，2d 为 1 个疗程。结果：两组分别显效 16 例，10 例，有效 17 例，18 例，无效 7 例，12 例；总有效率为 82.5%，70.0%(P<0.05)。[谌建平.利多卡因治疗远洋航天测量人员运动病的效果观察.中华航海医学与高气压医学杂志，2008，15(1):27]

15.预防气管插管拔管心血管反应 有人将 60 例开胸手术患者随机分为 3 组：对照组 20 例，全身麻醉诱导后静脉注射生理盐水 5ml；艾司洛尔组 20 例，全身麻醉诱导后注射艾司洛尔 1mg/kg；利多卡因组 20 例，全身麻醉诱导前静脉注射利多卡因 1mg/kg。结果：诱导后 2min，3 组收缩压、舒张压、心率各对应时间点心率与收缩压乘积均较麻醉诱导前降低(P<0.05)；气管插管后即刻，3 组各指标均较诱导前升高，而后随时间推移各组各指标恢复至诱导前水平，但艾司洛尔组和利多卡因组水平均低于对照组(P<0.05)。[黄燕红，魏兵华，王韶莉，等.艾司洛尔、利多卡因对双腔支气管插管时心血管反应的影响.中华实用诊断与治疗杂志，2010，24(1):68]

另有人用复方利多卡因乳膏预防气管插管全身麻醉心血管应激反应，效果显著。方法：将在气管插管全身麻醉下接受手术的 502 例患者分为观察组（252 例）与对照组（250 例），在全身麻醉前护士用复方利多卡因乳膏均匀涂抹观察组气管导管套囊表面，放气后由麻醉医师置入气管导管；对照组的气管导管套囊不作特殊处理。比较两组患者拔管过程血压、心率等生命体征。结果：对照组麻醉后收缩压高于观察组($F_{处理效应}≈$60938.082，P<0.001)，舒张压低于观察组($F_{处理效应}≈$19138.291，P<0.001)。两组心率比较差异无统计学意义。两组患者麻醉

诱导前后收缩压、心率差均无统计学意义（P 均＞0.05）。两组麻醉诱导前后舒张压差值比较差异有统计学意义（$P<0.001$）。作者认为:复方利多卡因乳膏有助于预防气管插管全身麻醉时心血管应激反应。[吕凛生,林青,杨春,等.复方利多卡因乳膏预防气管插管全身麻醉心血管应激反应的研究.新医学,2019,50(10):778-780]

16. 减轻男性下尿路手术后尿管相关刺激症状　方法:将择期于全身麻醉下接受下尿路手术、术后需留置 20 号或 22 号三腔尿管的男性患者 80 例,随机分为乳膏组(40例)和对照组(40 例)。乳膏组插尿管前于其前端涂抹利多卡因乳膏 5g 再行导尿。对照组则行常规导尿。记录麻醉诱导前(T1)、手术结束时(T2)、喉罩拔出后 5min(T3),30min(T4)和 2h(T5)5 个时间点的心率和平均血压。评估 2 组患者 T3、T4、T5 的术后导尿管相关刺激症状发生率及其严重程度。结果:乳膏组 T3、T4 的心率和平均血压均低于对照组($P<0.05$)。乳膏组 T3、T4 时中至重度术后尿管相关刺激症状的发生率低于对照组($P<0.05$)。作者认为,全身麻醉下行下尿路手术后,对于需留置 20 号或 22 号三腔尿管的男性患者,利多卡因乳膏可降低其术后 2h 内中度至重度尿管相关刺激症状的发生率,且能使全身麻醉苏醒期的血流动力学更平稳。[张雪荣,杨雪莹.利多卡因乳膏减轻男性下尿路手术后尿管相关刺激症状的效果.新医学,2020,51(6):459-462]

苯妥英钠

【别名】　大仑丁、二苯乙内酰脲。

【药理】　苯妥英钠为最常用的抗癫痫药。其作用机制是应用苯妥英钠后,病灶仍能放电,但细胞不受病灶放电向周围扩散的影响,从而提高了脑细胞膜的兴奋阈值,使膜电位趋于稳定或超极化。

【制剂】　片剂:每片 50mg,100mg。注射剂:每支 100mg,250mg。

【注意】

1. 孕妇和哺乳期妇女慎用。

2. 久服不可骤停,否则可使发作加剧,或者引起癫痫持续状态。

3. 本品可加速维生素 D 代谢,小儿长期服用易引起软骨病,可服用维生素 D 预防。

【临床新用途】

1. 治疗糖尿病慢性腹泻　据报道,冯锦祥等应用苯妥英钠治疗老年 2 型糖尿病合并慢性腹泻患者 16 例,效果显著。用法:口服苯妥英钠每次 0.1g,3/d,连服 10d,停药复发期再给苯妥英钠每次 0.1g,3/d,连服 5d 后改为苯妥英钠每次 0.1g,2/d。患者血糖控制均用胰岛素三餐前皮下注射控制满意。结果:服药 48h 内 14 例症状明显减轻,大便由原来 3～4/d 减为 1～2/d,由稀烂便变成软便或基本成形,腹痛消失;服药 72h 后大便均成形,腹痛消失,量次恢复至正常,肠道不适症状消失。继续用药至第 10日未见异常停药。停药 5～7d 后腹泻再发者 9 例,服用苯妥英钠每次 0.1g,3/d,5d 后症状控制,改用每次 0.1g,2/d 维持腹泻未再复发,随访半年除 4 例有牙龈轻度增生外,未见皮肤、胃肠道、血液系统及神经精神等不良反应。2 例女性患者首次应用无效未再应用本品。

2. 治疗老年性哮喘　选择 50 例老年性哮喘患者,随机分为观察组及对照组。观察组男 16 例,女 9 例,平均年龄 65.1 岁,平均病程 8.8 年;对照组男 15 例,女 10 例,平均年龄 65.2 岁,平均病程 8.5 年。治疗方法:对照组采用常规综合治疗,观察组在对照组治疗基础上口服苯妥英钠,每次 100mg,3/d,疗程均为 10d。结果:观察组中显效 12 例,有效 9 例,无效 4 例,总有效率为 84％;对照组中显效 7 例,有效 10 例,无效 8 例,总有效率为 68%。两组疗效有显著差异($P < 0.05$)。70 岁以上的患者在治疗过程中有恶心、呕吐、头昏、眩晕、白细胞减少等不良反应。经对症处理后均能完成疗程,停药后消失。该法亦适用于合并有高血压、糖尿病、精神病患者,但因为苯妥英钠是一种肝酶诱导剂,能增加氨茶碱的清除率,同时应用氨茶碱,应做氨茶碱浓度测定,以免浓度过低,影响疗效。[潘云东.口服苯妥英钠治疗老年性慢性支气管哮喘 25 例临床分析.临床荟萃,2002,17(3):154]

3. 促进烧伤残余创面愈合 选择 17 例烧伤患者,其中男 12 例,女 5 例,残余创面时间为伤后 2～21 个月,平均 3.4 个月;残余创面大小为 4%～38%,平均 13.3%。治疗方法:清洗创面后,用浸有 1% 苯妥英钠灭菌液的纱布湿敷创面 5min,将异体皮剪成邮票大小,贴置于创面上,外面浸有苯妥英钠及抗生素药液纱布覆盖半暴露或包扎,每日换药 1 次,以患者自身大致相同创面为对照,对照处除不用苯妥英钠外,其余均同苯妥英钠应用处。结果表明,与对照组(处)相比,应用苯妥英钠异体皮更易黏附于创面,肉芽增高明显被抑制,皮缘上皮生长快,植皮片扩展加速,创面封闭提前。[王锡华.外用苯妥英钠促进烧伤残余创面愈合.实用医学杂志,2000,16(10):881]

4. 治疗骨单纯性囊肿 本病是骨瘤样病变的一种,是临床上较为常见的良性肿瘤,儿童好发。治疗大多常规行囊肿局部刮除加植骨手术为主,但相当病例有复发,需再次手术。而苯妥英钠局部用药,能使细胞 Ca^{2+} 增加,激活细胞活力,释放细胞生长因子,使局部部位巨噬细胞激活,吞噬功能加强,改善局部血供,明显抑制肉芽生长。有人采用联合苯妥英钠、亚甲蓝和曲安奈德(曲安奈德)局部注射治疗骨单纯性囊肿,取得较满意效果。患者 31 例,其中男 19 例,女 12 例,年龄最小 1.5 岁,最大 46 岁,平均

年龄 13 岁。治疗方法:局部抽出囊内浆液后,根据患者年龄和囊肿大小取苯妥英钠注射液 100～250mg,亚甲蓝注射液 1～2ml 和曲安奈德注射液 1～4ml 混合局部注入囊内。每 3 个月注射 1 次为 1 个疗程,一般不超过 3 次。结果:经 1～3 个疗程治疗后,其中 29 例局部体征改善或消失,X 线检查提示囊肿部位溶骨区消失,周围已经变薄的皮质明显增厚基本恢复正常,治愈率为 94%。治愈病例随访 0.5～3 年,均无复发,无病理性骨折。[陈韬.局部注射治疗骨单纯性囊肿 31 例体会.华夏医药,2001,5(1):43]

5. 治疗肛门瘙痒 有人用苯妥英钠治疗肛门瘙痒 14 例,治疗 1 个疗程后,显效 9 例,有效 5 例。用法:苯妥英钠每次 0.1g,3/d,一般用药 1～3 周后症状完全消失或明显减轻。[王文习,李雅玲.苯妥英钠的临床新用.白求恩军医学院学报,2007,5(4):244]

6. 治疗慢性皮肤溃疡 李近红等将 80 例慢性皮肤溃疡患者,随机分为观察组和对照组。两组将溃疡面彻底清创冲洗后用凡士林油纱布包扎固定。观察组在包扎固定前用 40% 硫酸镁浸泡的敷料湿敷 30～40min 后,将苯妥英钠粉均匀撒在溃疡处,每日或隔日换药 1 次。结果:两组分别痊愈 32 例,7 例;显效 6 例,6 例;有效 2 例,16 例;无效 11 例(均为对照组);总有效率为 100%,72.5%($P < 0.05$)。

美 西 律

【别名】 慢心律、脉律定、脉舒律。

【药理】 美西律是一种抗心律失常类药物。具有较好的抗心律失常、抗惊厥和局部麻醉的作用。本品对心肌的抑制作用较小。临床上主要用于急、慢性室性心律失常,如室性早搏、室性心动过速、心室颤动和洋地黄中毒引起的心律失常。

【制剂】 片剂:每片 50mg,100mg,250mg。胶囊剂:每胶囊 50mg,100mg,

400mg。注射液:100mg(2ml)。

【注意】

1. 大剂量应用本品,可引起心动过缓、传导阻滞和低血压等。

2. 运用本品后,主要不良反应有头痛、眩晕、嗜睡、恶心、呕吐、震颤等,停药后即可消失。

【临床新用途】 治疗糖尿病性神经疼痛 有人应用美西律治疗糖尿病性神经疼痛患者,总有效率为 100%。服药后症状迅速缓解或减轻。用本品治疗糖尿病性神经疼痛有效,可能与此药阻滞钠通道,抑制受累神经纤维的自发电活动有关。用法:①美西律每次 100mg,口服,3/d。若效果不明显,可渐增剂量,最大剂量为每次 600mg,4 周为 1 个疗程;②美西律每次 300mg,2/d,饭后服,1 周后减至每次 100mg,3/d,维持 4~5 周。如本病合并心脏病患者,使用时须注意有无抑制心肌收缩力或导致心律失常的情况。

门冬氨酸钾镁

【别名】 脉安定、潘南金。

【药理】 门冬氨酸钾镁能改善心肌收缩功能,减低氧消耗,改善心肌细胞的能量代谢,对洋地黄类中毒引起的心律失常有效,并能降低血清胆红素,改善肝功能等作用。临床上主要用于治疗心律失常、心力衰竭、心绞痛、阵发性心动过速、急慢性肝病等。

【制剂】 注射液:每支 10ml,含钾盐和镁盐各 500mg。

【注意】

1. 高钾血症、严重肾功能障碍以及严重房室传导阻滞患者禁用。

2. 本品若滴注过快,可引起恶心、呕吐、面部潮红、血管痛、血压下降等不良反应。

【临床新用途】

1. 治疗老年心脏病人便秘 应用门冬氨酸钾镁治疗老年心脏病便秘患者,疗效颇佳。服药后可使大便通畅,有效率为 79%。可能与镁的轻泻作用有关。方法:内服门冬氨酸钾镁口服液,每次 20ml,2/d,分别于早、晚饭后服用。15d 为 1 个疗程。若对口服门冬氨酸钾镁不能耐受者,或肾功能严重不全以及严重房室传导阻滞者禁用。

2. 治疗慢性酒精中毒性震颤 有人运用门冬氨酸钾镁治疗慢性酒精中毒性震颤患者,效果满意。服药后症状消失或减轻,血镁上升,总有效率为 80%。用法:门冬氨酸钾镁每次 20ml,口服,3/d;对伴有抽搐、谵妄及幻觉者,先用门冬氨酸钾镁 60ml 加入 5%葡萄糖注射液 1L 中,静脉滴注,1/d,症状好转后,再改为口服,剂量和服法如前。7d 为 1 个疗程。作者认为,慢性酒精中毒引起的震颤可能与缺镁有关,故补充门冬氨酸钾镁治疗本病有效。

第四节 调节血脂药及抗动脉粥样硬化药

藻酸双酯钠

【别名】 破栓开塞、多糖硫酸酯。

【药理】 藻酸双酯钠为酸性多糖类药物,来自海洋生物,有类肝素样生理活性。具有降低血黏度,降血脂,扩张血管,改善微循环等作用,可降低血浆中胆固醇、三酰甘油、LDL 及 VLDL 水平,升高 HDL 水平。临床上主要用于治疗高血脂、高血压、缺血性心脑血管病等。

【制剂】 片剂:50mg。注射液:100mg(2ml)。

【注意】

1. 本品禁用静脉注射或肌内注射。

2. 凡有出血史及严重肝、肾功能不全者禁用。

3. 应用本品后的不良反应发生率为5％～23％，可引起发热、头痛、心悸、烦躁、疲倦乏力、嗜睡、血细胞及血小板减少、血压降低、肝功能及心电图异常、子宫或结膜下出血以及过敏反应等。

【临床新用途】

1. 治疗糖尿病　有人用藻酸双酯钠治疗糖尿病患者，可使空腹血糖降至正常或比治疗前下降50％以上，总有效率为98％，而用口服降糖药治疗的对照组有效率为66％，差异显著。方法：藻酸双酯钠100mg加入生理盐水500ml中，静脉滴注，每分钟30～35滴，1/d，15d为1个疗程，两个疗程中间停用7d。一般连用1～2个疗程。静脉滴注结束后可改为口服长期使用。本品适用于2型糖尿病患者，治疗时宜控制饮食，必要时可在加服降糖药物的基础上同时应用。

2. 治疗突发性聋　应用藻酸双酯钠治疗突发性聋患者，听力可提高15dB以上，总有效率为75％；用尿激酶加右旋糖酐-40治疗的对照组总有效率为53％，差异十分显著。治疗方法：藻酸双酯钠2～3mg/kg，加入10％葡萄糖注射液500ml中，静脉滴注，每分钟30滴，1/d，连续用药3周。同时，可口服维生素 B_6，以防止服用本品引起的胃肠道反应。用藻酸双酯钠治疗耳聋，病程越短，疗效越佳，故对突发性聋患者，应争取尽早治疗。

3. 治疗下肢不宁综合征　有人采用藻酸双酯钠治疗下肢不宁综合征患者，其中治愈率为71％，总有效率为100％。用法：内服藻酸双酯钠，每次100mg，3/d，15d为1个疗程，可连用2～3个疗程。发生下肢不宁综合征，可能与低氧血症、二氧化碳潴留、血黏度增高以及代谢产物堆积有关。本药有降血黏度、改善微循环的作用，故用于下肢不宁综合征，收效满意。

4. 治疗慢性肾衰竭　据报道，耿金荣等应用藻酸双酯钠治疗慢性肾衰竭患者，总有效率为70％。用法：藻酸双酯钠100～200mg加入5％～10％葡萄糖注射液500ml中，静脉滴注，每分钟15～20滴，1/d，10～15d为1个疗程，疗程间隔7d，在间隔期间口服藻酸双酯钠每次50～100mg，3/d。另用大黄60～80g，牡蛎20～30g，蒲公英20～30g，附子10～15g，半夏5～10g，水煎浓缩至150～200ml，高位灌肠，保留1～2h后排出，20d为1个疗程。用本药治疗期间，病人仍需低盐、低蛋白饮食。

5. 治疗银屑病　有人用藻酸双酯钠治疗银屑病患者，效果显著。其中治愈率为36％，总有效率为95％；对照组用维生素治疗，治愈率为18％，总有效率为77％。观察组明显优于对照组。用法：藻酸双酯钠100mg，加入5％葡萄糖注射液500ml中，静脉滴注，每分钟＜20滴，1/d，30d为1个疗程。藻酸双酯钠对银屑病病程长、静止期患者效果较好。在静脉滴注过程中，可出现四肢末端肿胀，调慢静滴速度后即可消失。

6. 治疗瘢痕疙瘩　据报道，黄庆山等采用局部注射藻酸双酯钠治疗瘢痕疙瘩患者，收到显著效果。用法：取藻酸双酯钠注射液与1％利多卡因等量混合，每次2～5个部位，0.5～1.0ml，3d用药1次，在皮损下及周围交替注射。结果：25例中，总有效率为88％。

7. 治疗急性早幼粒细胞性白血病　据报道，薛重重等应用藻酸双酯钠和维A酸治疗急性早幼粒细胞性白血病，治疗前无弥散性血管内凝血者，藻酸双酯钠300mg/d，并发弥散性血管内凝血者，可增至600mg/d。用藻酸双酯钠组仅1例发生弥散性血管内凝血，对照组则发生4例。而且并发弥散性血管内凝血配合藻酸双酯钠者，无1例发生死亡。

8. 治疗头痛 头痛与脑血管的栓塞、血黏度的增加有关。藻酸双酯钠的药理作用全面,可用于防治急、慢性头痛。有人用藻酸双酯钠 100mg,加入葡萄糖注射液 500ml 中,缓慢静脉滴注,5 次为 1 个疗程。口服藻酸双酯钠 200～300mg/d,连服 3 个月巩固疗效。有效率 85%。

9. 治疗弥散性血管内凝血 有人采用藻酸双酯钠治疗弥散性血管内凝血患者 23 例,其中男 17 例,女 6 例,年龄 11－69 岁,病情均属重型。方法:藻酸双酯钠 3mg/kg,稀释于 500ml 葡萄糖注射液中持续静脉滴注,1～2/d,连用 3d,或直到病情控制为止。疗效:总有效率为 91%。其效果相当显著,可代替肝素。

10. 治疗冠心病 张庆云用 5% 葡萄糖注射液 500ml 加入藻酸双酯钠 100～150mg,静脉滴注,10d 为 1 个疗程。治疗冠心病患者 30 例,其中显效率为 78%,总有效率为 90%。李鲁明用藻酸双酯钠 200mg 加入 5% 葡萄糖注射液 500ml 中静脉滴注,1/d,14d 为 1 个疗程。治疗冠心病 32 例(有血压高者,加用降压药治疗),总有效率为 89%。

11. 佐治不稳定型心绞痛 不稳定型心绞痛是常见的急性冠状动脉综合征,易发展为急性心肌梗死。刘氏应用藻酸双酯钠佐治 28 例,取得满意疗效。治疗方法:对照组 37 例给予口服硝酸异山梨酯每次 10mg,3/d,加用美托洛尔及阿司匹林,必要时加用长效钙拮抗药并予硝酸甘油 10～20mg 加入镁极化液 500ml 中静脉滴注,1/d。心绞痛发作时舌下含服硝酸甘油每次 0.5mg,观察组 28 例,在上述治疗的同时,应用藻酸双酯钠(青岛产)100mg 加入生理氯化钠 250ml 中静脉滴注,速度每分钟 30 滴,14d 为 1 个疗程。1 个疗程后评定疗效。结果:观察组的总有效率为(93%)优于对照组(67%),差异有统计学意义($P < 0.05$)。随

访 3 个月,对照组有 9 例发生心肌梗死,观察组无 1 例发生心肌梗死,无明显不良反应。

多 烯 康

【药理】 多烯康为天然鱼油制剂,内含不饱和脂肪酸,可降低血清三酰甘油及胆固醇,抑制血小板聚集。临床上主要用于治疗高脂蛋白血症、动脉粥样硬化,防治冠心病和脑栓塞等。

【制剂】 丸剂:每丸 300mg(含 EPA 和 DHA 甲酯或乙酯 210mg),400mg(含 EPA 和 DHA 甲酯或乙酯 315mg)。

【注意】

1. 凡有出血性疾病患者禁用。

2. 大剂量应用本品时,可有消化道不适等不良反应。

【临床新用途】

1. 治疗带状疱疹 有人用多烯康治疗带状疱疹患者,效果显著。但其治愈率、治愈时间及止痛时间与用阿昔洛韦及维生素 B_1 治疗的对照组比较,未见明显差异。用法:口服多烯康每次 1.35g,3/d;维生素 B_1 40mg 内服,3/d,均连用 10d。带状疱疹破损或渗液多者,可用多烯康胶丸内油涂患处,1/d,直至症状消失止。

2. 治疗 Zumbusch 型脓疱性银屑病 本病系因影响花生四烯酸代谢后,使皮损 LB_4 含量下降所致,应用多烯康治疗 Zumbusch 型脓疱性银屑病患者,可使脓疱迅速消退。用法:内服多烯康胶囊,每次 2 粒,3/d。脓疱消退后继续服用 3～5d,以巩固疗效。

辛 伐 他 汀

【药理】 辛伐他汀为羟甲基戊二酰辅酶 A(HMG-CoA)还原酶抑制药,临床上主要用于治疗高胆固醇和高三酰甘油血症。除调血脂的作用以外,还具有抗氧化、抗炎

作用,以及改善内皮功能、抑制细胞增殖、抗血栓、促进骨合成代谢等。

【制剂】 片剂:5mg;10mg;20mg;40mg。本品宜在晚餐时与饮食共进,利于吸收,并可确保其在夜间胆固醇合成最活跃的阶段起效。

【注意】

1. 对本品任何成分过敏者,妊娠期妇女禁用。

2. 严重的肾功能不全的患者(肌酐清除率<30ml/min)禁用。

3. 妊娠期妇女禁用,哺乳期妇女使用时应暂停哺乳。

【临床新用途】

1. 治疗和预防糖尿病并发症 有学者用辛伐他汀进行随机安慰剂对照组试验糖尿病患者 5963 例和非糖尿病的患者 14 573 例,在接受辛伐他汀 40mg/d 治疗 4～6 年后,糖尿病患者血浆肌酐水平上升明显减慢。刘俊伏等比较不同剂量辛伐他汀对早期糖尿病肾病患者的疗效和安全性观察。138 例确诊为早期糖尿病肾病患者,随机分为两组,每组 69 例。A 组给予辛伐他汀 40mg/d;B 组给予 20mg/d,均治疗 12 周。于治疗前和治疗后 4 周、12 周检测血肌酐(SCr)、尿蛋白排泄率(UAER)、转氨酶(ALT)、肌酸磷酸激酶(CK)。结果:两组 SCr、UAER 与治疗前相比较均显著降低,而两组比较,A 组 SCr 及 UAER 较 B 组下降更明显($P<0.05$)。由此显示辛伐他汀治疗有良好的肾保护作用。[刘俊伏,张刚,赵勇军.不同剂量辛伐他汀治疗早期糖尿病肾病的疗效与安全性观察.疑难病杂志,2009,8(9):544-545]

2. 治疗血管性痴呆 林勇等探讨了辛伐他汀对血管性痴呆患者的认知功能是否有改进作用。选择血管性痴呆患者 97 例,随机分为观察组 49 例和对照组 48 例。两组患者均给予常规治疗(包括阿司匹林、吡

拉西坦、尼莫地平及改善微循环)。同时合并高血压、糖尿病患者,控制血压和血糖。观察组在上述基础上,给予辛伐他汀 20mg/d,两组疗程均 6 个月。治疗前和治疗后 12 周、24 周,采用 MMSE 和 ADL 表评价临床疗效。结果:治疗后 24 周观察组 MMSE 和 ADL 评分显著改善,与治疗前相比,有统计学显著差异($P<0.05$);与对照组比较,观察组明显占优($P<0.05$)。作者认为,辛伐他汀能明显改善血管性痴呆患者的认知功能和提高其生活质量。[林勇,朱婉儿,周勇,等.辛伐他汀改善血管性患者认知功能障碍的疗效观察.新医学,2010,41(1):25-27]

普罗布考

【别名】 丙丁酚。

【药理】 本品 1977 年首先在美国上市,作为调脂药用于临床,美国药典和中国药典都收载。普罗布考主要有三大作用。①调血脂,普罗布考可使血浆总胆固醇下降 10%～20%,LDL-C 下降 5%～15%;而对血浆 TG 和 VLDL 无明显影响。②抗氧化。③抗动脉粥样硬化。普罗布考的抗动脉粥样硬化作用可能是抗氧化和调脂作用的综合结果。

【制剂】 片剂,口服给药,每次 500mg,每天 2 次,早晚餐时服用。

【注意】 有下列情况者禁用。

1. 近期心肌损害,如新近心肌梗死者;

2. 严重室性心律失常,心动过缓者;

3. 有心源性晕厥或不同原因晕厥者;

4. 有 Q-T 间期延长者;

5. 正在服用延长 Q-T 间期药物者;

6. 合并低血钾及低血镁者;

7. 对普罗布考片过敏者禁用。

【临床新用途】

1. 延缓糖尿病肾病进展 Endo 等观察普罗布考对糖尿病肾病患者,效果满意。

102 例有蛋白尿的 2 型糖尿病患者(尿蛋白排泄＞300mg/g Cr)随机分为两组,普罗布考治疗组 51 例(给予普罗布考 50mg/d),对照组 51 例,不给普罗布考。所有患者中血清肌酐水平≥2.0mg/dl 有 40 例。两组患者皆限制蛋白饮食,总蛋白摄入量控制在 0.8g/(kg·d),总能量摄入控制在 30kJ/(kg·d);所有患者给予磺脲类、α-糖苷酶、吡格列酮和胰岛素降糖药物控制血糖,使 HbA1c＜6.5%。随访 3 年。结果:普罗布考组治疗 LDL-C 明显降低,对照组尿蛋白增加明显高于普罗布考治疗组,需要开始血透的患者普罗布考组为 10 例,对照组为 13 例,平均间隔血透时间普罗布考组较对照组明显延长,相应为(20.7±8.2)个月和(11.3±7.4)个月;其中 40 例属于糖尿病进展的病例中,普罗布考组其肌酐清除率和尿蛋白增加明显减少,同时不需要血透的例数,也明显高于对照组。另据刘卫华等研究报道,普罗布考对高血压合并糖尿病患者微量蛋白尿的影响较为显著。用普罗布考治疗本病 12 例,其血ández β$_2$ 微球蛋白和尿微量清蛋白均较治疗前降低(P＜0.05)[刘卫华,梁凌,庞振瑶.普罗布考对高血压合并糖尿病患者尿微量白蛋白影响.中国临床新医学,2009,2(2):135-137]

2. 预防治疗非酒精性脂肪性肝炎(NASH)　有人设计了一双盲、随机对照研究评价普罗布考治疗 NASH 的临床疗效,30 例经肝活检证实 NASH 患者随机分为观察组 20 例对照组 10 例。观察组给予普罗布考 500mg/d,连续用药 6 个月,对照组给予安慰剂。结果:17 例研究完成,观察组平均 AST 和 ALT 的水平由治疗前 81.9 和 102.2 降到治疗后 36.2 和 44.7(P＜0.005);观察组 ADT 和 ALT 下降到正常水平的有 9 例(50%),而对照组为 0 例。

银杏叶制剂

【药理】　银杏树又名白果树,是我国的瑰宝,珍稀可贵,被誉为地球的"长寿树""活化石"。银杏叶中含有天然活性黄酮及苦内酯等与人体健康有益的多种成分。具有溶解胆固醇、扩张血管的作用,对改善脑功能障碍、动脉硬化等有效果。

【制剂】　注射液:每支 2ml;片剂:400mg/片;胶囊:0.12g/粒;口服液:10ml/支。

【注意】

1. 孕妇慎用。

2. 常见的不良反应有致出血、过敏,兴奋中枢神经而失眠、大汗等。

【临床新用途】

1. 治疗阿尔茨海默病(AD)　温丽平等将 45 例阿尔茨海默病患者,随机分为观察组 23 例和对照组 22 例。两组均使用脑活素,每次 20ml。观察组加用银杏叶液,每次 20ml,加入 5% 葡萄糖液 100ml 中,静脉滴注,1/d,15d 为 1 个疗程。结果:与治疗前比较,观察组简易精神状态量表、日常生活能力量表、长谷川痴呆量表(HDS)评分均有显著提高(P＜0.05)。而对照组仅 HDS 评分有显著提高。[温丽平,赵红梅.银杏叶制剂治疗阿尔茨海默病疗效观察.山西医药杂志,2010,39(2):166]

2. 治疗急性胰腺炎　吴义强等应用银杏叶液治疗急性胰腺炎患者,效果显著。方法:将 49 例急性胰腺炎患者随机分成观察组 25 例和对照组 24 例。两组均采用监护、禁食、吸氧、补液等常规治疗。观察组加用银杏叶液,每次 20ml,加入 0.9% 氯化钠注射液 250ml 中静脉滴注。结果:两组分别有效 23 例和 20 例,无效 2 例和 4 例,总有效率为 92% 和 83.3%。观察组疗效明显优于对照组(P＜0.05)。其中观察组的症状体征消失时间、血清淀粉酶及 C 反应蛋白恢复正常时间、平均住院时间均显著低(短)于对照组(P＜0.01)。[吴义强,黄志昂,杨春生.银杏叶注射液佐治重症急性胰腺炎的临床疗效

观察.基层医学论坛,2009,13(7):64]

3. 治疗颈椎病　赵君怡等应用银杏叶液治疗颈椎病,疗效卓著。方法:将60例颈椎病患者随机分为观察组和对照组。两组均进行颈椎牵引,观察组同时给予银杏叶液20ml,加入0.9%氯化钠注射液250ml中静脉滴注,1/d。两组均以10次为1个疗程,治疗2个疗程后观察治疗效果。结果:两组分别治愈20例和12例,好转9例和11例,无效1例和7例,总有效率为96.67%和76.67%。观察组疗效明显优于对照组(P<0.05)。

4. 治疗脑梗死　两组各100例。对照组给予常规西医治疗。观察组在对照组基础上给予银杏叶提取物联合当归穴位注射治疗。当归穴位注射在双侧足三里、三阴交,每穴注射1ml,1/d。银杏叶提取物注射液20mg加入0.9%氯化钠注射液150ml中静脉滴注,1/d。两组患者均治疗15d。结果:两组患者基本痊愈20例和15例,显著进步41例和30例,有效33例和38例,无效6例和17例,总有效率为94%、83%。观察组疗效明显优于对照组(P<0.05)。[宋贵军,谢炳玓.银杏叶提取物联合当归穴位注射对脑梗死患者血清SOD和MDA水平的影响.辽宁中医杂志,2020,47(10):149-151]

第五节　抗脑缺血药

烟酸肌醇

【别名】　烟肌酯。

【药理】　烟酸肌醇为一种温和的周围血管扩张药,在体内逐渐水解为烟酸和肌醇,并具有烟酸与肌醇二者的药理作用,其血管扩张作用较烟酸缓和而持久,没有服烟酸后的潮红和胃部不适等不良反应。此外,尚有溶解血栓、抗凝、抗脂肪肝、降低毛细血管脆性等作用。临床上主要用于治疗冠心病、高脂血症、闭塞性动脉硬化症、肢端动脉痉挛症以及血管性偏头痛等。

【制剂】　片剂:每片0.2g。

【注意】　服本药后,可有轻度恶心、发汗、瘙痒感等不良反应。胃酸缺乏者,应同时服用稀盐酸或柠檬汁以减少不良反应的发生。

【临床新用途】

1. 治疗痤疮　据报道,有人用烟酸肌醇治疗痤疮患者,效果显著,可使皮损消退或部分消退,总有效率为96.6%,比用维生素(A、B₆、C)等治疗的对照组为优。用法:①烟酸肌醇每次0.4g,口服,3/d,14d为1个疗程,连续用药2~3个疗程;②10%烟酸肌醇软膏适量,外涂患处,3/d,1个月为1个疗程。外涂本品偶可出现颜面潮红,局部轻微刺痛感,持续应用多可自行消失。

2. 治疗寻常痤疮　烟酸肌醇为一温和的周围血管扩张药。临床上常用于治疗高脂血症、冠心病等。据报道,徐家森应用烟酸肌醇治疗寻常痤疮患者50例,其中男32例,女18例,年龄16-35岁,病程3个月至8年,取得满意效果。治疗方法:口服烟酸肌醇,每次0.4g,3/d,温开水送服,30d为1个疗程。一般连续用药1~3个疗程。治疗期间不用其他药物。治疗效果:50例中,基本痊愈者20例,显效者24例,有效者5例,无效者1例,总有效率为98%。平均见效时间为14.5d,平均基本痊愈时间为26.5d。应用烟酸肌醇的机制为痤疮的发生与皮肤游离脂肪酸过多有关,烟酸肌醇可能减少皮肤中的游离脂肪酸。

桂　利　嗪

【别名】　脑益嗪、桂益嗪、肉桂苯哌嗪。

【药理】　桂利嗪为哌嗪类钙拮抗药。

对血管平滑肌有扩张作用,能显著地改善脑循环及冠脉循环以及防止血管脆化的作用。临床上用于脑血栓形成、脑栓塞、脑动脉硬化、脑出血恢复期、蛛网膜下腔出血恢复期、脑外伤后遗症、内耳眩晕症、冠状动脉化等疾病。

【制剂】　片剂及胶囊剂:每片或每粒胶囊 25mg。注射液:每支 20mg(20ml)。

【注意】

1. 静脉滴注可使血压短暂地下降。

2. 服用本品,偶见皮疹、嗜睡以及胃肠道反应等症状。

【临床新用途】

1. 治疗银屑病　据报道,有人应用桂利嗪治疗银屑病患者 10 例,效果显著。用法:内服桂利嗪,每次 50～75mg,3/d,连服 1 个月为 1 个疗程。1 个疗程后停药 7d,可继续服第 2 个疗程。患者皮损及临床症状消失后,减量为每次 50mg,2/d,再连服半个月,以巩固疗效。结果:用桂利嗪治疗银屑病患者 10 例,病程 8 个月至 30 年,全部获得治愈。随访无 1 例复发。10 例中,有 3 例服药后有轻微嗜睡,未停药继续治疗,无其他不良反应。

2. 治疗中老年失眠　据报道,有人用桂利嗪治疗中老年失眠患者 28 例,收到明显的疗效。方法:桂利嗪每次 25～50mg,3/d,疗程为 10d。治疗前平均睡眠时间 5.28h,用药 1～2d 后,平均睡眠时间达 8.25h,差异显著($P<0.01$)。

3. 治疗寒冷性多形性红斑　据报道,龚知义用桂利嗪治疗寒冷性多形性红斑 53 例,总显效率为 94%;烟酸片组为 44%。研究认为,本品对末梢血管有良好的扩张作用,可改善末梢血液循环,提高对寒冷的防御力。同时,本品具有抗组胺、5-HT 及激肽活性、抑制补体 C4 的活化作用。(黄延祚.常用药物临床新用途手册.南宁:广西科学技术出版社,1999:155-156)

氟 桂 利 嗪

【别名】　脑灵、氟脑嗪、西比灵。

【药理】　氟桂利嗪为哌嗪类钙离子拮抗药,有扩张血管作用。临床上主要用于防治偏头痛、头晕、耳鸣和眩晕等。

【制剂】　胶囊剂:每胶囊 5mg(以氟桂利嗪计)。

【临床新用途】

1. 治疗慢性荨麻疹　运用氟桂利嗪治疗慢性荨麻疹患者,其中显效率为 70%,总有效率为 90%,明显优于用多塞平治疗的对照组。方法:口服氟桂利嗪,每次 5mg,2/d,连续服药 6d。

2. 治疗眩晕　氟桂利嗪可增加耳蜗内辐射小动脉血流量,改善前庭器官微循环,对前庭功能紊乱或血管疾病引起的急、慢性眩晕均有治疗作用,故有人称其为"前庭镇静剂"[樊清民.氟桂利嗪在神经科临床的应用.中国医院药学杂志,1993,13(4):174]。吴正礼等用氟桂利嗪,每晚 10mg,30d 为 1 个疗程。治疗中枢性眩晕患者 66 例,结果 62 例改善,其中痊愈 13 例,显效 29 例,好转 20 例,有效率为 94%。而服用桂利嗪的对照组有效率为 66%。表明氟桂利嗪对眩晕的疗效明显优于桂利嗪。

3. 治疗特发性耳鸣　本病机制不明,治疗较为困难。一般采用 654-2 及卡马西平治疗,但疗效不十分理想。且不良反应较大。庞太忠采用氟桂利嗪,每次 10mg,每晚 1 次,10 次为 1 个疗程。治疗特发性耳鸣患者 32 例,获得较好效果。1 个疗程结束,10 例耳鸣消失,2 个疗程 15 例耳鸣明显减弱及消失,总有效率为 78%。作者认为,可能由于氟桂利嗪阻滞病因刺激下过量钙离子跨膜进入细胞内,使 Na^+/K^+ 交换率稳定不致影响 EP 定位,从而使耳鸣症状迅速得到消除。另据蒋瑛报道,观察组口服氟桂利嗪,65 岁以下者,每晚服 10mg;65 岁以上者，每晚服 5mg，每日只服单一剂量后就可维持较稳定的血药浓度，部分患者配合用复合维生素 B 和维生素 B_{12} 等药物，经过 1 个月的服药治疗，82%的患者，前庭功能正常或接近正常（包括生理陈述和前庭客观检查）。用药无效者改用其他药物治疗。对照组：10%葡萄糖注射液加入利多卡因 50mg，静脉输注，1/d，10d 为 1 个疗程。结果：观察组 67 例中显效 19 例，有效 36 例，无效 12 例，总有效率为 82.1%；对照组 32 例中显效 7 例，有效 16 例，无效 9 例，总有效率为 71.9%。两组比较差异显著（$P<0.05$）。[蒋瑛.氟桂利嗪治疗耳鸣的临床疗效.天津药学，2000，12(2)：53]

4. 治疗急性脑出血　对 62 例急性脑出血患者进行随机分组，观察组加服氟桂利嗪 10mg，每晚 1 次，连用 21d，余治疗同对照组，观察两组治疗前后神经功能缺损评分及疗效。结果：观察组治疗后神经功能缺损评分较对照组有显著下降（$P<0.01$），治疗总有效率（90.4%）明显高于对照组（67.7%）。氟桂利嗪可逆转血管痉挛，改善脑血流，减轻脑水肿，促进神经功能恢复。[赵掌权，田治斌，姚春红，等.西比灵治疗急性脑出血疗效观察.现代中西医结合杂志，2003，12(6)：584]

5. 治疗功能性消化不良　本病症状多样，各个病人有不同的主诉，以恶心呕吐为主要症状的病人，痛苦难忍，且常规用药治疗效果不理想。56 例门诊患者在用氟桂利嗪之前均不同时间经过制酸药、解痉药、促动力药及各类中成药治疗，临床效果欠佳，改服或加服氟桂利嗪 5～10mg，2/d，2 周为 1 个疗程。56 例患者，显效 21 例，占 37.5%；好转 29 例，占 51.7%；无效 6 例，占 10.7%；总有效率为 89.2%。效果最快者 2d 症状完全消失。有半数患者在开始服药的 3～4d 内有不同程度嗜睡、乏力，坚持治疗后上述症状逐渐消失，所有病人均未出现

明显不良反应。[叶丰富.氟桂利嗪治疗功能性消化不良 56 例临床体会.中国乡村医药杂志，2003，10(5)：14]

6. 治疗慢性肾衰竭　用盐酸氟桂利嗪治疗慢性肾衰竭，开始 2 周每次 20mg，2/d。后改为 15mg，1/d，共 6～8 周，结果改善肾功能，血肌酐测定 12 例，尿素氮测定 14 例，尿酚红排泄率 14 例均恢复正常。其机制与扩血管作用等有关。[王雪辉，左晓磊.盐酸氟桂利嗪新用途.中国现代药物应用，2009，3(15)：129]

7. 治疗失眠　将失眠症患者 102 例，随机分成观察组 52 例，对照组 50 例。观察组每隔 1～2h 1 次服用氟桂利嗪胶囊 5～15mg。对照组每隔 1～3 晚睡前 0.5h 服用地西泮片（2.5～10mg）。服药时间为 3～4 周，在此期间不合并使用其他镇静催眠药。采用匹兹堡睡眠指数和副作用表（TESS）评定疗效和不良反应。结果：氟桂利嗪胶囊治疗失眠症具有良好的效果。治疗过程中无反跳现象和撤药反应。[滑宏巨，王志红，赵娜.盐酸氟桂利嗪胶囊治疗失眠症 52 例.宁夏医科大学学报，2010，32(2)：102-103]

8. 治疗链霉素及卡那霉素的毒性反应　张厚洋等用氟桂利嗪治疗抗结核药物链霉素及卡那霉素产生的眩晕、耳鸣等毒性反应 32 例，效果卓著。方法：用氟桂利嗪 5mg，每晚 1 次，口服，疗程 2～3 周；并与传统疗法组 15 例，进行对照观察。结果：观察组的毒性反应症状全部于 10d 内全部消失，有效率为 100%，且未停用链霉素或卡那霉素；传统疗法组 10d 内仅 1 例症状消失，占 4%。观察组疗效显著优于对照组（$P<0.001$）。

双氢麦角碱

【别名】　氢化麦角碱、氢麦毒、安得静、海特琴。

【药理】　双氢麦角碱为乙烷（或甲烷）磺酸双氢麦角毒的双氢衍生物的混合物，为

α受体阻滞药，能扩张周围血管、降低血压、减慢心率，并有中枢镇静作用。临床上主要用于动脉内膜炎、肢端动脉痉挛症、血管痉挛性偏头痛等。

【制剂】 含片：每片 0.25mg, 0.5mg。注射液：每支 0.3mg(1ml)。

【注意】

1. 严重的动脉硬化、心脏器质性损害、低血压症患者以及老年人禁用本品。

2. 应用本品可发生直立性低血压，故患者在注射后必须卧床休息 2h 以上。

【临床新用途】

1. 治疗老年性痴呆 据报道，俞子彬等比较了双氢麦角碱和吡拉西坦，并且具有安全、方便的特点。双氢麦角碱除口服外，亦可用每次 0.3～0.6mg, 1/d 或隔日皮下或肌内注射 1 次。由于老年性痴呆的症状减轻比较缓慢，因此，需要较长时间的治疗。

2. 治疗难治性咯血 双氢麦角碱可抑制血管运动中枢，兴奋迷走中枢，扩张外周血管。14 例经垂体后叶素治疗无效后，改用双氢麦角碱治疗。方法：双氢麦角碱每次 0.3mg，盐酸哌替啶每次 50mg，盐酸异丙嗪 25mg，加注射用水 9ml，配成冬眠Ⅱ号（共 12ml）。每次取 2ml 肌内注射，2～4h 1 次，待咯血完全停止后再继用 3d，如连用 5d 无效时即停用。结果：28 例直接用冬眠Ⅱ号治疗的病人中，显效者 12 例，有效者 12 例，无效者 4 例。

己酮可可碱

【别名】 己酮可可豆碱。

【药理】 本品为一种甲基黄嘌呤血管扩张药。能扩张外周血管及支气管，改善脑和四肢的血液循环，降低外周血管阻力，但对血压无影响。临床上可用于缺血性脑血管病、血管性头痛、血栓闭塞性脉管炎等疾病。

【制剂】 片剂（肠溶片）：每片 0.1g。

注射液：每支 100mg(5ml)。

【注意】

1. 低血压患者慎用。

2. 急性心肌梗死、严重冠状动脉硬化患者及孕妇禁用本品。

3. 少数患者服用本品后有胃部不适、恶心以及头晕等症状。

【临床新用途】

1. 治疗下肢静脉溃疡 通常，下肢静脉溃疡选用绷带加压治疗，但对某些患者并非有效，故辅助疗法更显必要。有人拟就己酮可可碱（血管扩张药）辅助治疗下肢静脉溃疡疗效进行了对照分析。作者共汇总分析了 8 项相关对照研究中的 547 例下肢静脉溃疡成年患者，其中 5 项为分别随机选用了绷带加压加服己酮可可碱或绷带加压加服安慰剂者共 445 例；另 3 项分别随机选用了己酮可可碱或安慰剂者 102 例，己酮可可碱药量均为 1.2g/d，疗程 8～24 周不等。比较单一己酮可可碱或加用绷带加压对下肢静脉溃疡的远期疗效。结果，与安慰剂相比，单用己酮可可碱能完全治愈或持续改善下肢静脉溃疡[相对危险度(RR)1.49,95% 可信限 1.11～2.01]，伍用绷带加压后治愈率更高(RR1.30,95%可信限 1.10～1.54)；且己酮可可碱相关不良反应并未明显增加，多为轻度胃肠道功能失调。作者最后认为，己酮可可碱治疗成人下肢静脉溃疡安全有效，尤以伍用绷带加压后疗效更佳。[袁志敏.己酮可可碱治疗下肢静脉溃疡.新医学，2003,34(7):407]

2. 治疗脑梗死 观察组应用己酮可可碱 0.2g，静脉滴注治疗 126 例脑梗死；对照组用丹参 20ml 于低分子右旋糖酐 500ml 中静脉滴注，1/d, 10d 为 1 个疗程，共 2 个疗程。结果：观察组患者神经功能缺损及日常生活能力恢复均优于对照组，总有效率分别为 85.7%, 61.8%($P < 0.05$)。同时己酮可可碱使血液流变学指标得到明显改善，而且

可以加快患者生活能力的恢复。使用己酮可可碱时间越早效果也较好,对轻、中、重型患者都有显著效果。[王霆,刘正东,李显明.己酮可可碱治疗脑梗死临床分析.中国急救医学,2001,21(12):705]

3. 治疗糖尿病足 采用己酮可可碱对30例糖尿病足患者进行治疗,首日用己酮可可碱100mg,第2天起用己酮可可碱200~300mg静脉滴注,共用3周,在治疗前后进行症状评分。结果:患者的间歇性跛行、疼痛感、麻木及沉重痛等症状明显改善($P<0.01$)。作者认为,本药可以改善糖尿病足患者的生活质量,是治疗糖尿病足的有效且安全的药物。[余燕敏,冯继明,余红.己酮可可碱治疗糖尿病足的临床观察.辽宁药物与临床,2002,5(1):18]

4. 治疗结节性多动脉炎 用阿司匹林及苄星青霉素疗效差,加用己酮可可碱2个月后,网状青斑明显改善,结节消失,8个月后痊愈。慢性变应性皮肤血管炎伴红细胞增多症患者,外用皮质类固醇激素,口服抗组胺药疗效差,加用己酮可可碱1个月后瘙痒减少,6个月后皮损基本消失。[胡连霞.己酮可可碱的药理特性和临床新用途.中外健康文摘,2009(21):30]

5. 治疗急性呼吸窘迫综合征 有人采用己酮可可碱治疗急性呼吸窘迫综合征,亦获显著效果。方法:对照组(32例),采用常规治疗,观察组(32例)加用己酮可可碱注射液200mg,2/d。观察两组患者治疗效果,血气分析指标及血清中 TNF-α、IL-8 的含量变化。结果:治疗后 3d 和 7d 两组患者 PaO_2、PaO_2/FiO_2 差异有统计学意义($P<0.05$),PTX组(即观察组)血清 TNF-α、IL-8 及病死率均低于对照组($P<0.05$),显示病情较对照组有明显改善。[刘骏达,黄晓庆,黄林喜,等.己酮可可碱治疗急性呼吸窘迫综合征疗效观察.中国基层医药,2010,17(8):1051-1052]

倍 他 司 汀

【别名】 抗眩啶、培他啶、甲胺乙吡啶。

【药理】 本品为一种组胺类药物,具有扩张毛细血管,增加脑血流量及内耳血流量,消除内耳性眩晕、耳鸣和耳闭感,抑制组胺的释放,从而产生抗过敏的作用。在临床上用于内耳眩晕症。亦对脑动脉硬化、缺血性脑血管病、头部外伤或高血压所致的直立性眩晕、耳鸣也有较好的效果。

【制剂】 片剂:每片 4mg,5mg。注射液:每支 2mg(2ml),4mg(2ml)。

【注意】

1. 患有消化性溃疡、支气管哮喘及嗜铬细胞瘤者慎用本品。

2. 服用本品后,可偶有口干、胃部不适、心悸、皮肤瘙痒等。

【临床新用途】

1. 治疗中枢及周围神经系统疾病 倍他司汀对脑及周围血管有明显的扩张作用。有人从1984年起,对面神经炎、末梢神经炎、坐骨神经受损、脊髓炎、脊髓灰质炎、吉兰-巴雷综合征等中枢及周围神经系统疾病,均应用倍他司汀口服,对改善与恢复神经功能有明显促进作用。尤其对5例糖尿病性末梢神经炎患者,在应用维生素以及倍他司汀等药物治疗无效后,改用倍他司汀静脉滴注,20mg/d或口服24mg/d,1周后,疼痛、麻木等症状均有明显好转。

2. 治疗压疮 有人观察18例老年压疮患者,9例用倍他司汀,32mg/d,9例用安慰剂治疗,连续治疗3个月后观察效果。疗效:采用倍他司汀观察组病情得到显著的改善。实践认为,可能是因倍他司汀能扩张周围血管、改善皮肤营养所致。根据相同的原理,另有人曾用倍他司汀试治压疮患者,亦获得良好的效果。

3. 治疗急性发作性眩晕 60例患者,随机分为观察组与对照组各30例。两组患者均有头昏、眩晕、恶心、呕吐,部分有眼疾、耳鸣。均合并有颈椎病、高血压、糖尿病。观察组予倍他司汀 20mg 加 5％葡萄糖或生理氯化钠注射液 250ml 静脉滴注,1/d,连续用 1～3d。对照组予丹参注射液 20ml 加 5％葡萄糖或生理氯化钠注射液 250ml 静脉滴注,1/d,连续用 1～3d。结果:两组分别近期治愈(症状完全消失,能正常生活、工作)20 例,12 例;有效(症状不同程度减轻)各 9 例;无效 1 例,9 例;总有效率分别为 97％,70％(P<0.01)。[程红,陈秀勤.倍

他司汀治疗急性发作性眩晕的临床研究.重庆医学,2002,31(7):629]另有人用倍他司汀联合复方丹参注射液治疗眩晕症患者,疗效显著。方法:将 64 例患者随机分为两组,观察组 32 例给予倍他司汀联合复方丹参注射液;对照组 32 例用复方丹参注射液静脉滴注。结果:观察组总有效率为 93.8％,明显高于对照组 71.8％(P<0.01)。[王丽.倍他司汀联合复方丹参注射液治疗眩晕症 32 例疗效观察.中国现代药物应用,2010(8):40]

第六节　拟肾上腺素药及抗休克药

去甲肾上腺素

【药理】　本品是肾上腺素受体兴奋药,主要兴奋 α 受体,可使小动、静脉收缩,外周阻力增加,血压升高。临床上主要用于治疗休克。

【制剂】　注射液:每支 2mg(1ml)(以重酒石酸盐计);10mg(2ml)(以重酒石酸盐计)。

【注意】

1. 患有高血压、动脉硬化及无尿者禁用。

2. 出血性休克者忌用。

3. 本品不宜与偏碱性药物如磺胺嘧啶钠、氨茶碱等配伍注射,以免药物失效。

【临床新用途】

1. 治疗术中胆管内出血　有人用去甲肾上腺素治疗术中胆管内出血患者,效果颇佳,其止血率高达 100％。方法:先将导尿管插入胆管内,再将去甲肾上腺素 4～6mg,以生理盐水稀释至 40～60ml,经导尿管 1 次注入,保留 3～4min。若出血未止者,可重复使用,止血后可继续手术。

2. 治疗胃大部切除后大出血　采用去甲肾上腺素治疗胃大部切除后大出血患者,止血有效率为 94％。方法:先从胃管

内尽量吸出积血与积液,然后将去甲肾上腺素 6～8mg,以生理盐水稀释至 60～100ml,由胃管 1 次注入,保留 30min 后吸出,每 1～2 小时重复 1 次,共用 2～6 次。如有效,以后用药的间隔时间可逐渐地延长。在应用本药的间隔期内,可用云南白药 1/3 瓶从胃管内注入,能增强疗效。

3. 治疗上消化道出血　有人采用去甲肾上腺素治疗上消化道出血患者,其止血率为 80％。方法:①口服法,去甲肾上腺素 8mg,加入生理盐水 40～60ml 中,1 次服下,1～2h 1 次,共 4～6 次,以后间隔时间可逐渐延长;②胃管法,用药剂量及间隔同口服法,由胃管注入。据作者观察证实,胃管法止血效果优于口服法,且可随时了解出血情况,调整用药间隔时间。

4. 治疗重度直立性低血压　6 例特发性自主神经功能障碍所致顽固性重度直立性低血压患者,均有反复发作晕厥史,且仅能耐受倾斜实验不足 15min,经常规药物或非药物治疗无效,其中 3 例长期卧床不起,1 例仅能靠轮椅活动。研究者通过临时静脉留置导管以便携式持续注泵给予去甲肾上腺素 20ng/(kg·min)治疗,并根据体位变化后血压改变程度来调控药物浓度。结果:

治疗后所有患者均能自由坐、立和行走,长达45min而无低血压或相关症状发生。2例不愿坚持治疗者分别于停药后9个月、5年后死于脑梗死;余4例坚持治疗者皆能自由变换体位与活动,分别达7个月、9个月、10个月、19个月,且倾斜试验正常,灌注系统亦无感染或栓塞发生。作者认为,对于特发性自主神经功能障碍所致顽固性重度直立性低血压患者,持续去甲肾上腺素静脉泵灌注至少提供了一项全新的治疗方法;然而适应证、可靠性、安全性均有待今后大样本研究加以证实。[袁志敏.持续去甲肾上腺素灌注治疗重度直立性低血压.新医学,2001,32(12):731]

间 羟 胺

【别名】 阿拉明。

【药理】 主要直接兴奋α受体,升压效果比去甲肾上腺素稍弱,但作用较持久,有中等度加强心脏收缩的作用,无局部刺激,供皮下、肌内及静脉注射。间羟胺可增加脑、肾及冠状动脉的血流量,肌注后5min内血压升高,可维持1.5~4h之久。静脉滴注1~2min内即可显效。本品适用于各种休克及手术时低血压。在一般用量下,不致引起心律失常,因此,也可用于心肌梗死性休克。

【制剂】 注射液:每支10mg(间羟胺)(1ml),50mg(间羟胺)(5ml)。

【注意】

1. 对高血压、充血性心力衰竭、糖尿病、甲状腺功能亢进症患者慎用。

2. 不宜与碱性药物共同使用,因为可引起药物的分解。

3. 本品不可与环丙烷、氟烷等药品同时使用,因易引起心律失常。

【临床新用途】

1. 预激综合征伴心房纤颤 有人用间羟胺治疗预激综合征伴心房纤颤患者,效果明显,出现窦性停搏后,即可转为窦性心律。用法:①间羟胺5mg加25%葡萄糖注射液20ml,静脉滴注,速度4ml/min;②间羟胺50mg加入10%葡萄糖注射液100ml中,静脉滴注,滴速每分钟20滴。均在突然出现窦性停搏时立即停止用药。作者认为,间羟胺使血压升高,直接刺激主动脉弓和颈动脉窦的压力感受器,反射性地兴奋迷走神经的结果。此外,预激综合征伴心房纤颤时,心排血量减少,血压下降,不利于一般药物转复。间羟胺短时间升压的作用,有助于转复成功。

2. 治疗小儿喘憋型肺炎 有人用间羟胺治疗小儿喘憋型肺炎患者,收到明显的效果,可使喘鸣消失,肺部啰音减少,有效率达98%。用法:间羟胺0.5mg/kg,酚妥拉明1mg/kg,加入5%葡萄糖注射液20ml中,缓慢静脉滴注,1/h,可连用1~5次。作者认为,间羟胺兴奋α受体作用被酚妥拉明阻断,而此药具有的β兴奋作用可直接扩张支气管平滑肌,配合酚妥拉明,解除肺微循环障碍,改善通气功能和心功能,从而获得治疗效果。

3. 治疗小儿腹胀 据报道,有人用间羟胺治疗小儿腹胀患者,可使腹胀消失或明显减轻,总有效率为95%。用法:①间羟胺0.75mg/kg,酚妥拉明1.5mg/kg,加入10%葡萄糖注射液50~100ml中,静脉滴注,滴速每分钟6~10滴,2~4h滴完;②间羟胺0.25~0.5mg/kg,静脉滴注或肌内注射;酚妥拉明0.5~1.0mg/kg(1次不超过10mg),静脉滴注或肌内注射,0.5~1h1次。对原发病支气管肺炎、小儿肠炎、新生儿疾病、脓胸、气胸、病毒性脑炎、急性坏死性肠炎、白血病、肠系膜淋巴结炎、败血症、肾病综合征合并腹膜炎等疾病的腹胀患儿均可试用。用药过程中出现鼻塞,用低浓度滴鼻净多可缓解。如用药后出现面色苍白、心搏加快、头晕等症状,应立即停用,一般停

药后症状可消失。（黄延祚.常用药物临床新用途手册.2 版.南宁:广西科学技术出版社,1999:105）

4. 治疗阴茎异常勃起　方法:取间羟胺 2mg 溶于 4ml 生理盐水中。行阴茎海绵体内注射。如仍不能使勃起消退,可再注入 1 次。一般注射后 3～5min 可以消退。作者认为,在性刺激后阴茎海绵体平滑肌细胞舒张,血窦扩张,静脉血液回流减少而形成勃起。注射间羟胺后,兴奋海绵体内的 α-受体使平滑肌细胞收缩,减少动脉血流,促使血窦含血量下降,阴茎静脉回流增加,可使勃起的阴茎完全消退。对于患有严重高血压或心肌梗死、心绞痛患者,应慎用本品。因药物既可引起周围血管和冠状动脉收缩,也可诱发心绞痛和心肌梗死。

多　巴　胺

【别名】　3-羟酪胺、儿茶酚乙胺。

【药理】　多巴胺为体内合成肾上腺素的前体,具有 β 受体激动作用,也有一定的 α 受体激动作用。本品可增强心肌收缩力,增加心排血量,轻微加快心率作用;可升高动脉后,扩张内脏血管(冠状动脉、肾、肠系膜);增加肾血流量及肾小球滤过率,从而促使尿量及钠排泄量增多。本品还能改善末梢循环,明显地增加尿量,对心率则无明显影响。临床上可用于各种类型的休克。

【制剂】　注射液:每支 20mg(2ml)。

【注意】

1. 应用本品前,宜补充血容量及纠正酸中毒。

2. 静脉滴注本品时,应密切观察血压、心率、尿量和一般状况。

3. 大剂量应用本品时,可使呼吸加快、心律失常,停药后即迅速恢复。过量应用本品,可引起快速型心律失常。

【临床新用途】

1. 治疗新生儿硬肿症　有人应用多巴胺治疗新生儿硬肿症患者,可明显降低病死率,提高治愈率。方法:在使用多巴胺时,宜在纠正酸中毒及扩容、对症、支持等治疗基础上进行。多巴胺 1mg/kg,加入 10% 葡萄糖注射液中(多巴胺 1mg,加葡萄糖注射液 10ml),静脉滴注,滴速 5～8μg/(kg·min)。1～2/d,连用 2～7d。另有人用小剂量多巴胺、多巴酚丁胺联合治疗新生儿硬肿症患者,效果显著。方法:观察组 31 例与对照组 29 例,均给予常规纠正酸中毒、抗感染、复温等对症治疗。观察组加用多巴胺 3～5μg/(kg·min)、多巴酚丁胺 3μg/(kg·min)溶于 10% 葡萄糖注射液中,每日应用 12～20h,微量泵控制输液速度,直至硬肿消失,一般 3～6d。结果:观察组治愈 27 例,放弃治疗 1 例,死于 DIC、肺出血 3 例;对照组治愈 18 例,放弃治疗 2 例,死于 DIC、肺出血、休克等 9 例。观察组病死率明显低于对照组($P < 0.05$)。作者认为,小剂量多巴胺、多巴酚丁胺治疗新生儿硬肿症状改善内脏血灌流,防止并发症,不良反应少,值得推广。[林祥副,何新荣.小剂量多巴胺、多巴酚丁胺联合治疗新生儿硬肿症疗效分析.儿科医药,2001,7(3):19]

2. 治疗支气管哮喘　采用多巴胺治疗支气管哮喘患者,可明显缓解呼吸困难,使心率减慢,有效率达 97%。方法:取多巴胺 10～20mg,加入 5% 葡萄糖注射液 250～500ml 中静脉滴注,滴速为每分钟 10～15 滴,1/d,连续用药 5～7d。

3. 治疗顽固性肾病水肿　运用多巴胺治疗顽固性肾病水肿患者,总有效率为 86%。方法:多巴胺 50mg 加入 25% 葡萄糖注射液 250ml 中,静脉滴注,1/d;黄体酮 20mg,肌内注射,1/d,连用 5～25d。在应用多巴胺期间,偶可出现心率加快、心律失常、血压上升趋势,减慢滴速后上述症状即可缓解。

4. 治疗慢性心力衰竭　多巴胺 40～

60mg,酚妥拉明 20～40mg 加入 10% 葡萄糖注射液 200～250ml 中,静脉滴注,滴速 1ml/min。本品对心功能为 Ⅳ 级的心衰患者,可有利尿消肿,改善症状的作用。作者认为,多巴胺有强心,增加心排血量,并扩张肾血管,增加肾小球滤过率而利尿,从而发挥治疗作用。在单用多巴胺静脉滴注时,需警惕在治疗开始 30min 内发生肺水肿。心力衰竭合并快速房颤时不宜用多巴胺,因其可加快房室传导而使室率更快,心衰加重。对风湿性心瓣膜病变心力衰竭,宜慎用多巴胺,以免引起二尖瓣严重狭窄,导致肺水肿。[黄延祚.常用药物临床新用途手册.南宁:广西科学技术出版社,1999:108]

5. 对烧伤后肾功能的保护作用　60 例烧伤患者烧伤面积均超过 50%,分为观察组和对照组。观察组 32 例,烧伤面积 55%～92%,平均 78%(三度烧伤面积平均 41%)。对照组 28 例,烧伤面积 58%～95%,平均 79%(三度烧伤面积平均 43%)。治疗方法:两组均常规进行输液抗休克、抗感染及营养支持治疗。观察组从烧伤后第 2 个 24h 开始,予多巴胺 20～40mg,加 5% 葡萄糖注射液 250ml,缓慢静脉滴注,1/d,连续 7d。结果:观察组治疗后 4d,7d 的 24h 平均尿量分别为 2685±564ml,2742±552ml,对照组相应为 1274±328ml,1684±476ml;观察组治疗后 4d,7d 的血尿素氮分别为 4.0±1.6mmol/L,4.6±2.1mmol/L,对照组相应为 11.6±4.0mmol/L,13.4±4.4mmol/L。两组的平均尿量、血尿素氮水平比较差异显著($P<0.05$)。观察组、对照组出现急性肾衰竭分别为 2 例,1 例;死亡分别为 1 例,5 例。多巴胺是去甲肾上腺素生物合成的前体,具有兴奋肾上腺 α,β 受体和多巴胺受体的作用。小剂量[2～10μg/(kg·d)]可兴奋肾血管的多巴胺受体,使血管扩张,肾血流量增加,并作用于心脏的肾上腺 β 受体,使心收缩力增强、心排血量增加而心率增加不明显。用多巴胺治疗休克和防治肾衰竭,作者有以下的体会:①越早应用效果越好,最好在烧伤后第 2 个 24h 开始使用;②疗程应持续 1 周以上,持续应用至少尿期以后,一旦多尿期到来即可停止;③静脉滴注速度不能太快,一般维持 2～3μg/(kg·min),短时间内输入大量多巴胺将导致肾血管收缩而加重肾损害。[陈晓武,黄静,万里,等.早期小剂量多巴胺持续应用对烧伤后肾功能的保护作用.中国急救医学,2003,23(3):183]

6. 对免疫系统的影响　危重患者的免疫紊乱主要表现为免疫功能缺陷,以中性粒细胞趋化作用和 T 淋巴细胞功能障碍为特征。多巴胺可抑制黏附因子、炎性因子和趋化因子的产生,通过抑制中性粒细胞的趋化和 T 淋巴细胞的增殖而抑制免疫反应。多巴胺还可与淋巴细胞相互作用,注射多巴胺能造成 T 淋巴细胞缺陷。有人将 6 例接受多巴胺治疗与 20 例未经治疗的患者进行比较,发现接受多巴胺治疗患者的 T 淋巴细胞反应性下降。[刘野.多巴胺临床应用的新认识.现代中西医结合杂志,2009,8(1):2084]

第七节　抗高血压药

可乐定

【别名】　氯压定、血压得平、110 降压片。

【药理】　本品为中枢性 $α_2$ 受体激动药,具有快而较强的降压作用。主要是通过抑制血管运动中枢,使外周交感神经的功能降低从而引起降压。本品对多数高血压患者有效,对原发性高血压疗效较好。同时,在降压明显时不出现直立性低血压。此外,本品与利尿药(如氢氯噻嗪)或其他降压药(如利舍平)合用,比单服本品疗效有明显提高。

【制剂】　片剂:每片 0.075mg,0.15mg。注射液:每支 0.15mg(1ml)。滴眼液:12.5mg(5ml)。

【注意】

1. 服用本品不可突然停药(尤其是每日量超过 1.2mg 时),以免引起交感神经亢进的撤药症状。

2. 男性患者应用本药,可出现阳痿,但停药后症状很快消失。

3. 本品不良反应多为口干、便秘、嗜睡、乏力、心动徐缓等症状,但多不影响治疗。

【临床新用途】

1. 治疗儿童生长迟缓　据报道,有人用盐酸可乐定治疗儿童生长迟缓患者,效果显著,61.8% 的患儿年身高增长＞2cm,年平均增高 4.0±0.5cm。

2. 治疗慢性酒精中毒后戒酒综合征本病轻者在戒酒后 24～48h 出现震颤、多汗、激动、心动过速,甚至有癫痫样发作,一般仅发生 1～4 次,重症患者可有谵妄、发热、脱水。应用盐酸可乐定后,对震颤、多汗、焦虑等症状均有效。

3. 治疗阿片戒断综合征　有人用盐酸可乐定治疗阿片戒断综合征患者,可消除消化道症状,使体重增加。方法:口服盐酸可乐定,每次 0.1mg,1/d,在 2d 内增至 0.1mg,2/d,10d 为 1 个疗程。

4. 治疗下肢不宁综合征　应用盐酸可乐定治疗下肢不宁综合征患者,效果显著,服药后可以控制其症状的发生。方法:①内服盐酸可乐定,2/d,每次 0.1mg;②盐酸可乐定 0.1～0.3mg,口服,每晚 1 次。温开水送服。

5. 用于戒烟　采用盐酸可乐定用于戒烟,效果显著。用药后可减轻或消除戒烟症状,其中戒断率为 74%,总有效率为 91%。用法:可乐定 0.075mg,第 1～2 日,1/d(首次服药在傍晚,当晚停止吸烟);第 3～11 日,2/d(必要时加服 1～2 次);第 12～13 日,1/d;第 14～15 日减为 0.037 5mg,1/d。15d 为 1 个疗程,根据情况可服用 1～3 个疗程。

6. 治疗顽固性变异型心绞痛　运用盐酸可乐定治疗顽固性变异型心绞痛患者,可使疼痛消失。用法:内服盐酸可乐定,每次 0.15mg,3/d;硝苯地平每次 10mg,4/d,温开水送服。作者认为,本病一般不作心绞痛的首选药物,在应用硝酸酯类及钙拮抗药等药物无效后,可试用盐酸可乐定。

7. 治疗糖尿病腹泻　采用盐酸可乐定治疗糖尿病腹泻患者,疗效较好,服用后可使症状消失或粪便成形,总有效率为 92%。用法:以盐酸可乐定每次 0.1mg,12h 1 次,连服 3d 后,可增至每次 0.5～0.6mg,12h 1 次,以后根据症状缓解程度减量至停药止。但停药时,宜经过 3d 逐渐减量阶段。

8. 治疗更年期综合征　有人应用盐酸可乐定治疗更年期综合征患者,效果较好,服用后可缓解症状,总有效率为 82%。用法:内服盐酸可乐定,每次 0.025mg,3/d,可逐渐增加至每次 0.05～0.075mg,每日早、中、晚各 1 次。

9. 治疗痛经　有人用盐酸可乐定每次 25μg,2/d,治疗严重痛经患者 15 例,效果满意,其中 11 例有效。一般在经前开始服药,连续服药至行经期 14d 为 1 个疗程。为巩固疗效,可按上述方法再服 1 个疗程。

10. 治疗预防偏头痛　每日口服盐酸可乐定 75～150μg,可降低外周血管阻力,从而预防偏头痛发作。本病急性发作时,疗效不满意。

11. 治疗中重度心力衰竭　据 Manolis

等报道,口服可乐定可改善中至重度心力衰竭病人的血流动力学参数,并使激素水平好转。一项 20 名急性肺水肿引起心力衰竭的患者,待其病情稳定后,口服可乐定 150μg,2/d,共 1 周,并加服洋地黄和利尿药,在治疗前后测定血流动力学和激素参数。结果:可乐定具有显著改善血压、心率、右心房压、肺毛细血管楔压和循环中的去甲肾上腺素水平。此作用可持续 1 周以上[正曾.可乐定改善中至重度充血性心衰的血流动力学.中国医学论坛报,1996,22(6):6]。有研究者认为,长期口服可乐定联合并用血管紧张素转化酶抑制药治疗充血性心力衰竭,可改善血流动力学。[陈冠容.老药新用.3 版.北京:人民卫生出版社,2004:161]

12. 治疗肠易激综合征 本病是一种十分常见的胃肠功能紊乱性疾病,临床上以腹痛和大便习惯性改变为主要特征。一般认为肾上腺能神经和 5-羟色胺能神经机制改变胃肠道感觉运动功能。Camilleri 等进行了一项可乐定治疗 120 例肠易激综合征患者的研究,患者口服 0.1mg 或 0.15mg 可乐定,2/d,连续 6d,观察胃容积、饱腹容积、直肠顺应性、感觉阈值、腹胀频次等指标。结果:可乐定明显减少饱腹容积($P=0.002$)、餐后胃容积($P<0.001$),降低腹痛感觉阈值($P<0.001$),增加直肠顺应性($P<0.024$)。据观察,可乐定致使这些功能改善与相关基因多态性有明显关系。

哌 唑 嗪

【别名】 脉宁平。

【药理】 本品为选择性突触后 α_1 受体阻滞药,具有强效扩张血管作用,且能松弛血管平滑肌,产生降压效应。它不影响 α_2 受体,不会引起明显的反射性心动过速,也不增加肾素的分泌。本品适用于治疗轻、中度高血压,常与 β 受体阻滞药或利尿药合用,降压效果更好。鉴于哌唑嗪既有扩张容量血管,降低前负荷,且又能扩张阻力血管,降低后负荷。故临床上应用于治疗中、重度慢性充血性心力衰竭及心肌梗死后心力衰竭,收效较好。

【制剂】 片剂:每片 0.5mg,1mg,2mg,5mg。

【注意】

1. 有过敏者,忌用本品。

2. 患有严重精神病、心脏病者慎用。

3. 服用本品后,偶有口干、皮疹、发热性多关节炎等症状,但停药即可消失。

【临床新用途】

1. 治疗老年良性前列腺梗阻 据报道,采用哌唑嗪治疗老年良性前列腺梗阻患者,效果显著。方法:用哌唑嗪治疗 2 周,第 1 周 1mg/d,第 2 周 2mg/d,早晚服用。结果:用药前最大尿流量为 4.9 ± 0.4ml/s,给哌唑嗪后为 6.9 ± 0.7ml/s。说明哌唑嗪可以明显改善最大尿流率及减少残余尿等梗阻症状。但哌唑嗪在缓解尿路刺激症状方面,其效果不如酚苄明,可能系哌唑嗪无 α_2 受体阻滞作用之故。

2. 治疗前列腺增生症 运用哌唑嗪治疗前列腺增生症患者,一般在用药 7d 左右获得明显效果,同时,能显著改善排尿困难症状,减少排尿次数。治疗方法:哌唑嗪首剂 0.5mg,晚上睡前服,次日起每次 1.0~1.5mg,2~3/d,7d 为 1 个疗程,连续用药至症状消失止。作者认为,应用哌唑嗪,首次宜用小量,并在晚上睡前服,完全可以避免发生"首剂综合征"。采用哌唑嗪治疗前列腺增生症有效,主要是本品能通过阻滞 α_1 受体,松弛前列腺或前列腺周围组织肌肉,降低尿流阻力,解除骨盆底部肌肉痉挛,从而缓解前列腺梗阻的症状。

3. 治疗心绞痛 6 例难控性变异性心绞痛患者,接受哌唑嗪治疗后,4 例心绞痛发作者消失,1 例心绞痛发作次数减少,另 1 例因发生低血压而中止治疗。

4. 治疗高脂血症　动物实验表明,哌唑嗪可降低血清三酰甘油、胆固醇、低密度脂蛋白,并能增高高密度脂蛋白和高密度脂蛋白/胆固醇比值水平。据报道,26 例高血压患者服用哌唑嗪 6 周后,血清高密度脂蛋白和高密度脂蛋白/胆固醇比值均较治疗前增高。其作用机制,有人认为哌唑嗪直接阻断 α 受体,激活血浆脂蛋白脂肪酶及卵磷脂-胆固醇酰基转移酶的活性,前者可促进三酰甘油的水解,后者则能促进胆固醇脂化,使高密度脂蛋白合成增加,从而改善血脂水平。

5. 治疗雷诺现象　据报道,1 例 60 岁女患者,右手指发作性疼痛和皮肤呈紫蓝色 18 个月,遇冷和焦虑时发作,每日发作 10 余次,经多种方法治疗无效。口服每次哌唑嗪 1mg,2/d,第 2 日见效,以后 1 个月内皮肤青紫逐渐消退,发作次数明显减少,发作持续时间缩短和皮肤颜色转为正常。治疗 8 个月后,症状持续改善,未见不良反应发生,取得了满意的效果。

6. 治疗尿潴留　有人用哌唑嗪治疗前列腺肥大合并的尿潴留患者,用药 1 个月后,患者尿频减轻,尿流速增加,未再引起尿潴留。此外,如果哌唑嗪在手术前应用,可以有效地预防老年患者在较大手术的术后发生尿潴留症状。

7. 治疗门静脉高压症　有人报道采用哌唑嗪治疗门静脉高压症患者,可对全身动静脉均有扩张作用。由于肝内血管的扩张,降低了门静脉血流阻力,从而降低了门静脉压,持续用药可引起肝静脉压力梯度持续降低约 17%,而心排血量及动脉压无明显改变。另有人应用哌唑嗪治疗门静脉高压症患者 68 例,经用药 10～15d 后,其中痊愈者(临床症状及体征消失)45 例,显效者(临床症状及体征明显好转)10 例;有效者(临床症状及体征有所减轻)7 例,无效者(治疗前后未见变化)6 例。

8. 治疗顽固性心力衰竭　有人用哌唑嗪治疗顽固性心力衰竭患者,可改善症状,体征好转,总有效率达 90.1%。用法:哌唑嗪每次 1mg,口服,3/d;无不良反应者渐增至每次 3mg,3/d,连用 3 周至 3 个月。在用本药时,宜同时用强心、利尿药。剂量因人而异,从小量开始,逐渐加至合适维持量。

卡 托 普 利

【别名】　甲巯丙脯酸、巯甲丙脯酸、开搏通、刻甫定。

【药理】　本品为血管紧张素转化酶(ACE)抑制药,是通过阻断血管紧张素 I 转化为血管紧张素 II 而扩张小动脉和静脉,引起血压下降和心脏前、后负荷减轻,对心率没有明显影响。用药后虽然肾素升高,但血管紧张素 II 和醛固酮均下降,故不引起水钠潴留。甲巯丙脯酸可用于顽固性慢性心力衰竭,对洋地黄、利尿药和血管扩张药无效的心力衰竭患者也有较好的效果。

【制剂】　片剂:每片 12.5mg,25mg,50mg,100mg。

【注意】

1. 肾功能不全者慎用本品。

2. 过敏体质者忌用。

3. 服用本品后,常见有皮疹、瘙痒、味觉障碍。个别可出现蛋白尿、粒细胞缺乏症、中性白细胞减少,但减量或停药后可自行消失或避免。

【临床新用途】

1. 治疗特发性水肿　有人应用卡托普利治疗特发性水肿患者,其中水肿完全消退者占 33%,总有效率为 77%,比用维生素 B6 治疗的对照组总有效率为 30%,有非常显著的差异。用法:口服卡托普利,每次 25mg,3/d,水肿全消后再用 1 周,用药最长时间为 8 周。服药中个别人因血压下降而头晕,需及时调整剂量,从小量开始,逐渐增加可避免发生。

2. 治疗婴幼儿肺炎 采用卡托普利治疗婴幼儿肺炎患者 56 例，疗效颇佳。用法：卡托普利每次 0.1～0.3mg/kg 加入 10% 葡萄糖液 20～30ml 中静脉滴注，2/d，并根据反应调整用药剂量。

3. 治疗急性心肌梗死 对 120 例急性心肌梗死患者在常规治疗基础上给予卡托普利伍用银杏叶片治疗，并设常规治疗对照组 100 例进行疗效观察对比。治疗方法对照组：口服异山梨酯肠溶阿司匹林片、维生素 E 片。并将硝酸甘油针 10～15mg，25% 硫酸镁针，10% 氯化钾针 10ml，胰岛素 8U 加入 10% 葡萄糖注射液 350～500ml 内，每分钟 15～20 滴，1/d，14d 为 1 个疗程，根据病情用 1～2 个疗程。观察组：在以上的治疗基础上给予卡托普利（CPT）片以 6.25mg，开始 3/d，口服，以后根据血压情况调控到 12.5mg，3/d，口服，疗程 3～4 周，以后根据患者情况决定是否继续采用。全部病例均以心肌梗死急性期心电监护 1～5d。两组患者均可酌情应用强心、利尿及抗心律失常对症处理等药物治疗。结果：观察组总有效率，并发症发病率、病死率等指标明显优于对照组，经统计学处理差异有显著性（$P<0.05$）。[薛玲，佟攀峥，姚莉，等. 卡托普利伍用银杏叶片治疗急性心肌梗死 120 例临床观察. 现代中西医结合杂志，2000，18(9):1784]

4. 治疗肝硬化腹水 据报道，张金芳应用卡托普利治疗顽固性肝硬化腹水 1 例，获得成功。用法：卡托普利每次 25mg，3/d，用药 2 周后腹水逐渐消除。认为该药的作用机制主要是血管紧张素减少，由于肾脏血管张力的下降等综合作用而使腹水消退。[张金芳. 卡托普利的临床新用途. 实用医技杂志，2007(26):40]

5. 治疗甲状腺功能亢进症 方法：卡托普利每次 12.5～25mg，3/d。服药 3～7d 后无不良反应者，可增加至每次 50～75mg，

3/d。一般用药 20～50d 后症状可得到改善。T_3、T_4 及血管紧张素转换酶正常后开始减量，维持 25mg/d。卡托普利可作为一种酶抑制药，有降低 T_3、T_4 中酶的作用，使血清 T_3、T_4 下降或恢复正常。卡托普利不宜作为治疗甲亢的首选药物，对复发性甲状腺功能亢进症及不宜用其他抗甲状腺药物者，可试用本品治疗。

6. 治疗慢性克山病 朱延河等应用卡托普利治疗慢性克山病患者，亦获满意效果。将两组患者随机分为观察组和对照组。对照组给予地高辛、螺内酯和氢氯噻嗪（双氢克尿塞）口服；观察组在对照组治疗的基础上加服卡托普利，定期观察和随访，Kaplan-Meier 法计算生存率。结果：观察组和对照组 5 年生存率分别为 87.0%、57.1%。两组比较差异有统计学意义（$\chi^2 = 4.468$，$P<0.05$）。[朱延河，魏瑾，康轶君，等. 卡托普利对慢性克山病患者预后的影响. 中国地方病学杂志，2007,26(2):206-208]。

另据相有章观察用卡托普利治疗慢性克山病患者，效果明显。方法：195 例慢性克山病患者随机分为对照组、卡托普利组和美托洛尔组。三组患者均给予利尿药、洋地黄、血管扩张药等基础治疗。卡托普利组与美托洛尔组分别在基础上加服卡托普利或美托洛尔，随访 12 个月，观察心脏原因死亡情况及住院次数、心脏大小、心电图、血压、心率变化情况。结果：卡托普利组和美托洛尔组死亡率均低于对照组。治疗后，卡托普利组收缩压与舒张压明显低于对照组。[相有章，王秀红，王静，等. 卡托普利与美托洛尔治疗慢型克山病的临床效果评价. 中国地方病学杂志，2009,28(5):560-564]

硝 普 钠

【药理】 本品为强有力的血管扩张药。能扩张周围血管使血压下降，且作用迅速，给药后 5min 即可见效。用于其他降压药无

效的高血压危象,疗效可靠。可用于心力衰竭,并能使衰竭的左心室排血量增加,心力衰竭症状得以较好地缓解。

【制剂】 注射液:每支 50mg。

【注意】

1. 肾功能不全及甲状腺功能低下者慎用。

2. 孕妇禁用。

3. 溶液须临用前配制,并于 12h 内用完。本品除用 5% 葡萄糖注射液稀释外,不可加其他任何药物配制。

【临床新用途】

1. 治疗持续性高热 据报道,路树柏应用硝普钠治疗对物理降温、解热药、输液等治疗仍持续性高热患者,可获得显著的效果。用法:硝普钠 $0.5\mu g/(kg \cdot min)$,静脉滴注,15min 后增至 $1.0\mu g/(kg \cdot min)$,并维持此速度。热退后停药。在应用硝普钠时,要经常测量血压,如血压下降,宜减慢滴速。

2. 治疗阳痿 选择 42 例阳痿患者,采用硝普钠 $300\mu g$ 进行阴茎海绵体内注射;并选择罂粟碱(30mg)/酚妥拉明(1mg)进行对照。结果:经用硝普钠后,阴茎长度、周径等明显改变,阴茎的长度较注射前增加 $4.75 \pm 1.45cm$,阴茎周径较注射前增加 $2.59 \pm 1.65cm$,而罂粟碱/酚妥拉明联合注射后,阴茎长度增加 $4.00 \pm 1.80cm$,阴茎周径增加 $2.71 \pm 2.05cm$,增加值与对照组相比无显著差异。作者认为,本品作为一种一氧化氮(NO)供体可导致阴茎平滑肌松弛,血窦充盈,阴茎勃起,且不良反应较小,有临床应用价值。[傅强,姚德鸿,蒋跃庆.硝普钠阴茎海绵体注射治疗阳痿.上海第二医科大学学报,2000,20(1):51]

米 诺 地 尔

【别名】 敏乐啶、长压定。

【药理】 本品能直接松弛血管平滑肌而降低血压,且起效快,作用持久。一次用药后可维持作用 24h 以上。与普萘洛尔等合用起协同作用,又可互抵二者的不良反应。同时,应用本品不引起直立性低血压,长期用药未见药效降低。适用于治疗顽固性高血压及肾性高血压患者。

【制剂】 片剂:每片 2.5mg。

【注意】

1. 患者肺源性心脏病、心绞痛、慢性充血性心力衰竭以及严重肝功能不全者慎用。

2. 嗜铬细胞瘤患者禁用。

3. 肾功能不全者,在应用本品时,宜加用利尿药。

4. 本品不良反应可见心动过速、钠潴留及多毛症等。

【临床新用途】

1. 治疗斑秃 据报道,张紧洞应用米诺地尔软膏或溶液局部涂搽治疗斑秃患者 30 例,经用药 6 个月后,效果满意,总有效率为 81%。方法:用 1% 米诺地尔软膏或溶液涂搽脱发部位,2/d。用本药治疗脱发,其作用机制可能与米诺地尔扩张小动脉,增加皮肤血液供应有关。但对严重的和广泛性的脱发较差,对全身脱毛或全秃可能无效。另有人用本品治疗斑秃 163 例患者,163 例分成试验组 64 例,对照组 59 例,开放组 40 例。试验组与对照组在性别比例、年龄、病程及皮损大小方面均有可比性。用药方法:每日早、晚各外搽 1 次,疗程 4 个月,以脱发面积最大的损害作为靶皮损,按评分列表计分作为疗效判断标准。结果:试验组 64 例中,痊愈 40 例,显效 12 例,无效 12 例,有效率 81.2%;对照组 59 例中,痊愈 26 例,显效 11 例,无效 22 例,有效率 62.7%;开放组 40 例中,痊愈 25 例,显效 3 例,无效 12 例,有效率 70%。试验组与对照组比较有显著性差异。[何志新,王家壁,朱学骏.米诺地尔治疗斑秃的疗效观察.中华皮肤科杂志,2002,35(5):489]

2. 治疗女性雄激素性秃发 有人采用随机双盲安慰剂对照进行了外用 3% 米诺地

尔治疗女性雄激素性秃发的研究。选择年龄<60岁,病程<20年女性雄激素秃发病例,随机分成2组。观察组24例,采用3%米诺地尔溶液,2/d,每次2ml涂于头皮;对照组21例,用安慰剂2ml,2/d。疗程4个月,以医师和患者共同观察,毛发计数和拍照作为疗效判断方法。结果:观察组、对照组有效率分别为58.3%(14/24)和14.2%(3/21),P=0.0023;毛发计数,观察组4个月非毳毛计数60%病例超过治疗前水平,观察组与对照组非毳毛计数分别为20.7±64.8根和10.7±64.8根(P=0.03)。拍照显示观察组半数病例(11/21)治疗前与治疗后拍照有明显改善,虽然少数病例被判定为治疗无效,但从临床应用结果证明,米诺地尔具有控制秃发、促进毛发的生长,坚持用药疗程长则效果更好。

3. 治疗咯血　李东光观察用垂体后叶素联合硝普钠治疗大咯血患者,效果显著。78例大咯血患者随机分为观察组40例,采用垂体后叶素联合硝普钠治疗;对照组38例,采用垂体后叶素治疗,其余治疗两组同。结果:观察组显效率为65.0%,总有效率为95.0%;对照组显效率为31.6%,总有效率为68.4%。两组显效率及总有效率比较差异有显著性(P<0.05)。[李东光.垂体后叶素和硝普钠治疗大咯血临床观察.实用医学进修杂志,2009,37(2):102-103]

4. 治疗急性心肌梗死　苗立夫等应用硝普钠治疗急性心肌梗死患者,亦获满意效果。急性心肌梗死急诊PCI后再通的中梗死相关动脉存在无再流现象者32例。11例患者(尿激酶组)冠状动脉内注射尿激酶20×10⁴U;21例患者(硝普钠组)于冠状动脉内注射硝普钠200μg,2s内"弹丸式"快速注射完毕,10min后复查冠状动脉造影,评定冠状动脉血流心肌梗死溶栓试验(TIMI)分级及校正TIMI帧数。结果:硝普钠组用药后80.95%患者梗死相关血管IRA血流恢复TIMI 3级,CTFC帧数由用药前的76.15±12.92帧降至27.29±9.13帧,差异有统计学意义(P<0.01)。[苗立夫,黄超联,白书玲,等.冠状动脉内快速注射硝普钠对急性心肌梗死患者急诊冠状动脉介入治疗中无再流的作用.临床心血管病杂志,2008,24(10):765-769]

地 巴 唑

【药理】　地巴唑对血管平滑肌有直接松弛作用,使血压略有下降,可用于轻度(Ⅰ期)高血压、脑血管痉挛等;对胃肠平滑肌有解痉和对中枢神经系统有轻度兴奋作用,因此,可用于胃溃疡、幽门及肠痉挛、脊髓灰质炎的后遗症,外周颜面神经麻痹等疾病。

【制剂】　片剂:每片10mg,25mg,50mg。缓释片:每片50mg。注射液:每支20mg(1ml)。

【注意】

1. 脑动脉硬化、冠心病、心功能不全及心动过速患者宜慎用。

2. 服用本品可出现头痛、心悸、恶心及耐药性等不良反应。

3. 长期大剂量服用本品,可引起类风湿关节炎和红斑狼疮样反应。

【临床新用途】

1. 治疗各类腹痛　腹痛主要因腹内腔器平滑肌痉挛所致,传统以阿托品、莨菪类、溴丙胺太林等抗胆碱能药物解痉治疗。地巴唑有直接松弛平滑肌的作用。作者试用以治疗各种腹痛(不同原因引起),6年中共治疗100例,计消化溃疡34例,急性胃肠炎30例,肠道蛔虫病7例,细菌性痢疾6例,肠梗阻(非绞窄性)3例,阑尾炎4例,胆石症6例,胆囊炎4例,其他6例,均获满意止痛效果。用法:一般皮下注射每次10mg,并同时口服每次10mg,3/d,一般注射后30min生效,服药3d内可完全缓解。

本药无抗胆碱能药的口干、心悸、排尿困难等不良反应。因剂量小,疗程短,故安全可靠,且价廉易得,利于推广。

2. 治疗中心性浆液性视网膜病变　用地巴唑、维生素 B_1 各每次 20mg,烟酸每次 100mg,肌苷每次 400mg,3/d,口服。10d 为 1 个疗程。并内服中药化湿祛瘀汤:白术 30g,茯苓 25g,泽泻、当归、青葙子、决明子各 20g,车前子、川芎、桃仁各 15g,陈皮 12g,桂枝 18g。肝肾阴虚者,加生地黄、熟地黄、女贞子;脾肾阳虚者,加菟丝子、熟附子。每日 1 剂,水煎服。结果:45 例中痊愈 28 例,有效 13 例,无效 4 例,总有效率为 91%。[陈芙蓉.中西医结合治疗中心性浆液性视网膜病变 45 例.四川中医,2000,18(3):51]

依 那 普 利

【别名】　恩纳普利、苯丁酯脯酸、苯酯丙脯酸、益压利、悦宁定。

【药理】　本品为不含巯基的强效血管紧张素转换酶抑制药,其降压作用慢而持久,比卡托普利强 10 倍,且作用更长。其血流动力学作用与卡托普利相似,可降低总外周阻力和肾血管阻力,并能增加肾血流量。口服本品后,吸收迅速,0.5～2h 后血药浓度达到峰值。在体内可被水解,但水解产物仍具有药理活性。本品临床上主要用于治疗高血压及充血性心力衰竭。

【制剂】　片剂:5mg,10mg,20mg。

【临床新用途】

1. 治疗糖尿病肾病　有人应用依那普利治疗糖尿病肾病患者,疗效满意。服药后可使尿微量白蛋白、血糖及血压下降,与治疗前对比,有显著差异。用法:口服依那普利,10mg/d,疗程 2 个月。本品适用于早期糖尿病肾病患者,原用的降糖药物仍应继续使用。服用本品可有干咳的不良反应,干咳剧烈者,宜停用。作者认为,本品可扩张肾小球动脉,尤其是出球小动脉,减低肾小球内压力,降低滤过分数,从而减少尿蛋白排泄;还能提高胰岛素敏感性及提高肌肉等外周组织对糖的摄取能力,使血糖下降。

2. 治疗冠心病心绞痛　采用依那普利治疗冠心病心绞痛患者,其中临床总有效率为 92%;心电图改善总有效率为 72%;对照组采用丹参舒心胶囊治疗,疗效分别为 68% 与 43%。两组疗效比较有显著差异。另外,本品尚可降低血压,改善左心室收缩功能。用法:口服依那普利,每次 5mg,每日早、晚各 1 次,用药 4 周以后,如收缩压＞20kPa 或舒张压＞12kPa,则改为本药每次 10mg,口服,2/d。总疗程 12 周。依那普利非常适用于伴有轻、中度高血压的冠心病心绞痛患者。

3. 治疗慢性肾小球肾炎　采用依那普利治疗慢性肾小球肾炎患者,可使尿蛋白下降 65% 左右,血肌酐及肾小球滤过率保持稳定不恶化,疗效明显优于用硝苯地平等治疗的对照组。用法:依那普利 10mg/d,口服,如平均动脉压未下降至≤12.5kPa,根据血压下降程度将剂量加至 15mg/d 或 20mg/d,连续服用 6 个月。在应用本品时,需同时注意给予优质低蛋白、低盐饮食(每日蛋白 0.6g/kg,氯化钠每日 2g)。(黄延祚.常用药物临床新用途手册.南宁:广西科学技术出版社,1999:190-191)

第八节　改善微循环药

七 叶 皂 苷

【药理】　七叶皂苷最先是由 Aesculus 属植物的成熟果实制得的酸性皂苷,国外从德国药典收载的生药欧马粟的成熟果实中提取。我国据中国药典收载的生药娑罗果的成熟果实中提取。在临床上主要可以改善微循环、消炎、抗渗出、消肿胀。还具有清除氧自由基、抗肿瘤等作用。

【制剂】 七叶皂苷 5～20mg,溶于10%葡萄糖注射液或 0.9%氯化钠注射液 250～500ml 中,静脉滴注,每日 1～2 次。儿童剂量为 0.1～0.2mg/kg。1%七叶皂苷凝胶外擦。

【禁忌】

1. 肾损伤、肾衰竭、肾功能不全患者禁用。

2. 孕妇禁用。

3. 对本品成分过敏者禁用。

【不良反应】

1. 可见注射部位局部疼痛、肿胀,经热敷症状可消失。

2. 偶有过敏反应,可按药物过敏处理原则治疗。

【临床新用途】

1. 治疗视网膜静脉栓塞 陈颖等将 48 例(58 眼)确诊为视网膜静脉阻塞的患者随机分为观察组 32 眼,采用七叶皂苷(迈之灵)2 粒口服,2/d,静脉滴注灯盏细辛注射液 40ml,1/d,连用 15d。对照组 26 眼,采用阿司匹林 100mg 口服,1/d,维生素 E 0.1g 口服,1/d。结果:两组分别治愈 15 眼和 4 眼;有效 15 眼和 13 眼,无效 2 眼和 9 眼,总有效率为 93.8%和 65.4%。观察组明显优于对照组($P<0.05$)。[陈颖,俞颂平,陈珍,等.七叶皂苷联合灯盏细辛治疗视网膜栓塞.中国基层医药,2010,17(4):502]

2. 治疗银屑病 冶娟将 116 例银屑病患者随机分为观察组 65 例和对照组 51 例。观察组采用静脉滴注七叶皂苷 20mg,1/d。对照组采用常规联合疗法,一种抗生素及复方丹参液静脉滴注,口服一种抗组胺药及维生素类药物,外用皮质类固醇软膏。两组均以 7d 为 1 个疗程,停药 3d,再继续治疗,共 3 个疗程。结果:观察组和对照组的有效率分别为 86.2%和 60.8%($P<0.05$)。

3. 预防腹部切口脂肪液化 李运奇等将 300 例腹部手术患者随机分成观察组和对照组各 150 例。观察组在对照组治疗的基础上,从术后当日起,七叶皂苷 20mg 加入 250ml 生理盐水中静脉滴注,1/d,连续治疗 7d。结果:对照组发生切口脂肪液化 12 例,占 8%;观察组 2 例,占 1.3%($P<0.01$)。作者认为,七叶皂苷能有效减少术后切口脂肪液化的发生,可以用于腹部术后切口脂肪液化的预防性治疗。[李运奇,潘跃进.七叶皂苷对预防性腹部切口脂肪液化的辅助应用.中国医师进修杂志,2008,31(8):62]

4. 治疗静脉炎 詹燕等外用复方七叶皂苷钠凝胶治疗静脉炎患者,效果显著。将 214 例外周中心静脉置管留置患者随机分为观察组 108 例,外涂复方七叶皂苷钠凝胶;对照组 106 例,外涂肝素乳膏。结果:观察组的静脉炎发生率为 6.48%;对照组 16.98%($P<0.01$)。[詹燕,延雅青,张莹.复方七叶皂苷钠凝胶预防外周中心静脉置管机械性静脉炎的效果观察.中华保健医学杂志,2009,11(1):3]

第4章 呼吸系统用药

异丙肾上腺素

【别名】 喘息定、治喘灵。

【药理】 异丙肾上腺素是β受体兴奋药,可舒张支气管平滑肌,增强心肌收缩力,增加心排血量,扩张外周血管。临床上主要用于支气管哮喘、心搏骤停、房室传导阻滞和心源性休克、感染性休克等。

【制剂】 片剂:每片 10mg。纸片:每片5mg。气雾剂:浓度为 0.25%,每瓶可喷吸200 次左右。注射液:每支 1mg(2ml)。

【注意】

1. 成人心率超过 120/min,小儿心率超过 140~160/min 时,宜慎用本品。

2. 冠心病、心肌梗死、心绞痛、嗜铬细胞瘤及甲状腺功能亢进患者禁用。

3. 本品的常见不良反应为头痛、头晕、喉干、心悸、恶心、疲倦无力及出汗等。

【临床新用途】 治疗小儿喘憋性肺炎
据报道,有人应用异丙肾上腺素治疗小儿喘憋性肺炎患者,总有效率为98%,疗效明显优于用激素及氨茶碱治疗的对照组。用法:将异丙肾上腺素 0.05~0.1mg,加入5%~10%葡萄糖注射液 100ml 中,静脉滴注,滴速为每分钟 5~15 滴。在应用本药治疗期间,宜同时使用抗生素及抗心力衰竭药物治疗。若心率>200/min 或已有心律失常者忌用。作者认为,异丙肾上腺素能兴奋支气管平滑肌β$_2$受体,解除气道痉挛,改善通气功能,增加有效通气量,纠正缺氧及二氧化碳潴留,从而使喘憋得到完全缓解。

麻 黄 碱

【别名】 盐酸麻黄素。

【药理】 本品是从中药麻黄中提取的生物碱,目前已能人工合成。盐酸麻黄碱对α和β受体均有激动作用。内服或注射后,出现与肾上腺素大体相似的作用,唯盐酸麻黄碱较肾上腺素持久,可经口内服。主要用途可维持血压,消解黏膜充血,防治哮喘,中枢兴奋等作用。常用于治疗慢性低血压、急性鼻窦炎、支气管哮喘、重症肌无力以及解除吗啡、巴比妥类的中毒。

【制剂】 片剂:每片 15mg,25mg,30mg。注射剂:每支 30mg(1ml),50mg(1ml)。滴眼剂:1%。滴鼻剂:0.5%~1%。

【注意】

1. 高血压、心绞痛、动脉硬化、甲状腺功能亢进症等症的患者禁用。

2. 忌与帕吉林等单胺氧化酶抑制药合用,以免引起血压过高。

3. 本品大量长期作用,可引起震颤、焦虑、头痛、心悸、失眠、发热感、出汗等不良反应。

【临床新用途】

1. 治疗糖尿病神经性水肿 继发于糖尿病神经性水肿,临床上治疗困难,传统的利尿方法疗效常不明显。有人用盐酸麻黄碱治疗 4 例,获得良好效果。方法:每日给予盐酸麻黄碱 90~180mg,用药 7d 后患者水肿减轻,平均体重减轻 7.43±4.51kg。另据报道,口服盐酸麻黄碱治疗 20 例,每次

25～250mg,3～4/d,治疗 3～14d,水肿全部消退,据观察本法具有作用温和、持久、疗效可靠的效果,且长期应用不产生耐受性,不良反应少等优点。

2. 治疗三叉神经痛 盐酸麻黄碱可兴奋脑啡肽系统,促进其功能,从而起到镇痛作用。因此,有人用盐酸麻黄碱治疗三叉神经痛 27 例,有效率高达 95%。用法:盐酸麻黄碱 30mg,2/d,肌内注射,对老年及伴有高血压动脉硬化者可减量多次肌内注射。另观察到,盐酸麻黄碱的用量并非越大越好。如有 6 例曾用到每次 30mg,每 6h 或 4h 肌内注射,结果:使已显效的病例复发加重,后经减量好转。

3. 治疗遗尿症 盐酸麻黄碱能兴奋交感神经,刺激分布于膀胱颈和后尿道的 α 受体,使膀胱括约肌及缩力增强,而逼尿肌松弛,从而改善尿控制。另外,盐酸麻黄碱有兴奋中枢作用,可使睡眠深度变浅,易于觉醒,故可用于治疗遗尿症。如有人用盐酸麻黄碱内服治疗遗尿症 20 例,均获痊愈,疗程最长 18d,最短 14d。方法:晚饭时少饮水,睡前 10min 排尿 1 次,并内服盐酸麻黄碱 0.5～1mg/kg,盐酸麻黄碱配合其他方法治疗能提高疗效,缩短疗程。

4. 治疗性交不射精 盐酸麻黄碱是肾上腺素能受体兴奋药,可使交感神经节后纤维释放儿茶酚胺,增强精道平滑肌的收缩,促进射精。有人据此对 5 例性交不射精,伴性欲低下者睡前给予盐酸麻黄碱每次 50mg,口服,有 4 例获效。

5. 治疗呃逆 据报道,有人采用麻黄碱小剂量静脉注射治疗术后顽固性呃逆患者,效果显著。方法:麻黄碱 10～30mg,加入生理盐水中,缓慢静脉注射或静脉滴注。

氨 茶 碱

【药理】

1. 平喘和松弛胆管平滑肌 本品能松弛支气管平滑肌,当支气管平滑肌处于痉挛状态时作用更明显。这是由于本品可抑制磷酸二酯酶,减慢环磷腺苷的水解速度,从而增加它在组织中的浓度,促使支气管平滑肌松弛。此外,尚可松弛胆管平滑肌和扩张冠状动脉。

2. 强心和利尿作用 本品可直接作用于心脏,增加心肌收缩率和输出量,并增加肾小球滤过率和抑制肾小管对 Na^+ 及 Cl^- 的重吸收而利尿。

【制剂】 片剂:有普通片剂和肠溶片两种,每片 0.05g,0.1g。注射液:肌注用每支 0.125g(2ml),0.25g(2ml),0.5g(2ml)。静注用每支 0.25g(10ml)。栓剂:每个 0.25g。

【注意】

1. 肌内注射可引起局部红肿、疼痛,宜慎用。

2. 急性心肌梗死伴有血压显著降低者忌用。

3. 静脉滴注过快或浓度过高,可强烈兴奋心脏,引起头晕、心悸、心律失常、血压剧降,严重者可致惊厥。必须稀释后缓慢注射。

【临床新用途】

1. 治疗急性肾炎 氨茶碱对急性肾炎可抑制血栓及抗基底膜抗体的形成,阻止肾小球缺血性坏死,缩短肾损害的病理过程。韩淑英以氨茶碱每次 0.1g,3/d,治疗 2～4 周,配合阿托品等治疗急性肾炎患者 33 例,结果:4d 显效,1 周消肿,血压及尿常规恢复正常,3 或 4 周获得痊愈。疗效明显优于用常规治疗的对照组。

2. 治疗心律失常 有人发现心肌缺血时,腺苷释放明显增加,可致窦性心动过缓、房室传导阻滞等。氨茶碱可阻断其发生。静脉滴注三磷腺苷后,也可引起不同程度的房室传导阻滞,小剂量氨茶碱即可消除。据认为病窦综合征的发生亦可能与腺苷受体数目改变、敏感性增加或腺苷异常缓慢分解有关。近报道此类患者对三磷腺苷的敏感性明显高于正常人。有人报道心肌梗死并高度房室传导阻滞患者 2 例,应用阿托品等无效时改用氨茶碱普通量静脉滴注后获得满意效果。病窦综合征目前除安装人工心脏起搏器外,尚无特殊有效的药物[袁寿腾.老药新用治疗心律失常. 中国医院药学杂志,1994,14(3):116]。金文山等报道,在常规治疗基础上加用氨茶碱治疗心律失常患者,效果显著。用法:氨茶碱组使用氨茶碱250mg,加入 5％葡萄糖注射液 300ml 中静脉滴注;对照组用山莨菪碱注射液 60mg 加入 5％葡萄糖注射液 300ml 中静脉滴注,1/d,均 30d 为 1 个疗程。结果:氨茶碱组有效率为 73％;山莨菪碱组有效率仅为 20％。另据贾锦霞等报道,应用氨茶碱治疗心律失常患者 30 例,疗效显著。用法:在氨茶碱静脉滴注的基础上,晚睡前加服氨茶碱缓释片200mg,15 ～ 30d 后改为口服氨茶碱每次100mg,3/d,睡前仍服 200mg。结果:30 例中,总有效率为 87％,27 例随访 10 个月,有效率仍为 79％。

3. 治疗移植排异反应　氨茶碱也是一种免疫调节药,可选择性地激活抑制 T 细胞(TS),抑制器官移植后的排斥反应。有人发现氨茶碱能抑制耐受激素患者的急性排异现象,降低血肌酐、增加尿量。用药3～7d 后可使血中已完全消失的 TS 重现。还有人应用氨茶碱于肾移植者,6 个月存活率 50％～73％,同时 OKT$_4$/OKT$_8$ 明显下降。氨茶碱还可促使 TS 释放,恢复正常TS/TH,重建免疫平衡。

4. 治疗心绞痛　据报道,劳累后心绞痛可能系大量内源性腺苷释放使冠脉血流改道,狭窄区心肌供血供氧减少所致。氨茶碱通过前述抗腺苷作用并防止运动引起的腺苷过度释放,使心绞痛患者运动耐量及缺血阈值提高。以 3mg/kg 静脉注射。对 8 例双盲随机试验结果表明:用药组运动耐量

显著提高,疼痛缓解率与对照组亦有显著差异。

5. 治疗胆绞痛　有人发现注射氨茶碱3mg/kg 可明显抑制咖啡引起的胆管痉挛,以 25％氨茶碱 1ml 加葡萄糖注射液 10～20ml 静脉注射治疗胆绞痛患者 5 例,均于推药完毕后迅速止痛,安静入睡,但宜与有效的病因治疗并举,以免发生意外。

6. 防治婴儿猝死综合征(SIDS)　SIDS表现为 1 个月至 1 年婴幼儿无明显疾病先兆而突然死亡,病理解剖亦无明确死因。有人主张对高危婴儿首选氨茶碱治疗,首次剂量 5mg/kg,以后 2～2.5mg/(kg・12h),维持血药浓度在 7～13mg,可明显减少猝死发生率。

7. 治疗再生障碍性贫血　据报道,氨茶碱可以刺激造血干细胞,并能扩张骨髓血管,有利于粒细胞生成。故用氨茶碱治疗再生障碍性贫血患者,可使血红蛋白升高,病情明显地好转。方法:将氨茶碱 500mg,加入 10％葡萄糖注射液 500ml 中静脉滴注,1/d,连续用药至症状缓解止。

8. 治疗病窦综合征　有人应用氨茶碱治疗病窦综合征患者,疗效满意,其中 80％患者窦性心率增至 60/min 或以上,窦房结恢复时间比对照组明显缩短,总有效率为87％,10 个月后随访,有效率仍达 74％。用法:氨茶碱 250mg 加入 5％葡萄糖注射液500ml 中静脉滴注 4h,1/d,晚上睡前加服氨茶碱缓释片 200mg。15 ～ 30d 后改口服氨茶碱每次 100mg,3/d,睡前仍服氨茶碱缓释片 200mg。

9. 治疗顽固性咳嗽　据报道,石正良应用氨茶碱合氯苯那敏治疗顽固性咳嗽患者,可使咳嗽完全消失或明显缓解。用法:氨茶碱每次 200mg,口服,3/d;氯苯那敏每次 8mg,口服,3/d,连用 7d。本药适用于受凉后或吸入刺激性气体后引起的咳嗽,排除肺及支气管器质性病变后应用。

10. 治疗荨麻疹　有人用氨茶碱治疗荨麻疹患者,效果显著,总有效率为100%。用法:氨茶碱每次100mg,口服,3/d,连续服药至症状消失。病情严重者,可口服维生素C及静脉注射10%葡萄糖酸钙同时进行。

11. 治疗流行性出血热　方法:用氨茶碱配合多巴胺治疗流行性出血热少尿期,静脉滴注3～4d,尿量可由<400ml迅速增加至1L以上,使患者提前进入多尿期。作者认为,氨茶碱可扩张肾动脉,增加肾血流及滤过率,改善肾脏微循环,激活肾小球泌尿功能。

第5章 消化系统用药

第一节 抗酸药及治疗消化性溃疡病药

碳酸氢钠

【别名】 小苏打、重碳酸钠、重曹、酸式碳酸钠。

【药理】 本品为弱碱性抗酸药,可用于中和过多的胃酸和减弱或消除胃酸对溃疡面的刺激和腐蚀,同时缓解胃酸过多引起的幽门痉挛性疼痛。常用于治疗消化不良、代谢性酸中毒、高钾血症、感染中毒性休克、早期脑栓塞、真菌性阴道炎以及严重哮喘持续状态经其他药物治疗无效者。

【制剂】 片剂:每片 0.3g,0.5g。注射液:每支 0.5g(10ml),12.5g(250ml)。

【注意】

1. 用于充血性心力衰竭、水肿和肾衰竭的酸中毒患者,使用本药应十分慎重。

2. 本药口服后中和胃酸时产生大量二氧化碳,增加胃内压力,能使胃扩张,常见嗳气,并刺激溃疡面,对严重胃溃疡患者有穿孔的危险。

3. 本药如长期大量使用,可能引起碱血症,须密切注意病情变化。

4. 本药宜密闭阴暗处贮藏,否则逐渐变质,一部分成为碳酸钠。

【临床新用途】

1. 治疗腰腿痛 有人报道,将 5% 碳酸氢钠痛点注射治疗腰腿痛患者 134 例,总有效率为 96%。方法:取 5% 碳酸氢钠注射液 3~5ml 注射于压痛最明显处,1 周为 1 个疗程,1/d。为了减轻注射时疼痛,可加入 1% 普鲁卡因或 2% 利多卡因 1ml,多数人经用本药注射 3 次后即可见效。本方法相当于中医阿是穴水针疗法。西医认为其机制是碳酸氢钠中和(或)减轻腰扭伤后酸性产物对局部组织的刺激作用,间接解除肌肉痉挛。

2. 治疗脑血栓形成 据报道,有人用碳酸氢钠治疗脑血栓形成患者,效果显著。方法:以 5% 碳酸氢钠用 50% 葡萄糖注射液稀释至 1% 的浓度,缓慢注入颈动脉内,剂量为 50ml,1/d,或 2d 1 次,3~5d 为 1 个疗程,一般不超过 10 次。结果:采用碳酸氢钠治疗脑血栓形成患者,明显好转率为 89%,总有效率为 95%。

3. 治疗真菌性肠炎 据报道,有人应用碳酸氢钠治疗真菌性肠炎患者,获得显著效果。方法:每晚睡前将 3% 碳酸氢钠溶液 200ml 保留灌肠,连用 2~3 周为 1 个疗程。结果:采用碳酸氢钠治疗真菌性肠炎患者,其中用药 1 个疗程治愈为 50%,3 个疗程治愈率为 80%,总有效率为 100%。若同时合用抗真菌药,效果更为理想。

4. 治疗眩晕症 静脉注射碳酸氢钠后,可释放出二氧化碳,通过调节血管神经、保持血管舒缩平衡,从而改善脑部神经细胞血供、氧供、消除眩晕症状。有人应用碳酸氢钠治疗眩晕症患者,效果显著,用药后可迅速消除眩晕症状,总有效率为91%。用法:以5%碳酸氢钠注射液20～60ml,加入50%葡萄糖注射液20～40ml,静脉注射,1/d,6d为1个疗程,间隔1d可行第2个疗程。

5. 用于外伤、烧烫伤创面 采用碳酸氢钠治疗外伤与烧烫伤创面,可使伤口Ⅰ期愈合,烧烫伤创面结痂愈合,有效率为100%。方法:以3%碳酸氢钠溶液,冲洗或湿敷于患处,2～3/d。

6. 治疗急性心肌梗死 在对照组用药的基础上加用碳酸氢钠。用法:5%碳酸氢钠250ml,静脉滴注,每分钟30～40滴,1/d,疗程1周。结果与仅用极化液等常规治疗的对照组比较,加用碳酸氢钠可缩短胸痛时间,加速心电图恢复,减少室速与室颤发生,降低病死率,二组间差异显著。(黄延祚.常见药物临床新用途手册.南宁:广西科学技术出版社,1999:415-416)

7. 治疗血栓闭塞性脉管炎 据报道,有人用碳酸氢钠治疗血栓闭塞性脉管炎患者,临床治愈率为54%,总有效率为90%。用法:取5%碳酸氢钠注射液15ml,患侧股动脉内注射。间隔3～7d 1次。研究认为,用碳酸氢钠治疗血栓闭塞性脉管炎获效,可能与本品释出二氧化碳,扩张血管有关。

8. 治疗小儿口腔念珠菌病 于餐前、后,依次用棉签蘸2%碳酸氢钠溶液、药液(用制霉菌素片5万～10万U加生理盐水制成的混悬液)擦洗口腔。症重者用转移因子、能量合剂。并内服中药。结果:364例中治愈242例,好转118例,无效4例,总有效率为99%。[张黎.中西医结合治疗小儿口腔念珠菌病364例.中医药学刊,2002,20(6):832]

9. 治疗顽固性血管性头痛 用5%碳酸氢钠注射液50～100ml静脉缓慢注射,1/d,7d为1个疗程。作者认为,使用碳酸氢钠能使处于舒张状态的颅内血管收缩,并使处于痉挛状态的颅内血管扩张,维持这些血管正常的舒缩功能,从而能有效地治疗血管性头痛。

10. 治疗隐翅虫皮炎 有人采用碳酸氢钠治疗隐翅虫皮炎,效果显著。方法:取5%碳酸氢钠溶液,用消毒棉球蘸取,涂搽皮损处,5～8/d,严重者湿敷。对于脓疱、水疱均不宜挑破,禁止用肥皂水或温水洗,以防皮肤破损而引起继发感染。

西咪替丁

【别名】 甲氰咪胍、甲氰咪胺、泰胃美。

【药理】 西咪替丁为一种组胺H_2受体阻滞药,能竞争性地与壁细胞上的H_2受体结合,能抑制组胺或五肽胃泌素刺激引起的胃酸分泌,同时还能抑制胃蛋白酶的分泌,并明显地减轻患者的疼痛与抗酸药的用量。临床上常用于治疗十二指肠溃疡、胃溃疡,上消化道出血等。

【制剂】 片剂:每片0.2g,0.8g。胶囊:每粒胶囊0.2g。注射液:每支0.2g(2ml)。

【注意】

1. 孕妇和哺乳期妇女禁用,以避免引起胎儿和婴儿肝功能障碍。

2. 本药可通过血-脑脊液屏障,具有一定的神经毒性,如头痛头晕、疲倦乏力、嗜睡以及感觉迟钝、语言含糊不清、幻觉、妄想等症状。

3. 本药具有抗雄性激素作用,用量在1.6g/d以上时可引起男性乳房发育、女性溢乳、性欲减退、阳痿、精子计数减少等症状,但停药后即可消失。

【临床新用途】

1. 治疗银屑病 运用西咪替丁治疗银屑病患者34例,效果颇佳。用法:西咪替丁600mg/d,分2次口服,温开水送服。连用6～8周减至400mg/d,再用4周后停药;矿泉浴 1/d,每次 15min,24 次为 1 个疗程。结果:34 例中,治愈 5 例,近愈 8 例,显效 8 例,好转 13 例。

2. 治疗荨麻疹　有人用西咪替丁治疗慢性荨麻疹患者,其中治愈率为 32%,总有效率为 93%。用法:口服西咪替丁,每次 400mg,3/d;氯苯那敏 4mg,1/d,连用 7d 后,有效者再连服 28d。对于用常规药治疗荨麻疹患者难以显效者,可用这种方法治疗。另有人用西咪替丁治疗小儿顽固性荨麻疹患者,总有效率为 89%。用法:内服西咪替丁,4~6mg/kg,3/d;苯海拉明 1mg/kg,3/d。有效者停药后复发时,再用本品仍有效。还有人用西咪替丁穴位注射治疗慢性荨麻疹患者,效果显著。观察组 50 例,取穴:①曲池、血海;②大椎、膈俞、三阴交;③足三里、肺俞。每次选一组穴,用西咪替丁注射液 4ml(含 400mg),2% 利多卡因 2ml,每穴 1.2~1.6ml;1 个疗程后,上两药剂量均减半,每穴 0.5~0.7ml;穴位注射,1/d;3 组穴位交替使用。对照 1 组 28 例,取上 7 穴位,平补平泻法,留针 30min,10min 行针 1 次,1/d。对照 2 组 30 例,用西咪替丁每次 0.2g,3/d,口服。三组均见皮疹,用炉甘石洗剂外搽。禁酒、异体蛋白质及辛辣之品。均 7d 为 1 个疗程。疗程间隔 2d。用 2~5 个疗程。结果:用上法治疗慢性荨麻疹患者,三组分别治愈 36 例,9 例,10 例;显效 9 例,7 例,8 例;好转 4 例,6 例,6 例;无效 1 例,6 例,6 例;观察组疗效明显优于两对照组(P<0.01)。[魏玲.穴位注射治疗慢性荨麻疹临床疗效观察.中国针灸,2001,21(12):715]

3. 预防输血反应　刘冬华等应用西咪替丁预防输血反应,效果显著。用本药后输血反应率仅为 1%,而以异丙嗪预防的对照组输血反应率为 8%,差异非常显著。用法:将西咪替丁 400mg,输血前稀释后静脉注射。

4. 治疗吉兰-巴雷综合征　吉兰-巴雷综合征为一种自身免疫性疾病。运用西咪替丁治疗吉兰-巴雷综合征患者,其中治愈率为 57%,总有效率为 90%。用法:取西咪替丁 600mg,加入 10% 葡萄糖注射液 250ml 中,静脉滴注,每日早、晚各 1 次,10d 为 1 个疗程。

5. 治疗过敏性紫癜　西咪替丁 1200mg,加入 10% 葡萄糖注射液中,静脉滴注。紫癜全部消退,症状消失后改为口服,1g/d,连服 15d,无紫癜现象即停药。结果:治愈率为 90%。另有人用西咪替丁合紫草汤治疗过敏性紫癜患者,亦获显著效果。观察组 36 例,用西咪替丁 10mg/(kg·d),分 3 次口服。并内服紫草汤(紫草 20g,生地黄、牡丹皮、蒲公英、蝉蜕各 12g,赤芍、玄参、地龙各 9g,茜草 10g)。关节肿痛者,加白花蛇舌草、土茯苓;腹痛甚者,加细辛、延胡索;血尿者,加白茅根、黄柏;便血者,加地榆、槐花,每日 1 剂,水煎服。对照组 15 例。用泼尼松片 1mg/kg,维生素 C 0.2~0.8g,氨甲苯酸 0.5~2g,氯苯那敏 4~16mg,口服。均 2 周为 1 个疗程。用 3 个疗程,结果:两组分别治愈 31 例,8 例;显效 5 例,6 例;无效 1 例(为对照组);总有效率分别为 100%,93%。观察组疗效明显优于对照组(P<0.05)[王明香.紫草汤合西咪替丁治疗过敏性紫癜 36 例.山东中医杂志,2002,21(10):593]。还有人用西咪替丁治疗皮肤过敏性紫癜,疗效显著。用法:西咪替丁 10~20mg/(kg·d)每日分 2 次静脉滴注,1 周后改为口服 15~20mg/(kg·d),分 2 次口服,停用其他药物。结果:14 例中,治疗 2d 后皮肤无新出血点有 8 例,3d 后出血点明显减少 6 例,1 周后出血点消失 10 例。治疗后查血常规、尿常规及肝、肾功能等无异常。作者认为,西咪替丁是 H_2 受体阻滞药,能竞争拮抗组胺,激活小血管 H_2 受体使血管通透性降低,因而减轻皮下组织、黏膜水肿

和出血;还能直接作用于肥大细胞,抑制炎症介质分泌而减轻过敏症状,不良反应小[李德炳,王世芹,陈月华,等.过敏性紫癜新治疗方法,2001,32(9):559]。另有人用西咪替丁与复方丹参注射液治疗过敏性紫癜患者,亦获显著效果。均系儿童。观察组54例,用西咪替丁10~20mg/kg,用复方丹参注射液(全丹参、降香)0.5~1ml/kg,分别加5%葡萄糖注射液50~100ml,静脉滴注,1/d。与对照组48例,均用赛庚啶、芦丁、维生素C及葡萄糖酸钙;感染用抗生素,用2~10d,结果:两组分别显效(<2周,症状、体征或大便隐血、血尿、尿蛋白中复常1项,余明显好转)16例,5例;有效35例,22例;无效3例,21例;总有效率分别为94.4%,56.2%(P<0.01)。[叶尔肯.复方丹参及西咪替丁治疗过敏性紫癜54例临床观察.中国民族民间医药,2009,18(2):26]

6. 治疗五官瘙痒症 据报道,钟启腾等用西咪替丁治疗五官瘙痒症患者25例,全部有效。方法:取西咪替丁200mg(2ml),在曲池穴进针约1.5寸,注射部位出现麻胀后,缓慢注入药液1.5~2ml,拔出针具即可。

7. 治疗寻常痤疮 寻常痤疮206例患者,随机分为治疗(A)组,对照(B)组。A组给予西咪替丁霜,B组给予单纯霜剂基质,均薄涂患处,3/d。1周观察1次,连续6周判定疗效。结果:A组治愈者32例,显效者35例,好转者30例;B组显效2例,好转28例(P<0.01)。

8. 治疗急性胰腺炎 采用西咪替丁与氟尿嘧啶合用治疗急性水肿型胰腺炎患者10例,效果显著。用法:氟尿嘧啶500mg(溶于5%或10%葡萄糖注射液500ml内),每日静脉滴注1次;西咪替丁800~1200mg,3~4/d麦氏管内滴入治疗,1个疗程2~5d。结果腹痛缓解时间、血尿淀粉酶恢复至正常时间比对照组缩短,且副作用

较小。

9. 治疗变应性鼻炎 应用西咪替丁与H_1受体拮抗药伍用滴鼻治疗变应性鼻炎患者,亦获佳效。方法:将发病1年以上患者86例,随机分成A、B、C 3组,另选10名患者作为对照(D)组。A组26例,0.4%苯海拉明溶液滴鼻,3/d;B组29例,2%西咪替丁滴鼻,3/d;C组31例,同时上述两组(不混合)滴鼻,3/d;D组用生理盐水滴鼻,3/d。结果:A组总有效率为54%,B组52%,C组84%,D组全部无效。A组、B组比较P<0.05;A组与C组比较P<0.05;B组与C组比较P<0.01。

10. 治疗急性出血性结膜炎 据报道,赵现辉应用西咪替丁治疗急性出血性结膜炎患者129例,其中治愈者109例,未愈者20例,与对照组比较,两组差异显著(P<0.01)。用法:西咪替丁,小儿20~30mg/(kg·d),成人每次400mg,3/d,口服。同时,用0.5%新霉素滴眼液。

11. 预防全麻下儿童呕吐 王淮胜等试用西咪替丁预防全麻下儿童呕吐患者80例,效果满意。方法:80例儿童随机分为2组,各40例。A组为对照组,B组于诱导前0.5h肌内注射西咪替丁4mg/kg。术中监测血氧饱和度和心率,手术结束,A组有腹胀5例,恶心、呕吐、呛咳各2例。呕吐、呛咳的患儿血氧饱和度不能维持在90%以上,需吸净口腔内分泌物及胃内容物并给氧。B组仅2例见恶心。

12. 治疗应激性溃疡 应激性溃疡多因严重创伤、烧伤、大手术等引起,一旦发生,病死率高达50%。姜胜等应用西咪替丁治疗应激性溃疡患者62例,用安慰剂(对照组)治疗50例。结果:观察组显效率为66%,总有效率为90%;而对照组显效率为38%,总有效率为64%。观察组疗效明显优于对照组(P<0.01)。方法:观察组用西咪替丁注射液400mg,加入10%葡萄糖注

射液 250ml 静脉滴注,12h 1 次。对照组用安慰剂(维生素 B$_6$)或用 5% 葡萄糖注射液 500ml 中加入酚磺乙胺 2g,氨甲苯酸 0.2g,维生素 K$_1$ 20mg 静脉滴注,8h 1 次。观察组后改西咪替丁每次 400mg,口服,2/d,直至胃镜检查胃黏膜糜烂愈合。两组用药时间均以临床上观察胃管不出现新鲜血性胃液为准。[姜胜,徐宇红,邓群.西咪替丁治疗应激性溃疡的疗效观察.中国医院药学杂志,2000,20(6):354]

13. 治疗咯血 据报道,Syabdo 用西咪替丁治疗 46 例肺结核所致复发性咯血患者,获得满意效果。方法:口服西咪替丁每次 200mg,3/d,共 3d,止血率为 82%。笔者认为,肺结核所致咯血是炎症细胞释放血管活性介质所致。西咪替丁可拮抗组胺的血管扩张作用,因此有助于血管收缩止血。[李文志.咯血的非止血药物治疗进展.新医学,2002,33(12):740]

14. 治疗鼻咽癌 33 例无远处转移的鼻咽癌患者,在放疗的基础上予西咪替丁 1.6~2g/d,分 4 次口服,疗程为 4~6 个月。结果:5 年内复发和转移发生率 24.24%(8/33),显著低于放射观察组 50%[16/32(P<0.05)]。放射合并西咪替丁治疗可减少鼻咽癌复发和转移。[曾平耀,肖健云.放射合并西咪替丁治疗鼻咽癌的远期疗效.中国肿瘤临床,2000,27(3):193]

15. 治疗婴幼儿轮状病毒性肠炎 三组各 31 例。观察组用西咪替丁 10~15mg/kg,1/d,黄芪注射液 2ml/kg,2/d,静脉滴注。对照 1 组、2 组分别用上述西药、中药。用 7d 后,结果:三组分别显效(<72h 粪便性状及次数复常,全身症状消失)18 例,9 例,12 例;有效 10 例,7 例,8 例;无效 3 例,15 例,11 例。[何明生.黄芪注射液联合西咪替丁治疗婴幼儿轮状病毒性肠炎的效果观察.实用中西医结合临床,2010,10(3):40,81]

16. 治疗带状疱疹 有人用西咪替丁治疗带状疱疹患者,效果卓著。朱天毅等将 84 例带状疱疹患者分为 2 组。观察组 40 例,西咪替丁 0.4~0.6g 加生理盐水 500ml,静脉滴注,1/d,共 5~10d。对照组 44 例,阿昔洛韦 0.75~1.0g 加入林格液 500ml,静脉滴注,1/d,共 5~10d。

17. 治疗小儿流行性腮腺炎 黄国坚将 98 例流行性腮腺炎患者分为观察组 50 例和对照组 48 例。观察组采用西咪替丁 15~20mg/(kg·d)静脉滴注,1/d,疗程 4~6d。对照组 48 例,采用利巴韦林 10~15mg/(kg·d)静脉滴注,1/d,疗程 4~6d。结果:观察组患者腮腺肿大消失及退热时间均显著少于对照组(均 P<0.01),观察组总有效率为 96%,对照组 77%。观察组疗效明显高于对照组(P<0.05)。[黄国坚.西咪替丁治疗小儿流行性腮腺炎 50 例.实用医学杂志,2008,24(1):1988]

18. 治疗尖锐湿疣 据国外杂志报道,Gooptu 等应用西咪替丁治疗尖锐湿疣患者,效果卓著,复发率低。将 47 例尖锐湿疣患者,用西咪替丁 30~40mg/(kg·d),分 3 次口服,疗程 3 个月。结果:在随访的 41 例中,87% 的儿童和 68% 的成人患者治疗有效。治疗期间疣体完全消退者中,83% 未见复发。作者认为,尖锐湿疣是一种比较常见的性传播疾病,尽管治疗方法比较多,但复发率一直较高。西咪替丁治疗尖锐湿疣治疗效果好,复发率又低,值得临床进一步研究和推广。

19. 治疗坏死性压疮 王友光等应用西咪替丁治疗坏死性压疮患者,效果满意。将 55 例坏死性压疮患者,随机分为观察组 29 例和对照组 26 例。观察组采用西咪替丁注射液喷洒创面,再用西咪替丁棉球填塞腔道;对照组采用 0.45%~0.55% 聚维酮碘棉球填塞腔道。结果:观察组治愈 29 例(100%)显著优于对照组(50%)。创面治愈时间 52d,显著短于对照组(63d)。西咪替丁治疗坏死性压疮疗效确切,而且成本低廉。[王友光,袁蓓.西咪替丁治疗坏死性压疮效果观察.护理学杂志,2008,23(2):50]

雷尼替丁

【别名】 呋喃硝胺、甲硝呋胍、胃安太定、善胃得。

【药理】 雷尼替丁为一种选择性的 H_2 受体拮抗药,可有效地抑制组胺、五肽胃泌素及食物刺激后引起的胃酸分泌,降低胃酸和胃酶的活性,但对胃泌素及性激素的分泌无影响。雷尼替丁的作用比西咪替丁强 5～8 倍,尤其对胃及十二指肠溃疡的效果显著,并且具有速效和长效的优点,不良反应小,安全可靠。临床上主要用于治疗十二指肠溃疡、良性胃溃疡、术后溃疡、反流性食管炎及卓-艾综合征等。静脉注射还可用于上消化道出血。

【制剂】 片(胶囊)剂:每片(胶囊)150mg。注射液:每支 500mg(2ml),50mg(5ml)。

【注意】

1. 8 岁以下的儿童禁用本品。

2. 孕妇及哺乳期妇女禁用。

3. 肝、肾功能不全患者慎用。

4. 应用本品可降低维生素 B_{12} 的吸收,长期使用可致维生素 B_{12} 缺乏。

【临床新用途】

1. 治疗流行性腮腺炎 有人应用雷尼替丁治疗流行性腮腺炎患者,效果显著,疗效明显优于用吗啉胍治疗的对照组。用法:内服雷尼替丁,15mg/(kg·d),分 2 次服,连续服药 3d。若发热过高,可配合物理降温。作者认为,雷尼替丁能起到免疫调节作用,并增强机体免疫功能,具有抑制致敏细胞及炎症递质组胺等物质的作用,从而减轻炎症反应。

2. 治疗溃疡性结肠炎 运用雷尼替丁治疗溃疡性结肠炎患者,总有效率为 95%,明显优于用柳氮磺吡啶治疗的对照组。用法:口服雷尼替丁,每次 150mg,每日早、晚各 1 次,连续服用 3 个月。

3. 治疗疣状胃炎 采用雷尼替丁治疗疣状胃炎患者,多在 1 周内获得显效,总有效率为 87%,而对照组总有效率仅为 33%,两组对照差异非常显著。用法:内服雷尼替丁,每次 150mg,早、晚各 1 次,温开水送服,5 周为 1 个疗程。用雷尼替丁治疗疣状胃炎有效,可能是本品能降低胃酸分泌,减少胃酸对胃黏膜的损害作用,并促进黏膜的修复。

4. 治疗复发性口腔溃疡 运用雷尼替丁治疗复发性口腔溃疡患者,一般 1～2d 止痛,3～5d 愈合,总有效率为 100%,而用甲硝唑等治疗的对照组总有效率为 85%,有显著的差异。用雷尼替丁治疗复发性口腔溃疡有良效,可能与本品竞争性地抑制组胺 H_2 受体,增强机体免疫反应,抑制微血管通透性,减少体液渗出,从而保护正常的黏膜有关。用法:内服雷尼替丁,每次 150mg,2/d,或者用雷尼替丁研成细末,直接涂在溃疡面上,3/d,直至症状消失止。

5. 治疗嗜酸性筋膜炎 采用雷尼替丁治疗嗜酸性筋膜炎患者,疗效满意。一般用药 1 个月即可显效,6 个月后皮损局部得到恢复。用法:口服雷尼替丁,每次 150mg,早、中、晚各服 1 次,温开水送服。

6. 治疗血友病 应用雷尼替丁治疗血友病患者,可使血浆因子Ⅷ或Ⅸ浓度增加,临床症状得到明显改善,用药后 12h 可达止血的效果。方法:内服雷尼替丁,每次 150mg,早、晚各 1 次。小儿用量按年龄递减,疗程为 15d。另有人用雷尼替丁持续维持治疗,亦获佳效。

7. 治疗非溃疡性消化不良 口服雷尼替丁用于治疗非溃疡性消化不良患者,效果显著,其中症状缓解率为 76%,观察组疗效明显优于对照组。用法:雷尼替丁每次150mg,内服,2/d,疗程为 6 周。

8. 治疗慢性腹泻　本病可能导致肠壁肥大细胞增多,受刺激后释放组胺,引起肠道局部充血、水肿、平滑肌痉挛而出现腹泻。雷尼替丁可以通过抑制组胺释放而起到良好的治疗作用。多数患者 1 周内即可大便成形,次数减少,而获得痊愈效果。用法:内服雷尼替丁,每次 150mg,早、中、晚各 1 次,温开水送服。

9. 治疗荨麻疹　有人应用雷尼替丁治疗荨麻疹患者,效果满意,用药 1 个疗程后显效率为 80%,总有效率为 90%。方法:取 5% 雷尼替丁霜剂敷贴于神阙、风池、血海穴,每穴 50mg,外盖 3.5cm×6cm 胶布,每 3d 换药 1 次,2 次为 1 个疗程,连续用药至症状消失止。

10. 治疗单纯性疱疹　取雷尼替丁胶囊 150mg,将其粉末溶解于水中,制成溶液后外涂于患处,1～2h 换药 1 次。结果:用雷尼替丁治疗单纯性疱疹患者,一般涂用 3～5 次后疼痛消失,早期病例不出现水疱,已有水疱者水疱干涸,均在 2d 内结痂。另有人用雷尼替丁治疗单纯性疱疹患者 29 例,均在用药 2～4d 获得治愈。且愈后未见瘢痕发生。

11. 治疗支气管哮喘　取雷尼替丁 100mg,加入 20% 葡萄糖注射液 20ml,静脉注射,每 8 小时 1 次。结果:3d 内哮喘停止者占 87.5%。作者认为,本药是通过阻滞 H_2 受体,影响腺苷酸环化酶活性,使支气管肥大细胞内 cAMP/cGMP 比值增加,哮喘得以改善、缓解。(黄延祚.常用药物临床新用途手册.南宁:广西科学技术出版社,1999:209-210)

法 莫 替 丁

【药理】　法莫替丁是继西咪替丁和雷

尼替丁后出现的又一种 H_2 受体拮抗药,其作用强度比西咪替丁大 30～100 倍,比雷尼替丁大 6～10 倍。本品在体内分布广泛,消化道、肝、肾、颌下腺及胰腺有高浓度分布,但不透过胎盘屏障。主要自肾排泄,胆汁排泄量少,也可自乳汁中排出。本品口服主要用于胃及十二指肠溃疡、吻合口溃疡、反流性食管炎;口服或静脉滴注可用于上消化道出血(消化性溃疡、急性应激性溃疡、出血性胃炎所致)、卓-艾综合征等疾病。

【制剂】　片剂:每片 10mg,20mg。胶囊剂:每粒胶囊 20mg。散剂:10%(100mg/g)。注射液:每支 20mg(2ml)。

【注意】

1. 孕妇慎用。

2. 凡肝病患者及肾衰竭患者、药物过敏史患者均慎用本品。

3. 应用本品后,最常见的有头痛、头晕、便秘和腹泻。偶见有皮疹、荨麻疹、白细胞减少、氨基转移酶升高等。

【临床新用途】

1. 治疗带状疱疹　据报道,有人采用法莫替丁治疗带状疱疹患者,效果显著。用法:内服法莫替丁,每次 20mg,2/d,连服 1 周后观察效果。疗效:应用本品治疗带状疱疹 3～7d,可见症状消失或明显减轻,皮损结痂或基本干燥结痂,其中治愈率为 95%,消失或明显减轻,皮损结痂或基本干燥结痂,其中治愈率为 95%,总有效率为 100%,疗效优于用西咪替丁治疗的对照组。对于带状疱疹疼痛显著者,可给予止痛药。作者认为,应用法莫替丁治疗带状疱疹有效,主要是本品能结合 H_2 受体,解除组胺的免疫抑制,提高人体细胞免疫功能而起治疗作用。

2. 治疗急性上呼吸道感染　有人用法莫替丁配合解热镇痛药治疗上呼吸道感染,效果颇佳。方法:法莫替丁每次 20mg,2/d。速效伤风胶囊,每次 2 粒,2/d,温开水送服。

对照组仅服速效伤风胶囊。结果观察组明显优于对照组。

3. 治疗湿疹 据报道,有人用法莫替丁治疗湿疹1例,亦获治愈。方法:法莫替丁10mg,1/d,口服,并用糠酸莫米松软膏涂患处,1/d,2d后红斑即消退。[赵小社,马宏民.应用法莫替丁治愈一例湿疹的体会.中国疗养医学,2011(12):30]

丙 谷 胺

【别名】 二丙谷酰胺。

【药理】 丙谷胺具有抗胃泌素作用,对控制胃酸和抑制胃蛋白酶的分泌效果较好;并对胃黏膜有保护和促进愈合作用。可用于治疗胃溃疡和十二指肠溃疡、胃炎等,对消化性溃疡临床症状的改善、溃疡的愈合有较好效果。

【制剂】 片(胶囊)剂:每片(胶囊)0.2g。

【注意】 应用本品后无明显不良反应,对肝、肾、造血系统等功能无影响。偶有口干、失眠、腹胀、下肢酸胀等不良反应。

【临床新用途】

1. 治疗胆道蛔虫病 薛德联用口服丙谷胺、胃管内注氧联合治疗胆道蛔虫病患者7例,取得满意疗效。方法:口服丙谷胺每次0.6g,4/d,服药后1h下胃管,外接氧气瓶注氧,待患者上腹稍隆起,略有撑胀感时,停止注氧,保留胃管观察,7例均在注氧后20～30min胆绞痛明显缓解,其中3例注氧后1h内疼痛消失,2例注氧后6h疼痛消失,另2例分别在注氧后13h,48h疼痛消失。5例患者用丙谷胺最大量4.8g,经胃管注氧量最多者4次,均无副作用。其机制是蛔虫具有厌氧特点,在快速充盈高浓度氧的环境中,使其很快处于麻醉状态或死亡。丙谷胺是胆囊收缩素的受体拮抗药,能抑制内生性胆囊收缩素的促胆囊收缩作用,而使胆囊容积增加。胆囊容积增加与胆汁稀释,有利于胆道蛔虫排出。

2. 治疗胆石症 最近,黄跃等应用丙谷胺治疗胆石症患者248例,亦获得了良好的效果。治疗方法:胆管结石,口服丙谷胺每次0.4g,3/d,温开水送服;胆囊结石者,口服丙谷胺,每次1.0g,每日早、晚各1次。66例于清晨空腹时增服33%硫酸镁20ml,每周用药2次。1个月为1个疗程。对照组口服消炎利胆片,每次4片,3/d。治疗效果:观察组(丙谷胺组)248例中,显效者90例,有效者99例,无效者59例,总有效率为76%。对照组(消炎利胆片组)68例中,显效者1例,有效者6例,无效者61例,总有效率为10%。两者对照,具有显著性差异。其结果还提示丙谷胺加硫酸镁的总有效率为96%,显著高于单纯口服丙谷胺的69%。通过临床实践,作者认为,丙谷胺的利胆作用是通过胆小管主动分泌无机盐和水分实现的。应用丙谷胺后,人胆汁中的胆固醇钙离子和游离胆红素浓度下降,可改善排石条件。

奥 美 拉 唑

【别名】 渥米哌唑、奥克、洛赛克、沃必唑。

【药理】 奥美拉唑是最新研究开发的作用机制不同于H_2受体拮抗作用的全新抗消化性溃疡药。它能特异性地作用于胃黏膜壁细胞,降低壁细胞中的H^+-K^+-ATP酶的活性,从而抑制基础胃酸和刺激引起的胃酸分泌。本品对组胺、五肽胃泌素及刺激迷走神经引起的胃酸分泌有明显的抑制作用,同时对H_2受体拮抗药不能抑制的由二丁基环腺苷酸引起的胃酸分泌也有强而持久的抑制作用。临床上主要用于治疗胃及十二指肠溃疡、反流性食管炎和卓-艾综合征。

【制剂】 胶囊剂:每粒胶囊20mg。注射用粉针剂:每支40mg。

【注意】

1. 对本品过敏者,严重肾功能不全者以及婴幼儿患者禁用。

2. 严重肝功能不全者慎用。

3. 应用本品后,主要不良反应有恶心、胀气、腹泻、便秘、上腹疼痛等。

【临床新用途】

1. 预防腹部放射疗法引起的呕吐　采用奥美拉唑预防腹部放射疗法引起的呕吐患者,疗效满意。用法:内服奥美拉唑,每次20mg,在腹部放疗前1h口服,1/d。结果:服用奥美拉唑第 1 日无呕吐率为 78%,服用至第 3 日无呕吐率为 94%,而停服本药第 1 日无呕吐率为 29%,第 3 日为 12%。差异十分显著。

2. 治疗食管和胃底静脉曲张破裂出血　运用奥美拉唑治疗食管和胃底静脉曲张破裂出血患者,一般服药 3h 后出血得到控制,3～5d 出血停止,总有效率为 88%。用法:内服奥美拉唑每次 20mg,2/d;加压素 60U 加入 5% 葡萄糖注射液 1500ml 中,均速静脉滴注,连续 24h 后改为半量。出血停止后,停用加压素,继续用奥美拉唑每次 20mg,内服,每日早、晚各 1 次,至 14d后,从第 15 日起奥美拉唑每次 20mg,内服,1/d,再连服 14d。在应用本药时,可同时使用其他止血药物及输液、输血。治疗3～4h 无效者,可用其他治疗方法。李卫国等认为,本药可阻断胃酸分泌,保护暴露的血管不受胃酸腐蚀消化,阻止出血部位已形成的血栓和凝血块被消化溶解而再度出血,从而使加压素的止血作用能持久而安全。

3. 治疗胃石症　胃石的形成系因空腹进食柿子、山楂等富含果胶、鞣质等物质,在胃酸的作用下产生的凝块。基于奥美拉唑抑酸作用而持久,治疗胃石症可使胃石松散,继而消失,溃疡愈合,用法为每次 20mg,2/d,口服。患者 4d 内腹痛即可消失,一般

用药 2 周胃石可排出,溃疡愈合,经胃镜检查可证实疗效。

硫 糖 铝

【别名】　胃溃宁。

【药理】　硫糖铝能与胃蛋白酶结合,抑制该酶分解蛋白质,并能与胃黏膜的蛋白质(主要为白蛋白及纤维蛋白)结合形成保护膜,覆盖溃疡面,阻止胃酸、胃蛋白酶和胆汁酸的渗透、侵蚀,从而有利于黏膜再生和溃疡愈合。临床上主要用于胃及十二指肠溃疡。

【制剂】　片剂:每片 0.25g,0.5g。胶囊剂:每粒胶囊 0.25g。

【注意】

1. 应用本药取效后,宜继续服药数个月,以免造成复发。

2. 本药的不良反应有便秘,个别患者可出现口干、恶心、胃痛等,可与适当抗胆碱药物合用。

【临床新用途】

1. 治疗扁平苔藓　采用硫糖铝治疗扁平苔藓患者,能使皮损消失或明显减轻,治愈率为 57%。用法:口服硫糖铝,每次1.0g,3/d,温开水送服,连服 15d 后,将剂量减半,再服 15d 即可。

2. 治疗慢性荨麻疹　本药可通过前列腺 E,兴奋肥大细胞膜上腺苷酸环化酶,使细胞内的 cAMP 增加,抑制组胺、过敏性慢反应物质等释放,并干扰组胺作用;而赛庚啶则拮抗组胺受体。二药合用,效果更好。用法:口服硫糖铝,每次 1g,3/d;赛庚啶2mg,内服,3/d,连服 15d 后,将剂量减半,再服 1 个月即可。

3. 治疗食管溃疡　应用硫糖铝治疗食管溃疡患者,一般 24h 内可止血,2～4 周溃疡愈合。方法:将硫糖铝 1g,研为细末,加入甘油 5ml 内,制成悬液,口服,6h 1 次。

4. 治疗慢性溃疡性结肠炎　有人采用

硫糖铝治疗慢性溃疡性结肠炎患者,疗效显著,经用药1~3个疗程后,治愈率为81%。用法:硫糖铝2.5g,山莨菪碱10mg,氯苯那敏4mg,研为细末,加入云南白药0.5g,再加入38℃左右温开水100ml,庆大霉素4万U,充分混匀成混悬液,保留灌肠,每晚1次,15d为1个疗程,疗程间不间断,连续用药至症状消失止。灌入药物深度视病变范围而定,一般为20~30cm灌肠后将臀部垫高30°左右,平卧1~2h,并轻轻按摩下腹部15~20min。若病变达降、横结肠,药量可酌情增加,并加水至200ml。灌入药物后要变换体位,使药物能直达病变处。

5. 治疗食管炎 有人用硫糖铝治疗食管炎患者,治愈率为77%。用法:硫糖铝每次1g,口服,4/d,疗程12周。硫糖铝对高度炎症及碱性反流性食管炎,效果尤为突出。

6. 治疗非溃疡性消化不良 硫糖铝每次1g,口服,3/d;维生素B_1每次50mg,3/d,均为餐前0.5h服用,连服用4周。用硫糖铝后可明显改善症状,疗效与用多潘立酮治疗的对照组相似。研究认为,硫糖铝具有保护黏膜屏障,与吸附胆汁等有关;而维生素B_1可改善神经组织能量代谢,抑制胆碱酯酶活性,调节胃肠蠕动和消化液分泌。二药配合,能发挥协调作用,增加疗效。(黄延祚.常用药物临床新用途手册.南宁:广西科学技术出版社,1999:217)

第二节 止 吐 药

甲氧氯普胺

【别名】 胃复安、灭吐灵。

【药理】 本品为镇吐药,主要是通过阻滞多巴胺受体而作用于延髓催吐化学感应区,具有强大的中枢性镇吐作用。可消除食欲缺乏、嗳气、胃部胀满、胃酸过多等不适症状,能使胃运动功能亢进,提高食物的通过率,调整胃的活动,使胃功能恢复正常。临床上主要用于恶心、呕吐、消化不良、急慢性胃炎、胃下垂等疾病的治疗。

【制剂】 片剂:每片5mg。注射液:每支10mg(1ml)。

【注意】

1. 吩噻嗪类药物不宜与本药合用,应用后可产生锥体外系不良反应。

2. 抗胆碱药(阿托品、丙胺太林、颠茄等)能减弱本品增强胃肠运动功能的效应,两药合用时应予注意。

3. 大剂量静脉注射或长期应用可引起锥体外系反应,如肌震颤、帕金森病(震颤麻痹)、坐立不安等。也可引起高泌乳素血症,引起男子乳房发育、溢乳等。对胎儿影响,尚待深入观察,孕妇慎用。

【临床新用途】

1. 治疗食管静脉曲张破裂出血 本病多发生在食管下端2cm处,该处被食管下括约肌围绕,此括约肌可影响曲张静脉内血流。运用甲氧氯普胺治疗食管静脉曲张破裂出血,能使出血停止,总有效率为90%。疗效明显优于对照组。用法:甲氧氯普胺20mg,缓慢静脉注射。宋乃鹏认为,静脉注射本品2~7min,可对食管下括约肌发生作用,能持续60min,使出血停止。

2. 治疗糖尿病胃麻痹 运用甲氧氯普胺治疗糖尿病胃麻痹患者,可较好地改善饱胀、恶心等症状。用法:内服甲氧氯普胺,每次10mg,4/d,连用3~8周。

3. 预防患者手术中呕吐 应用甲氧氯普胺预防患者手术中呕吐,有效率高达100%,而不用预防药的对照组,无恶心呕吐者仅5%,差异非常显著。用法:甲氧氯普胺 10mg,皮肤消毒后即从莫菲管滴入。

4. **治疗胆道蛔虫病**　胆道蛔虫病是内科最常见的急腹症之一。传统使用抗胆碱药解痉止痛,但都不能收到理想的止痛效果。近年来发现一些老药可用于治疗胆道蛔虫病,尤其在止痛方面取得了满意效果。黄跃等采用甲氧氯普胺治疗胆道蛔虫病腹痛,包括胆囊炎、胆石症、残余胆石所致的胆绞痛,与阿托品类药物相比,安全、低毒、副作用轻微。治疗方法:甲氧氯普胺 20mg,肌内注射,一般用药后 20~30min 即可发生药效,镇痛作用能持续 2~4h。其作用机制为:①高浓度甲氧氯普胺使胃肠及胆道平滑肌松弛。还有拟胆碱作用,能增加平滑肌对乙酰胆碱及组胺的反应,抑制平滑肌对 5-羟色胺的反应;②甲氧氯普胺有类似氯丙嗪类的安定作用。

5. **治疗产后缺乳**　甲氧氯普胺每次 10~15mg,口服,3/d。用药后每日乳汁增加 200~300ml,总有效率为 89%。本药用量过小,疗效不显著。

6. **预防晕车**　据报道,有人用甲氧氯普胺防止晕车症状出现,总有效率为 97%,用法:甲氧氯普胺每次 5~10mg,上车前 15~20min 口服。儿童酌减。如行车时间超过 2h,可再服 5mg。若中途出现恶心时才服,服后宜站立 15~20min。对茶苯海明等无效者,服用本药仍可收效。

7. **残胃排空延迟**　禁食期间用甲氧氯普胺每次 10~20mg,肌内注射,3/d;饱胀消失可进食时,用甲氧氯普胺 5~10mg,餐前 30min 口服。服药后,一般 2d 左右可收到效果,症状随之消失。(黄延祚.常用药物临床新用途手册.南宁:广西科学技术出版社,1999:221)

8. **剖宫术后镇痛**　将 60 例剖宫术后病人随机分为两组,均用 1.73%利多卡因+0.5%丁哌卡因混合液行硬膜外麻醉。术后镇痛:Ⅰ组(30 例)吗啡 1.5mg 加注射用水至 5ml;Ⅱ组(30 例)甲氧氯普胺 10mg 加注射用水到 5ml,两组均在皮下埋缝前 5min 将药物注入硬膜外腔。两组镇痛时间和镇痛效果无差异。但是甲氧氯普胺组仅 1 例恶心,而吗啡组有 10 例恶心呕吐、5 例瘙痒。甲氧氯普胺剖宫术病人硬膜外术后镇痛,镇痛效果确切而且安全,几乎无不良反应,是硬膜外剖宫术病人值得推广的术后镇痛方法。[李玉珍,郑丽萍,赵岩.硬膜外应用胃复安做剖宫术术后镇痛的临床观察.吉林医学,2002,23(4):228]

9. **治疗偏头痛**　将 80 例偏头痛患者随机分两组各 40 例。在偏头痛发作时,观察组给予甲氧氯普胺 10mg,静脉注射(2~5mg/min);对照组皮下注射马普坦 6mg。结果:两组有效率分别为 77.5%,80.0%。给药后 0.5h 时,观察组有效率高于对照组(P<0.05),4h 时观察组有效率与对照组差异无显著性(P>0.05),作者认为,甲氧氯普胺静脉注射治疗偏头痛起效快、疗效确切。[刘建光,阎平建,李亚新.甲氧氯普胺治疗偏头痛 40 例.医药导报,2003,22(2):88]

10. **促进泌乳**　据报道,甲氧氯普胺配合维生素 E 促进剖宫产后乳汁分泌有很好的疗效。实验组 50 例术后 6h 口服甲氧氯普胺 20mg,3/d,同时口服维生素 E 100mg,3/d,连服 6d。结果显示,产后第 1,2 日无奶或奶量少者,对照组占 74%,实验组占 54%;产后第 3,4 日无奶或奶量少者对照组占 46%,实验组占 20%;产后第 5,6 日无奶或奶量少者对照组占 26%,实验组占 4%。两组比较有显著性差异。[沈建超.甲氧氯普胺的临床新用途.新用药物与临床,2008,11(1):40]

11. **治疗肾绞痛**　据报道,有人应用甲氧氯普胺治疗肾绞痛患者,一般注射后 30min 内疼痛完全消失或显著减轻。方法:甲氧氯普胺每次 20mg,肌内注射。用阿托品无效者,改用本品仍可有效，总有效率为91.0%。

12. 治疗抽动秽-语综合征 谢小玲等选择抽动-秽语综合征患者50例；随机分为甲氧氯普胺组、氟哌啶醇组各25例。结果：50例患者全部进入结果分析。两组患者治疗前后美国耶鲁抽动程度综合量表评分，与治疗前比较，治疗后两组患者的美国耶鲁抽动程度综合量表计均显著减少，甲氧氯普胺组2、4、8、16周稳态减少，氟哌啶醇组2、8、16周递减，第2周和第4周时基本接近。两组好转率均为92%（23/25）（$P > 0.05$）。两组患者治疗前后韦氏智商甲氧氯普胺组和氟哌啶醇组治疗后均明显高于治疗前[93.0±15.1，87.0±14.6，93.2±17.0、87.3±13.6，（$t=3.43, 2.3, P < 0.01$）]。作者认为，甲氧氯普胺和氟哌啶醇均有控制抽动-秽语综合征患者抽动症状、改善智力、记忆力的功效。但甲氧氯普胺不良反应轻微，尤其无锥体外等不良反应。[谢小玲，伍大华，彭旭，等.甲氧氯普胺对抽动秽语综合征症状及其智力、记忆功能的影响.中国临床康复，2005，9（40）：155]

西沙必利

【别名】 普瑞博思。

【药理】 西沙必利是一种胃肠道动力药，可加强并协调胃肠运动，防止食物滞留与反流。临床上主要用于治疗胃轻瘫、神经性厌食、胃食管反流性疾病以及便秘等。

【制剂】 片剂：每片5mg，10mg。

【注意】

1. 早产儿慎用本品。

2. 对本品过敏者禁用。

3. 哺乳期妇女忌用。

4. 本品无胚胎毒性，也无致畸作用，但<34周的早产儿应慎重用药。

【临床新用途】

1. 治疗糖尿病神经源性膀胱功能障碍 西沙必利可以通过对5-羟色胺不同受体的多重作用，实现其促动力效应，增强膀胱逼尿肌的收缩强度，减少膀胱残余尿，减少排尿次数。故用西沙必利治疗糖尿病神经源性膀胱功能障碍患者，疗效显著。用法：内服西沙必利，每次5～10mg，3/d，连续用药2～4周，直至症状消失止此。在应用本药时，宜严格控制血糖，并配合针刺按摩及膀胱训练等综合性治疗措施，效果更佳。神经源性膀胱功能障碍是糖尿病神经病变并发症的表现之一，无特殊的治疗方法，主要以严格控制血糖为主，辅以功能训练和按摩、针灸等方法，而长期连续导尿引流则容易引起尿路感染，不利于控制血糖。常宇翔应用西沙必利对辅助治疗糖尿病神经源性膀胱功能障碍24例，取得明显的疗效。治疗方法：全部病人继续原治疗方案以控制血糖，其中口服降糖药48例，同时皮下注射胰岛素23例。观察组在原治疗的基础上口服西沙必利30mg/d，持续8周；对照组24例在原治疗的基础上到康复科进行手法按摩膀胱治疗，2/d，持续8周。结果：两组分别显效（尿频、尿急、尿失禁等症状消失，排尿能够控制，残余尿量在100ml以下）15例，5例；有效（尿频、尿急、尿失禁等症状改善，排尿比较通畅，能够部分控制，残余尿量100～200ml）8例，5例；无效（排尿仍不能控制，残余尿量无改变）1例，14例；总有效率分别为96%，42%。两组的疗效差异有统计学意义（$P < 0.01$）。[常宇翔.西沙必利辅助治疗糖尿病神经源性膀胱功能障碍24例分析.新医学，2003，34（10）：625]。

2. 治疗新生儿溢乳 将76例溢乳患儿随机分成观察组和对照组各38例。用法：观察组口服西沙必利每次0.2mg/kg，奶前0.5h服用，3～4/d，疗程4周；对照组予其他治疗。结果：两组分别极好20例，4例；好6例，17例；尚好4例，7例；差8例，10例。观察组疗效明显优于对照组（$P < 0.01$）。[卢筱蓉，王愚珍.西沙必利混悬液治疗38例新生儿溢乳疗效观察.临床儿科杂志，2001，19（4）：25]

3. 治疗新生儿高胆红素血症 将患儿

80 例随机分为观察组和对照组各 40 例。用法:对照组采用常规治疗;观察组在常规治疗基础上加用西沙必利每次 0.2mg/kg,3/d,餐前 15~20min 口服。结果:观察组日均胆红素下降值(49.95±23.55μmol/L),与对照组(35.25±19.65μmol/L)相比差异显著(P<0.01);胆红素<103μmol/L 时观察组所用天数(5.8±3.2d)短于对照组(8.2±5.5d)(P<0.05)。观察组中仅 1 例患儿有轻度腹泻。[轩振宇,卫中华,朱崇峰,等.西沙必利混悬液治疗新生儿胆红素血症 40 例分析.中国基层医药,2002,9(9):819]

4. 治疗真菌性食管炎　给 250 例食管重度念珠菌性食管炎患者口服西沙必利 5mg,早、晚各空腹服用 1 次;奥美拉唑 20mg,每日晨起空腹服 1 次或西咪替丁 400mg,早、晚各 1 次,联合小檗碱 200mg,3/d,连用 10d 为 1 个疗程。结果:250 例中治愈 245 例,无效 5 例(为中途自行更换中药治疗)。[李栓位.霉菌性食管炎 450 例诊断与治疗结果分析.中国内镜杂志,2002,8(11):28]

5. 治疗急性胰腺炎　将 87 例急性胰腺炎患者,随机分为观察组 49 例和对照组 38 例。两组均常规治疗。观察组加用口服西沙必利每次 20mg,3/d 治疗 5~7d;对照组加用温热 0.9%氯化钠液或大承气汤每次 500ml,经胃管注入或灌肠,2~3/d,治疗 2~3d。结果:两组分别显效 27 例,5 例;有效 17 例,15 例;无效 5 例,18 例。总有效率为 89.80%,52.64%(P<0.01)。

6. 治疗慢性前列腺炎　温峰等将 46 例慢性前列腺炎和前列腺痛患者随机分为观察组 26 例和对照组 20 例。观察组口服西沙必利每次 5mg,对照组口服安慰剂。两组均每日 3 次,8 周后停药。结果:观察组中显效 8 例,有效 16 例,无效 2 例,总有效率为 92.3%。对照组中显效 0 例,有效 6 例,无效 14 例,总有效率为 30%。观察组疗效显著高于对照组(P<0.01),3 个月后随访,观察组症状评分均极显著低于对照组。

7. 治疗急性脑卒中呃逆　杨新荣将 52 例呃逆患者分为观察组 28 例和对照组 24 例。观察组口服西沙必利,每次 10~20mg,3/d;对照组给予山莨菪碱液,每次 10mg,肌内注射。两组均治疗 3d 后观察治疗效果。结果:观察组治愈 19 例,好转 7 例,无效 2 例,总有效率为 92.9%。对照组治愈 6 例,好转 10 例,无效 8 例;总有效率为 66.7%,观察组疗效显著优于对照组(P<0.01)。据观察,观察组病例多数无复发,两组对照组易复发。

第三节　泻药及止泻药

硫　酸　镁

【别名】　硫苦、泻盐。

【药理】　本品为泻药、利胆药。此药内服后,Mg^{2+} 和 SO_4^{2-} 均不易吸收,在小肠内因渗透压作用,保持大量水分,可产生容积性导泻;以导管和口服将其溶液直接注入十二指肠,刺激肠黏膜,可反射性地引起胆囊收缩、胆总管括约肌松弛,促进胆汁排出;注射给药可使血中 Mg^{2+} 浓度增高,出现中枢抑制作用;在外周则能阻断神经肌肉的传导,产生抗惊厥作用;注射给药时能降低血压,这与其中枢抑制作用和直接扩张外周血管平滑肌有关。临床上可广泛地用于治疗急性便秘、胆石症、胆囊炎、破伤风和子痫引起的惊厥以及高血压、妊娠中毒症等疾病。

【制剂】　注射液:每支 1g(10ml),2.5g(10ml)。白色合剂:由硫酸镁 30g,轻质硫酸镁 5g,薄荷水适量,配合 10ml,1 次服 15~30ml。一二三灌肠剂:由 50%硫酸镁溶液 30ml,甘油 60ml,蒸馏水 90ml 配成。

【注意】

1. 急腹症患者、肠道出血患者以及经期妇女、孕妇禁用本品导泻。

2. 中枢抑制药(如苯巴比妥)中毒患者不宜使用本品导泻排出毒物,以防加重中枢抑制。

3. 导泻时,如服用大量浓度过高的溶液,可能自组织中吸取大量水分而导致脱水。

4. 因静脉注射本品较为危险,应由有经验医师掌握使用,且注射须缓慢,并密切注意患者的呼吸与血压。

5. 不宜用于肾功能不良者,以免少量吸收的 Mg^{2+} 排泄延缓而产生蓄积中毒,可改用硫酸钠。

【临床新用途】

1. 治疗急性心肌梗死 刘玉民等应用大剂量硫酸镁治疗急性心肌梗死患者 21 例,取得显著的疗效。用法:25%硫酸镁 40ml,加入 10%葡萄糖注射液 500ml 内,静脉滴注,于 3h 内滴完,1/d,10 次为 1 个疗程。吴仕燕等报道,在休息、吸氧、止痛、抗血管、抗凝、抑制血小板聚集及溶栓治疗基础上,用含镁极化液(10%葡萄糖溶液 500ml 加 10%氯化钾 15ml 加 25%硫酸镁 10~25ml 加普通胰岛素 12U)静脉滴注,1/d,连用 7~10d,治疗急性心肌梗死病人 50 例,结果硫酸镁对缺血再灌注心肌损伤有明显保护作用,可提高溶栓疗效,减少并发症,能明显降低再灌注心律失常发生率[吴仕燕,甄新焕.硫酸镁在静脉溶栓治疗急性心肌梗死中的临床意义.中国急救医学,2003,23(12):890]。补镁后,镁可激活心肌细胞膜上钠、钾泵的活性,促进钾内流。加大静息电位负值,起到稳定细胞膜的作用,使异位心律失常不易产生,并可抑制异位起

搏点的兴奋及折返,镁还能阻断交感神经节,起到很好的抗心律失常的作用。[任满意,李秀珍,杨宜华.硫酸镁静脉内用药的新用途.新医学,2004,35(8):497]

2. 治疗支气管哮喘 有人采用硫酸镁治疗 12 例顽固性支气管哮喘或支气管哮喘持续状态患者,均取得了良好效果。用法:25%硫酸镁 10~20ml,加入 5%葡萄糖注射液 500ml 中,静脉滴注,1/d,每分钟 20~40 滴。同时配合应用抗生素及激素。万献尧等将 50 例急性发作期重度哮喘患者分为两组。对照组 20 例,常规给予吸氧、抗感染、解痉、平喘、祛痰、肾上腺皮质激素(激素)等治疗,观察组 30 例在上述基础上,将 25%硫酸镁 10ml 加入 5%葡萄糖注射液 500ml 中,1/d,静脉滴注(滴速每分钟 30 滴),1 周为 1 个疗程。结果:对照组用药 72h 内起效者 3 例,72h 以后起效者 14 例,有效率为 85%;观察组用药 72h 内起效者 29 例,75h 起效者 1 例,有效率高达 100%。观察组有效率与对照组比较差异有统计学意义($P<0.05$),用药 72h 内有效率与对照组比较差异也有统计学意义($P<0.05$),提示使用硫酸镁可提高疗效和缩短达到有效时所需的时间[万献尧,毕丽岩.硫酸镁治疗支气管哮喘的疗效观察.医师进修杂志,2001,23(1):25]。

另有人用硫酸镁与多巴胺治疗老年顽固性哮喘 30 例,显效 24 例,有效 4 例,无效 2 例,总有效率为 93%。用法:在抗感染、输液、吸氧等常规治疗的基础上,用 25%硫酸镁 20ml,多巴胺 20mg 加入 5%葡萄糖或氯化钠注射液 250ml 中静脉滴注,每分钟 20 滴,1/d,连用 1~2 周。作者认为,对常规治疗效果欠佳的老年顽固性哮喘患者应用该法见效快,疗效确切。[孙培浩,李桂花.对"硫酸镁与多巴胺治疗老年性哮喘 30 例"的验证.新医学,2004,35(8):491]

3. 治疗梨状肌综合征 据报道,姚振

坤应用 25%硫酸镁治疗梨状肌综合征患者,用药后可以明显改善病情,总有效率为97%。方法:将 25%硫酸镁 10ml,加入25%葡萄糖注射液 10ml 中,混合均匀后,用9 号针头按梨状肌解剖投影位置刺入肌腹,当出现酸麻胀感时,缓慢将药物注入,然后配合撬拨手法治疗即可。

4. 治疗偏头痛　应用硫酸镁治疗偏头痛患者 85 例,其中治愈者 72 例,好转者 10例,无效者 3 例,总有效为 96.5%,治愈率为 85%。用法:取 25%硫酸镁 10ml,加入 10%葡萄糖注射液 500ml 中静脉滴注,1/d。用药 5d 后改为口服。33%硫酸镁10ml,内服,3/d。

5. 治疗三叉神经痛　采用硫酸镁眶上孔或眶下孔注射治疗三叉神经痛患者 15例,其中治愈者 12 例,好转者 2 例,无效者 1例,总有效率为 93%。方法:取 25%硫酸镁注射液 0.5~1.5ml,加入等量 2%普鲁卡因,分别选在眶上或眶下孔进针,当针头确实进入骨孔时,将药物缓慢注入。每周注射1~3 次。作者认为,采用硫酸镁治疗三叉神经痛有效,可能与镁对周围神经传导起阻滞作用有关。

6. 治疗荨麻疹　采用硫酸镁治疗荨麻疹患者,可使症状及皮损消失或好转。用法:25%硫酸镁 20ml,加入 10%葡萄糖注射液 500ml 中,静脉滴注,2ml/min,1/d,连用10d。另有人用硫酸镁治疗荨麻疹患者 45例,经用药 7~12d,全部获得治愈。

7. 治疗高脂血症　应用硫酸镁治疗高脂血症患者,效果显著,用药后可使血总胆固醇及三酰甘油降低,明显优于用降脂平、月见草等治疗的对照组。用法:10%硫酸镁30ml,加入 10%葡萄糖注射液(或生理盐水)300ml 中,静脉滴注,1/d,15d 为 1 个疗程。

8. 佐治婴幼儿毛细支气管炎　据报道,闻惠兰于 1999 年 1 月至 2002 年 12 月用小剂量硫酸镁佐治婴幼儿毛细支气管炎54 例,获得较好的疗效。全部病例均在抗炎、化痰止咳的基础上,加用 25%硫酸镁0.15ml/kg,以 10%葡萄糖注射液稀释成0.25%~0.4%的浓度,以 4~5ml/(kg·h)静脉滴注,1/d,连用 4~7d,有呼吸困难、口周发绀者给予氧疗,有心力衰竭者给予强心、利尿。结果:显效 32 例,有效 16 例,无效 6 例,总有效率为 89%。用药后未见明显不良反应。实践证明,应用此疗法可提高疗效,且药源广,值得基层医院推广应用。[闻惠兰.对"小剂量硫酸镁佐治婴幼儿毛细支气管炎 120 例"的验证.新医学,2004,35(2):119]

9. 治疗急性脑梗死　刘立平等对 88例急性脑梗死患者进行随机分组,其中对照组 32 例,每日给予血浆 500ml 静脉滴注 1次;观察组 56 例,用 25%硫酸镁注射液20ml 加氯化钠注射液 500ml,缓慢静脉滴注,每分钟 20~30 滴,1/d,连续 10d 为 1 个疗程。两组均给予降颅内压等对症治疗,结果显示,发病 72h 内用硫酸镁治疗的总有效率为 86%,对照组为 69%。两组比较差异有统计学意义($P<0.05$)。[刘立平,马宝玉,李晓明.硫酸镁治疗急性脑梗死 56 例临床观察.陕西医学杂志,2003,32(10):916]

10. 治疗重度妊高征　据刘秀华等报道,180 例重度妊高征患者,入院后给 25%硫酸镁 10ml 加 5%葡萄糖注射液 20ml 静脉注射(10min 以上),然后给 25%硫酸镁40ml 加低分子右旋糖酐 500ml,25%硫酸镁 30ml(1.5~2g/h)加 5%葡萄糖注射液500ml 静脉滴注,余对症治疗。患者症状及体征均明显好转,平均血压下降 15~20mmHg,尿量增多,水肿及头痛减轻,抽搐控制。剖宫产 139 例,产钳助产 9 例,正常分娩 32 例。新生儿无窒息 152 例,轻度窒息 27 例,重度窒息 7 例,经抢救无效死亡 2例。死产 1 例。产后出血<500ml 152 例,

500～800ml 14 例，900～1000ml 13 例，1500ml 1 例。产妇治愈176例，遗留慢性高血压3例，视力障碍1例。24h硫酸镁最大用量20g，最小用量10g。体重低于60kg者应适当减量。用硫酸镁治疗重度妊高征期间，应严密观察不良反应，并配伍使用相关药物，以提高治愈率[刘秀华，殷红梅.硫酸镁治疗重度妊高征疗效观察.山东医药，2002，42(23)：66]。陈氏认为，重度妊高征患者全身小动脉痉挛，硫酸镁作用于神经肌肉处，拮抗钙离子内流，减少乙酰胆碱的释放，从而解除血管痉挛，降低血压，控制抽搐，增加子宫胎盘血流量，改善胎盘功能；使血管内皮细胞合成前列环素增加，降低血压。[陈冠容.老药新用.3版.北京：人民卫生出版社，2004：167]

11. 治疗肺源性心脏病心力衰竭　据报道，在改善呼吸功能及控制呼吸道感染的基础上，加用25%硫酸镁10～20ml，多巴胺30～40mg，加入10%葡萄糖注射液50～100ml静脉滴注，每分钟30～40滴。停用洋地黄、利尿药及激素。经治疗肺源性心脏病难治性心力衰竭39例，好转35例，无效4例。在治疗过程中应注意血压，并备10%葡萄糖酸钙应急处理。膝腱反射消失，呼吸少于16/min和肾衰竭者，忌用硫酸镁。[王明华.浅谈硫酸镁新运用.中国民族民间医药，2009(10)：15]

12. 治疗静脉炎　有人将66例药物化疗患者随机分为用药前组23例、用药时组22例、用药后组21例，分别于静脉滴注化疗药物前20min、静脉滴注化疗药物时、静脉滴注化疗药物后20min，用50%硫酸镁溶液在静脉穿刺点上方沿静脉走向10～15cm区间湿敷，至输液结束。结果：用药前组、用药时组、用药后组的静脉炎发生分别是1例、4例、10例。用药前组与用药时组、用药后组比较有显著差异(P<0.01)。作者认为，50%硫酸镁溶液在化疗前20min湿敷是

防治静脉炎的最佳时机。[朱萍.硫酸镁湿敷防治化疗性静脉炎的时机探讨.护理学杂志，2009，24(5)：57]

13. 治疗早泄　王晓军将80例早泄患者，随机分为硫酸镁组40例，于会阴部注射250g/L硫酸镁注射液2.5ml，2h后同房，1周2次，2周为1个疗程。氯化钠组40例，采用8.5g/L氯化钠注射液，方法同上。结果：硫酸镁组和氯化钠组的治愈率分别是80%和25%(P<0.01)，有效率分别是97.5%和35.0%(P<0.01)。据观察硫酸镁组除注射部位有疼痛感外，未见不良反应。镁离子对中枢神经系统有镇静作用，松弛会阴部的球海绵体、坐骨海绵体，射精正常，早泄得以改善。

开塞露

【药理】　开塞露为含50%丙三醇(或山梨醇)的制剂。由于高渗透压刺激肠壁引起排便反射，药物本身也有局部润滑肠壁的作用，几分钟内即可引起排便；不影响营养物质的吸收。临床上主要用于轻度便秘。

【制剂】　外用剂：每支20ml。

【临床新用途】

1. 治疗产后尿潴留　取开塞露1支挤入肛内，结果有86例在5～10min顺利排尿，有11例同时辅以新斯的明0.5～1.0mg肌内注射后，2h内排尿，无效者3例，总有效率为97%。作者认为：①正常产后应在4～8h自动排尿，超过8h者为尿潴留，产后尿潴留多为产程长，膀胱和尿道受胎儿先露部压迫过久致膀胱黏膜充血，水肿影响排尿。如果产后尿潴留未能及时处理，使膀胱明显受压，致肌张力及敏感度降低，甚至导致神经性麻痹。另外，会阴侧切，伤口疼痛反射性引起膀胱括约肌痉挛。②用开塞露刺激肠蠕动，促进排便，从而反射性兴奋盆腔神经，引起膀胱逼尿肌收缩及膀胱内括约肌松弛，加之排便时腹压增加，有利于驱尿排出。

2. 治疗脑卒中患者尿潴留　据吕冰峰、曹广益报道,应用开塞露治疗脑卒中患者尿潴留者45例,总有效率为96%。治疗方法:患者取侧卧位,臀部抬高10cm,然后将开塞露60ml抽入玻璃质地灌肠器内,快速注入直肠内。注射深度为14~16cm,必要时可重复注射1~2次。注射1次尿液排出者为显效,注射2~3次尿液排出者为有效,注射3次无排尿者为无效。结果:用开塞露治疗脑卒中患者尿潴留者45例,其中显效者28例,有效15例,无效者2例。无效2例均为重度昏迷,经导尿排出尿液。作者认为,开塞露治疗脑卒中患者尿潴留,其机制是甘油直接刺激了直肠壁,通过神经反射而引起排便。与此同时,反射性地引起膀胱逼尿肌强有力地收缩括约肌,辅以膈肌及腹直肌的收缩,通过这一系列的反射,使腹内压与膀胱内压增高,引起排尿。

3. 治疗小儿肠痉挛　取开塞露20ml肛门灌注,灌注后2~3分钟排便,结果100例中,腹痛消失90例,临床检查腹软、无压痛,另10例复用1次后症状消失。[于昕,赵玉萍,李翠玲.开塞露治疗小儿肠痉挛100例临床观察.黑龙江医学,2001,25(8):639]

药　用　炭

【别名】　活性炭。

【药理】　本品为吸附药。服后可减轻肠内容物对肠壁的刺激,使蠕动减少,从而引起止泻作用。此外,尚有吸着胃肠内有害物质的作用。临床上常用于腹泻、胃肠气胀、食物中毒等。

【制剂】　片剂:0.15g,0.3g,0.5g。

【注意】

1. 本品宜储存于干燥处。

2. 对蛋白酶、胰酶的活性亦有影响,均不宜与本品合用。

【临床新用途】

1. 降低单项高三酰甘油血症　据报道,有人以药用炭治疗高脂血症患者50例,效果明显。方法:药用炭4.5g/d,分3次口服。服药期间饮食如常,停服其他药物。结果:50例中三酰甘油有不同程度下降者47例,其平均下降幅度达39%。

2. 治疗急性病毒性肝炎　据报道,观察组35例和对照组35例均为急性黄疸型病毒性肝炎,两组在同时服用复方维生素B、维生素C及干酵母及根据病情输注10%葡萄糖注射液500~1000ml的基础上,观察组加服药用炭8g,配成混悬液口服,2/d,在2次服药间再服果导片2片,以保持大便通畅;对照组选用水乙蓟宾、葡醛内酯、云芝肝泰、肌苷、ATP等1~2种护肝药。结果:两组患者均达到临床治愈。但治疗病程较对照组明显缩短,其中临床症状改善、降低黄疸指数及谷丙转氨酶平均时间前者分别为9.83~10.6d、14.62d及14.71d,后者12.71~11.8d、19.46d和12.29d,两者相比 $P<0.05$。

3. 治疗药物中毒　①用于水杨酸中毒:药用炭开始口服75g,以后每4h服50g,直至症状缓解。结果:5例血浆水杨酸浓度明显下降,半衰期<3.2h,对照组半衰期为27h。②用于苯巴比妥中毒:药用炭第1次服100g,以后每4h服50g,严重病例均在24h内症状改善,半衰期从100h下降至24h。③用于卡马西平中毒:药用炭首次剂量50~100g,以后12.5g/h速度给药,口服。④用于奎宁和吡唑酮中毒:用5%药用炭液洗胃及其他相应治疗,收到显著的疗效。

4. 治疗高脂血症　20世纪80年代中期,国外有人报道利用药用炭(又称活性炭)的吸附作用治疗高三酰甘油血症和高胆固醇血症,取得了较好的疗效[姚小梅.几种老药的新用途.中国医院药学杂志,1994,14(10):464]。最近,刘仰录报道,采用药用炭治疗高脂血症患者,亦获显效。治疗方法:口服药用炭,每次3.0g,3/d。结果:用药用炭治疗高脂血症患者 20 例,其中高三酰甘油血症和高胆固醇血症分别下降 32% 和 22%。另据刘福喜等报道,采用药用炭治疗高脂血症患者 143 例,饭前服药用炭每次 1.5g,3/d,共 4 周。结果:高三酰甘油血症和高胆固醇血症分别下降 29% 和 11%,均取得显著效果($P<0.01$)。药用炭为吸附剂,其降脂原理是通过吸附外源性高三酰甘油血症和高胆固醇,并干扰胆盐的肠肝循环,发挥调节脂质代谢作用。

5. 治疗遗传性细胞生成性卟啉症 药用炭能吸附肠道内的内源性卟啉,因而阻止其吸收,并可控制皮肤反应和肝损害,降低血浆卟啉水平。短期治疗:药用炭 30g,1/h,共用药 12 次;长期治疗:药用炭 6g,3/d,连续服药 6~9 个月。为减少药用炭吸附食物中维生素,宜同时口服叶酸、维生素 D,静脉滴注维生素 B_{12} 等。

第四节　肝胆疾病辅助用药

水飞蓟宾

【别名】　西利马林、水飞蓟素,益肝灵。

【药理】　水飞蓟宾具有显著的保护及稳定肝细胞膜的作用;对四氯化碳、硫代乙酰胺、毒蕈碱、猪屎豆碱等肝毒物引起的各种类型肝损伤具有不同程度的保护和治疗作用。临床上主要用于治疗慢性迁延性肝炎、慢性活动性肝炎、初期肝硬化、肝中毒等病。

【制剂】　片剂:每片35mg,38.5mg。

【临床新用途】　治疗高脂血症　有人应用水飞蓟宾治疗高脂血症患者,亦获满意效果。用法:内服益肝灵,每次 3 片,3/d,温开水送服。4 周为 1 个疗程,连服 2 个疗程。结果:1 个疗程后,总胆固醇下降 12%,三酰甘油下降 33%;服药 2 个疗程后,下降分别达到 13% 与 39%,作者认为,应用水飞蓟宾治疗高脂血症取效,可能与本药中含有大量亚油酸有关。

熊去氧胆酸

【药理】　熊去氧胆酸是一种利胆药,有增加胆汁酸分泌,降低胆汁中胆固醇饱和度,促进胆固醇结石溶解等作用。临床上主要用于中毒性肝障碍、胆囊炎、胆道炎和胆汁性消化不良以及胆汁分泌不足等。

【制剂】　片剂:每片 50mg。

【注意】

1. 孕妇禁用。

2. 凡胆道完全阻塞和严重肝功能减退患者忌用本品。

3. 内服本品后主要不良反应为腹泻,罕见发生头痛、头晕、心动过缓、胃痛、胰腺炎、便秘、瘙痒等过敏反应。

【临床新用途】

1. 预防肝移植急性排斥反应　采用内服熊去氧胆酸预防肝移植急性排斥反应患者,患者均存活,未出现排斥反应,而且肝酶均低于对照组。用法:口服熊去氧胆酸,10mg/(kg·d),疗程为 6 个月。在服本药时,宜同时运用抗胸腺细胞球蛋白、硫唑嘌呤和类固醇等药物,在肾功能稳定时口服环孢素。

2. 治疗胆汁反流性胃炎　在胆汁反流时,胆汁内去氧胆酸和石胆酸对胃黏膜有较大的损害性,使氢离子逆弥散增加,形成黏膜病变。在服用熊去氧胆酸后,胃液中胆汁酸以熊去氧胆酸为主,去氧胆酸、石胆酸浓度明显降低,故对胃黏膜损害的作用大大减少。用法:口服熊去氧胆酸,每次 100mg,3/d,1 个疗程为 2 周,连续服药至症状消失止。结果:用熊去氧胆酸治疗胆汁反流性慢性胃炎患者,经用药

4 个月后,可明显改善症状,疼痛消失率为 93%。

3. 治疗慢性肝炎　有人用熊去氧胆酸治疗慢性肝炎患者,可使 AST、ALT 下降。用法:熊去氧胆酸每次 100mg,口服,3/d,疗程 20 周。

4. 治疗囊性纤维变性　熊去氧胆酸,每日 15～20mg/kg,口服,疗程 6 个月。用药后可使肝功能改善,体重明显增加。(黄延祚.常用药物临床新用途手册.南宁:广西科学技术出版社,1999:241)

5. 治疗脂肪肝　有人将脂肪肝 68 例,随机分为两组,观察组 40 例,采用熊去氧胆酸 6～10mg/(kg·d)分 3 次餐后服。对照组 28 例,采用西利宾胺,每次 2 片,3/d,餐后服。疗程各为 12 周。结果,两组显效率分别为 56.8%、21.4%;有效率 35.7%、35.7%;总有效率为 92.5%、57.1%。两组比较统计学有显著差异(P<0.01)[郭开生.熊去氧胆酸治疗脂肪肝的疗效.临床荟萃,2002,17(9):526]。有人认为非酒精性脂肪性肝炎是指病人无酗酒史,但肝组织呈嗜酒者相似的变化,如大疱性脂肪变性和炎症,此外,表现血清转氨酶升高,肝纤维化并进展为肝硬化,与脂质在肝中过度堆积有关。熊去氧胆酸可降低血脂,并稳定肝细胞膜和抑制单核细胞产生细胞因子。[卢书伟,蔡皓东,崔振宇.脂肪肝的药物治疗.中国新药杂志,2001,19(12):37]

6. 治疗非酒精性脂肪性肝炎　52 例患者,随机分为两组。观察组 52 例,口服熊去氧胆酸 15～20mg/(kg·d),3/d;对照组口服多烯磷脂烯胆碱 2 粒,3/d,疗程均为半年。结果:两组分别总有效率为92.3%,88.5%。

7. 治疗反流性食管炎　栾双梅等应用熊去氧胆酸治疗反流性食管炎患者,效果显著。120 例反流性食管炎患者随机平均分为 2 组,观察组给予埃索美拉唑 40mg,1/d;莫沙必利 5mg,3/d;熊去氧胆酸 250mg,2/d,疗程 2 周。对照组应用埃索美拉唑 40mg,1/d;莫沙必利 5mg,3/d,疗程相同。分别于服药 1 周和 2 周随访。结果:观察组临床症状如胃灼热、反酸、胸痛症状明显改善(P<0.01)。对照组上述症状也有改善(P<0.05)。两组比较差异有显著性(P<0.01),但反酸症状两组差异无显著性。作者认为,熊去氧胆酸联合质子泵抑制药及胃动力药治疗胆汁反酸性食管炎疗效显著。[栾双梅,朱雅碧,张晓军,等.熊去氧胆酸辅助治疗反流性食管炎 60 例.医药导报,2010,29(1):53-55]

肌　　醇

【别名】　环己六醇。

【药理】　本品能与脂肪酸、磷酸等结合成肌醇磷脂,促进肝和其他组织中的脂肪代谢,发挥去除肝内脂肪的作用。临床上主要用于治疗脂肪肝、慢性肝炎、早期肝硬化等。

【制剂】　片剂:0.25g。

【临床新用途】　**治疗糖尿病末梢神经病变**　本病的发生,与周围神经组织中肌醇含量下降有重要关系。而内服肌醇可补充神经组织中肌醇的不足,促进末梢神经组织细胞功能恢复,故能收到明显效果。方法:内服肌醇,每次 1.0～1.5g,3/d,温开水送服。30d 为 1 个疗程。结果:用肌醇治疗糖尿病末梢神经病变,经用药 1～3 个疗程后,症状明显减轻或消失,显效率为 100%,而用维生素(B_1、B_{12})治疗的对照组,显效率为 15%,差异非常显著。在应用本药时,需同时控制高血糖。

第五节　胃肠解痉药

溴丙胺太林

【别名】　普鲁本辛。

【药理】　溴丙胺太林具有较强的阿托品样外周抗胆碱、抗毒蕈碱作用,也有弱的神经节阻断作用。其特点为对胃肠道平滑肌具有选择性,故抑制胃肠平滑肌的作用较强,较持久。对汗液、唾液及胃液分泌也有不同程度的抑制作用。溴丙胺太林不容易通过血-脑脊液屏障,故极少发生中枢作用。临床上主要用于胃及十二指肠溃疡的辅助治疗,也可用于胃肠痉挛等。

【制剂】　片剂:每片15mg。

【注意】

1. 心脏病患者慎用。

2. 手术前和青光眼患者禁用。

3. 本品内服后的主要不良反应有头痛、口干、视物模糊、心悸、尿潴留、便秘等,减量或停药后可自行消失。

【临床新用途】

1. 治疗遗尿症　有人用溴丙胺太林治疗遗尿症患者15例,病程1~10年,经用药5~7d全部获得痊愈。经随访1~3年,均未见复发。用法:口服溴丙胺太林,睡前口服15~45mg(根据年龄大小而定),1/d。

2. 治疗癫痫　采用溴丙胺太林治疗癫痫患者,可有效控制或减少发作,总有效率为76%。对常用抗癫痫药效果欠佳者,应用本品仍可能有效。用法:溴丙胺太林每次15~30mg,3/d;9—12岁儿童15mg,每日分早、晚2次服。

3. 治疗急慢性支气管炎　应用溴丙胺太林配合氯苯那敏,必要时加服复方磺胺甲噁唑治疗急慢性支气管炎患者,疗效显著。用法:溴丙胺太林30mg,氯苯那敏8mg,复方磺胺甲噁唑0.96g,均3/d,温开水送服。

结果:治疗急慢性支气管炎患者65例,总有效率为92%。一般服药3~5d即可收到明显效果。

茴　三　硫

【别名】　胆维他、舒雅乐。

【药理】　茴三硫能增强肝谷胱甘肽(GSH)水平,明显增强谷氨酰半胱氨酸合成酶(GCS)、谷胱甘肽还原酶(GSSG-R)和谷胱甘肽硫转移酶(GSH-S-Tx)活性,降低谷胱甘肽过氧化酶(GSH-Px)活性、茴三硫片增强肝细胞活力,使胆汁分泌增多,有利胆作用。

【制剂】　片剂:12.5mg,25mg。

【注意】

1. 胆道完全阻塞患者忌用。

2. 对甲状腺功能亢进者、孕妇或哺乳期妇女慎用。

3. 偶有发生荨麻疹样红斑,如出现应立即停药,症状即可消失。

【临床新用途】

1. 治疗病毒性肝炎　陈静红应用茴三硫治疗乙型肝炎患者,效果卓著。方法:观察组68例给予茴三硫50mg,3/d。对照组采用灭澳灵4粒,3/d;维生素B$_6$ 20mg,3/d,疗程1个月。结果:观察组于用药后2~3d表现食欲减退、恶心、呕吐等消化道症状较早消失,用药1周后,其余症状亦消失。1个月后,肝功能恢复正常。而对照组症状消失较慢,肝功能恢复正常所需时间较长。观察组有效率为100%,对照组总有效率为76.47%。观察组疗效明显优于对照组($P<0.05$)。

2. 治疗干眼症　本病的发病率逐年升高,据不完全统计,43—84岁人群发病率美国为13.3%、日本为17.0%、加拿大为

28.5％。而我国缺乏流行病学调查结果,若按人口比例,则我国有着庞大的干眼症人群。目前的治疗方法,通常以局部使用人工泪液、激素等眼液局部滴眼治疗,对于严重的干眼或由于泪腺功能障碍导致泪液分泌减少的干眼常需要能促进泪液分泌的药物,而茴三硫具有促进腺体分泌的作用。[鲁杰,孟欣,张悦.干眼症患者临床特征分析119例.眼科新进展,2009(8):632-633]据报道,王华等对茴三硫对干眼的治疗效果进行评价,84例诊断为干眼患者,采用前瞻性随机双盲对照研究,分为两组。观察组40例,口服茴三硫25mg,3/d。对照组给予维生素C 100mg,3/d。两组疗程均为28d。同时两组均以人工泪液0.05％羧甲基纤维素钠眼液局部滴眼,3/d。分别于治疗前和治疗后3d、7d、28d检测和评定患者干眼症主观症状、视力、角膜荧光素染色(F1)、泪膜破裂时间(BUT)及其基础泪液分泌试验(SIT)。结果:在全部28d观察的时间内,对照组中重度干眼亚群的样本均数差值如视疲劳、干涩感、异物感、烧灼感、畏光、疼痛、眼红及F1、BUT、SIT值均较治疗前无明显改善。而观察组在治疗7d后,中重度干眼亚组症状及检测指标较治疗前明显改善,且SIT值较对照组改善更为显著。据观察,茴三硫对泪腺功能完全丧失的病例未见到治疗效果。[王华,刘祖国,彭娟,等.环戊硫酮治疗干眼的临床疗效评价.中华眼科杂志,2009,45(6):492-497]

3. 治疗抗精神药物吩噻嗪所致口干症 吉中孚将口干症68例随机分为观察组37例和对照组31例,两组在年龄、病情、口干症状评分、每分钟唾液基本一致。经t检验,P均>0.05。方法:观察组口服茴三硫25mg,3/d,共30d。对照组则给予安慰剂,治疗30d后口干症状评定。结果:观察组29例症状完全消失,3例改善,5例无效,总有效率为86％;对照组症状消失8例,改善

3例,无效20例,总有效率为35％。

α-硫辛酸

【药理】

1. 清除自由基和活性氧 自由基在人体内不断地产生和清除,这种平衡一旦受到破坏,使自由基在体内蓄积过多,就会引起疾病的发生。而本品可以清除羟自由基、次氯酸、单线态氧,但难于清除超氧自由基和过氧化氢。

2. 抗炎作用 本品可降低炎症反应和细胞因子TNF-α、IL-6、IL-1B和细胞黏附分子的水平。

制剂:片剂,600mg;注射剂:600mg。

【注意】 本品不良反应少,仅有轻微头痛、颜面发热、皮疹及不快的蒜臭,以及恶心、呕吐、眩晕。长时间、大剂量应用可能螯合金属离子而抑制体内的金属酶和体内生物素的缺乏。

【临床新用途】

1. 治疗糖尿病周围神经病 乔运成应用本品治疗糖尿病周围神经病患者,效果显著。将96例患者随机分为2组。对照组48例,给予甲钴胺500μg,肌内注射,1/d。观察组48例,在对照组基础上加用硫辛酸注射液600mg,稀释于生理盐水中,静脉滴注,1/d。两组疗程均为3周。结果:观察组总有效率为85.4％;对照组为62.5％。观察组疗效明显优于对照组(P<0.05)。[乔运成.硫辛酸注射液治疗糖尿病周围神经病变的疗效观察.临床合理用药杂志,2009,2(17):62]

2. 治疗糖尿病足 乐岭等应用α-硫辛酸治疗糖尿病足患者,疗效满意。33例患者入院后给予抗感染、对症、支持治疗、处理创面、进行胰岛素强化治疗。随机分为观察组18例,给予α-硫辛酸注射液600mg,加入生理盐水250ml中,静脉滴注,1/d;对照组15例,给予维生素C300mg加入生理盐水

250ml 中,每日 1 次,静脉滴注。疗程均为 14d。治疗前后用超声测定臂踝指数,同时测定血清 CRP、MMP-9、丙二醛,观察两组血糖控制时间、溃疡愈合时间等。结果:两组治疗后 CRP、MMP-9、MDA 均明显下降,ABI 上升,而治疗组与对照组比较上述指标更优于对照组($P<0.05$)。据观察,两组病人治疗后,患肢消肿迅速,麻木、疼痛、冷感显著好转。治疗组溃疡愈合时间 8 ± 2d,对照组为 9 ± 3d($P<0.05$)。作者认为,本品可通过抗氧化应激来明显改善糖尿病足患者的血液供应,促进其溃疡的愈合。[乐岭,向光大,赵林双,等. α-硫辛酸对糖尿病足介入治疗的影响. 中国药师,2009,12(5):631-633]

第6章 泌尿系统用药

第一节 利 尿 药

乙 酰 唑 胺

【别名】 醋唑磺胺、醋氮酰胺。

【药理】 乙酰唑胺为碳酸酐酶抑制药，由于抑制肾小管上皮细胞中的碳酸酐酶，使肾中氢离子与钠离子的交换减慢，水与重碳酸盐排出增加，因此产生利尿作用，排出碱性尿。本品单独应用时可引起代谢性酸中毒，作为利尿药因其不良反应多，利尿效率低，已被淘汰。但因其能抑制睫状体细胞的碳酸酐酶，使房水生成减少，眼压降低，可用于青光眼的辅助治疗。同时，本品可试用于癫痫大、小发作。

【制剂】 片剂：每片 0.25g。

【注意】

1. 长期服用本品，需同时加服钾盐，以防止血钾过低。

2. 患有肺心病、心力衰竭、肝性脑病、肾功能及肾上腺皮质功能严重减退、代谢性酸血症以及伴有低钾血症的水肿患者，均不宜应用。

3. 长期服用本品，可发生代谢性酸血症（高氯血症性酸中毒）。

【临床新用途】

1. 治疗胰瘘 据报道，有人治疗挤压伤引起的胰瘘患者 1 例，经外科手术疗效不佳，口服乙酰唑胺，每次 0.5g，3/d，仅服药 1周后即获得治愈，经随访未见复发。

2. 治疗顽固性呃逆 有人采用乙酰唑胺治疗各种原因引起的顽固性呃逆患者 42例，效果显著。用法：乙酰唑胺每次 0.25～0.5g。本品治疗呃逆的机制是与抑制神经系统碳酸酐酶有关。目前，多数学者认为，呃逆的产生机制系由于各种刺激因素引起迷走神经兴奋性增高所致。一般呃逆多为暂时性，但少数可呈顽固性（持续发作＞24h，采用镇静药、解痉药、针灸等治疗无效）。顽固性呃逆多见于多种疾病如中枢神经和消化系统疾病，心、肺、肝、肾衰竭及传染病等，常常可以提示预后严重。郭景东采用乙酰唑胺治疗顽固性呃逆患者 20 例，方法：乙酰唑胺每次 0.25～0.5g，3/d，口服，呃逆终止后停药。结果：20 例中，服药 1 次呃逆消失者 6 例，服药 3 次消失者 10 例，余 4例均在服药 3d 内消失。1 例停药后 5d 又复发，再次服药乙酰唑胺后，症状获得消失。用药期间，个别患者有轻度头晕、困倦，停药后即可自行消失。

3. 治疗急性胰腺炎 在常规治疗基础上，加用乙酰唑胺每次 0.25～0.5g，3/d，腹痛缓解及血淀粉酶恢复正常时间明显缩短。据研究后发现，碳酸酐酶与胰液生成有关，该药可抑制碳酸酐酶，从而能抑制胰腺分泌，促进腹痛减轻，血、尿淀粉酶恢复正常。

4. 治疗先天性肌强直 乙酰唑胺每次 0.25g，口服，2/d，1 周后改每次 0.125g，口服,1/d。有人用乙酰唑胺治疗先天性肌强直患者,一般症状消失而愈。作者认为,本药的机制可能是用药后通过降低细胞外pH,并提高血氯浓度,增强肌纤维膜对氯离子通透性,从而使肌强直减轻或消失。(黄延祚.常用药物临床新用途手册.南宁:广西科学技术出版社,1999:276-277)

5. 治疗消化性溃疡 据《中国社区医师》杂志2009年第4期报道,有人用乙酰唑胺治疗消化性溃疡患者40例,治愈率为98%。用法:乙酰唑胺25～30mg/(kg·d),分3～4次口服。同时加服碳酸氢钠,2g/d,并加服门冬酸钾镁每次2片,3/d。

螺 内 酯

【别名】 安体舒通、螺旋内酯固醇。

【药理】 本品的作用部位是在远曲小管和集合管靶细胞的胞质醛固酮受体,阻断醛固酮的促进新蛋白合成作用。醛固酮的生理作用是在远曲小管和集合管细胞间接促进 Na^+-K^+-ATP 酶的合成。通过此酶实现 K^+-Na^+ 交换,完成潴钠排钾的生理功能。本品适用于肝硬化、慢性心力衰竭、肾病综合征、慢性肾疾患合并高血压、肾动脉狭窄性高血压等疾病。据临床试验,单用本品时利尿作用往往较差,常与氢氯噻嗪合用时,可明显增强利尿效果。

【制剂】 片(胶囊)剂:每片(胶囊)20mg(微粒),微粒20mg与普通制剂100mg的疗效相仿。

【注意】

1. 肾衰竭患者及血钾偏高者忌用。

2. 服用本品,可能引起头痛、嗜睡、精神错乱、运动失调、皮疹及乳腺分泌过多等,并可引起低钠血症、高钾血症等症状出现。

3. 若长期大量使用本品后,男子可出现女性型乳房、阳痿以及性功能明显减退等;女子可出现乳房触痛、声音变粗、褐斑、多毛症、更年期后子宫出血等症状。停药

后上述症状即可以自行消失。

【临床新用途】

1. 治疗痤疮 据报道,有人用螺内酯治疗痤疮患者,效果满意。用法:内服螺内酯,每次20mg,2/d,以10～15d为1个疗程。结果:用螺内酯治疗痤疮患者15例,其中显效者6例,有效者8例,无效者1例。总有效率为93%。2例服药后有轻度的恶心、心烦症状。螺内酯治疗痤疮的作用机制,可能与其抗雄激素作用有关。

2. 预防食管静脉破裂再出血 口服螺内酯后,可减少或防止食管静脉破裂再出血,疗效与用硬化剂治疗的对照组相似。方法:口服螺内酯,每次20mg,4/d,温开水送服。服用本品时,可与护肝药同时合用。本品长期服用,未见副作用发生。另据报道,38例肝硬化并发食管静脉破裂出血的患者,随机分为两组,螺内酯组20例(螺内酯20mg,口服,4/d);硬化组18例(经内镜注射乙氧硬化醇,1～2周1次,共2～4次)。结果:螺内酯组的再出血率及生存率与硬化剂组比 $P>0.05$,无显著差异。但螺内酯组无硬化剂的不良反应。

3. 降低心力衰竭病死率 为评价在常规治疗基础上加用螺内酯能否降低重度心力衰竭病人的病死率,作者进行了一项研究。选择心功能Ⅲ级、Ⅳ级病人1663例,随机双盲分为螺内酯组(初始量25mg)和安慰剂组。几乎所有病人均同时服用血管紧张素转化酶抑制药和襻利尿药、大部分病人服地高辛。治疗过程定期监测血钾和肌酐,肌酐升至 $354\mu mol/L$ 时停药。结果:平均随访2年后,螺内酯组的病死率显著低于安慰剂组(35% vs. 46%,$P<0.001$);因心脏原因住院的次数明显少于安慰剂组(515 vs. 753,$P<0.001$);心功能改善率明显高于安慰剂组。安慰剂组有10例和螺内酯组有14例发生高血钾(>6.0mmol/L)。螺内酯组10%的病人出现男子女性型乳房或乳房

疼痛,其中 1.2％的病人需停药。作者认为,在常规治疗基础上加用小剂量螺内酯可显著降低心力衰竭病人的病死率和住院率,改善心功能。治疗过程中并未出现严重高血钾,但对高血钾或有明显肾功能不全者应禁用[王建国.螺内酯显著降低心力衰竭病死率.新医学,2001,32(4):254]。

另据刘雪诗报道,32 例心功能Ⅳ级(按 NYHA 分级)重度心衰患者,在常规应用地高辛、呋塞米、卡托普利基础上,加用螺内酯 20～40mg,1～3/d。结果:经治 2～4 周,心功能明显改善,有效率分别为 71.9％,87.5％。32 例经治疗后,28 例症状缓解出院,4 例死亡。其中死于急性左心衰、急性恶性心律失常各 2 例[刘雪诗.常规抗心力衰竭药物加安体舒通治疗重度心力衰竭.临床心血管疾病杂志,2000,16(8):374]。惠元诚等报道 61 例心功能Ⅲ～Ⅳ级,且左心室射血分数≤0.35 的慢性心衰患者,在常规使用地高辛、利尿药和卡托普利治疗基础上,随机分成观察组(30 例),加用螺内酯 60mg/d,分 3 次服;对照组未用螺内酯(31 例)。随访 6 个月,结果:治疗后左心室射血分数增加,心功能改善,两组有效率分别为 68％,55％。[惠元诚,朱志勤.安体舒通治疗慢性充血性心力衰竭的疗效观察.苏州医学院学报,2000,20(8):741]

4. 预防男性秃发　方法:螺内酯 50～60mg/d,连续用药 1～6 个月后可获满意效果。作者认为,本品主要作用为头发不脱并生长,油腻及痒感明显减轻,最早出现作用时间最快为 1 个月。

5. 治疗心肌梗死　姚欢等应用螺内酯治疗心肌梗死,效果显著。将 93 例急性心肌梗死者随机分为观察组 49 例和对照组 44 例。对照组采用溶栓、ACEI、β受体阻断药、硝酸酯类作为基础治疗。观察组在对照组基础治疗上加服螺内酯 40mg/d,疗程 6 个月。分别在发病 1 周、3 个月、6 个月干预

期内,用超声心电图检测两组左室舒张期末期内径(LVEDD)、左室收缩末期内径(LVESD)和 LVEF。结果:治疗 6 个月后,观察组 LVEDD、LVESD 较对照组明显降低[两组 LVEDD 分别为 51.1±4.3mm 和 54.4±4.8mm($P<0.05$);LVESD 分别为 37.3±4.6mm 和 41.9±4.9mm,($P<0.05$)]。LVEF 明显升高[分别为 52.6±4.6mm 和 47.2±4.9mm,($P<0.05$)]。作者认为,急性心肌梗死患者在常规治疗基础上,早期加用小剂量醛固酮受体拮抗药螺内酯后,可抑制心肌梗死患者左室的扩张和纤维化,纠正发生左室重构。[姚欢,吕明睿.螺内酯对急性前壁心肌梗死患者心室重塑的影响.医学导报,2009,6(31):14-15]

呋　塞　米

【别名】　速尿、速尿灵、利尿灵、呋喃苯胺酸、利尿磺胺、腹安酸。

【药理】　呋塞米可抑制髓襻升支髓质部和皮质部对 Cl^- 和 Na^+ 再吸收而起利尿作用。其利尿作用迅速、强大,多用于其他利尿药无效的严重病例。由于水、电解质丢失明显等原因,故不宜常规使用。药物中毒时可用于加速毒物的排泄。临床上主要用于治疗心性水肿、肾性水肿、肝硬化腹水、功能障碍或血管障碍所引起的周围性水肿,并可促使上部尿道结石的排出。

【制剂】　片剂:每片 20mg。注射液:每支 20mg(2ml)。

【注意】

1. 孕妇禁用。低钾血症、肝性脑病者忌用。

2. 小儿慎用。严重肾功能不全患者慎用。

3. 由于本品利尿作用迅速、强大,必须注意掌握开始剂量,防止过度利尿,引起脱水和电解质的不平衡。

【临床新用途】

1. 治疗风湿性舞蹈病　在使用抗风湿

药物的基础上加用呋塞米治疗风湿性舞蹈病患者,全部获得治愈。随访4年,均未见复发。用药方法:肌内注射呋塞米,3—10岁者10mg,11—15岁者每次20mg,1/d。5次为1个疗程。

2. 治疗急性酒精中毒 呋塞米可以通过利尿排毒,迅速降低血中乙醇浓度,促进清醒。若烦躁不安者,宜肌内注射给药,同时给予维生素 B_1 和维生素 B_6 肌内注射。用法:取呋塞米40mg,加入生理盐水20ml中,静脉注射。结果:应用呋塞米治疗急性酒精中毒患者,可迅速改善症状,促进患者清醒,一般15~30min起效。

3. 用于B超诊断疾病 据报道,傅乃华等采用呋塞米口服液口服,用于子宫肌瘤、卵巢囊肿及实性囊肿、盆腔积液、宫外孕等多种妇科疾病的B超诊断。具有剂量小、服用方便、膀胱充盈快、效果满意等优点。方法:呋塞米2g,甘油2000g,蒸馏水加至10 000ml,在无菌条件下配制,灌装于200ml塑料瓶中即得。作者将400例受试者随机分成2组,分别服用呋塞米口服液和饮水,受试者在做B超检查前,1次用药200ml,或饮水800ml。用本药者约30min膀胱即充盈,而饮用水者则需60~90min膀胱才充盈。临床上大大缩短了患者的就诊时间和为临床诊治创造了条件。在所有用药者中,未出现不良反应。呋塞米具有酰胺基,易被氧化分解,在本品制备中,药液不得与金属接触,操作时应避光,并尽量避免与二氧化碳接触。[傅乃华,郭均琪,闫等芹.呋塞米口服液的制备与临床应用.中国医院药学杂志,2000,20(1):46]

4. 治疗严重肾功能不全 有人应用大剂量呋塞米治疗严重肾功能不全患者3例,效果显著。方法:给予呋塞米300~800mg/d,即可有一定的利尿效果。在水肿消退后,要保持正常尿量则较困难。超过800mg/d的剂量并无增加尿量的效果,反因脱水而减弱利尿效果。这种疗法的禁忌证为肾毒性或肝毒性药物引起的肾衰竭和肾衰竭并发肝性脑病。

5. 治疗支气管哮喘 徐彤彤应用呋塞米治疗支气管哮喘,效果显著。对照组46例给予综合治疗,根据患者的具体情况分别给予吸氧、氨茶碱、沙丁胺醇、地塞米松。方法:氧流量为3~5L/min;静脉滴注氨茶碱0.20~0.70g/d;雾化吸入沙丁胺醇750mg/d,分2次吸取;静脉滴注地塞米松10~20mg/d。观察组54例依据患者具体情况,分别给予超声雾化吸入呋塞米20~30mg,同时配有生理盐水5~10ml。治疗前及治疗后5h、3d、7d检测用力吸气容积,记录各种临床症状和不良反应。结果:7d时两组分别治愈23例和14例,显效13例和13例,有效13例和11例,无效5例和8例,总有效率分别为90.75%和82.61%。观察组疗效明显优于对照组($P<0.05$)。[徐彤彤.呋塞米治疗支气管哮喘临床疗效.药物与临床,2010,7(3):61-62]

6. 治疗慢性阻塞性肺疾病 王素环应用呋塞米治疗慢性阻塞性肺疾病,疗效显著。将60例患者随机分为两组各30例。两组均给予抗感染、扩张气道、平喘、化痰及氧疗。观察组在综合治疗基础上入院当日给予含呋塞米20mg的生理盐水3ml,雾化吸入;对照组则给予含 α-糜蛋白酶4000U生理盐水3ml,雾化吸入。两组给药频率均为20min/次,2/d,疗程1~2周。结果:两组分别显效18例和10例,有效各11例,无效1例和9例,总有效率为96.67%和70%。观察组疗效明显优于对照组($P<0.05$)。[王素环.速尿雾化吸入佐治COPD急性加重期临床观察.中国误诊学杂志,2008,8(15):3604]

第二节　脱 水 药

甘 露 醇

【药理】

1. 降低脑内压和眼内压，甘露醇不能进入脑组织和前房组织。但静脉注射高渗液后，血液渗透压升高，脑组织及脑脊液和房水的少量水分进入血液。所以本品在临床上可用于脑瘤、头部创伤等以降低脑内压，也可用于青光眼术前以降低眼压。

2. 利尿：甘露醇静脉滴注后，可迅速增加尿量及 Na^+、K^+ 的排出，约 10min 生效，2～3h 作用达高峰。利尿原理是：①甘露醇大部分以原型迅速从肾小球滤过，在肾小管中不被吸收；②甘露醇由于扩张肾小球动脉使肾小球滤过率和肾血流量增加，临床上可用于治疗急性肾衰竭早期、药物中毒等患者。

【制剂】　注射液：每瓶 50g(250ml)。

【注意】

1. 本品若漏出血管外，可发生局部组织肿胀，热敷后可消退。如漏出较多时，可引起组织坏死。

2. 心功能不全、因脱水而尿少的患者慎用。

3. 活动性颅内出血患者，除非在手术过程中或危及生命时，一般不宜应用本品。

4. 注射本品过快时，可产生一过性头痛，视物模糊、眩晕、畏寒及注射部位轻度疼痛等。

【临床新用途】

1. 治疗急性胰腺炎　在综合治疗的基础上，加用甘露醇治疗急性胰腺炎患者，效果显著。与仅用综合治疗的对照组比较，可加快症状消失及退热，促进血淀粉酶恢复正常，缩短病程。观察组与对照组比较，差异显著。用法：内服 20% 甘露醇，每次 125ml，

6h 1 次(对腹痛减轻不明显或无明显腹泻者，4h 1 次)。腹痛缓解或腹泻严重者，减为 80ml，8h 1 次。一般 1 个疗程为 4d。

2. 治疗重度有机磷中毒　在常规综合治疗基础上加用甘露醇治疗重度有机磷中毒患者，疗效满意，与仅用常规治疗的对照组比较，加用本品可促进阿托品化，缩短阿托品化时间及病程，减少阿托品用量。用法：20% 甘露醇注射液 250ml，洗胃后由胃管注入以导泻；20% 甘露醇注射液 250ml；静脉滴注，6h 1 次，待出现阿托品化后逐渐减量至停用。

3. 治疗结核性渗出性胸膜炎　在应用抗结核药、抗生素及糖皮质激素，及时纠正水电解质紊乱等综合性治疗措施时，加用甘露醇治疗结核性渗出性胸膜炎患者，总有效率为 96%。用法：20% 甘露醇注射液 250ml，加入曲克芦丁 0.6g，静脉滴注，每分钟 50～60 滴，1～2/d，7d 为 1 个疗程。连续用药至症状消失止。

4. 用于导泻　陈双华等给 78 例危重型流行性出血热急性肾衰竭患者，口服或鼻饲 20% 甘露醇液，4～6/d，每次 100～150ml，使导泻总量为 1～2.5L/d。78 例中，仅 17 例(22%)死亡，其余 61 例(78%)在 2～14d 进入多尿期，消化道症状持续 3～6d 缓解。

5. 治疗腰椎间盘突出症　急性期，用 20% 甘露醇 250ml，地塞米松 5mg，静脉滴注，2/d，用 3～7d。慢性期，行床头骨盆连续牵引，重量 8～12kg；并用独活寄生汤加减，水煎服。均 24h 平卧板床 3 周；突出节段用镇江膏药 1 张，加麝香 0.6g，外贴，用 3 周，慢性与亚急性时期，均贴药前用推拿法，隔日 1 次。疗效：用上法治疗腰椎间盘突出症 978 例，临床治愈 879 例，随访 4 个月至 8

年,509例中无复发432例。[顾千里.三期分治腰椎间盘突出症.中骨中医骨伤科,1999,7(5):26]

6. 治疗难治性肝硬化胸腔积液、腹水

据陈凯红等报道,30例难治性肝硬化胸腔积液、腹水病人,经一般利尿治疗,静脉输注白蛋白、保肝、抗感染及纠正电解质紊乱等治疗,无明显效果;20%甘露醇注射液250ml加入呋塞米20mg静脉滴注,1h内滴完,1/d或隔日1次,共用1~10次,同时予以保肝、抗感染、纠正电解质紊乱及对症处理。予以白蛋白,每周1~2次,或者不用。结果30例中,29例胸闷、腹胀明显减轻,胸腔积液、腹水有所消退,病情好转出院;无效1例。[陈凯红,姚上志,张波.甘露醇加速尿静脉滴注治疗难治性肝硬化胸腹水.医师进修杂志,2002,25(12):44]

7. 治疗偏头痛 将133例偏头痛急性发作期患者,随机分为两组。观察组68例,20%甘露醇注射液250ml,静脉滴注,1h滴完;对照组65例,5%葡萄糖注射液250ml＋地塞米松10mg,静脉滴注,1h滴完。结果:两组分别显效19例,15例;有效40例,31例;无效9例,19例;总有效率分别为86.76%,70.77%。观察组疗效优于对照组($P<0.05$)。[胡昌武,祝和琴,奚新胜.甘露醇治疗偏头痛急性发作疗效分析.临床医学,2002,22(3):46]

8. 治疗中晚期恶性肿瘤患者疼痛

120例中晚期恶性肿瘤患者,疼痛级别5~6级。1/d组(60例):用20%甘露醇注射液250ml静脉滴注;2/d组(60例):用20%甘露醇注射液250ml静脉滴注,2/d。1~1.5h滴毕,14d为1个疗程。用药3~7d起效,少数病例在第10天发挥作用;60%以上的病例疼痛由5~6级缓解到1~2级,疼痛缓解时间最长240d,平均82.8d。多数可持续到病人死亡。两组静脉滴注甘露醇注射液250ml,均取得了明显的镇痛效果,差别无

显著性。提示每日1次静脉滴注即可获得较好镇痛效果。未发现有腹水作用,利尿作用也不明显,用药中及用药后查电解质未发现有失衡现象,但需多饮水,以利甘露醇在体内代谢和排出。[康连春,周永双,齐丽娟.甘露醇对癌痛止痛效果的临床研究.中国疼痛医学杂志,2002,8(3):181]

9. 治疗高热 高热患者4例,男3例,女1例;立克次体感染、病毒性脑炎、莨菪碱中毒、输液反应各1例。腋温达40.7~42℃或以上。经相应退热处理无效。立即给予冰枕、乙醇擦浴、吸氧。取事先冷藏为4℃20%甘露醇注射液5ml/kg静脉滴注,酌情肌内注射地西泮5~10mg,以预防输液时发生寒战。其余针对原发病治疗和对症治疗。3例1h体温分别从40.7℃,41.5℃,42℃降至38℃,38.5℃,38.5℃。另1例莨菪碱中毒伴昏迷、抽搐,15min体温由42℃以上降至41.3℃,因脑水肿引起心跳、呼吸停止。[曾靖.冷甘露醇静脉滴注治疗顽固性超高热.海南医学院学报,2000,6(4):241]

10. 治疗胃及十二指肠溃疡 216例胃及十二指肠溃疡患者,随机分为对照组78例,行抗酸、保护黏膜、抗菌等治疗;观察组138例在此基础上,于每次服药前30min,加用20%甘露醇液20ml口服,疗程3周。结果:观察组3d症状改善83.3%;3个月及6个月后胃镜复查,病灶的复发率均与对照组有显著性差异($P<0.05$,$P<0.01$)。说明在治疗胃及十二指肠溃疡中,甘露醇对减轻症状,减少耐药,防止复发有特殊作用。[冼树标.口服甘露醇治疗胃十二指肠溃疡138例.实用医学杂志,2001,17(7):661]

11. 治疗术后胃瘫(胃无力症) 有人对6例术后胃瘫患者在常规的治疗基础上,佐以20%甘露醇100~200ml胃管注入,经6~12d治疗后,全部恢复正常饮食。[段勇,余江,邓华.甘露醇的临床新用途.中外健康文摘,2012(31):65]

12. 治疗一氧化碳中毒　有人将无昏迷而有明显症状的一氧化碳中毒患者随机分为甘露醇治疗的观察组和常规治疗的对照组。结果:治疗 6h 后,观察组 93.65％的患者临床症状完全消失,对照组 51.61％的患者临床症状完全消失。作者认为,甘露醇能快速有效消除无昏迷一氧化碳中毒患者的临床症状,宜在一氧化碳中毒早期及时使用。[王承辉.甘露醇对一氧化碳中毒患者近期症状的影响.中华实用诊断与治疗杂志,2009,23(1):71]

尿　　素

【药理】　尿素为一种高渗性利尿脱水药。本品的作用与山梨醇相同,其高渗液可用于脑水肿、脑疝、青光眼等。尿素的脱水作用快而强(一般 15～30min 取效),但维持时间短(仅 3～4h)。用药后常继发脑体积增大和脑内压反跳性回升,故在应用尿素注射后 3～4h,须加用其他脱水药物。

外用尿素软膏或乳膏可使皮肤软化,防止手足皲裂。

【制剂】　注射液:每瓶 30g(100ml),60g(250ml)。

【注意】

1. 有活动性脑内出血者、血内氮质积留过多者、肾功能不全、严重休克及明显脱水者禁用本品。

2. 药液漏出血管外,可引起局部红肿起疱。

3. 本品开瓶后必须在 24h 内用完,以防分解而释出氨,产生毒性。

【临床新用途】

1. 治疗宫颈癌　采用 40％尿素治疗宫颈癌患者,可使局部肿瘤缩小,有效率为 85％。用法:取 40％尿素注射液 2～5ml,注射于癌周围软组织内,每周 1 次,6 次为 1 个疗程,并在肿瘤表面敷 50％尿素油膏。

2. 治疗血管瘤　采用尿素治疗血管瘤

患者,治愈率为 85％,总有效率为 91％。取尿素用 1％普鲁卡因注射液稀释成 50％浓度,在瘤体两端、周边或中心注入,用量每次 0.2～25g,注射完毕,局部加压 3～5min。2d 1 次,7～10 次为 1 个疗程。蒋先凤等认为,本品可使瘤体组织蛋白代谢受阻,酶促反应紊乱,局部发生无菌性炎症,细胞坏死;小动脉收缩,内膜增厚,瘤体血管栓塞。病变组织缺血缺氧,代谢障碍,发生退行性变,进而为结缔组织取代而获得治愈。

3. 治疗痔核　应用尿素治疗痔核患者,一般注射 2～3 次可愈,治愈率为 85％,总有效率为 98％。使用方法:先将尿素结晶用 2％普鲁卡因溶液适量融化成饱和液,然后用 7 号针头在距离痔核 1cm 处刺入皮下,针头在注射痔核外皮下潜行 0.5cm 距离后,90°改变针头方向,再以 45°斜向刺入痔核中心,缓慢注药,使痔核膨胀,由紫蓝色变灰白色为止。1 个痔核注入 0.5～1.0ml,隔 3～5d 注射 1 次。环状痔核 1 次注射不超过 3 个。治疗期间,局部渗液较多,可垫衬卫生纸,或用 1:8000 高锰酸钾溶液坐浴,每次 20min,1～2/d。

4. 治疗鞘膜积液　有人用尿素注射液治疗鞘膜积液患者,一般经用药 1～3 次即可获得治愈。用法:取 40％尿素注射液,在将鞘膜积液抽净之后,以同一针头注入鞘膜腔内。用药量为:2 个月内患儿 0.5～1ml,2-6 个月 1～2ml;6～12 个月 2～3ml,1-3 岁 3～4ml,3-7 岁 4～5ml,7-12 岁 5～8ml。注入 5～7d 后,将药液抽出,观察 1 周,不再出现积液为痊愈。如注药 1 周后仍有较明显积液,则行第 2 次穿刺注药。两次注药间隔期为 1～2 周。对于交通性鞘膜积液注射后,宜卧床休息 2～3d,也可在注射侧腹股沟区用小沙袋压迫 24h。

5. 治疗腋臭　运用尿素溶液治疗腋臭患者,用药 1 个疗程后,治愈率为 95％。方法:青少年用 30％尿素注射液,皮下注射,每侧每次 5～6ml,成人用 40%尿素注射液,皮下注射,每侧每次 6～8ml。将药液在注射部位依腋毛分布区域呈放射状注射,深达皮下。每周 2 次,5 次为 1 个疗程。

6. 治疗肝癌 叶胜钦用口服尿素合并氟尿嘧啶(5-FU)治疗试验性移植性肝癌,表明口服尿素加用氟尿嘧啶腹腔内注射,其生存期均较单纯用氟尿嘧啶腹腔内注射对照组明显延长。高凤鸣应用尿素治疗肝癌,存活期可达 57 个月以上。

第7章　影响血液及造血系统的药物

第一节　促进白细胞增生药

肌　苷

【别名】　次黄嘌呤核苷。

【药理】　本品为腺嘌呤前体,腺嘌呤则是三磷腺苷、辅酶Ⅰ和Ⅱ及核糖核酸、脱氧核糖核酸的组成成分,这些物质参与体内能量代谢和蛋白质合成。本品能直接进入细胞,转变为肌苷酸,再进一步变成三磷腺苷,参与细胞的能量代谢和蛋白质合成,可促进受损害肝的恢复或防止脂肪肝的形成。常用于治疗急慢性肝炎、白细胞减少症、中心性视网膜炎、视神经萎缩以及血小板减少、心肌梗死、心绞痛、胆囊炎、胆石症等。亦可用于预防及解除锑剂和六氯对二甲苯等药物所引起的心脏或肝等毒性反应。

【制剂】　片剂:200mg。注射液:100mg(2ml),200mg(5ml)。

【临床新用途】

1. 治疗顽固性蛋白尿　应用肌苷治疗顽固性蛋白尿患者,总有效率为90%。用法:取肌苷2500～3000mg,加入10%葡萄糖注射液500ml中,静脉滴注,1/d,7d为1个疗程,疗程间隔5d。连续用药至症状消失止。李贵明等认为,肌苷除扩张肾小球毛细血管外,还能进入细胞内,活化丙酮酸氧化酶类,促进细胞代谢及蛋白质合成,使受损的肾小球基底膜得以修复、愈合,恢复生理功能。

2. 治疗肾功能不全　对23例不同病因所致的肾功能不全患者(间质性、肾小球肾炎、高血压性肾损害等),每日静脉滴入肌苷1g(加入5%～10%葡萄糖注射液200～500ml中),10d为1个疗程。结果:病人的水肿、乏力、恶心、呕吐、纳差等全身症状均得到了改善,食欲、体重均增加。

3. 治疗慢性鼻炎　据报道,陈顺云应用肌苷注射液治疗慢性鼻炎患者232例,其中鼻塞症状消失者97例,流涕减少,鼻塞减轻者135例。用法:对于慢性鼻炎,用5%肌苷注射液2ml,与生理盐水2ml混合均匀,在两侧下鼻甲黏膜内各注射2ml,2d 1次,5次为1个疗程,症状改善后可继续1个疗程,能恢复较好的效果。

4. 治疗耳鸣　刘学仁采用咽房间隙、颈内动脉鞘交感神经丛肌苷注射疗法,治疗耳鸣、眩晕取得较好效果。本品适用于梅尼埃综合征、血管性眩晕、突发性聋、感音-神经性聋、神经性耳鸣等疾病。运用肌苷治疗耳鸣患者17例,总有效率为94%。治程中未见不良反应。随访无复发。

5. 治疗银屑病及药疹　应用肌苷注射液,每次0.2g,肌内注射,2/d,或0.5g肌苷加入25%葡萄糖注射液20ml中静脉注射。结果:应用肌苷治疗寻常型进展期银屑病患者37例,经用药2个疗程(60d),其中痊愈者27例,基本治愈者3例,显效者2例,好转者 3 例,无效者 2 例。总有效率为 95%。又治疗 1 例由口服卡马西平引起的重症多形红斑型药疹患者,采用肌苷 0.8g/d 静脉滴注,加支持疗法,经用药 2 周后获得治愈。

6. 治疗扁平疣 应用肌苷注射液治疗扁平疣患者,效果显著,总有效率为 88%。而用聚肌胞治疗的对照组总有效率为 73%。两组比较差异显著。用法:肌内注射肌苷注射液,每次 100mg,1/d,15 次为 1 个疗程。连续用药至症状消失止。一般用药 2~4 个疗程收效。在应用本药时,宜同时外用 3% 酞丁安软膏。

7. 增强获得性免疫缺陷综合征及病毒感染者的免疫功能 据报道,给患有获得性免疫缺陷综合征及病毒感染者应用肌苷,其临床症状有所改善,可使淋巴结显著地缩小,自然杀伤细胞的活性增高,T 细胞数与辅助 T 细胞数量显著增加,免疫反应有所改善,发病时间显著推迟。

8. 治疗化疗后白细胞减少(病种包括肺、食管、乳腺、胃、结肠、鼻咽癌及淋巴瘤) 取穴:足三里(双)。用肌苷 100mg,辅酶 A 100U,地塞米松 10mg,穴位注射,1/d。并用升白方:黄芪、当归各 30g,熟地黄 20g,何首乌 15g,枸杞子、女贞子各 10g,每日 1 剂水煎服。停用其他影响本病药。用 3d,结果:100 例中,显效 43 例,有效 57 例,总有效率为 100%。[刘顺华.中药加穴位注射治疗化疗后白细胞减少 100 例.中国民间疗法,2003,11(11):33]

第二节 促凝血药

氨甲苯酸

【别名】 止血芳酸、对羧基苄胺、抗血纤溶芳酸。

【药理】 氨甲苯酸为抗纤溶酶药物之一。能抑制纤维蛋白溶酶原的激活因子,使纤维蛋白溶酶原不能激活为纤维蛋白溶酶,从而抑制纤维蛋白的溶解,产生止血作用。其作用较氨基己酸强 4~5 倍。临床上可用于上消化道出血、肺结核咯血或痰中带血、前列腺肥大出血和甲状腺、肾上腺、肺、肝、脾等手术时的异常出血。但以癌症出血以及创伤出血无止血作用。

【制剂】 片剂:每片 0.125g,0.25g。注射液:每支 0.05g(5ml),0.1g(10ml)。

【注意】

1. 本品用量过大可促进血栓形成。

2. 对有血栓栓塞病史者和有血栓形成倾向者应禁用本品。

【临床新用途】

1. 治疗口周皮炎 有人用氨甲苯酸治疗口周皮炎患者,效果显著,其中治愈率为 80%,总有效率为 100%;与口服四环素治疗的对照组(治愈率为 30%,总有效率为 90%)比较有明显的差异。方法:将氨甲苯酸 150mg 加入生理盐水 20ml 中(如有脓疱者加庆大霉素 32 万 U),以消毒纱布浸泡药液做局部湿敷,2/d,2 周为 1 个疗程。

2. 治疗慢性荨麻疹 采用氨甲苯酸治疗慢性荨麻疹患者,疗效满意。其中显效率为 75%,总有效率为 95%,比单用特非那丁治疗的对照组分别为 45% 与 76%,有显著的差异。用法:将氨甲苯酸 100mg,加入 50% 葡萄糖注射液 20ml 中,1/d;特非那丁 60mg,2/d,均 10d 为 1 个疗程。

氨甲环酸

【别名】 止血环酸、凝血酸。

【药理】 氨甲环酸为抗纤溶酶止血药物,具有抑制纤维蛋白溶解作用。其止血作用比氨基己酸强。临床上主要用于治疗各种出血性疾病。本品作为术前用药,可减少术中渗血及减少输血量等。

【制剂】 片剂:0.125g,0.25g。胶囊:0.25g。注射液:0.1g(2ml),0.25g(5ml)。

【注意】 应用本品后,可能出现头痛、头晕、恶心、呕吐、胸闷、食欲减少、嗜睡等不良反应,停药后即可逐渐消失。

【临床新用途】

1. 治疗呼吸道感染　有人用氨甲环酸治疗慢性支气管炎急性发作患者 15 例,每次 0.5g,3/d,温开水送服,并停用其他药物。2 周后,患者咳嗽、吐痰等症状减轻。支气管镜检查,黏膜充血水肿等异常现象较治疗前有不同程度的减轻。

关于其机制,人们在炎症过程中,感染、细胞损伤及抗原抗体反应都可促纤溶酶原活化,生成纤溶酶,产生激肽、组胺等介质,促发炎症与过敏反应。氨甲环酸是抑纤溶剂,它能抑制纤溶酶激活,减少纤溶酶的形成,故能抑制炎症过程。

2. 治疗系统性红斑狼疮　系统性红斑狼疮系自体免疫性疾病,患者血液中免疫复合物可激活凝集素、纤溶系统,活化的纤溶酶可使补体 C3 激活,并可通过替代途径使补体系统活化,而导致原发性组织损害。氨甲环酸特异性抑制纤溶酶,故可阻滞补体系统活化,从而减轻组织损害。据报道,1 例老年系统性红斑狼疮患者,曾经用大剂量激素治疗,因严重不良反应减量后,病情恶化,关节肿痛,卧床不起,加服氨甲环酸每次 0.5g,3/d,数日后,自觉症状明显好转,患者甚至可不扶杖行走。在持续服药 1 年中,患者病情稳定。

3. 治疗血管神经性水肿　据报道,21 例遗传性血管神经性水肿,应用氨甲环酸(1.5～2.0g/d)治疗,取得显著效果。另据报道,2 例特发性血管神经性水肿患者,在口服氨甲环酸(每次 1g,4/d)后,未再发生水肿,患者有关化验指标都在正常范围内。

4. 治疗复发性胎盘早期剥离　有 1 例复发性胎盘早期剥离妇女,妊娠 26 周时阴道出血,实验室检查显示,纤溶活性化引起纤维蛋白溶解征象。给患者氨甲环酸 1g 静脉滴注,4h 1 次。不久出血停止,凝血系统恢复正常。以后改为口服氨甲环酸维持,直至正常分娩。

5. 治疗黄褐斑　据报道,徐永用氨甲环酸治疗黄褐斑 54 例,痊愈 23 例,显效 9 例,有效 17 例,无效 5 例,总有效率为 91%。有效者开始见效时间:7～32d,一般在 3 周左右;对痊愈者中的 16 例随访 10 个月,2 例于 3 个月内复发,1 例于 6 个月内复发,复发后给药仍然有效。用法:氨甲环酸每次 0.5g,口服,3/d,60d 为 1 个疗程。服药期间停用其他药。

6. 治疗荨麻疹　方法:氨甲环酸每次 1g,口服,4/d。应用本品后,可使荨麻疹发作次数明显减少,发作强度显著减轻。作者认为,纤溶酶在参与炎症与过敏反应的过程中起促进作用,本品具有抗纤溶酶作用。因此,氨甲环酸对过敏反应的进展具有一定的抑制功效。

7. 治疗月经过多　131 例排卵型月经过多的患者,随机分为氨甲环酸组 70 例和炔诺酮组 61 例。氨甲环酸组于月经周期第 1～5d 口服氨甲环酸 1g,3/d;炔诺酮组于月经周期第 19～26d 口服炔诺酮 5mg,2/d,均连续 2 个周期。两组患者停药后均随访 1 个周期。两组第 1、第 2 个周期以绘图失血评估表总分均显著降低,经期缩短,患者的生活质量显著改善($P < 0.05$)。第 2 个周期、随诊愿意继续用药的百分率氨甲环酸组分别为 94%(63/67) 和 79%(48/61),均显著高于炔诺酮组[分别为 79%(44/56) 和 59%(30/51)]($P < 0.01$,0.02)[张以文,何方方,孙正怡,等.氨甲环酸与炔诺酮治疗排卵型月经过多的多中心前瞻性研究.中华妇产科杂志,2008,43(4):247-250]

卡巴克洛

【别名】 安络血、安特诺新。

【药理】 卡巴克洛可增强毛细血管对损伤的抵抗力,降低毛细血管的通透性,促进受损毛细血管端回缩而发挥止血作用。临床上主要用于脑出血、视网膜出血、鼻出血、咯血、慢性肺出血、胃肠出血、特发性紫癜等。本品对大量出血和动脉出血效果较差。

【制剂】 片剂:每片 2.5mg,5mg。注射液:每支 5mg(1ml),10mg(2ml)。

【注意】

1. 有癫痫史及精神病史者应慎用。

2. 本品中含水杨酸,长期反复应用可产生水杨酸反应。

【临床新用途】

1. 用于输液反应 本病的发生,一般认为是由于热原刺激机体后,产生致热质,促使下丘脑合成与释放前列腺素 E_1,作用于体温调节中枢,使体温升高;还能阻止缩血管物质的释放,血管舒张,有利于致炎致热物质的渗出。卡巴克洛中的水杨酸钠可以抑制前列腺素 E_1 合成与释放,故应用本品治疗输液反应的患者,疗效显著。肌内注射本品后,能使患者在 10～20min 恢复正常,且无副作用。方法:卡巴克洛 20mg,肌内注射。同时,输液发生反应后,应立即停止输液。

2. 用于眼的氨水烧伤 据报道,采用卡巴克洛用于眼的氨水烧伤,疗效颇佳,治愈率为 70%。用法:卡巴克洛 5mg,球结膜下注射,1/d,连续用药至局部症状消失止。同时并用本药局部点眼,30～60min 1 次。作者认为,球结膜下注射本品后,能降低毛细血管的渗透性,减少对氨水的吸收、缓减其渗透的速度。另外,本品含有的水杨酸钠可抑制前列腺素 E_1 形成,对组织的炎症反应及角膜新生血管均有一定的抑制作用,可减少对组织损伤及后遗症的发生。

凝 血 酶

【别名】 纤维蛋白酶。

【药理】 本品可使纤维蛋白原转变为纤维蛋白,促进血液凝固。临床上主要用于治疗局部出血和消化道出血。

【制剂】 粉剂:200U,500U,1000U,2000U,5000U,10 000U。

【注意】

1. 严禁注射本品。

2. 本品不得与酸碱及重金属等药物配伍。

3. 本品必须直接与创面接触,才能起止血作用。若出现过敏症状时应立刻停药。

【临床新用途】 治疗癌性胸腔积液 有人用凝血酶治疗癌性胸腔积液患者,效果显著,总有效率为 87%(胸腔积液完全消失或显著减少)。方法:尽量抽净胸腔积液或行胸腔闭式引流 24h 后,将凝血酶 1500～3000U 溶于生理盐水 5～10ml 中,1 次注入胸腔内。注射后嘱患者左右翻身,以使凝血酶均匀涂布在胸腔表面。实践证明,凝血酶注入胸腔后,能起到局部止血作用,减少了胸腔积液渗出,并可使胸膜粘连,局限包裹和网格状变化,故而控制胸腔积液的进一步增多。对不能耐受化疗的晚期患者,本治疗方法仍可应用。极少数患者使用本品后,可出现发热反应。恶性胸腔积液(MPE)是晚期恶性肿瘤的常见并发症,一旦出现不仅严重影响患者的生存质量,而且只有很短的生存期[戴学虎.恶性胸腔积液的局部药物治疗.中国医院药学杂志,2000,20(8):493]。MPE 形成的主要原因是毛细血管通透性增加,淋巴回流受阻。将凝血酶 5000～10 000U 用生理盐水 10ml 溶解,于放尽胸腔积液后一次注入胸腔,1 次用药后胸腔积液未消失者,1 周后再次给药(数量减半)。治疗 26 例,结果总有效率为 92%,其中 6 例大量胸腔积液者，1 次注药后胸腔积液减少，2 次抽液并注药 5000U 后，胸腔积液消失。[隋在春，刘衍广.凝血酶治疗癌性胸腔积液 26 例报告.山东医药，1997，37(2)：34]

维生素 K_1

【药理】　维生素 K_1 为肝内合成凝血酶原的必需物质。血液中凝血酶原减少时，血液的凝固就出现迟缓。这时给予维生素 K_1 可促使肝糖合成凝血酶原，从而达到止血目的。

【制剂】　注射液：10mg(1ml)。

【注意】

1. 静脉注射可出现面部潮红、出汗、胸闷等不良反应，停药后上述症状即可消失。

2. 静脉注射宜缓慢(4～5mg/min)。

3. 新生儿使用本品后，可能出现高胆红素血症，宜慎用。

【临床新用途】

1. 治疗支气管哮喘　据报道，伍立基应用维生素 K_1 肌内注射治疗支气管哮喘患者 38 例，其中 92% 的患儿于注射后 4h 内症状明显改善而安静入睡。

2. 治疗急慢性肝炎　张忠民应用大剂量维生素 K_1 治疗急、慢性肝炎患者，效果显著。用法：以维生素 K_1 40mg 静脉滴注或维生素 K_1 30mg 静脉注射，也可用维生素 K_1 20mg 静脉注射。均 1/d，疗程为 10～14d。据报道，此疗法可明显改善临床症状及肝功能，并可降低血清胆红素、转氨酶及胆固醇，缓解黄疸引起的瘙痒等症状。

3. 治疗肾绞痛　傅新孝等报道，应用维生素 K_1 治疗肾绞痛患者，止痛有效率为 94%～100%，部分可排出结石。方法：①维生素 K_1 20mg 加 25% 葡萄糖注射液 20ml，静脉注射；②维生素 K_3 16mg，肌内注射，每 8 小时 1 次，或维生素 K_3 32mg 加入 10% 葡萄糖注射液 500ml 中，缓慢静脉滴注，1/d。据临床观察，维生素 K_1 静脉注射对肾绞痛

止痛效果比肌内注射好。初次发作者比反复发作者疗效好，对伴尿路感染者效果差。快速静脉注射维生素 K_1 可出现皮肤潮红，减慢后可消失，维生素 K_3 静脉滴注必须缓慢。(黄延祚.常用药物临床新用途手册.南宁：广西科学技术出版社，1999：361)

4. 治疗小儿呼吸道感染咳嗽　在常规治疗的基础上加用维生素 K_1 治疗小儿呼吸道感染咳嗽，一般在 3～5d 缓解，总有效率为 92%，而用小儿止咳糖浆治疗的对照组总有效率为 77%，差异显著。用法：维生素 K_1，<1 岁，每次 10mg，肌内注射，1/d；1－3 岁，每次 10mg，肌内注射，2/d；3－7 岁，每次 15mg，肌内注射，2/d；>7 岁，每次 20mg，肌内注射，2/d；疗程均为 5d。宋淑英认为，用维生素 K_1 治疗小儿呼吸道感染咳嗽有效，可能与本药能解除气道高反应性及镇静、抑制咳嗽中枢等有关。

5. 治疗肛肠病术后疼痛　均为肛裂术后。观察组 100 例取穴：长强。向骶尾方向斜刺，进针约 3cm，得气后用维生素 K_1 20mg(或维生素 K_3 8mg)，穴位注射。与对照组 100 例，均用油纱条压迫引流固定。结果：两组均临床治愈。疼痛、镇痛持续时间及尿潴留疗效观察组均优于对照组($P<0.01$，$P<0.05$)。[王为.维生素 K 长强穴封闭治疗肛肠病术后 100 例临床观察.中医杂志，2001，42(11)：661]

6. 治疗癌肿　有人对 18 例气管退行性变的癌肿患者，在每次 X 线照射前 5min 静脉注射维生素 K_1 200mg，比单用 X 线治疗的 18 例同种病人疗效要好一些。对不宜手术的肺癌患者，采用 X 线与维生素 K_1 合并治疗，比单用 X 线照射延长存活期 1～2 倍。每日注射 20～30mg 维生素 K_1，对解除转移性癌肿的剧烈疼痛，有一定的效果。[陈冠容.老药新用.北京：人民卫生出版社，2004：646]

7. 治疗多发性硬化　有人对多发性硬

化患者采用维生素 K_1 治疗,效果显著。用法:维生素 K_1 150～200mg,每日肌内注射,每个月用药 15 次。治疗后患者全身症状改善,肌张力亢进现象得到缓解,脑神经功能改善,震颤和运动失调减轻。

8. 治疗晚发性维生素缺乏(婴儿期出血性疾病) 陆忠其用维生素 K_1 治疗晚发性维生素缺乏患儿 24 例,效果卓著。方法:给予维生素 K_1 10mg/d,连用 3～5d,肌内注射或静脉滴注,并于 6h 后给予甘露醇降低颅内压。结果:24 例中,治愈 18 例(其中未合并颅内出血 15 例均治愈),合并颅内出血患儿好转 3 例,无效 3 例。作者认为,维生素 K 缺乏是晚发型维生素 K 缺乏婴儿致颅内出血的重要原因。颅内出血部位以硬膜下出血、蛛网膜下腔出血及脑实质出血常见,其次为脑室内出血、病死率为 19%～33%,有 21%～67% 的患儿出现神经系统后遗症,如智能障碍、肢体瘫痪等。我国在世界上是本病的高发的地区,92% 患儿出现晚发型维生素 K 缺乏出血并发颅内出血,病死率为 22%。[陆忠其,蔡红珠.婴儿晚发性维生素 K 缺乏症 24 例诊疗体会.卫生职业教育,2010,28(3):133-134]

维 生 素 K_3

【别名】 亚硫酸氢钠甲萘醌。

【药理】 维生素 K_3 为肝合成凝血酶原(因子 II)必需物质,还参与因子 VII、IX、X 的合成。本品可用于止血、镇痛,并可解救杀鼠药"敌鼠钠"中毒,此时宜用大剂量。

【制剂】 注射液:每支 2mg(1ml),4mg(1ml),片剂:每片 2mg。

【注意】

1. 服用本品可致恶心、呕吐等胃肠道反应。

2. 本品对肝硬化或晚期肝病患者出血无效。

3. 本品可引起肝损害,肝功能不良者,

宜改用维生素 K_1。

【临床新用途】

1. 治疗急性喉炎喉梗阻 有人应用维生素 K_3 治疗急性喉炎喉梗阻患者,效果显著,一般用药 1～3 次,即可使喉梗阻症状迅速减轻,有效率为 90%,对照组有效率仅为 21%。观察组明显优于对照组。用法:维生素 K_3,<1 岁者 2mg/kg,>1 岁者 1mg/kg,肌内注射,1～2/d。在应用本药时,可同时使用抗感染及肾上腺皮质激素药。

2. 治疗小儿支气管炎 据报道,王安泰等治疗小儿支气管炎患者 105 例,在应用适当抗生素、解热、止咳等治疗基础上加用维生素 K_3 静脉滴注治疗,治愈率达 87%～98%,并观察到维生素 K_3 有良好的平喘作用。

3. 用于胃镜检查前给药 采用维生素 K_3 代替阿托品用于胃镜检查前给药共 455 例,试用结果与阿托品相比,其优点主要有:一是抑制胃肠蠕动作用明显,出现快,肌内注射维生素 K_3 8mg,10min 后即可显效,阿托品则需 15min。二是维生素 K_3 安全,禁忌证少,对老年人、小儿、体弱以及有阿托品禁忌证的患者均可使用。

4. 治疗功能性痛经 研究表明,痛经患者子宫内膜中前列腺素 $F_{2\alpha}$ 的含量比正常人高 9 倍,该物质可使痛觉纤维敏感,子宫肌纤维收缩。有人证实,维生素 K_3 有拮抗去甲肾上腺素引起离体家兔子宫收缩作用和拮抗 15-甲基前列腺素 $F_{2\alpha}$ 引起离体大鼠子宫收缩频率作用。并观察了肌内注射维生素 K_3 和口服维生素 K_4 治疗功能性痛经患者各 31 例,用法为月经来潮开始腹痛时予以 1 次肌内注射维生素 K_3 4mg,使用维生素 K_4 可在月经前 3d 开始口服,每次 4mg,3/d,用药 7d,收到满意效果。其维生素 K_3 疗效明显高于维生素 K_4。使用维生素 K_3 的显效率为 55%,有效率为 94%。维生素 K_3 治疗痛经的疗效,显著高于其他治疗痛经的药物。

5. 对放疗中的口腔黏膜起保护作用 有人对正在放疗的 28 例头颈部恶性肿瘤患者分成两组治疗,14 例用维生素 K_3 液口腔喷雾治疗。方法:在超声雾化器中,将维生素 K_3 注射液 8mg,加入生理盐水 40ml,于放疗前、后 0.5h 各雾化吸入 1 次,吸入时嘱患者将喷口向各个颊黏膜均匀喷射,吸入时间 10～20min。对照组 14 例,采用生理盐水雾化吸入。结果:观察组无一例发生急性口腔炎,而对照组均有不同程度的急性口腔炎。由此说明,维生素 K_3 对黏膜表皮细胞具有较好的保护作用。

6. 治疗高血压 观察 28 例收缩压≥24kPa,舒张压≥14kPa 的高血压患者,年龄41-72 岁,平均 55±11 岁,病程平均 8 年;其中高血压 Ⅰ 期 5 例,Ⅱ 期 18 例,Ⅲ 期 5例;鼻出血 4 例,伴胆囊结石胆绞痛 3 例,伴输尿管结石肾绞痛 3 例。治疗方法:入选病人停用降压药物 3d 以上,开始交叉肌内注射维生素 K_3 8mg,维生素 B_1 100mg 各 1次,观察用药前后 3h 内的血压变化。结果:肌内注射维生素 K_3 1.5h,血压较用药前下降幅度与维生素 B_1 相比有明显差异(收缩压前者下降 4±2.5kPa,后者增加 0.1±1.8kPa;舒张压前者下降 2.4±1.8kPa,后者增加 0.3±1.4kPa)。作者认为,维生素 K_3 降压有效,适用于伴发鼻出血、胆及肾绞痛的高血压病人。维生素 K_3 降压作用维持时间较短,不能替代常规的降压药物,且长期用药会影响凝血酶原的恢复及增加血液黏滞度。

7. 治疗肾、输尿管结石 据报道,有人用维生素 K_3 治疗肾、输尿管结石患者,经用药 7～15d,结石排出率为 82.5%。用法:维生素 K_3 32mg,加入 10% 葡萄糖注射液500ml 中,1/d,静脉滴注。[唐文,杨向东.维生素 K_3 注射液临床新用途.药物流行病学杂志,2002,11(6):293]

8. 治疗原发性痛经 一组气滞血瘀型21 例,二组寒凝血瘀型 19 型,三组肾气亏虚型 13 例,四组气血虚热型 16 例,五组湿热蕴结型 7 例。均取穴:三阴交(双),用维生素 K_3 4mg 穴位注射。疼痛当时治疗 1次;1 个月经周期为 1 个疗程。复发者下个月经周期继续用本法。用≤3 个疗程,结果:五组分别痊愈 18 例,16 例,11 例,8 例,3 例;好转 3 例,2 例,1 例,5 例,1 例;无效 0例,1 例,1 例,3 例,3 例。[陆金霞.维生素K_3 三阴交穴位注射治疗原发性痛经疗效观察.浙江中西医结合杂志,2011,21(2):103]

9. 治疗呃逆 用维生素 K_3 8mg,在膻中穴向下注射。一般用药 30～40min 即可见效,治愈率为 82%,总有效率为 91%。作者认为,呃逆是膈肌痉挛所致。本品具有解痉作用。膻中穴为机体气会之穴,在此注射,可调节气机,消除呃逆。

维 生 素 K_4

【别名】 乙酰甲萘醌。

【药理】 试验资料证明,维生素 K_4 在有还原型辅酶 Ⅰ(NADH)存在时,被还原为氢醌型维生素 K,这种氢醌型维生素 K 作为 γ-谷氨羧化酶的辅助因子而发挥作用,对这 4 个凝血因子中的谷氨酸残基进行羧化,形成 γ-羧基谷氨酸,使因子 Ⅱ、Ⅶ、Ⅳ、Ⅹ 具有 Ca^{2+} 结合的能力以发挥凝血作用。

【制剂】 片剂:2mg,4mg。

【临床新用途】

1. 治疗血管神经性头痛 据报道,赵设林应用维生素 K_4 治疗血管神经性头痛患者,疗效显著。方法:口服维生素 K_4,每次8mg,3/d,温开水送服,3d 为 1 个疗程。结果:用维生素 K_4 治疗血管神经性头痛患者73 例,用药 9d 后治愈者 66 例,对治愈的患者经随访 1 年以上,均未见复发。

2. 治疗胆囊炎、胆绞痛 观察组 35例,取穴:胆囊(仰卧屈膝,膝下腓骨小头前下方约2寸)、胆俞。每次选一侧穴位,用维生素K₄ 4mg,庆大霉素8万U,穴位注射,用1～2次;酚甲消炎利胆片每次3片,3/d,口服。对照组33例,用阿托品每次1mg,1/d,肌内注射;青霉素640万U,庆大霉素24万U,静脉滴注,1/d;黄连素每次0.1g,颠茄片每次2片,消炎利胆片每次6片,3/d,口服。用3d。结果:两组分别痊愈33例,17例;好转2例,15例;无效1例(为对照组),总有效率分别为100%,97%。[张仲前.穴位注射治疗胆囊炎胆绞痛疗效观察.中国针灸,2002,22(5):299]

3. 治疗银屑病 有人用维生素K₄治疗银屑病34例,病程1个月至20年。全部病例均为寻常型,其中进行期22例,静止期10例,退行期2例。除5例外,其余均先后接受过白血宁、甲氨蝶呤等治疗。改用口服维生素K₄,每次4～6mg,3/d,待皮疹接近基本治愈或用药第10周时递减。同时,外搽达克罗宁霜合并口服地西泮,1个疗程为3个月。结果:痊愈(皮疹全部消退)5例,基本治愈(皮疹消退90%以上)14例,显著进步(皮疹消退70%以上)8例,进步(皮疹消退30%以上)4例,无效3例,总有效率为91.2%。从临床统计观察来看,采用维生素K₄ 12～18mg/d剂量时,疗效较好,低于6mg/d则无效。作者认为,维生素K有调节自主神经功能紊乱的作用,可兴奋肾上腺素能神经支配的β受体,使细胞内cAMP含量增加,改善cAMP/cGMP与腺苷环化酶/鸟苷环化酶的比值,促进细胞分化,抑制细胞增殖,因而可治疗银屑病。[陈冠容.老药新用.北京:人民卫生出版社,2004:447-468]

4. 治疗痛经 62例功能性痛经患者,随机分成两组。一组31例为肌内注射组;在月经来潮开始腹痛时,予以肌内注射维生素K₄ 4mg;另一组31例为口服组,在月经前3d开始口服维生素K₄ 4mg,3/d,共7d,观察两组腹痛情况。结果:两组分别显效17例,4例;有效11例,10例;好转1例,9例;无效2例,8例;总有效率为93.5%,74.2%。

第三节 抗凝血药

尿 激 酶

【药理】 本品可直接使纤维蛋白溶酶原转变为纤维蛋白溶酶而溶解血栓。临床上主要用于治疗各种血栓和栓塞性疾病、眼部炎症等,也可用于外伤性组织水肿、血肿等。

【制剂】 注射用尿激酶:每瓶1万U,5万U,10万U,20万U,25万U,50万U,150万U,250万U。

【注意】

1. 严重高血压、严重肝病及出血倾向者,宜慎用本品。

2. 用药时若发生头痛、恶心、呕吐、食欲缺乏等过敏反应,应立即停药。

3. 低纤维蛋白原血症及出血性体质者忌用。

【临床新用途】

1. 治疗挫伤性前房积血 尿激酶能直接催化纤溶酶原成为纤溶酶,可使前房凝血块溶解并通过房水排出道,故前房积血能够较好地吸收。据报道,孙京华等应用尿激酶治疗挫伤性前房积血患者,有效率为91%,继发性青光眼术后眼压恢复正常。方法:取尿激酶5000～10 000U溶于2ml蒸馏水中,做前房穿刺,将药液缓慢注入前房0.3ml,3min后用生理盐水或平衡液冲洗。如此重复4～5次。如仍有残留血块时,将尿激酶0.3ml注入前房,残留积血块可在48h溶解。本法的适应证为前房积血Ⅲ级、经非手术治疗 4～7d 积血不吸收者和前房积血并发继发性青光眼或角膜血染者。

2. 治疗难治性肾病综合征　采用尿激酶治疗难治性肾病综合征患者,能明显降低血纤维蛋白原,减少尿蛋白,升高血浆白蛋白,改善肾功能。与治疗前比较,差异非常显著。治疗方法:将尿激酶 6 万～10 万 U,加入 5％葡萄糖注射液 300ml 中,缓慢静脉滴注,1/d,连续用药 5～7d。若症状改善不明显者,3～5d 后可重复按上法应用第 2 个疗程,最多用 3 个疗程。同时给予泼尼松,开始剂量为 1mg/(kg·d)。作者认为,尿激酶必须与糖皮质激素联合应用,必要时也可加用免疫抑制药。在应用本药治疗中,纤维蛋白原宜控制在 3～4g/L。个别患者使用尿激酶后,可能会出现牙龈出血、鼻出血等症状,但停用本药后,上述症状即可自行消失。

3. 治疗泌尿系统引流管堵塞　本病的发生,一般均为血块、脓块或脱落组织堵塞所引起。尿激酶及糜蛋白酶可以使这些堵塞物溶解或者变小,从而使引流管恢复通畅。用法:将尿激酶 30 000U,糜蛋白酶 12 000U,用 20ml 生理盐水溶解,经引流管推入,保留 20～30min 放开引流管。若未解除堵塞者,可用生理盐水稍加冲洗抽吸,仍未解除堵塞者,可重复操作 1 次即可。结果:用尿激酶和糜蛋白酶联合应用治疗泌尿系统引流管堵塞的患者,均全部解除了引流管堵塞。

4. 治疗糖尿病足　9 例糖尿病足经股动脉溶栓治疗的患者,应用微量泵动脉内小剂量、匀速、持续注射尿激酶,连用 3～5d。经用本品治疗均有效,无 1 例发生出血、感染等并发症。[朱春梅.尿激酶的临床新用途.中国药师,2007,10(12):12]

枸橼酸钠

【别名】　柠檬酸钠。

【药理】　本品为抗凝药物之一,可与钙离子结合成难解离的可溶性络合物,使血中游离钙离子减少而阻止血液凝固。本品在临床上仅用于体外抗凝血。

【制剂】　输血用枸橼酸钠注射液:为枸橼酸钠的灭菌水溶液,含枸橼酸钠 2.35％～2.65％。

【注意】　在大量输血时,应注射适量钙剂,预防低钙血症。

【临床新用途】　治疗肺心病急性发作　据报道,有人用枸橼酸钠治疗肺心病急性发作患者,亦获满意效果。用法:以枸橼酸钠 1g,加入 5％葡萄糖注射液 250ml 中,静脉滴注,每分钟 15 滴,1/d,7d 为 1 个疗程。结果:有效者(呼吸困难、喘息、咳嗽、咳痰等症状减轻,肺啰音消失或明显减少),总有效率为 81.3％。而仅用常规治疗的对照组总有效率为 62％。差异显著。作者认为,用枸橼酸钠治疗肺心病急性发作有效,可能与枸橼酸钠具有的抗凝作用,防止血小板凝集及肺微血栓形成,降低血黏度,改善微循环有关。同时,枸橼酸钠与钙离子结合,对解除支气管痉挛也可能有一定的作用。在应用枸橼酸钠治疗肺心病急性发作时,需在使用抗炎、止咳、氨茶碱等常规的治疗基础上进行。

蝮蛇抗栓酶

【药理】　蝮蛇抗栓酶能明显降低血液黏度、血浆纤维蛋白原、血脂,并能减少血小板数量,抑制其黏附和聚集功能。临床上本品主要用于治疗脑血栓形成、血栓性闭塞性脉管炎、大动脉炎、高凝血症、静脉系统血栓形成等。

【制剂】　注射用冻干粉针剂:每支 0.25U。

【注意】

1. 月经期妇女忌用。

2. 凡严重高血压、亚急性细菌性心内

膜炎、脑出血或有出血倾向者、肝肾功能不全者。活动性肺结核、溃疡病等禁用本品。

3. 应用本品中出现出血倾向或过敏反应须立即停药,或用抗蝮蛇血清中和。

【临床新用途】

1. 治疗肠上皮化生　有人应用蝮蛇抗栓酶注射液治疗肠上皮化生患者,疗效显著,其中治愈率为88%,总有效率为100%。对合并的胃及十二指肠溃疡也均获得治愈。用法:取蝮蛇抗栓酶注射液1支(含量0.2U),早晨饭后服用,1/d,30d为1个疗程,可连续服用2个疗程。在应用本药时,宜戒烟酒、忌辛酸性食物。

2. 治疗糖尿病周围神经病变　据报道,孙永芳等应用蝮蛇抗栓酶治疗糖尿病周围神经病变患者,可明显改善症状,与仅用维生素 B_1 及维生素 B_{12} 治疗的对照组比较,对肢体疼痛有效率94%,对麻木有效率95%。用法:以蝮蛇抗栓酶2U,加入生理盐水中,静脉滴注,1/d,疗程为3~5周。在应用本药时,宜注意控制血糖,并同时应用维生素 B_1 及维生素 $_{12}$。张自才等应用蝮蛇抗栓酶和山莨菪碱治疗糖尿病足60例(均符合美国糖尿病协会1997年制定的非胰岛素依赖型糖尿病诊断标准及1995年全国糖尿病足学术会议糖尿病足诊断标准)。采用随机对照方法分为观察组33例和对照组27例。两组均控制饮食,使用降糖药物及胰岛素控制血糖,外科清创,创面局部湿敷胰岛素稀释液纱条(胰岛素50U加生理盐水50ml),或维生素稀释液纱条(维生素C 500mg,维生素 B_1 100mg,维生素 B_6 50mg,维生素 B_{12} 500μg混合后加适量生理盐水),交替使用。观察组另给予蝮蛇抗栓酶1U加生理盐水250ml,静脉滴注,1/d;山莨菪碱10mg加5%葡萄糖注射液250ml,缓慢静脉滴注,1/d。疗程共3周,结果:分别显效15例,5例;有效13例,8例;截趾1例(为对照组);无效5例,13例;总有效率分别为85%,48%($P<0.01$)。[张自才,朱孟铸.蝮蛇抗栓酶和山莨菪碱治疗糖尿病足临床观察.新医学,2004,35(4):191]

3. 治疗类风湿关节炎　运用蝮蛇抗栓酶治疗类风湿关节炎患者,总有效率为95%。用法:以蝮蛇抗栓酶1U,加入0.9%氯化钠注射液中,静脉滴注,滴速每分钟40~50滴,1/d,3周为1个疗程,疗程间隔5~7d,可用2个疗程。作者认为,类风湿关节炎患者有微循环障碍及血黏滞度增高,导致关节疼痛、肿胀、晨僵和功能障碍。蝮蛇抗栓酶可降低血黏度、改善微循环而起治疗作用。属月经失调者,宜避开经期用药。

4. 治疗前列腺增生症　采用蝮蛇抗栓酶治疗前列腺增生患者,总有效率为96%。用法:蝮蛇抗栓酶0.75U,加入10%葡萄糖注射液250ml中,静脉滴注,1/d,15d为1个疗程,休息7d后,再行第2个疗程。一般用药1~2个疗程即可收到明显的效果。

5. 治疗下肢慢性溃疡　下肢溃疡的发生,可能与其自身血液循环不佳有关。蝮蛇抗栓酶能明显改善溃疡周围组织及基底部血液循环,使基底肉芽组织向上生长而获得治愈。用法:蝮蛇抗栓酶每次用0.25U加入5%葡萄糖注射液500ml中,静脉滴注,如无反应,第2日起每日用0.75U静脉滴注,20~30d为1个疗程,疗程间隔7~10d。结果:用蝮蛇抗栓酶治疗下肢溃疡患者,伤口愈合率为92%,创面新鲜后植皮愈合4%。

6. 治疗慢性鼻炎　运用蝮蛇抗栓酶治疗慢性鼻炎患者500例,其中单纯性鼻炎治疗1周显效率为100%,肥厚性鼻炎治疗2周显效率为52.8%,总有效率为98.2%。用法:以蝮蛇抗栓酶溶液[药液配制:将蝮蛇抗栓酶10支(0.25U/支)加入生理盐水400ml中即得],滴鼻,每侧鼻孔3~4滴,3/d,睡前加滴1次,7d为1个疗程。

7. 治疗急性一氧化碳中毒性痴呆　运

用蝮蛇抗栓酶治疗急性一氧化碳中毒性痴呆患者,治愈率为 84%,总有效率为 95%。用法:以蝮蛇抗栓酶 1U 加入生理盐水 50ml 中,缓慢静脉注射,2/d,10d 为 1 个疗程,每个疗程间隔 5d,可连续用药 6 个疗程。

8. 治疗颅脑外伤　研究认为,蝮蛇抗栓酶有溶解、清除脑损伤部位微小血管内的血栓,并扩张微血管,改善微循环,从而促进脑部损伤的修复。方法:以蝮蛇抗栓酶 0.75U,加入 5% 葡萄糖氯化钠注射液 500ml 中,静脉滴注,1/d,15d 为 1 个疗程,可用 2～3 个疗程,两疗程间可休息 7d,或者也可连续给药。疗效:用蝮蛇抗栓酶治疗颅脑外伤患者,治愈率为 67%,总有效率为 100%。

9. 治疗银屑病　用蝮蛇抗栓酶治疗银屑病患者,临床治愈率为 60%,总有效率为 92%。用法:蝮蛇抗栓酶 0.5～0.75U,加入 5% 葡萄糖注射液 500ml 中,静脉滴注,1/d,3 周为 1 个疗程,最多用 2 个疗程。银屑病多与微循环障碍和免疫功能失调有关。蝮蛇抗栓酶不仅是新型的抗凝纤维蛋白溶解药,且具有调节免疫功能和改善微循环作用。因此,治疗银屑病也有效。房氏报道,21 例银屑病患者,在治疗前,血常规检验纤维蛋白原凝血酶原时间、血小板计数、出凝血时间,确定无凝血机制障碍者,用蝮蛇抗栓酶静脉滴注,0.25U/d,疗程 1 周。结果 8 例(38%)在 8 周内皮疹全部消退,4 例(19%)皮疹消退 90% 以上,9 例(42.9%)皮疹消退 60%,鳞屑变薄减少,瘙痒明显改善。尤其对以皮损进行期炎性浸润明显,鳞屑较厚,周围有红晕、同型反应者效果最佳。作者对接受治疗者进行随访,其中 1 例近 3 年未复发。再发者亦较前次损害轻微。

10. 治疗慢性粒细胞白血病　汤雁翔等报道,5 例慢性粒细胞白血病患者单用蝮蛇抗栓酶 1U,1/d,静脉滴注,20d 为 1 个疗程。治疗 3～5 个疗程后,4 例临床表现、血

象及骨髓象均恢复正常,1 例血小板和肝脾恢复正常,随访 1 例 5 个月,2 例 3 个月均无复发。

11. 治疗突发性聋　本病是由于内耳微循环障碍所致。徐氏等应用蝮蛇抗栓酶治疗突发性聋 6 例,痊愈 4 例,显效、有效各 1 例。方法:蝮蛇抗栓酶 0.25～0.75U 稀释后静脉滴注,1/d,15d 为 1 个疗程。

12. 治疗重症脉管炎　李宝玉应用蝮蛇抗栓酶为主治疗重症脉管炎,效果显著。方法:用蝮蛇抗栓酶、低分子右旋糖酐注射液、地塞米松、静脉滴注;用 3% 过氧化氢溶液洗后,用庆大霉素外敷(症甚浸泡)患处,每日数次。并用当归、丹参各 20g,桑枝、玄参、川芎、鸡血藤各 15g,青木香、三七、制乳香、制没药各 12g,桃仁、红花、桂枝、地龙各 10g,全蝎 3g,蜈蚣 2 条。感染甚者,加金银花、蒲公英;久病者,加枸杞子、锁阳、肉苁蓉;伤口长期不愈者,加黄芪。结果:20 例中,临床治愈 16 例,显著好转 4 例。[李宝玉.中西医结合治疗重症脉管炎.湖北中医杂志,2002,24(9):21]

13. 治疗糖尿病　据报道,有人应用蝮蛇抗栓酶治疗糖尿病患者,总有效率为 100%。方法:在控制饮食的基础上,加蝮蛇抗栓酶 0.25～0.5U 溶于生理盐水 250ml 中,静脉滴注,1/d,每分钟 20～30 滴,以空腹血糖降至正常为止。

肝　素

本品最初因得自肝,故名肝素。现多由肺中提取。它是一种黏多糖的硫酸酯。

【药理】本品在体内体外均能延长凝血时间,其抗凝血作用极为复杂,对凝血过程的各个环节均有影响:①抑制凝血酶原变成凝血酶,此作用一部分是由于其抑制凝血致活酶的活力;②抑制凝血酶,使之不能发挥促进纤维蛋白原变为纤维蛋白的作用;③阻止血小板的凝集和破坏。一般认为,肝

素的抗凝血作用与其带阴电荷有关,精蛋白因能中和其阴电荷,故能抑制其抗血凝作用。常用于输血或防治血栓形成或栓塞。口服无效,必须注射。

【制剂】 注射液:每支 12 500U(1ml)。

【注意】

1. 肝、肾功能不全及血压过高者慎用。

2. 孕妇及妇女产后慎用。

3. 用药过多可导致自发性出血,故每次注射前应测定凝血时间。

4. 对肝素过敏者,有出血倾向者,患消化性溃疡,外伤或术后渗血者禁用。

【临床新用途】

1. 治疗妊娠高血压综合征(PIH) 本病有血黏度升高、血液浓缩倾向。有人将62例血液浓缩型重度妊娠高血压综合征患者随机分为两组。对照组30例采用以硫酸镁为主的传统治疗;试验组32例在对照组基础上加用小剂量肝素,25～50mg/d。结果:与对照组相比,试验组平均动脉压下降,尿量排出增多,促进胎儿复苏、延长孕周、改善母儿预后等明显优于对照组($P<0.01$ 或 $P<0.05$),且未出现过敏、出血等不良反应,对胎儿凝血功能无影响。

2. 治疗血小板减少性紫癜 血小板减少性紫癜的治疗以往多用糖皮质激素类药物。近年来,一些非糖皮质激素类药物单独应用或与糖皮质激素联合应用取得良好效果。方法:皮下给予肝素1250U,2/d,连续用药30d。为了防止出血,同时给予泼尼松龙,10mg/d,连续用药30d。在治疗第10日时,本组10例中有8例血小板计数由23.0(14.2～31.8)$\times 10^9$/L增加到51.6(27.8～75.4)$\times 10^9$/L($P<0.05$);治疗末期增加到51.9(30.5～73.3)$\times 10^9$/L。对照组10例中,血小板未见显著上升。

3. 治疗原发性肾病综合征 将确诊为原发性肾病综合征的68例患者随机分为两组。对照组给予口服泼尼松治疗,开始剂量1mg/(kg·d),8 周后开始减量,每周减5mg/d,减至开始剂量的一半时,改为每2日减1mg,以后每2周中2d减5mg/d,直至2d剂量为0.4mg/kg,维持4个月,再逐渐减量至停药。总疗程8～10个月。观察组除上述治疗外,每日采用低分子肝素8000～10 000U/d,分2次皮下注射,疗程2～3周。部分凝血活酶时间控制在28s以内(正常值为14s)。两组均不使用调脂药物。疗效:68例中(观察组33例,对照组35例),两组分别完全缓解31例,31例;部分缓解2例,4例;总有效率均为100%。两组的完全缓解率比较无统计学意义($P>0.05$)。[谭妙玲,柯小瑚.肝素联合肾上腺皮质激素治疗原发性肾病综合征对血脂及肾功能的影响,新医学,2003,34(8):496]

4. 治疗类风湿关节炎 肝素1000U 皮下注射,3/d,或肝素5000～10 000U 静脉注射,3/d。据《中国医药报》2003年5月1日报道,用此法治疗类风湿关节炎患者,用药4～5d,局部炎症减轻,症状消失。其作用机制是降低血液黏稠度,改善微循环,使粘连组织松解,从而消除疼痛感觉及恢复运动功能。

5. 治疗肺源性心脏病(肺心病) 将92例老年人慢性肺源性心脏病患者随机分为对照组和观察组各46例,对照组给予常规治疗,观察组在常规治疗基础上加用肝素4100～6150U,1/d,皮下注射,疗程10d。测定两组患者治疗前后的血液流变学、凝血指标及血气分析。结果:两组分别总有效率为91.3%,67.4%($P<0.05$)。明显高于对照组。老年肺心病患者血黏度增高,肝素治疗可有效改善患者的临床预后,可作为治疗慢性肺源性心脏病的一个重要手段。[罗黎明,黄飚,陈志和,等.低分子肝素治疗老年人慢性肺源性心脏病46例临床观察.广东医学院学校,2010,28(1):37-39]

6. 治疗不稳定性心绞痛 将88例不

稳定性心绞痛患者随机分为观察组和对照组各 44 例。对照组给予常规治疗，观察组在对照组的基础上加用低分子肝素 5000U，2/d，连用 5d。结果：观察组总有效率为 95.4%，对照组为 52.3%，观察组疗效明显高于对照组（$P<0.05$）。[江腾.低分子肝素治疗不稳定型心绞痛 44 例疗效观察.吉林医学，2010，31(6)：781]

第四节　抗贫血药

维生素 B_{12}

【别名】　氰钴胺。

【药理】　维生素 B_{12} 参与体内核酸、胆碱、蛋氨酸的合成及脂肪与糖的代谢，对骨髓造血功能（幼红细胞的成熟）、肝功能和神经系统髓鞘的完整有一定作用，主要用于各种巨红细胞贫血（对恶性贫血疗效较好）。此外也用于神经系统疾病、肝炎等。

【制剂】　注射液：每支 0.05mg(1ml)，0.1mg(1ml)，0.25mg(1ml)，0.5mg(1ml)，1mg(1ml)。

【临床新用途】

1. 治疗放化疗后血液白细胞计数降低　两组各 100 例。观察组取穴：足三里（双）。用维生素 B_{12} 注射液 0.5mg，黄芪注射液 2ml，常规穴位注射，每穴 1ml；1/d。与对照组均用升白胺片 58mg，利血生片 20mg，3/d，口服。均 10d 为 1 个疗程。用 1 个疗程，结果：两组分别显效（末梢血白细胞 $>4\times10^9$/L 或提高 100%）70 例，47 例；有效 26 例，22 例；无效 4 例，31 例；总有效率为 96.0%，69.0%。[陆凤枝.足三里穴位注射治疗放化疗后血液白细胞计数降低 200 例.中医外治杂志，2009，18(6)：26]

2. 治疗腰椎间盘突出症　患者侧卧，用维生素 B_{12} 0.5mg，曲安奈德注射液 2.5~3ml，2% 利多卡因、生理盐水各 10ml，腰椎硬膜外注射。仰卧，助手按腋下；另一助手固定骨盆，医者握双踝部，对抗牵引下，下肢摇摆约 30s，再双下肢分别做内收、中立、外展位屈髋屈膝按压各 3 次；检查麻醉平面无上升，直腿极度抬高 3 次；双下肢做屈髋、屈膝、伸腰（或 360° 被动）运动各 20 次。均健、患侧依次施手法。次日做主动"蹬车"式活动，每次 20~30 下，3/d。每周 1~2 次。治疗 160 例，优 67 例，良 82 例，可 7 例，差 4 例，总有效率为 98%。随访 1~5 年，148 例中手术 4 例。[闵大联.硬膜外注药加轻手法推拿治疗腰椎间盘突出症.中国骨伤，2002，15(2)：104]

3. 治疗妇女外阴白色病变　取三阴交（双）、阴阜、阿是穴（每次任选皮损 2 处）。用维生素 B_{12} 0.2mg，维生素 B_1 100mg；5% 当归注射液、参麦注射液各 2ml；穴位注射，前 2 穴每穴 0.5ml，皮损处每处 1ml。每周 2~3 次，两组药液交替使用，10 次为 1 个疗程，月经期停用。疗效：治疗 40 例，治愈 10 例，显效 25 例，好转 4 例，无效 1 例，总有效率为 98%。[魏琼.穴位注射法治疗妇女外阴白色病变 40 例.成都中医药大学学报，2002，25(1)：54]

4. 治疗慢性支气管炎　用维生素 B_{12} 500μg，林可霉素 0.6g，曲安奈德 50mg，穴位注射。隔日 1 次，5 次为 1 个疗程。取穴：定喘、肺俞、脾俞（均双）。结果：102 例中，临床控制率 54%，显效率 17%，有效 14%，总有效率为 85%。[宋辉.穴位药物注射治疗慢性支气管炎 102 例.福建中医药，2002，33(4)：25]

5. 治疗脊髓亚急性联合变性　观察组与对照组均用维生素 B_{12} 每次 500μg，1/d，肌内注射。观察组并用平胃散合补阳还五汤加味。15d 为 1 个疗程，用 3 个疗程后观察治疗效果。疗效:治疗脊髓亚急性联合变性 40 例(两组各 20 例),分别显效(症状消失,无阳性体征)12 例,8 例;有效 7 例,6 例;无效 1 例,6 例;总有效率分别为 95%、70%。观察组显著优于对照组($P<0.01$)。[孙惠敏.中西药合用治疗脊髓亚急性联合变性 20 例.实用中医药杂志,2002,18(9):21]

6. 治疗桡神经麻痹　用维生素 B_{12} 注射液 500μg,维生素 B_1 注射液 100mg,三磷腺苷 20mg,每穴 1.5ml,穴位注射。取穴:手五里、肘髎、曲池、手三里、外关、合谷。每次选 2～3 个穴。均隔日 1 次,用竖、横针加穴位注射,两法交替使用,10 次为 1 个疗程,疗程间隔 3～4d。结果:50 例中,痊愈 43 例,显效 7 例,总有效率为 100%。[刘岩.竖横针加穴位注射治疗桡神经麻痹 50 例.针灸临床杂志,2002,18(11):40]

7. 治疗先天愚型　年龄 6－16 岁,观察组 37 例,主穴:四神聪、智三针、颞三针、脑三针。心肾虚配心俞、肾俞、脾俞;语言障碍配舌三针、人中、风府透哑门;行为障碍配手三针、足三针;多静少动配足智针;多动激惹,有破坏攻击行为配手智针;流涎配合三针、地仓、颊车;听力障碍配耳三针。头部主穴每次选 6～8 个,平刺 8～9 分,电针,疏密波。四肢穴每 10～15 分钟行针 1 次,均留针 30min。取穴:心俞、脾俞、肝俞、肾俞、大肠俞、曲池、足三里。每次选两穴,用维生素 B_{12} 250μg,维丁胶性钙 1ml,胎盘注射液 2ml,脑活素＜2 岁,＞2 岁分别为 2ml,5ml,穴位注射。每组药用 20d,三组药交替使用,1/d。对照组 28 例,用比坦西坦每次 25mg,3/d,口服。空白对照组 15 例。结果:治疗后操作 IQ 及总 IQ 观察组均优于两对照组,语言 IQ 优于空白对照组(P 均＜0.01)。[冯淑兰.穴位综合疗法对先天愚型患者智商的影响.广州中医药大学学报,2003,20(4):267]

8. 治疗痤疮　观察组用维生素 B_{12} 注射液 1ml,对照组用自身血 1ml。均取穴:风池(双),穴位注射。2d 1 次,10 次为 1 个疗程,疗程间隔 5d。结果:用上药治疗痤疮 156 例(两组各 78 例),分别治愈 69 例,8 例;显效 7 例,36 例;好转 2 例,34 例。治愈率观察组显著优于对照组($P<0.01$)。[刘珊梅.穴位注射治疗痤疮 156 例.上海针灸杂志,2004,23(9):30]

9. 治疗退行性膝关节炎　治疗 96 例,取穴:阿是穴。寒湿偏重型者,配阳陵泉、足三里、内膝眼、外膝眼等;肝肾不足型者,配阴陵泉、曲泉、血海、足三里等。用维生素 B_{12} 250μg,野木瓜注射液 4ml,穴位注射,每穴 0.5～1ml。隔日 1 次,10 次为 1 个疗程,疗程间隔 1～2 周。对照组 72 例,用野木瓜注射液 2ml,维生素 B_{12} 250μg,2/d;10d 为 1 个疗程。结果:两组分别治愈 54 例,26 例;好转 35 例,24 例;无效 7 例,22 例;总有效率分别为 93%、69%。观察组疗效显著优于对照组($P<0.01$)。[姚立群.穴位注射治疗退行性膝关节炎 96 例.上海针灸杂志,2004,23(10):28]

10. 治疗足后跟痛症　取穴:阿是穴、太溪、昆仑。用维生素 B_{12} 500μg,2% 利多卡因 2ml,地塞米松 5mg,泼尼龙 1ml,穴位注射,每穴分别 3ml,1ml,1ml;再跺足后跟 20～30min。5d 1 次;3 次为 1 个疗程。并用川五加皮、川芎各 50g,红花 20g,独活、威灵仙各 30g,制川乌(先煎)15g。2d 1 剂水煎取液,加入食醋 500ml。温水浸患足 10min 后,用药液浸 30～50min,2/d。穴注当日不用外洗,结果:50 例中,痊愈 28 例,显效 15 例,有效 7 例。[林伟春.穴位中药外洗治疗跟痛症 50 例.内蒙古中医药,2004,23(6):26]

11. 治疗原发性三叉神经痛　取穴:患侧压痛点,痛在第 2 支配迎香透四白,第 3 支(或 2 支、3 支并痛)配地仓透颊车、夹承浆。用维生素 B_{12} 500μg,2%利多卡因 1ml,混合,穴位注射,每穴 1ml,隔日 1 次,10 次为 1 个疗程,疗程间隔 5～7d。结果:21 例中,痊愈者 15 例,显效者 4 例,有效者 2 例,总有效率为 100%。[乔光文.透穴注射治疗原发性三叉神经痛 21 例.上海针灸杂志,2005,24(1):20]

12. 治疗假性延髓麻痹　观察组 30 例,取穴:风池(双)、人迎、廉泉,针刺,留针 30min,每穴注射维生素 B_{12} 1ml;对照组 25 例,取穴:内关、水沟、通里、风池、完骨、翳风、金津、玉液,咽后壁(长针点刺)。均 15d 为 1 个疗程。用 2 个疗程,结果:两组分别显效(吞咽功能提高 2 级,或吞咽障碍消失)21 例,7 例;有效 8 例,10 例;无效 1 例,8 例。[邹菲.针刺配合穴位注射治疗假性延髓麻痹 30 例临床疗效观察.按摩与康复医学,2012,3(1):26]

13. 治疗慢性鼻炎　两组各 20 例。观察组取穴:迎香(双),用维生素 B_{12} 及维丁酸性钙各 1ml,穴位注射,每穴 1ml,隔日 1 次,5 次为 1 个疗程。与对照组均接 DL-CLL 型五官超短波电疗机,输出功率 40W,频率 4.3MHz,治疗剂量无至微热量。每次 20min,1/d,10d 为 1 个疗程。用 2 个疗程。结果:两组分别痊愈者 16 例,6 例($P<$ 0.05);好转 4 例,12 例;无效 2 例(为对照组)。[何键铭.穴位注射加超短波治疗慢性鼻炎疗效观察.针灸临床杂志,2005,21(9):47]

14. 治疗抑郁症　两组各 50 例。观察组取穴:肺俞、心俞、肝俞、脾俞、肾俞、膈俞(均双,针尖向脊柱方向,与皮肤呈 45°斜刺 0.5～0.8 寸)。用维生素 B_{12} 穴位注射,每穴 1ml。隔日 1 次;2 周为 1 个疗程。与对照组均用 5-羟色胺重摄取抑制药(SSRIs)类抗抑郁药帕罗西汀 20mg,每天顿服。用 3 个月,结果:两组分别痊愈者 26 例,18 例;显效者 11 例,15 例;好转者 11 例,12 例;无效者 2 例,5 例;总有效率分别为 96%,

90%。观察组疗效明显优于对照组($P<$ 0.05)。[何颖姚,何方红.穴位注射结合抗抑郁药物治疗抑郁症的临床观察.上海针灸杂志,2008,27(1):15]

15. 治疗变应性鼻炎　两组各 34 例。观察组取穴:肺俞(双)。用维生素 B_{12} 注射液 1ml,穴位注射;2 周 1 次。并内服鼻炎方汤剂。儿童剂量酌减。对照组用鼻炎片,口服。两组均用 H_1 受体阻滞药,每晚睡前 30min 顿服;布地奈德鼻喷剂 2 喷,2/d,喷鼻。治疗开始前 1 周及治疗期内停用其他药物。用 1 个月,结果:两组分别显效 17 例,9 例;有效 10 例,8 例;无效 7 例,17 例。[李志春.穴位封闭结合药物治疗变应性鼻炎疗效观察.中国中西医结合耳鼻咽喉科杂志,2009,17(1):32]

16. 治疗颅脑外伤性昏迷　取穴:曲池、足三里。用维生素 B_{12} 注射液 2ml,穴位注射每穴 1ml,两侧穴位交替使用,1/d;10d 为 1 个疗程。西医常规治疗。配合电针,取穴:水沟、印堂、内关、三阴交。针刺得气后,水沟与印堂、双侧风池分别接 KWD-8081 型脉冲电疗仪,断续波,强度以肌肉跳动且患者能耐受为度,留针 30min。用 3 个疗程,40 例中显效 30 例,有效 8 例,无效 2 例。[相永梅.电针配合穴位注射治疗颅脑外伤性昏迷.中国针灸,2012,32(5):475]

17. 治疗顽固性面瘫　两组各 40 例。观察组与对照组均用维生素 B_{12} 注射液 1ml,当归注射液 2ml,加生理盐水稀释至 4～5ml,穴位注射,每穴约 1ml,隔天 1 次。均 10 次为 1 个疗程,疗程间隔 2d。取穴:太阳、攒竹、四白、地仓、颊车、翳风(均患侧,每次均取)。观察组并用药饼(含僵蚕、全蝎、地龙、蜈蚣、黄芪、熟附子、没药各等份。共研为细粉末,加姜汁调糊,制成蚕大小药饼状),贴敷穴位,每次 4～8h,1/d。用 3 个疗程后,结果:两组分别痊愈 23 例,2 例;显效 8 例,5 例;有效 6 例,11 例;无效 3 例,22

例;总有效率为 92.50%,45.0%($P<$0.01)。[米爱华.穴位注射配合中药饼外敷治疗顽固性面瘫疗效观察.湖北中医杂志,2013,35(8):59]

叶　酸

【别名】　叶片酸、维生素 M、维生素 B_c。

【药理】　叶酸在人体内被还原为四氢叶酸,参与氨基酸及核酸的合成,并与维生素 B_{12} 共同促进红细胞的生成。临床上主要用于治疗巨幼红细胞性贫血。亦可用于因化学物质(如铅、苯等)引起的贫血。

【制剂】　片剂:每片 5mg。注射液:每支 15mg(1ml)。

【注意】　静脉注射易引起不良反应,故不宜使用。

【临床新用途】

1. 治疗婴幼儿秋季腹泻　据报道,有人应用叶酸治疗婴幼儿秋季腹泻患者,效果显著。用药后可促进止泻,缩短病程,疗效明显优于用抗生素治疗的对照组。有脱水者宜补充液体。用法:内服叶酸,每次 5mg,3/d,温开水送服。作者认为,本药可对细胞 DNA 合成起关键作用,其治疗秋季腹泻可能与促进小肠刷状缘被损害的上皮细胞正常再生,加快肠黏膜修复以及调节细胞免疫和体液免疫功能,增强肠道抗病能力密切相关。另有人用叶酸与双嘧达莫合用治疗小儿秋季腹泻 40 例,疗效满意。治疗方法:将 80 例随机分为两组,观察组和对照组各 40 例,两组在性别、年龄、病情方面无明显差异。观察组给予叶酸每次 5mg,3/d,口服;双嘧达莫 3～5mg/(kg·d),3/d,口服。对照组用利巴韦林 10～15mg/(kg·d),分 2 次静脉滴注,庆大霉素 4mg/(kg·d),分 3 次口服,疗程 3～5d。对有脱水、电解质紊乱、酸中毒者两组均给予口服补液,静脉补充水、电解质,纠正酸中毒等。结果:两组分

别 48h 内治愈 26 例,21 例;72h 内治愈 12 例,10 例;两组总治愈率比较(95% 比 78%)具有显著性差异($P<0.05$)。作者认为,小儿秋季腹泻主要由轮状病毒引起,叶酸属 B 族维生素,参与体内脱氧核糖核酸和氨基酸的合成,促进肠黏膜刷状缘损害的上层细胞正常再生,使肠道免疫功能及时恢复;双嘧达莫能选择抑制核糖核酸和脱氧核糖核酸合成。故两者合用既能有效抑制病毒在肠道内复制,及时消除致病因子,又能提高胃肠的免疫功能,从而收到较好的临床疗效[邵连益.双嘧达莫与叶酸合用治疗小儿秋季腹泻 40 例疗效观察.新医学,2001,32(4):250]。刘瑛等用叶酸与双嘧达莫合用治疗小儿秋季腹泻 30 例(对照组 30 例),结果:48h 内两组分别痊愈 17 例,15 例;72h 内分别痊愈 10 例,6 例;两组总治愈率分别为 90%,70%;有统计学意义($P<0.05$)。应用叶酸与双嘧达莫合用治疗小儿秋季腹泻疗效高,方法简便,值得临床应用。[刘瑛,李红.双嘧达莫与叶酸合用治疗小儿秋季腹泻 30 例疗效观察的验证.新医学,2002,33(4):230]

2. 改善冠心病患者的内皮功能　选择 33 例冠状动脉粥样硬化性心脏病(冠心病)病人作为研究对象,连续口服叶酸 5mg/d,共 6 周。分别于治疗前、口服叶酸后 2h,4h 及治疗 6 周后测定血流介导的内皮舒张功能(FMD)。结果显示,口服叶酸 1h 后血浆叶酸水平即显著增高(200mmol/L,25.8mmol/L,$P<0.001$),2h 后 FMD 明显改善(83μm,47μm,$P<0.001$),4h 后接近完全水平(101μm,51μm,$P<0.001$)。口服叶酸 4h 血浆中的总高半胱氨酸水平无明显变化(9.56μmol/L,9.79μmol/L,$P>0.05$)。口服叶酸后 3h 游离半胱氨酸无变化,4h 轻度降低(1.55μmol/L,1.78μmol/L,$P=0.02$);分析还发现,在任何时间段,FMD 的改善与总高半胱氨酸及游离高半胱氨酸的降低均无

相关性(高半胱氨酸是冠心病的危险因子)。研究者认为,叶酸可显著改善冠心病患者的内皮功能,其机制与血浆中的高半胱氨酸水平降低基本不相关。[王建国.叶酸可显著改善冠心病患者的内皮功能.新医学,2002,33(10):588]

3.治疗溃疡性结肠炎 将本病患者360例,随机分成观察组和对照组各180例。两组均采用中药灌肠液保留灌肠,每晚1次,治疗期间停用其他药物,以6周为1个疗程。观察组在上述保留灌肠的基础上口服叶酸每次10mg,3/d。结果:两组分别治愈130例,55例;显效40例,60例;有效10例,43例;无效22例(均为对照组),总有效率分别为100%,87.8%。两组疗效有显著差异($P<0.01$)。随访2年,观察组病例均无复发。[胡方方,倪达权.叶酸联合中药灌肠治疗溃疡性结肠炎360例.世界华人消化杂志,2000,8(10):1144]

4.治疗慢性酒精中毒 采用叶酸、维生素 B_{12} 及改善血流动力学等药物治疗慢性酒精中毒患者,发现能明显降低心脑血管的发病率,并使合并发生的肢体麻木、共济失调等症状明显好转。他们选择慢性酒精中毒患者64例,将其中34例男性患者作为观察组,剩下的30例作为对照组。用法:两组均按常规应用镇静药、维生素 B_1 及维生素 B_6 等药物;观察组在常规治疗的基础上每日口服叶酸30mg,维生素 B_{12} 250μg,以及改善血流动力学和抗抑郁等药物。结果:两组分别完全戒酒24例,9例(占71%,30%);无效8例,12例,死亡2例,9例。两组戒断率和死亡率有显著差异($P<0.05$)。[孙培云,刘春颖,刘世丽.慢性酒精中毒的戒断治疗.中国工业医学杂志,2002,15(2):88]

5.治疗小儿抽动症 有人给12例小儿抽动症患者口服叶酸,每次5mg,3/d。治疗40d后,治愈7例,好转3例,无效2例。[刘立.叶酸的临床新用途.中国社区医师,2007,23(22):17]

第五节 扩血容药

右旋糖酐-40

【别名】 低分子右旋糖酐、低分子糖酐。

【药理】 低分子糖酐,平均相对分子量约为4万,因相对分子量较小,在体内停留时间短,易从尿中排出,故扩充血容量的作用较短暂。同时,本药能提高血浆胶体渗透压,吸收血管外的水分而补充血容量,维持血压,使已经聚集的红细胞和血小板解聚,降低血液黏滞性,从而改善微循环,防止休克后期的血管内凝血。此外,还有抗血栓作用及渗透性利尿作用等。

【制剂】 右旋糖酐-40葡萄糖注射液(低分子右旋糖酐葡萄糖注射液):每瓶10g(100ml),25g(250ml),50g(500ml),6g(100ml),15g(250ml),30g(500ml)均含葡萄糖5%。

右旋糖酐-40氯化钠注射液(低分子右旋糖酐氯化钠注射液),每瓶10g(100ml),25g(250ml),50g(500ml),6g(100ml),15g(250ml),30g(500ml),均含氯化钠0.9%。

【注意】

1.肝、肾疾病患者慎用本品。

2.充血性心力衰竭和出血性疾病者禁用。

3.本品用量过大可引起出血,如鼻出血、齿龈出血、皮肤黏膜出血、创面渗血、血尿、月经血量增多等症状。故此,每日用量不应超过1500ml。

4.少数患者应用本品后出现皮肤瘙痒、荨麻疹、红色丘疹等皮肤过敏反应,有的引起哮喘发生。极少数发生过敏性休克,一般在首次输入本品数滴至数分钟内出现,故初次静脉滴注时,应严密观察 5~10min,发现症状,立刻停注。

【临床新用途】

1. 治疗血液病血尿 据报道,杨英男等应用低分子右旋糖酐加酚磺乙胺治疗血液病血尿患者 14 例,用药后,一般肉眼血尿 1~3d 减轻或消失,镜下血尿 2~10d 即可完全消失。治疗方法:低分子右旋糖酐 500ml,酚磺乙胺 2.0~4.0g,静脉滴注,1/d。在肉眼血尿消失后即可减少用药的剂量,至镜下血尿消失后可以停药。应用低分子右旋糖酐配合酚磺乙胺治疗血液病血尿者,治程中未见不良反应。

2. 治疗慢性肾功能不全 右旋糖酐-40 注射液 500ml,静脉滴注,1/d,2 周为 1 个疗程。用药后可改善病情,降低血尿素氮及肌酐,总有效率为 82%,而用 ATP 及辅酶 A 治疗的对照组总有效率为 20%,差异显著。本药适用于无、少尿、非梗阻性肾病及无使用该药禁忌证者。但国外也有报道因输注右旋糖酐-40 而致肾衰竭者,故临床应用中须密切注意观察病情。(黄延祚.常用药物临床新用途手册.南宁:广西科学技术出版社,1999:420-422)

3. 治疗肺心病呼吸衰竭 孙翠如等在常规综合治疗基础上加用右旋糖酐-40 治疗肺心病患者,可明显改善病情,总有效率为 87%,恶化与病死率 13%,而仅用常规治疗的对照组恶化及病死率 60%,差异特别显著。用法:右旋糖酐-40 注射液 500ml 加山莨菪碱 20~60mg,静脉滴注,1~2/d,连用 7d 左右改为 1/d,每次 20mg,再用 1 周后改口服山莨菪碱每次 5~10mg,3/d。青光眼患者禁用。(黄延祚.常用药物临床新用途手册.南宁:广西科学技术出版社,1999:420-422)

4. 治疗重症脉管炎 应用低分子右旋糖酐、蝮蛇抗栓酶、地塞米松静脉滴注;用 3% 过氧化氢外洗后,用庆大霉素外敷(症甚浸泡)患处,每日数次。并内服中药:当归、丹参各 20g,桑枝、玄参、川芎、鸡血藤各 15g,青木香、三七、制乳香、制没药各 12g,桃仁、红花、桂枝、地龙各 10g,全蝎 3g,蜈蚣 2 条。感染甚者,加金银花、蒲公英;久病者,加锁阳、枸杞子、肉苁蓉;伤口长期不愈者,加黄芪。结果:中西医结合治疗重症脉管炎 20 例,临床治愈 16 例,显著好转 4 例,总有效率为 100%。[李宝玉.中西医结合治疗重症脉管炎.湖北中医杂志,2002,24(9):21]

羟乙基淀粉

【别名】 淀粉代血浆、706 代血浆。

【药理】 羟乙基淀粉为羟乙基淀粉制剂,相对分子量在 25 000~45 000,与低分子右旋糖酐相近。本品具有扩容和疏通微循环的作用。临床上可广泛用于各种手术、外伤的失血、中毒性休克等的补液。

【制剂】 注射液:6%(500ml)。

【注意】 剩余溶液不宜再用(因有空气进入)。

【临床新用途】 治疗慢性消耗性疾病 慢性消耗性疾病患者具有血容量不足、脏器灌流不足、功能低下等特点。羟乙基淀粉可以扩容,增加脏器血流量,改善微循环,并且可以利尿,排泄废物,恢复脏器功能。用法:取羟乙基淀粉 500ml,中等速度静脉滴注,1/d,10d 为 1 个疗程,可间断应用 2~3 个疗程。结果:采用羟乙基淀粉治疗慢性消耗性疾病患者,可明显改善临床症状,增加食欲,促进伤口愈合,使贫血显著好转,总有效率为 91%。

第8章 维生素类药

第一节 水溶性维生素

维生素 B_1

【别名】 硫胺、盐酸硫胺、维生素乙$_1$。

【药理】 维生素 B_1 在体内 80％以焦磷酸硫胺（TPP）的形式存在，10％以磷酸硫胺素（TTP）形式存在。其余 10％以单磷酸硫胺素和硫胺素形式存在。这种结合不同磷酸的存在方式，是和其功能有关。

1. TPP 以辅酶方式参与糖代谢中 α 酮戊二酸的氧化脱羧反应，如丙酮酸转化为乙酰辅酶 A 进入三羧酸循环，与提供能量有关。故其缺乏时，由于糖代谢障碍，能量供应减少，神经功能受损，出现感觉异常，肌力下降、酸痛等周围神经炎症状。

2. TPP 参与戊糖支路的生化反应，生成 NADPH，即可作为脂质合成的供氢体，并可促进还原型谷胱甘肽的形成，有助于保持生物膜的完整性和解毒功能。

3. 硫胺素与神经传导有关，其 TPP 与 TTP 均应位于钠通道附近，通过互相转化使通道蛋白磷酸化和去磷酸化作用，调控钠通道的开放和关闭而影响神经冲动的传导。

【制剂】 片剂：每片 5mg，10mg。注射液：每支 50mg(1ml)，100mg(2ml)。

【注意】 注射时偶见过敏反应，个别甚至可发生过敏性休克，故除急需补充的情况外很少采用注射。增大口服剂量时，并不增加吸收量。

【临床新用途】

1. 治疗原发性三叉神经痛 林矛用维生素 B_1 等穴注治疗原发性三叉神经痛 103 例，用 1～3 个疗程，随访 3 个月，结果：治愈 56 例，显效 29 例，好转 16 例，无效 2 例，总有效率为 98％。取穴：第Ⅰ，Ⅱ，Ⅲ支痛分别取内鱼腰穴（眼眶上缘中，内 1/3 处。刺入约 0.5cm，至前额部有传电感）、四白（呈 40°～45°向后上方进针≤1cm，至有触电感）、下关（向后偏内进针≤5cm，有触电感向下颌放射）。均用 5 号针，用 2％利多卡因 1ml（Ⅲ支痛用 2ml），注入 5min 后，分布区感觉消失（或减退），用维生素 B_1 50mg，维生素 B_{12} 0.25mg（Ⅲ支痛上两药均倍量），穴位注射，1/d，10d 为 1 个疗程，疗程间隔 3d［林矛.穴注治疗原发性三叉神经痛 103 例疗效观察.针灸临床杂志，2002，18(2)：37］。尚亚婷用耳穴注射维生素 B_1 为主治疗原发性三叉神经痛 15 例，用 10d 后，治愈 8 例，好转 6 例，无效 1 例，总有效率为 93％。取耳穴：神门、皮质下。上、下颌支分布区痛、牙处敏感为触发点配颌、牙；上颌支痛配颊车；三叉区痛配胃；口周为触发点配口。用维生素 B_1 注射液 2ml(100mg)，维生素 B_{12} 注射液 1ml(500μg)，穴位注射，每穴 0.1ml，敷消毒敷料，胶布固定，1/d，两耳交替使用。［尚亚婷.耳穴药物注射治疗原发性三叉神经痛 15 例.针灸临床杂志，2004，

20(2):31]

2.治疗妇女外阴白色病变 取穴:三阴交(双)、阴阜、阿是穴(每次任选皮损2处)。用维生素 B_1 100mg,维生素 B_{12} 0.2mg,5%当归注射液、参麦注射液各2ml;穴位注射,前2穴每穴0.5ml,皮损处每处1ml,每周2或3次。两组药液交替使用,10次为1个疗程,月经期停用。结果:40例中,治愈10例,显效25例,好转4例,无效1例,总有效率为98%。[魏琼.穴位注射法治疗妇女外阴白色病变40例.成都中医药大学学报,2002,25(1):54]

3.治疗顽固性面瘫 取穴:牵正、地仓(均向颊车方向进针)、阳白(向鱼腰方向进针)、承泣(均患侧)、合谷(健侧)、颊车(向地仓方向进针)、颧髎(向下关方向进针)、丝竹空(向太阳方向进针)、足三里(双)。用维生素 B_1 注射液、当归注射液各2ml,维生素 B_{12} 注射液1ml(250μg),穴位注射,每穴1ml;按压针孔10~15min,再用艾条灸,以皮肤发红为度,1/d。两组穴位交替使用,10d为1个疗程,疗效间隔5d。用3个疗程,结果:62例中,痊愈39例,显效14例,有效9例,总有效率为100%。[刘银萍.穴位注射加灸法治疗顽固性面瘫62例.中国民间疗法,2006,14(1):56]

4.治疗灼口综合征 观察组17例,取穴:廉泉、地仓(均用维生素 B_1 100mg)、翳风(用维生素 B_{12} 500μg)。穴位注射,隔日1次,用10次。对照组12例,用复合维生素B+谷维素2片,每日口服,用3周。结果:两组分别痊愈7例,1例;好转8例,7例;无效2例,4例。[马贵廷.穴位注射维生素 B_1、维生素 B_{12} 治疗灼口综合征.中国中西医结合耳鼻咽喉科杂志,2006,14(4):254]

5.治疗急性荨麻疹 取穴:曲池(双)。用维生素 B_1 及维生素 B_{12} 和山莨菪碱、地塞米松各1ml,穴位注射,每穴2ml。5~30min观察疗效。随访3个月,结果:50例中痊愈35例,显效11例,有效3例,无效1例,总有效率为98%。[宋联进.穴位注射治疗急性荨麻疹50例.云南中医中药杂志,2007,28(1):25]

6.治疗糖尿病神经源性膀胱 观察组34例,取穴:肾俞(双)。用维生素 B_1 100mg,甲钴胺500μg,穴位注射,每穴1ml,1/d。与对照组30例,均用甲钴胺500μg,维生素 B_1 100mg,1/d,肌内注射;重组人胰岛素(甘舒霖),4/d强化治疗;降压、降脂;严重尿潴留置导尿管,3h排空膀胱1次;感染用抗生素。均15d为1个疗程。用2个疗程,结果:两组分别显效(症状消失或好转,恢复自主排尿;膀胱残余尿<50ml)17例,11例;有效12例,9例;无效5例,10例;总有效率分别为85.3%,66.7%。随访1d,分别复发3例,6例。[杨玉华.弥可保、维生素 B_1 穴位注射治疗糖尿病神经源性膀胱34例.中国临床医生杂志,2007,35(8):57]

7.治疗2型糖尿病并发皮肤瘙痒症 取穴:曲池、血海、三阴交、足三里(均单侧)。用维生素 B_1 100mg(2ml),维生素 B_{12} 500μg(2ml),穴位注射,每穴1ml,每晨1次,两侧穴位交替使用,7d为1个疗程,疗效间隔3d。并用苦参、黄柏、地肤子、浮萍、白鲜皮各30g,蛇床子15g,纱布包,每日1剂,水煎取液,外洗(或浸泡)患处15~20min,每晚1次;7d为1个疗程。用胰岛素控制血糖,合理饮食及运动。用2个疗程,结果:32例中,痊愈者7例,显效者13例,有效者10例,无效者2例,总有效率为93.8%。[卢志刚.穴位注射配合中药治疗2型糖尿病并发皮肤瘙痒症32例.中国针灸,2008,28(9):672]

8.治疗妊娠恶阻 观察组34例,取穴:内关、足三里(均双)。用维生素 B_1 穴位注射,每穴1ml,1/d。与对照组33例,均用妊娠止呕方:党参15g,茯苓、白术、砂仁、竹茹各9g,陈皮、姜半夏各12g,大枣3枚,生姜 3 片。脾胃虚弱加黄芪、苏梗；肝胃不和加白芍、乌梅。每日 1 剂，水煎频服。均补液。呕吐甚禁食 24h。均 7d 为 1 个疗程。结果：两组分别治愈 27 例，20 例；有效 7 例，9 例；无效 4 例（为对照组）。[曲瑾.中药配合穴位注射治疗恶阻 34 例临床观察.云南中医中药杂志，2011,32(9):42]

9. 治疗失眠症 有人用维生素 B_1 内服治疗失眠患者，效果显著。方法：维生素 B_1，开始每晚睡前服 7～8 片，获效后逐渐维持睡前 3 片，可长期服用。

烟 酰 胺

【别名】 维生素 PP。

【药理】 本品为辅酶Ⅰ及Ⅱ的组成部分。参与体内代谢过程。成为许多脱氢酶的辅酶。本品缺乏时，可影响细胞的正常呼吸和代谢而引起糙皮病。临床上用于防治糙皮病、口炎、舌炎以及烟酸缺乏病。

【制剂】 片剂：每片 50mg，100mg。注射液：每支 50mg(1ml)，100mg(1ml)。

【注意】

1. 妊娠初期过量服用本品，有致畸的可能。

2. 个别人服用后，可引起头晕、恶心、上腹不适、食欲缺乏等症状，停药后即消失。

3. 肌内注射后能引起疼痛，宜少用。

【临床新用途】

1. 治疗胰岛素依赖型糖尿病 据报道，采用烟酰胺治疗胰岛素依赖型糖尿病患者 7 例，效果满意。用法：服用烟酰胺 3g/d，有 6 例停用胰岛素 3～36 个月或以上，血糖仍能控制，仅无效 1 例。对照组服用安慰剂的 9 例中，不用胰岛素仍能控制血糖者 5 例，但缓解期仅维持 1～9 个月，以后仍需依赖胰岛素。由此看来，胰岛素依赖型糖尿病患者，服用烟酰胺可减轻胰岛 B 细胞的破坏，促进 B 细胞的再生，延长缓解时间。

2. 治疗老年性皮肤瘙痒症 应用烟酰胺治疗老年性皮肤瘙痒症患者（单纯型），疗效颇佳。其中治愈率为 76%，总有效率为 95%。用法：烟酰胺 200mg 加入 25% 葡萄糖注射液 20ml 中，静脉注射，1/d，连用 10d。若伴有皮肤感染者，宜并用抗生素治疗。

3. 治疗大疱性类天疱疮 本病为自身免疫性疾病。运用烟酰胺治疗大疱性类天疱疮患者，均获全部治愈。用法：内服烟酰胺每次 0.3g；四环素每次 0.5g，口服，3/d，连续服药 2～5 个月。作者认为，烟酰胺可以稳定肥大细胞，抑制嗜酸性细胞趋化因子及其他炎症介质释放，抑制 3′,5′-环磷腺苷磷酸二酯酶，并抑制溶酶体酶释放。而四环素有抑制细胞趋化作用，二药协同达到满意的治疗效果。服药时间宜视病情而定。

4. 治疗心律失常 心律失常是一种极其常见的临床症状。许多问世已久的老药被应用于治疗心律失常患者，均获得满意的疗效[袁寿腾.老药新用治疗心律失常.中国医院药学杂志，1994,14(3):115]。烟酰胺是防治糙皮病药。另据晏明报道，以烟酰胺 200～400mg/d，加入 10% 葡萄糖注射液 250ml 静脉滴注，每分钟 20～30 滴，根据病人耐受程度每次增加 100～200mg，最大用到 2000mg/d，用药 16～147d。治疗 8 例病态窦房结综合征，心率增加 8～16/min，近期疗效满意。复发再用有效。

5. 治疗痤疮 张广富等报道用烟酰胺凝胶治疗炎症性痤疮 55 例，对照组 46 例采用克林霉素凝胶，安慰剂组 50 例，采用单纯凝胶基质，进行盲法对比观察。用法：各组每日早、晚各涂药 1 次，4 周为 1 个疗程，连续观察 3 个疗程。结果：烟酰胺凝胶组痊愈 21 例，显效 24 例，有效 7 例，无效 3 例，总有效率为 94.5%；对照组痊愈 12 例，显效 20 例，有效 6 例，无效 8 例，总有效率为 82.6%；安慰剂组显效 10 例，有效 12 例，无效 28 例，有效率为 44%。[张广富，蒋法兴，

王琳,等.4‰烟酰胺凝胶治疗炎症性寻常痤疮.临床皮肤科杂志,2002,31(7):438]

6. 治疗老年病态窦房结综合征 据报道,韩秋玲采用烟酰胺治疗老年病态窦房结综合征 3 例,效果卓著。用法:烟酰胺300～400mg/d 静脉注射,每周增加200mg,4 周为 1 个疗程。[韩秋玲.烟酰胺治疗老年病态窦房结综合征.中外健康文摘,2009,6(23):25]

维 生 素 C

【别名】 抗坏血酸、维生素丙、丙种维生素。

【药理】 本品在新鲜蔬菜和水果(如橘、橙、番茄、菠菜、枣等)中均含量丰富。临床上用的是合成品。维生素 C 在体内参与糖的代谢及氧化还原过程,能促使组织产生细胞间质(缺乏时可引起坏血病),减少毛细血管的通透性,加速血液的凝固,刺激造血功能,促进铁在肠内吸收,促使血脂下降,增加对感染的抵抗力,参与解毒功能,具有抗组胺的作用及阻止致癌物质(亚硝胺)生成的作用。

【制剂】 片剂:每片 25mg,50mg,100mg。注射液:每支 0.1g(2ml),0.25g(2ml),0.5g(5ml),2.5g(20ml)。

【注意】

1. 本品色泽变黄后忌用。

2. 本品与肝素或华法林并用,可引起凝血酶原时间缩短。

3. 维生素 C 不宜与碱性药物(如氨茶碱、碳酸氢钠、谷氨酸钠等)、维生素 B_2 及三氯叔丁醇、铜、铁离子(微量)的溶液配伍,以免影响疗效。

4. 维生素 C 每日用量超过 5g 时,可导致溶血,重者可危及生命。孕妇服用大量时,可产生婴儿坏血病。

【临床新用途】

1. 治疗高脂血症 对停服 7d 降脂药的 36 例高脂血症患者,将维生素 C 5g,加入10％葡萄糖注射液 500ml 中静脉滴注,1/d,连续用药 10d。结果:胆固醇、三酰甘油和低密度脂蛋白胆固醇显著降低,高密度脂蛋白胆固醇显著升高(均为 $P<0.01$)。

2. 抢救亚硝酸盐中毒 在给予常规综合治疗的基础上,加用维生素 C 5～10g,4～6h 静脉滴注 1 次。结果:用上药治疗 80 例集体亚硝酸盐中毒患者,其中轻症病例静脉滴注维生素 C 2 次后,症状即可消失,维生素 C 用量 10～20g;12 例重症患者,于 8～12h 神志转清,发绀消失,生命体征平稳。24h 维生素 C 用量 20～30g,仅住院 3d 全部获得治愈出院。

3. 治疗病毒性心肌炎 据报道,张秀莲等应用大剂量维生素 C 治疗小儿病毒性心肌炎患者,疗效显著。方法:以采用传统方法治疗的 30 例小儿病毒性心肌炎患儿为对照,观察组 30 例除不用激素外,在传统治疗的基础上加大量维生素 C,其剂量按500mg/(kg·d),分 2 次溶于 10％葡萄糖注射液 50～100ml 中静脉滴注,14d 为 1 个疗程。结果:观察组心肌酶除肌酸磷酸激酶外,谷草转氨酶、乳酸脱氢酶活性显著地下降($P<0.05$),对照组 3 种酶活性治疗前后差异无显著性($P>0.05$);观察组临床症状、心电图、K 线恢复较快($P<0.05$)。

4. 治疗黄褐斑 据尹本江报道,应用大剂量维生素 C 静脉注射治疗黄褐斑患者55 例,一般经用药 1～2 个疗程后,色素可以明显减轻,用药 3～4 个疗程后,基本痊愈者 42 例,明显好转者 13 例,总有效率100％。用法:将维生素 C 1000mg,加入10％葡萄糖注射液 10ml 中,静脉注射,1/d,12 次为 1 个疗程。

5. 治疗继发性红皮病 运用大剂量维生素 C 治疗各种原因不能使用激素而又无严重并发症的继发性红皮病患者 7 例,效果显著。治疗方法:用维生素 C 4g,加入 10％

葡萄糖注射液 500ml 中静脉滴注,1/d,同时,口服氯苯那敏,外用氟轻松霜或哈西奈德霜。经用药 17～30d 后,7 例患者全部获得治愈,全身皮肤肿胀消退,潮红、脱屑逐渐好转,直至完全消退。治程中未见不良反应发生。

6. 治疗晚期癌症　章莉莉等用大剂量维生素 C 治疗晚期癌症患者 18 例,收效满意。用法:每日 1 次给予维生素 C 10～20g 静脉滴注,疗程 1～3 周。结果:14 例全身骨关节疼痛患者经治疗 1 周后,7 例疼痛明显缓解,其他症状如发热、出血、白细胞减少等明显好转,精神明显好转,食欲有所好转。

7. 治疗小儿肺炎　据报道,有人给患儿加用具有抗脂质过氧化作用的维生素 C 1g,复方丹参注射液 2ml,加入 10% 葡萄糖注射液中静脉滴注,同时肌内注射维生素 E 5mg,1/d。用上述抗氧化剂对肺炎患儿进行辅助治疗,可取得满意的疗效。[张立木,刘玉洁,常培兰.小儿肺炎的辅助治疗药物.中国医院药学杂志,2000,20(8):491]

8. 治疗过敏性紫癜　维生素 C 400mg,维生素 E 200mg,每日分 2～3 次口服,儿童剂量减半;5～8d 为 1 个疗程。阿司咪唑 5～10mg/d,2/d 口服,儿童慎用,3～7d 为 1 个疗程。同时,内服中药:生地黄、鸡血藤各 15g,赤芍、牡丹皮、荆芥炭、墨旱莲各 9g,大青叶、炙黄芪、当归尾各 10g,白茅根 20g,生甘草 6g。湿甚者加黄柏、栀子、黄芩;脾肾阴虚者加淫羊藿、补骨脂、炒白术、炮姜炭;气阴两虚者加西洋参(或太子参)。每日 1 剂,水煎服。结果:69 例中,临床治愈 60 例,显效 5 例,有效 3 例,无效 1 例,总有效率为 98.6%。[李连忠.克敏消癜汤配合西药治疗过敏性紫癜 69 例.陕西中医,2005,26(10):1051]

9. 治疗激素依赖性皮炎　维生素 C 1g,加蒸馏水 500ml,用 CB-63 型电脑超声冷喷机冷喷患处,每次 20min,1/d。1 个月为 1 个疗程。停用含皮质类固醇制剂。禁食辛辣,避免日晒。并内服清肺枇杷饮加减。用 2 个疗程。结果:20 例中,治愈 14 例,显效 5 例,有效 1 例,总有效率为 100%。[王海瑞.超声低温冷喷结合中药治疗激素依赖性皮炎.吉林中医药,2006,26(12):33]

10. 治疗早期糖尿病视网膜病变　有人采用维生素 C 联合中药丹参黄芪注射液治疗早期糖尿病视网膜病变患者,效果显著。103 例患者分成两组,对照组 51 例,常规用降糖药控制血糖,观察组 52 例,在对照组降糖治疗基础上加用维生素 C 1.5g/d,分 3 次口服,另外丹参和黄芪注射液静脉滴注,1/d,两组疗程为 45d。结果:经眼底检查和眼底血管荧光造影显示,观察组视力改善,视网膜血管病发展,观察组均明显优于对照组($P < 0.05$)。作者认为,维生素 C 在控制糖尿病视网膜新生血管形成上有较好的效果。[郑芳.维生素 C 联合参芪复方治疗糖尿病视网膜病变的临床疗效.数理医药学杂志,2009,22(3):294-296]

11. 治疗糖尿病冠心病　周力等对入选 96 例合并糖尿病冠心病患者应用对比剂做冠脉介入治疗,随机分为观察组 46 例和对照组 50 例,对照组仅用 0.9% 氯化钠溶液作为常规水化治疗,观察组 46 例在常规水化基础上于术前 2～4h 给予维生素 C 3g 静脉滴注,术后 1、2d 分别口服 1.0g 维生素 C(早晚各 0.5g),静脉＋口服维生素 C 总量为 5.0g。观察患者肾功能及心血管不良事件发生情况。结果:短程大剂量维生素 C 有降低对比剂肾病发生的趋势,但与对照组相比差异无统计学意义。作者认为,目前水化治疗是普遍公认的减少对比剂肾病发生风险的预防措施,维生素 C 预防对比剂肾病的有效性尚需要更大样本的临床试验来证实。[周力,陈晖,李红伟.维生素 C 预防冠心病合并糖尿病患者发生对比剂肾病的临床疗效研究.中国全科医学,2010,13(8):819-

823]

12. 治疗眼化学伤　欧阳忠等回顾分析了 3 年收治的 76 例（87 只眼）眼化学伤的患者和 15 例（16 只眼）角膜碱伤患者，采用维生素 C 5.0g 稀释于 500ml 生理盐水中，立即冲洗 10min 以上，同时口服维生素 C，局部滴眼药滴眼。结果：随访 1～3 个月，角膜透明或形成云翳，染色阴性，视力恢复，仅约 5% 患者留有角膜白斑。作者认为，维生素 C 治疗眼化学损伤是有效的。[欧阳忠，梁燕，刘健华. 维生素 C 治疗眼化学伤的临床研究. 河北医药，2008，30（11）：1699-1700]

维 生 素 B₆

【别名】 吡哆辛。

【药理】 维生素 B_6 通常以磷酸吡哆醛形式作为许多转氨酶、脱羧酶、脱硫酶的辅酶，对蛋白代谢有广泛影响，参与氨基酸的合成和分解。

【制剂】 片剂：每片 10mg。注射液：每支 25mg(1ml)，50mg(1ml)，100mg(2ml)。霜剂：每支含 12mg。维生素 B_6 缓释片：每片 50mg。

【注意】

1. 罕见发生过敏性反应。

2. 与左旋多巴合用时，可降低左旋多巴的药效。

【临床新用途】

1. 治疗妊娠糖尿病　有人对 13 例晚期妊娠糖尿病患者给予维生素 B_6 每次 25mg，1/d，连续治疗 2 周。结果有 5 例空腹血糖水平降至正常，这可能与维生素 B_6 能增加血浆胰岛素生物活性有关。

2. 抗震颤麻痹　使用大剂量维生素 B_6，可使震颤明显减轻。用法：开始肌内注射维生素 B_6 50～100mg/d，以后每日增加 50mg，直至 300～400mg/d，12～15d 为 1 个疗程，总量控制为 3～4g。

3. 治疗胃及十二指肠溃疡　维生素 B_6 与呋喃唑酮（0.1g/片）各 24 片，分 2 期口服，6d 为 1 个疗程。服法：前 3d 每次服 2 片；第 1 日每隔 6h 1 次，第 2 日每隔 8h 1 次，第 3 日每隔 12h 1 次。后 3d 每次服 1 片，即第 4 日每隔 8h 1 次，第 5 日每隔 12h 1 次，第 6 日 1 次。服药 1 个疗程即可见效。

4. 治疗超大剂量异烟肼中毒　应用维生素 B_6 治疗超大剂量异烟肼中毒的患者，疗效显著，抢救成功率为 94%。方法：取维生素 B_6 500mg，静脉注射。然后用 0.1% 维生素 B_6 液，静脉滴注维持。每发作惊厥 1 次，再用维生素 B_6 250mg，静脉注射 1 次。傅爱民认为，首次维生素 B_6 静脉注射，宜在常规洗胃导泻后立即应用。维生素 B_6 最明显的有效指标为惊厥停止，意识恢复正常。对于维生素 B_6 的剂量，有人认为 1:1 对抗，即每摄入异烟肼 1g，补充维生素 B_6 1g，可防止惊厥发作。具体的用量，还需在临床中进一步探讨和研究。

另据报道，李伟用大剂量维生素 B_6 抢救口服过量异烟肼中毒 2 例（均为自杀），获得成功救治。作者认为，维生素 B_6 与异烟肼的化学结构相似，具有相互拮抗作用。异烟肼中毒后，给予大剂量维生素 B_6，一方面，可迅速补充体内缺乏的维生素 B_6，纠正神经递质和能量代谢的紊乱；另一方面，亦加速了其与异烟肼的结合，并从尿液中排出，抑制和减弱了异烟肼的毒性反应，起到拮抗作用，从而有效地控制惊厥。大剂量使用维生素 B_6 是抢救异烟肼中毒的关键，应尽早开始，剂量应相当于或略大于摄入的异烟肼的总量。惊厥控制后，再用小剂量维持。维生素 B_6 总量成人为 40g 以内，儿童不宜超过 20g。地西泮是非特异性抗惊厥者，该药物具有促进中枢 γ-氨基丁酸的突触传递功能，从而增强维生素 B_6 的抗惊厥作用，二者联合用药，效果更好。同时，待患者控制惊厥，呼吸道畅通后，及时洗胃是抢救成功的关键。抢救时禁用麻黄碱及阿托品,因其能加强异烟肼的毒性作用。[李伟.大剂量维生素 B₆ 抢救口服过量异烟肼中毒 2 例报告. 新医学,2004,35(7):427]

5. 治疗急性乳腺炎　采用维生素 B₆ 治疗急性乳腺炎患者,一般服药 2～3d 即可获得治愈。用法:内服维生素 B₆,每次 200mg,1/d,温开水送服。3d 为 1 个疗程,连续服药至症状消失止。本药适用于急性乳腺炎未化脓者,对已经化脓者则无效。应用维生素 B₆ 治疗急性乳腺炎有效,可能与本品有改善机体代谢、扩张血管,改善局部循环障碍,增强细胞对损伤的耐受力,以及哺乳期妇女乳汁减少等作用有密切关系。

6. 用于回乳　口服维生素 B₆,可明显抑制乳汁分泌,有效率为 95%。用法:每日口服维生素 B₆ 200mg,连续服药 5～6d 即可。产妇回乳宜在产后 2～6d 开始服用。

7. 治疗白细胞减少症　应用维生素 B₆ 治疗白细胞减少症患者,效果满意,用药后可使白细胞迅速上升。用法:①维生素 B₆ 每次 10～20mg,口服,3/d;②维生素 B₆ 50～100mg,加入 5% 葡萄糖注射液 20ml,静脉注射,1/d。

8. 治疗维生素 B₆ 依赖性惊厥　本病的发生与谷氨酸脱羧酶与磷酸吡哆醛亲和力低下有密切的关系。补充维生素 B₆ 后,可以恢复谷氨酸脱羧酶活性,提高中枢内 γ-氨基丁酸的含量,从而使惊厥消失。治疗方法:维生素 B₆ 50mg,惊厥发作时脐静脉注射,以后 10～100mg/d 口服,维持较长一段时间,使其不会因突然停用维生素 B₆,使惊厥复发。结果:静脉注射维生素 B₆ 后,迅速可使惊厥发作停止。

9. 治疗新生儿破伤风　破伤风毒素可抑制 γ-氨基丁酸和甘氨酸释放,引起痉挛。而维生素 B₆ 能促进谷氨酸在神经末梢合用 γ-氨基丁酸呈现抗痉挛的作用。孙玉英等用维生素 B₆ 治疗新生儿破伤风患者,治愈率为 95%,病死率为 5%,取得显著效果。用法:①维生素 B₆ 每次 100mg,肌内注射,1/d,抽搐消失后改为每次 20mg,口服,3/d,直至痊愈;②维生素 B₆ 800mg,加入 10% 葡萄糖注射液中,静脉滴注,1/d,抽搐减轻后减量,改为肌内注射或口服,直至痊愈。维生素 B₆ 宜在痉挛期在常规治疗的基础上加用。(黄延祚.常用药物临床新用途手册.南宁:广西科学技术出版社,1999:344)

10. 治疗习惯性流产　张建伟应用维生素 B₆ 为主配合中药分期用药治疗习惯性流产 30 例,有效(症状消失;胎心、胎动良好,妊娠日期大于既往流产日期或足月分娩)26 例,无效 4 例。方法:末次流产后,于月经周期第 5 日开始,用益肾养血方,每日 1 剂,用 10d;第 15 日开始,用佳蓉片每次 4 片,3/d,口服,至月经来潮。用 6 个月,可以再次妊娠。妊娠后,用固肾安胎饮,每日 1 剂,12 孕周后,改隔日 1 次,至 14 孕周;均水煎服。妊娠并用维生素 B₆ 每次 200mg,维生素 C 每次 2g,加 10% 葡萄糖注射液 500ml,静脉滴注,1/d。10d 为 1 个疗程,疗程间隔 7d。维生素 E 每次 100mg,1/d,叶酸每次 5mg,3/d,口服,用至 12 孕周。[张建伟.中药分期用药配合维生素治疗习惯性流产 30 例. 中国中医药信息杂志,2001,8(11):54]

11. 治疗腹部术后顽固性呃逆　取穴:天突(直到 0.5～1cm,针尖向下,沿胸骨柄后缘,气管前缘刺 3～4cm)、内关、足三里(两穴交替使用或同时用)。维生素 B₆ 100mg,氯丙嗪 25mg,穴位注射,每穴 0.5～0.8ml,1/d。用 1～7d,结果:82 例中,治愈 80 例,无效 2 例,总有效率为 98%[邓永峰.穴位注射治疗腹部术后顽固性呃逆 82 例. 中国中西医结合外科杂志,2003,9(3):234]。另有人以维生素 B₆ 为主治疗顽固性呃逆患者,效果颇佳。观察组 40 例,取穴:内关(双)。用维生素 B₆ 及维生素 B₁ 注射液各 100mg，穴位注射；1/d。并用止逆散（含柿蒂、木香、竹茹、陈皮、代赭石各等份，研末）10g，加生鸡蛋 1 个，蜂蜜适量调糊，2/d 口服。对照 1 组、2 组分别为 22 例、40 例，分别单独用上述穴位注射、中药疗法。结果：3 组分别治愈 39 例，10 例，29 例（观察组优于对照 1 组、2 组）；有效 11 例，10 例（为对照 1 组、2 组）；无效各 1 例。[谢晶日，杜明，梁国英，等.穴位注射合止逆散治疗顽固性呃逆 102 例临床观察.中医药信息，2006,23(2):34]

12. 治疗外阴白色病损 先用中药（含白鲜皮、苦参各 15g，蛇床子、当归、红花、枯矾、地肤子各 10g，地龙 2g，冰片 3g）水煎取液，熏洗、坐浴，每次 15～20min，2/d。再用维生素 B_6 及派瑞松各 1 支，丙酸睾酮 4 支，混合，外涂患处，2～3/d。同时，用维生素 B_6、异丙嗪各 25mg，丹参注射液 5ml，己烯雌酚 0.5mg，利多卡因 1ml，患处局部封闭，每周 2～3 次；15d 为 1 个疗程，疗程间隔 1 周。结果：11 例中，痊愈者 7 例，显著好转者 3 例，无效者 1 例。[刘瑜.中西药外用治疗外阴白色病损 11 例临床观察.陕西中医学院学报，2005,28(1):48]

13. 治疗腹泻 观察组 40 例和对照组 30 例，均取穴：足三里（双）。用维生素 B_6 及维生素 B_1 各 100mg，维生素 B_{12} 注射液 1mg，穴位注射；两组进针深度分别 3.0±0.5cm，0.8±0.3cm；3d 1 次；5 次为 1 个疗程。禁辛辣刺激、酒及冷饮。用 1 个疗程。结果：两组分别显效（粪便性状及次数复常，全身症状消失）34 例，2 例；有效 5 例，17 例；无效 1 例，11 例；总有效率为 97.5%，63.3%（$P < 0.01$）[郑敏麟.足三里穴位注射的部位深浅及临床疗效关系的研究.河北中医药学报，2010,25(3):35]

14. 治疗婴儿痉挛症 将 60 例患儿随机分为对照组和观察组。对照组用促肾上腺皮质激素与丙戊酸钠治疗，观察组在对照组基础上添加大剂量维生素 B_6。结果：两组分别总有效率为 93.3%，70.0%（$P < 0.05$）。作者认为，大剂量维生素 B_6 治疗婴儿痉挛症能有效地控制其发作，具有良好的安全性。[王惠萍，石世同，刘红林，等.大剂量维生素 B_6 添加治疗婴儿痉挛症疗效观察.中国误诊学杂志，2008,8(28):6857]

维生素 B_2

【药理】 维生素 B_2 是一种水溶性维生素，在生理上是黄色素蛋白酶的组成成分，在酶系统中起递氢的作用，参与糖、蛋白质、脂肪代谢，并能维持正常视觉功能。当维生素 B_2 缺乏时，可以影响机体的生物氧化代谢，导致维生素 B_2 缺乏病，临床表现有唇干裂、口角炎、舌炎、角膜炎、脂溢性皮炎、外生殖器炎等。

【制剂】 片剂：5mg。

【注意】

1. 在空腹服用吸收反不如进食时服用，故宜在食时或食后立即服。

2. 不宜与甲氧氯普胺食用。

3. 最好在医师的指导下使用。

【临床新用途】

1. 治疗烧伤 张建明等应用维生素治疗烧伤，效果显著。方法：160 例浅一度和 80 例深二度中、小面积烧伤患者，取其烧伤深度一致的创面，面积约为 50cm² 相邻或对称部位的 2 个创面进行同体对照，其中一个创面用维生素 B_2 100mg/d 撒于创面用凡士林纱布覆盖；另一个创面用 2% 磺胺嘧啶银（SD-Ag）霜剂，两组常规清创后涂药，包扎，每日换药一次，疗程 14～28d。观察评价创面愈合时间、指定时间创面愈合率、创面细菌培养情况、疗效和不良反应。结果：浅二度创面维生素 B_2 组完全愈合时间为（9.3±2.8）d；SD-Ag 组为（11.0±3.5）d，（$P < 0.01$）；深二度创面维生素 B_2 组完全愈合时间为（20.9±4.7）d；SD-Ag 组为（23.8±

6.5)d($P<0.01$)。用药 20d 后,创面愈合率分别为 87.8%±16.4% 和 77.6%±18.5%($P<0.01$)。两组创面均未发生感染,细菌学培养均无统计学差异($P>0.05$)。两组用药后局部未见不良反应,维生素 B_2 刺激性较 SD-Ag 组小。作者认为,维生素 B_2 外用治疗烧伤创面,其可以通过经皮吸收和渗透,促进局部代谢,提高了局部抗炎和免疫力,从而促进创面愈合。维生素 B_2 的优点是创面不用抗生素,价格低廉,安全有效,值得基层医疗单位使用。[张建明,王玉莲,刘群,等.核黄素在烧伤创面上的应用.中国医院药学杂志,2009,29(3):217-219]

2. 治疗慢性咽炎 蒙慧菊应用维生素 B_2 和维生素 B_6 治疗慢性咽炎,效果卓著。方法:维生素 B_2 10mg,3/d,维生素 B_6 20mg,3/d。7d 为 1 个疗程,连用 6 个疗程,对照组使用中药金莲花胶囊。结果:两组各50 例中,观察组总有效率为 98%,对照组为60%。观察组有效率明显优于对照组($P<0.05$)。[蒙慧菊.维生素 B_2 联合维生素 B_6 治疗慢性咽炎 50 例的疗效观察.广西医学,2009,31(9):1319-1320]

第二节 脂溶性维生素

维 生 素 A

【别名】 维生素甲、甲种维生素、视黄醇。

【药理】 维生素 A 虽已能人工合成,但目前的主要来源,仍为鱼肝油制剂。本品具有促进生长,维持上皮组织如皮肤、黏膜、角膜等正常功能的作用,并参与视紫红质的合成。增强视网膜感光力,参与体内许多氧化过程,尤其是不饱和脂肪酸的氧化。如果缺乏维生素 A,则生长停止、皮肤粗糙、干燥,发生干燥性眼炎及夜盲症。

【制剂】 丸剂:每丸 5000U,2.5 万 U。其制剂参见维生素 D。

【注意】

1. 每日服维生素 A 10 万 U,超过 6 个月,可致慢性或急性中毒反应。

2. 孕妇的维生素 A 用量每日不超过 6000U。

【临床新用途】

1. 治疗月经过多 据报道,应用维生素 A 治疗月经过多患者,效果显著。经治疗 3 个月后,月经恢复正常者占 57%,总有效率达 92%。用法:口服维生素 A,每次2500U,2/d,每月服药 15d。

2. 降低早产儿支气管-肺发育不良症(BPD)发病率 临床研究证实,患支气管-肺发育不良的早产儿血清维生素 A 浓度降低。有人对 40 名 26~30 孕周,出生体重为700~1300g 的新生儿出生后的第 4 日开始进行了补充维生素 A 试验,发现给予维生素 A 后,患支气管-肺发育不良症者明显减少,且在出生后的第 28 日,使用维生素 A 的 19 个低体重儿中仅 4 名需要机械通气,患呼吸道感染和早产儿视网膜病变也明显减少。作者认为,对极低出生体重儿投以维生素 A 能促进肺损伤的再生愈合,降低支气管-肺发育不良症的发病率。

3. 治疗鳞状毛囊角化病、痤疮和其他皮肤病 维生素 A 类化合物在皮肤科疾病的治疗方面已有突出表现,如用于银屑病、痤疮等。有资料表明,应用大剂量维生素 A 治疗寻常痤疮,每日 10 万 U,持续 6 个月,取得了较高的疗效。但长期使用易产生副作用。据报道,联合应用维生素 A 及维生素 E 治疗鳞状毛囊角化病 35 例,取得了良好的效果。治愈率(皮损完全消失,随访 6 个月无复发者)为 91%,治愈时间平均为 41d,且无明显副作用。其用法是:每日服用维生素 A 5 万 U,加维生素 E 100mg,3/d,持续 2 个月。此外,还有人将其用于治疗寻常性银屑病、鱼鳞癣及蛇皮癣等,也取得了较好的效果。维生素 A 用于治疗扁平疣患者,多在 1～4 周内显效,治愈率为 32%,总有效率为 67%。用法:口服维生素 A,每次 5 万 U,3/d,儿童酌减。王为民认为,扁平疣为人乳头瘤病毒感染所引起。本药能通过改变表皮成熟过程,对感染的细胞核内病毒颗粒起有害作用或抑制病毒颗粒复制,导致疣体消退而获得痊愈。

4. 治疗婴儿呛奶 维生素 A 参与维持皮肤和黏膜细胞中 ATP-硫酸化酶和硫酸转移酶的活性,促进酸性黏多糖的合成,对维持皮肤黏膜的正常结构非常重要。当其缺乏时,可使会厌上皮过度角化、变化,致吞咽时会厌关闭不全等功能障碍,因而发生呛奶。据报道,对 45 例 1 个月至 4 个月以呛奶为主诉入院的小儿,在常规消炎、止咳、输血等基础上,加用维生素(维生素 A 25 000U,维生素 D 500U)注射,连用 5～7d,症状好转后改用鱼肝油口服。结果:加用维生素 A 后一般 2～3d 呛奶减轻,4～7d 症状基本消失。即使入院前因呛奶用过数种药物无效者,加用维生素 A 后,平均 6.1d 控制呛奶症状。

5. 治疗结膜、角膜炎 有人用维生素 A 眼液对 12 例结膜炎、角膜炎患者进行治疗,收到了较好的效果。方法:将维生素 A 液配制成 500U/ml 或 1500U/ml 制剂,滴眼 4/d。结果 12 例中,有效者 10 例,占 83%。但其机制尚不清楚,有人推测供应泪液膜的维生素 A 失调是这种疾病的重要因素。

6. 扭转烧伤后的免疫抑制 近年发现,大面积烧伤病人的非特异性免疫和淋巴细胞都受到热创伤的严重影响,在烧伤的患者和动物实验模型中,常以 T 细胞的缺损

为突出表现,而维生素 A 对免疫反应,尤其是由 T 细胞介导的免疫反应有明显的作用,从而揭示了该药在烧伤病人应用的可行性。据报道,对 30% 体表面积烧伤的老鼠分别采用腹腔内注射维生素 A 3000U,或相同量的 0.9% 氯化钠溶液。在烧伤后的第 7 日,发现维生素 A 可使淋巴细胞增殖反应数增加。说明维生素 A 可能是扭转烧伤后免疫抑制作用的有效物质。

7. 对儿童生长发育的影响 近年来,研究人员发现身材矮小的维生素 A 缺乏儿童夜间生长激素分泌减少。结果认为,维生素 A 缺乏并不是影响生长的最突出因素,很容易被其他因素(经济、蛋白质和微量营养素缺乏、感染等)所掩盖。[诗雪梅.维生素 A 缺乏性疾病及其防治研究.国外医学卫生学分册,2002,29(3):132]

8. 治疗新生儿感染性肺炎 有人用维生素 A 对日龄为 7～14d 的新生儿感染性肺炎进行辅助治疗。在常规使用抗生素的基础上,每日晨服鱼肝油 4 滴,约含维生素 A 1000U,治疗结果显示,观察组气急、呛奶、肺部体征平均好转时间及病程均较对照组明显缩短,提示维生素 A 对新生儿感染性肺炎有辅助治疗作用。[张立木,刘玉洁,常培兰.小儿肺炎的辅助治疗药物.中国医院药学杂志,2000,20(8):491]

9. 治疗膝关节骨性关节炎 观察组 30 例,先用中药(含刘寄奴、透骨草、徐长卿、五加皮、海桐皮、伸筋草、桂枝、威灵仙、制川乌、制草乌各 20g。研碎,水煎 50min,取滤液,加入陈醋;继用纱布 2 块,浸药液)外敷患处;分别接电疗机正、负极,行离子导入,每次 30min,1/d。同时,内服维生素 A 2.5 万 U,维生素 C 100～300mg,维生素 D 1 万 U,维生素 E 200～300mg,3/d,餐后服。对照组 27 例,用双氯芬酸乳胶剂,3/d,外搽患处。结果:两组分别显效 9 例,5 例;有效 14 例,9 例;无效 7 例,13 例。[王胜.中药离子

导入联合维生素 A、C、D、E 口服治疗膝关节骨性关节炎 30 例. 江西中医药,2006,37(11):31]

10. 治疗皮肤病　由于维 A 酸类化合物能促使上皮细胞增生与更新,并对皮脂腺分泌有较强的抑制作用。作者认为,维生素 A 对于痤疮、银屑病、毛囊角化症等皮肤病均有良好的治疗效果。

维生素 E

【别名】　生育酚、产妊酚。

【药理】　维生素 E 有 $\alpha,\beta,\gamma,\delta$ 4 种,活性以 α 最强,δ 最弱。本品对生殖功能、脂质代谢等均有影响,可使垂体前叶促性腺分泌细胞亢进,分泌增加,促进精子的生成和活动,增强卵巢功能,使卵泡增加,黄体细胞增大并增强黄体酮的作用;缺乏时动物生殖器官受损,不易受精或引起习惯性流产。此外,据动物实验,维生素 E 对生殖功能、肌代谢均有影响,并具有抗氧化作用。

【制剂】　片剂:每片 10mg,50mg。胶丸剂:每丸 50mg,100mg。注射液:50mg(1ml)。

【注意】

1. 连续 6 个月以上应用本品,易引起血小板聚集和血栓的形成。

2. 个别患者服用本品后,可有皮肤皲裂、口角炎、唇炎、肌无力以及胃肠功能紊乱等症状,但停药后上述症状可以逐渐消失。

3. 若食物中硒、维生素 A 及含硫氨基酸不足时,或含有大量不饱和脂肪酸时,其需要量将大为增加。若不及时补充维生素 E,则可能引起其缺乏症。

【临床新用途】

1. 治疗新生儿硬肿症　新生儿硬肿症是寒冷、早产感染等因素引起的皮肤脂肪硬化和水肿,维生素 E 具有改善末梢循环、增加血流量、促进代谢的作用。维生素 E 每次 5～10mg,1/d,肌内注射,连用 5～7d(亦可静脉注射),有明显的效果。

2. 治疗慢性腰腿痛　口服维生素 E,每次 100mg,3/d;或肌内注射,每次 50～100mg,2/d。治疗慢性腰腿痛患者,具有显著的作用。

3. 治疗原发性面肌痉挛　口服维生素 E,每次 100mg,3/d,3 个月为 1 个疗程。结果:用维生素治疗原发性面肌痉挛患者 8 例,其中显效者 5 例,好转者 3 例,总有效率为 100％。有一女性患者,治疗前每日阵发性抽搐十几次,每次跳动 30s。经用维生素 E 治疗 35d 后,抽搐偶有发生,每日最多 1～3 次,有时 2～3d 才 1 次,每次仅数秒钟。

4. 防治痔疮　内服维生素 E 治疗痔疮,90％ 以上都可达到良好效果。除多年顽固性痔疮外,一般不需手术治疗。用法:口服维生素 E,每次 50mg,3/d,温开水送服。

5. 治疗结节性血管炎　有人采用维生素 E 与泛酸钙合用治疗结节性血管炎患者 50 例,其中痊愈者 56％,显效者 14％,好转者 18％,总有效率为 88％。用法:每日口服泛酸钙 300～900mg,维生素 E 100～300mg,急性发作期加用 10％ 硫代硫酸钠 10ml 及维生素 C 2g,静脉注射,1/d,10d 为 1 个疗程。

6. 治疗运动神经元疾病　在收治的 5 例运动神经元疾病中,有 3 例属进行性肌萎缩症,2 例属肌萎缩性侧索硬化症,平均病程 6 年。经用维生素 E 治疗后,其中有 2 例主诉肌肉跳动减少或消失,1 例无变化。经肌电图检查,有 4 例属于控制,1 例加重。用法:内服维生素 E,每次 100mg,4/d,6 个月为 1 个疗程,连服 2～3 个疗程。

7. 治疗口腔溃疡　据报道,用维生素 E 治疗口腔溃疡患者 67 例,其中 40 例系复发性口腔溃疡。用药后,22 例溃疡疼痛消失,2～3d 创面愈合;5 例用药 3d,溃疡愈合;19 例疱疹性口炎,用药 3～4d 唇腔疼痛消失,溃疡面上皮开始修复。用法:维生素 E 3g,糖精 0.1g,香草香精 0.15ml,乳糖 100g,研粉混合均匀后,涂布于溃疡面上,3/d。另有人用维生素E配合小檗碱治疗小儿复发性口腔黏膜溃疡患者,总有效率为85%。用法:维生素E1粒(100mg)与小檗碱1片(100mg)混合,涂于患处,每日数次。

8. 治疗肌营养不良症 每日口服维生素E,每次100mg,4/d,6个月为1个疗程。用维生素E治疗肌营养不良症患者6例,平均病程8年。治疗后,肌营养不良症有改善者4例,1例临床略有进步,1例属控制。

9. 治疗原发性肾病综合征 在使用泼尼松等常规治疗的基础上,加用维生素E治疗原发性肾病综合征患者,疗效满意。用法:维生素E100mg,口服,<7岁者,2/d,>7岁者,3/d,3个月为1个疗程,连续用药1~4个疗程,直至症状消失止。结果:运用维生素E后,水肿消退,尿蛋白转阴或明显减少,治疗3个月完全缓解率为96%,1年后复发率为14%。而仅用泼尼松治疗的对照组,则分别为52%和45%。观察组与对照组比较,具有非常显著的差异。作者认为,应用维生素E治疗原发性肾病综合征有效,可能与本品能改善微循环、促进蛋白质合成等有密切关系。

10. 预防重度妊高征 据报道,谭永玲等采用维生素E预防重度妊高征患者,收到满意的效果。研究表明,血管内皮损伤可能是妊娠高血压综合征发病机制的中心环节,脂质过氧化是造成血管内皮损伤的原因。将66例轻度妊娠高血压综合征患者随机分为两组,对照组33例按常规处理,试验组33例在正常处理的同时口服维生素E0.1g,3/d,连续服药至预产期止。结果:试验组的平均动脉压、重度妊娠高血压综合征发生率及剖宫产率明显低于对照组(P<0.01),两组间新生儿体重,羊水污染度,阿氏评分及产后出血量差异无显著性[谭永玲,韩壁芳,程毓芝,等.维生素E预防重度妊高征的临床研究.实用妇产科杂

志,1997,13(6):313]。殷立新等认为,维生素E具有预防轻度妊娠高血压综合征病情发展作用。[殷立新,亢泽坤,张玉茹.妊娠高血压综合征的药物治疗.中国医院药学杂志,2000,20(2):113]

11. 对免疫功能的影响 适量维生素E可增强机体和补体的产生,增强抗体对抗原的应答反应,促进淋巴细胞的增殖、分化和细胞因子的产生,提高免疫细胞的细胞毒作用和吞噬细胞的吞噬作用。维生素E缺乏或过量可抑制机体的免疫功能,降低对疾病的抵抗能力。[周显青,孙儒泳,牛翠娟.维生素E对免疫功能的影响.生理科学进展,2000,31(2):163]

12. 治疗神光自现症 本症见于高度近视、玻璃体混浊及视网膜脱离前。观察组24例与对照组23例,均用维生素E100mg,呋喃硫胺片每次50mg,肌苷片每次0.6g,3/d口服;普罗碘胺注射液每次2ml,1/d,肌内注射;氨碘肽(或维生素)眼液滴眼,4~5/d。同时,观察组并用中药:熟地黄、生地黄、茯苓、白芍、枣仁各15g,山药、枸杞子各20g,五味子、麦冬各10g,当归、山茱萸各12g,生甘草6g,每日1剂,水煎后分2或3次内服。结果:中西医结合治疗神光自现症患者,两组分别痊愈22例,12例(P<0.01);有效2例,8例;无效3例(为对照组);总有效率分别为100%,87%。观察组疗效显著优于对照组(P<0.05)。[陈婷.中西医结合治疗神光自现症.中国中医药信息杂志,2002,9(5):61]

13. 对血液透析病人心血管病的二级预防作用 选择6个血液透析中心的196例伴有心血管病的患者作为观察的对象,随机分为维生素E(800U/d)组97例和安慰剂组99例。在平均519d(10~763d)的随访期间,共发生心血管事件48次,其中维生素E组15次,比安慰剂组的33次降低54%(P=0.014)。维生素E组发生心

肌梗死的危险较安慰剂组降低 70%(5 例比 17 例,$P = 0.016$)。总病死率、心血管病死率、周围血管病、不稳定性心绞痛及缺血性卒中发生率两组均无差异。不良反应发生率两组均相仿。研究结果显示,对于伴有心血管病的血液透析病人,每日服用 800U 的维生素 E 可明显降低心血管病和心肌梗死发生率。[王建国.维生素 E 对血液透析病人心血管病的二级预防作用.新医学,2001,32(6):368]

14. 治疗过敏性紫癜　维生素 E 200mg,维生素 C 400mg,每日分 2~3 次口服,儿童剂量减半;5~8d 为 1 个疗程。阿司咪唑每次 5~10mg,2/d,口服,儿童慎用,3~7d 为 1 个疗程。同时内服克敏消癜汤。每日 1 剂,水煎服。结果:69 例中,治愈者 60 例,显效者 5 例,有效者 3 例,无效者 1 例。[李连忠.克敏消癜汤配合西药治疗过敏性紫癜 69 例.陕西中医,2005,26(10):1051]

15. 治疗外阴白色病变　有人采用氦氖激光与维生素 E 治疗外阴白色病变患者 100 例,近期治愈 5 例,显效 39 例,好转 55 例,无效 1 例。总有效率为 99%。作者认为,维生素 E 上调透明质酸合成酶-2 基因的转录水平,增加皮肤成纤维细胞透明质酸的合成,增加皮肤的水分含量,使皮肤湿润,弹力增加,皱纹变浅,逆转或延缓皮肤老化等作用。[范丽云,刘全忠.维生素 E 对体外培养人皮肤成纤维细胞透明质酸合成酶-2 基因表达的影响.中华医学美学美容杂志,2009,15(4):217]

16. 治疗腓肠肌痉挛　据报道,白丽杰等采用维生素 E 100mg,每日 3 次,治疗一周后改用 100mg,每晚 1 次维持量,可长期或间断服用。结果:72 例中,于夜间睡眠中发病者服药后当晚减轻甚至消失,服药期间游泳、寒冷刺激、剧烈运动后等均不再发生腓肠肌痉挛,有效率达 100%。

17. 治疗化疗后口腔溃疡　据报道,朱晓燕等将 28 例肿瘤化疗患者随机分为观察组 14 例共 18 个溃疡(直径为 4~8mm 的浅溃疡),维生素 E 10mg 涂于溃疡表面,每日 2 次,连续 1 周;对照组 14 例,共 21 个溃疡(直径为 2~8mm 的浅溃疡),口服维生素 B_2 10mg,每日 3 次,并用生理盐水漱口,每日 2 次,连续 1 周。结果:观察组治疗 4d 内 18 个溃疡中有 16 个愈合,占 89.9%;对照组治疗 4d 内 21 个溃疡中只有 3 个溃疡愈合,占 14.2%。观察组疗效显著优于对照组($P < 0.01$)。

维 生 素 D

【药理】　维生素 D_2(骨化醇、麦角骨化醇或称钙化醇)和维生素 D_3(胆固化醇),对钙、磷代谢及小儿骨骼生长有重要作用。临床上主要用于防治佝偻病、骨软化症、甲状旁腺功能减退、婴儿手足搐搦症等疾病。

【制剂】　维生素 D_2 胶丸:每粒含 10 000U。维生素 D_2 片:每片 5000U,10 000U。维生素 D_3 注射液:每支 15 万 U(0.5ml),30 万 U(1ml),60 万 U(1ml)。用前及用时必须服钙剂。

【注意】

1. 本品大量久服,可引起呕吐、腹泻、食欲缺乏、高血钙,甚至软组织异位骨化等。

2. 如肾功能受损,可出现多尿、蛋白尿、肾功能减退等症状。

【临床新用途】

1. 治疗白血病性骨痛　有人采用维生素 D_2 和维生素 D_3 治疗白血病性骨痛患者,亦获显著效果。方法:取维生素 D_2 40 万~80 万 U 或维生素 D_3 30 万 U,按常规做骨髓穿刺后,将药物向骨髓内缓慢推注,或者将药物肌内注射。疼痛未消失者,可隔日再以同样方法给药。结果:李宗士等用维生素 D_2 或维生素 D_3 治疗白血病性骨痛患者,经用药 1~7 次后,骨痛与压痛消失或减轻,总有效率为 93.3%。

2. 治疗银屑病 据国外报道,1 例伴有寻常型银屑病的老年骨质疏松患者,在应用人工合成的 1α-羟化维生素 D 口服后,意外地发现银屑病皮疹消失。继后又对 40 例寻常型银屑病患者进行研究,发现口服 1α-羟化维生素 D 的 17 例患者中皮疹中度以上改善者有 13 例,口服骨化三醇的 4 例患者中有 1 例,局部外用骨化三醇的 19 例中有 16 例得到改善。口服组平均起效时间为 2.7 个月,外用组为 3.3 周。另据报道,用本药治疗银屑病患者 14 例,其中 7 例口服 1α-羟化维生素 D(1μg/d),经 2～6 个月治疗,皮疹中度改善 1 例,显效和完全消退各 3 例;2 例口服维生素 D_2(0.5μg/d),3 个月后皮疹中度改善;5 例外用骨化三醇软膏(0.5μg/d)经 2～5 周后,皮疹中度以上改善。

3. 治疗免疫缺陷病 据苏恒报道,1,25-$(OH)_2$-D_3 可以通过直接抑制细胞周期而抑制淋巴细胞增生,还可间接抑制 B 细胞抗体生成。研究认为,维生素 D 缺乏与感染发生率增加有关,因这类患者中性粒细胞趋化性和吞噬功能异常。[苏恒. 维生素 D 与自身免疫性疾病. 国外医学内科学分册,2001,28(5):201]

4. 治疗顽固性腓肠肌痉挛 嘱患者取俯卧位,取穴:解痉穴(内侧穴位于腘窝横纹近内端、半腱肌腱内侧;外侧穴位于腘窝横纹近外端、股二头肌腱内侧。左右共 4 穴)。用维生素 D_2 戊酮酸钙注射液(每毫升含钙 0.5mg,维生素 D_2 0.125mg)。3ml,维生素 B_{12} 注射液 0.5mg,2% 利多卡因注射液、复方当归注射液各 2ml,混合,穴位注射,每穴 2ml。每周 2 次;3 周为 1 个疗程。用 ≤2 个疗程,结果:43 例中,痊愈者 35 例,显效者 7 例,无效者 1 例,总有效率为 97.7%。[王宗江. 穴位注射治疗顽固性腓肠肌痉挛 43 例. 上海针灸杂志,2008,27(3):33]

第9章 激素类药

垂体后叶素

【别名】 脑垂体后叶素。

【药理】 本品含有两种 9 肽激素,即加压素和缩宫素。由下丘脑视上核和室旁核神经细胞合成后沿轴突运到垂体后叶释放入血,可促进肾远曲小管和集合管对水的再吸收,以及能使血管平滑肌收缩,达到止血目的。常用于产后复旧不全、促进宫缩、引产等病症。

【制剂】 注射液:每支 5U(1ml),10U(1ml)。

【注意】

1. 患有高血压、冠状动脉疾病、心力衰竭、肺源性心脏病者忌用。

2. 胎位不正、骨盆过窄、产道阻碍等均禁用本品引产。

3. 应用本品后,若出现面色苍白、出汗、心悸、胸闷、腹痛、过敏性休克,应立刻停药。

【临床新用途】

1. 治疗鼻出血、膀胱出血、预防产后出血等严重鼻出血时 一般止血措施几乎无效,此时可试用垂体后叶素 10U 溶于葡萄糖注射液 20ml 中,缓慢静脉推注。有时可当场止血。但为巩固疗效,应再予垂体后叶素 20U 溶于 500～1000ml 生理盐水中,缓慢静脉滴注,每晚再静脉注射垂体后叶素 10U。如此连续 3～7d,可达止血目的。另外,垂体后叶素还可用于治疗膀胱出血、胆道出血和预防产后出血等。如将垂体后叶素 10U 加入生理盐水 500ml 中,自导尿管或膀胱造口处注入膀胱,保留 20～30min,

即可达到止血目的。又如,将垂体后叶素或缩宫素 10U,溶于 20ml 生理盐水中,于胎儿娩出后立即用血管钳夹住靠近阴道口处的脐蒂,由助手及时将药物注入脐静脉,使较高浓度的药液通过胎盘附着处,直接作用于子宫平滑肌,迅速引起子宫收缩,迫使胎盘剥离,并使宫腔内开放的血窦迅速闭合,从而达到止血的目的。由于药液不是经体循环注入,故对产妇全身影响小,不良反应少,且效果好。

2. 治疗肺结核并咯血 均为少量(或中量)咯血患者。取穴:曲池(双)。用垂体后叶素 10U,穴位注射,每穴 5U;12h 1 次。治疗 90 例,治疗效果:特效(用 1 次,无血痰、咯血)9 例,显效 28 例,有效 47 例,无效 6 例,总有效率为 93.33%。[张凤娥.穴位封闭治疗肺结核并咯血 90 例.陕西中医,2000,21(8):366]

缩 宫 素

【别名】 催产素。

【药理】 本品为垂体后叶分泌的一种激素,含 9 个氨基酸的多肽类物质,性质很不稳定。易为酸、碱或消化酶所破坏,故口服无效,必须注射给药。临床上主要用于引产、产前子宫收缩无力、产后出血和子宫复旧不全等。

【制剂】 注射液:每支 2.5U(0.5ml),5U(1ml),10U(1ml)。

【注意】

1. 心脏病、有剖宫产史、子宫肌瘤切除

术史及臀位产者慎用。

2. 三胎以上的经产妇(易发生子宫破裂),故禁用本品。

3. 横位、骨盆过窄、产道受阻、明显头盆不称产者禁用。

【临床新用途】

1. 治疗咯血 据报道,有人用缩宫素治疗咯血患者78例,效果显著。方法:缩宫素注射液5~10U,加入25%葡萄糖注射液20ml静脉缓慢注射,10~20min后,大部分患者咯血明显减少,再用缩宫素注射液10~15U,加入5%葡萄糖盐水注射液500ml中静脉滴注,剂量为40~50U/d。结果:78例咯血者中,显效者28例,有效者42例,无效者8例,总有效率为90%。止血时间最短者8h,最长者7d,平均为3.78d。无一例发生不良反应。27例均系女性患者,在用药中,未见有妇科方面的不良反应。缩宫系垂体后叶素的成分之一,但不含加压素,故对高血压、动脉硬化者的咯血,均较为安全。孕妇禁用缩宫素。

2. 治疗支气管扩张 以缩宫素5~10U加25%葡萄糖注射液20ml静脉注射治疗支气管扩张咯血患者46例,10~20min再用10~15U加入5%葡萄糖注射液500ml中静脉滴注,以后每日40~50U加入5%葡萄糖注射液500ml中静脉滴注维持。结果:止血率为89%。如停药后再咯血,再用仍然有效。缩宫素具有直接扩张血管的作用,既扩张静脉又可扩张周围小动脉,从而减少回心血量,降低肺动脉压和减少肺循环血量而达到止血目的。[李文志.咯血的非止血药物治疗进展.新医学,2002,33(12):740]

泼尼松龙

【别名】 强的松龙、氢化泼尼松。

【药理】 本品为肾上腺皮质激素类药,具有影响糖代谢、抗炎、抗过敏、抗病毒以及抗恶性淋巴组织疾病等作用。在临床上主要用于肾上腺皮质功能减退症、结缔组织疾病、严重的支气管哮喘、皮炎等过敏性疾病,也可用于急性白血病、恶性淋巴瘤等。

【制剂】 泼尼松龙片:每片5mg。注射用泼尼松龙:每瓶25mg,100mg,250mg。

【注意】

1. 孕妇应慎用或禁用,妊娠期间特别是妊娠早期使用可能影响胎儿发育,有的可导致多发性畸形。

2. 应用本药时,必须严格掌握适应证,防止滥用,避免产生不良反应和并发症。

3. 停药时应逐渐减量,不宜骤停,以免复发或出现肾上腺皮质功能不足症状。

【临床新用途】

1. 治疗肾病综合征 两组各50例。观察组与对照组均用泼尼松(强的松龙)2mg/kg,口服,水肿消退,蛋白尿转阴1个月后,渐减量至停用;激素耐药用激素冲击疗法。合并感染用抗生素。观察组并用中药:生黄芪30g,金银花、山药各20g,鱼腥草、板蓝根、白术各15g,熟地黄、丹参各10g。血尿加仙鹤草、白茅根;热毒盛加五味散、黄连;水肿加五苓散等。每日1剂,水煎服。均1个月为1个疗程。结果:两组分别痊愈30例,20例;显效各10例;有效5例,10例;无效5例,10例。总有效率为90%,80%(P<0.05)。[常文治.中西医结合治疗肾病综合征临床研究.新中医,2011,43(11):38]

2. 治疗顽固性心力衰竭 采用泼尼松龙治疗顽固性心力衰竭患者,疗效显著。用药后明显改善症状,利尿,提高心功能Ⅰ~Ⅱ级,有效率为83.3%。用法:内服泼尼松龙,30mg/d,20mg/d,10mg/d,各服2周,以后5mg/d,维持治疗;并同时应用甲巯咪唑,剂量和用法与泼尼松龙相同。

3. 治疗瘢痕疙瘩 据报道,李凡等用高压瘢痕注射器皮损内注射泼尼松龙治疗瘢痕疙瘩患者,效果显著。用法:泼尼松龙

25mg/cm，每人每次泼尼松龙剂量宜＜100mg，每周治疗 1 次，4 次为 1 个疗程，2 个疗程观察疗效。结果：治疗 29 例，总有效率为 100%。

4. 治疗口腔溃疡 给予泼尼松龙每次 30mg，3/d，1～3d 为 1 个疗程。结果：30 例患者中，痊愈（溃疡 4d 内完全消失）21 例，有效（多发溃疡 4d 内数量减少半数以上或单发溃疡疼痛明显减轻）7 例，无效（治疗前后局部未见明显改善）2 例，总有效率为 93%。治疗过程中未发现不良反应。作者认为，泼尼松龙治疗口腔溃疡疗效确切，且疗程短，无不良反应，值得推广。[刘荣生.对泼尼松龙治疗口腔溃疡 30 例临床观察的验证.新医学，2004，35(4)：278]

5. 治疗大咯血 周荃[周荃.脑垂体后叶素加用肾上腺皮质激素治疗肺结核大咯血 33 例疗效观察.实用内科杂志，1996，6(3)：150]用泼尼松龙加垂体后叶素治疗 33 例大咯血病人，对照组单用垂体后叶素，结果前者止血效果明显。周荃发现激素有减轻垂体后叶素的不良反应。笔者应用泼尼松龙每次 10mg，3/d，治疗肺结核咯血 13 例，均于 3d 内止血。对于肺结核咯血使用激素治疗时只要加强抗结核治疗，不会引起结核病恶化。激素止血的机制是抗炎、抑制肥大细胞脱颗粒使血中肝素水平下降，降低毛细血管通透性、增加心排血量、降低肺血管压力等。[李文志.咯血的非止血药物治疗进展.新医学，2002，33(12)：740]

6. 治疗呼吸系统过敏性疾病 取穴：肺俞。用醋酸泼尼松 12.5mg，普鲁卡因 1ml，穴位注射。两侧穴位交替使用。停用他药。用 5 次，结果：22 例患者中，痊愈者 6 例，显效者 11 例，有效者 3 例，无效者 2 例。[苏岩.穴位注射治疗呼吸系统过敏性疾病 22 例.针灸临床杂志，2005，21(12)：31]

7. 治疗严重前葡萄膜炎 用甲泼尼龙注射液 500mg，加 5% 葡萄糖盐水（或生理盐水）注射液 500ml，静脉滴注，1/d；用 3～5d，改用泼尼松龙片 30mg，晨顿服；渐减量，再以最小量维持 2～3 个月。用扩瞳药、非甾体消炎药、维生素及能量支持，控制血糖、血压。同时，内服中药，急性期用龙胆泻肝汤加减，恢复期用知柏地黄汤加减。水煎服，每日 1 剂。结果：26 例 32 只眼，显效（视力或矫正视力恢复至发病前，房水细胞阴性，眼底视盘、黄斑水肿基本吸收）13 眼，有效 18 眼，未愈 1 眼，总有效率为 96.9%。随访 1 年，复发 3 例。[张怡.甲基强的松龙联合中药治疗严重前葡萄膜炎 26 例.实用中西医结合临床，2008，8(3)：44]

8. 治疗老年慢性免疫性血小板减少症 观察组 56 例与对照组 60 例，均用甲泼尼龙 16mg，每晨顿服；3～4 周后，渐减至 4mg，用 3～6 个月；出血甚，大剂量冲击治疗（或加入免疫球蛋白，静脉滴注）。观察组同时内服中药：黄芪、牡丹皮、白术、菟丝子、生地黄、茜草、虎杖各 20g，赤芍、白芍、玄参、枸杞子、仙鹤草各 15g，陈皮、墨旱莲、砂仁、连翘、三七各 10g，防风、甘草各 6g 等。随症加减，每日 1 剂，水煎服。1 个月为 1 个疗程。结果：用 3 个月，6 个月，两组分别有效率 85.71%、63.33%、71.43%、43.33%；血小板计数$(89\pm25)\times10^9$/L，$(64\pm26)\times10^9$/L，$(112\pm29)\times10^9$/L，$(72\pm31)\times10^9$/L。[陈娜飞.中药联合甲泼尼龙治疗老年慢性免疫性血小板减少症 56 例.河南中医，2013，33(2)：258-260]

9. 治疗重症肌无力 观察组 34 例与对照组 32 例，均用泼尼松 1mg/kg，儿童 1～1.5mg/kg，口服。酌用溴吡斯的明（吡啶斯的明）、B 族维生素、制酸药及补钾药等；甲状腺功能亢进症、糖尿病加用抗甲亢及治疗糖尿病药。病情稳定后逐渐减少泼尼松剂量，成人每天维持 20～30mg，儿童剂量酌减。总疗程 1 年。观察组并内服中药：党参、白术各 40g，黄芪 90～120g，当归、甘草各30g,升麻、柴胡各15g,陈皮12g。脾虚甚加茯苓、山药;肾阳虚甚加淫羊藿、菟丝子;气滞血瘀加桃仁、红花;心脾两虚加茯神、酸枣仁。儿童剂量酌减。每日1剂水煎服。用6周。结果:两组分别痊愈4例,2例;基本痊愈9例,4例;显效15例,14例;有效6例,12例。[陈伟.大剂量补中益气汤联合泼尼松治疗重症肌无力临床观察.中医药临床杂志,2013,25(3):235-236]

地塞米松

【别名】 醋酸地塞米松、氟美松、氟甲去氢氢化可的松。

【药理】 本品具有抗炎及抗过敏作用,能抑制结缔组织的增生,降低毛细血管壁和细胞膜的通透性,减少炎性渗出,并能抑制组胺和其他毒性物质的形成与释放。其抗炎作用及抑制皮肤过敏的作用比泼尼松更显著,而对水钠潴留和促进排泄作用较轻微。在抢救患者时,可代替氢化可的松,尤其是对中枢抑制或肝功能不全的患者。

【制剂】 醋酸地塞米松片:每片0.75mg。醋酸地塞米松注射液:每支2.5mg(0.5ml),5mg(1ml),25mg(5ml)。醋酸地塞米松软膏:0.05%。地塞米松磷酸钠注射液:每支1mg(1ml),2mg(1ml),5mg(1ml)。地塞米松磷酸钠滴眼液:1.25mg(5ml)。

【注意】

1. 血栓性静脉炎、活动性肺结核、溃疡病、肠吻合手术后患者,忌用或慎用本品。

2. 本品较大量服用,易引起糖尿病及库欣综合征的发生。

3. 若长期服用本品,较易引起精神症状及精神病,有癫症史及精神病史者最好不用。

【临床新用途】

1. 治疗顽固性咯血 有人用地塞米松治疗顽固性咯血33例,获得满意疗效。治疗方法:地塞米松组停用所有止血药,病因治疗药继续使用,并视情况更换品种或增减剂量。用地塞米松10～20mg/d(有的达40mg/d),溶于1000ml液体中,静脉滴注,一般6～8h滴完。紧急时可用10mg静脉注射,再用静脉滴注2～3d,以后视情况停药,或改用口服维持,以巩固疗效。用药7d不止血者,停用地塞米松,改用其他方法止血。

2. 治疗甲状腺功能亢进症 近年有人试用地塞米松治疗甲状腺功能亢进,取得一定效果。方法:取地塞米松直接注入甲状腺肿核心部位,每侧各1.5～2mg,每周2次,10次为1个疗程。另有人用地塞米松与曲安奈德局部注射加口服甲巯咪唑(他巴唑)治疗甲状腺功能亢进40例,疗效显著。

3. 治疗酒渣鼻 先将地塞米松6片(4.5mg)研为细末,与氯霉素6支(1.5g)混合均匀,贮瓶备用。涂药前先用温盐水将鼻部洗擦干净,然后将上药液涂搽患处,3～4/d。结果:用上药治疗酒渣鼻患者,其中治愈率为69%,总有效率为77%。

4. 治疗烧伤早期创面 采用地塞米松针剂与庆大霉素混合后治疗烧伤早期创面,可以明显减少创面渗出、水疱及肿胀,促进浅度烧伤愈合,与仅用庆大霉素湿敷的对照组比较有显著性差异。用法:清创后,用地塞米松针剂稀释成0.05mg/ml和庆大霉素针剂稀释成800U/ml的混合液,以单层纱布浸湿外敷创面(纱布略大于创面),用包扎疗法持续敷12～24h,第2日再用常规方法(用庆大霉素或磺胺米隆等抗菌药物湿敷处理),连续用药至痊愈止。

5. 治疗急性期面瘫 观察组132例,取穴:风池、翳风、下关(均患侧)、合谷(健侧)。用地塞米松注射液2ml,维生素B$_{12}$500μg,注射用水2ml;穴位注射,每穴1ml。并用神灯以耳为中心照射面部30min。对照组93例,取穴:风池、翳风、下关、太阳、颊车、地仓、迎香(均患侧)、合谷

（健侧），留针 30min,1/d,14d 为 1 个疗程。用 1 个疗程后,两组分别痊愈 39 例,19 例；显效 46 例,25 例；好转 40 例,36 例；无效 7 例,13 例；总有效率分别为 95%,86%。观察组疗效明显优于对照组（P<0.05）。[罗仁瀚.穴位注射配合神灯治疗急性期面瘫 132 例临床观察.广州中医药大学学报,2001,18(3):222]

6. 治疗声带小结　观察组 40 例与对照组 38 例,均用地塞米松 5mg,庆大霉素 8 万 U,生理盐水 40ml,雾化吸入,1~2/d,酌用抗生素、激素。均 7d 为 1 个疗程。观察组并用中药：桔梗、生甘草、桃仁、生地黄、红花各 10g,射干 5g,川芎 7g,蒲公英 15g。口干,便秘者加枳壳、葛根；咽痛咳嗽者,加柴胡、浙贝母。结果：两组分别治愈 31 例,20 例；好转 7 例,9 例；无效 2 例,9 例；总有效率分别为 95%,76%。[张艳慧.中西药结合治疗声带小结 40 例.浙江中西医结合杂志,2002,12(2):114]

7. 用于前列腺摘除术后镇痛　40 例病人均术前 30min 肌内注射辛巴比妥 0.1g,皮下注射阿托品 0.5mg。于第 2~3 腰椎间隙穿刺行连续硬膜外阻滞。麻醉药用 2% 利多卡因及 0.5% 丁哌卡因混合液,麻醉满意者方可入选,术中不加任何辅助静脉麻醉药,将 40 例患者随机分成两组：A 组 20 例,术毕硬膜外注入溴新斯的明 1mg 加生理盐水 8ml；B 组 20 例,在 A 组的基础上加地塞米松 5mg 硬膜外注入。结果：两组术后 24h 内各时段疼痛评分差异无统计学意义（P>0.05）；但在术后 48h,B 组的疼痛评分 [(3.5±1.6)分]比 A 组 [5.0±1.8]分低（P<0.05）；B 组的不良反应发生率明显低于 A 组（P<0.05）。在前列腺摘除术后用地塞米松硬膜处给药不仅能增强溴新斯的明的镇痛作用,而且显著降低恶心、呕吐、腰痛的发生率。[袁爱武,阳世光,李丽梅.地塞米松联合新斯的明于前列腺摘除术后

镇痛的临床研究.新医学,2004,35(6):315]

8. 治疗化疗后白细胞减少（病种包括肺、食管、乳腺、胃、结肠、鼻咽癌及淋巴瘤）　取穴：足三里（双）。用地塞米松 10mg,肌苷 100mg,辅酶 A 100U,穴位注射,1/d。停用其他药物,并内服升白方：黄芪、当归各 30g,熟地黄 20g,何首乌 15g,枸杞子、女贞子各 10g。每日 1 剂,水煎后分 2 或 3 次内服。用 3d 后观察治疗效果,100 例中,显效 43 例,有效 57 例,总有效率为 100%。[刘顺华.中药加穴位注射治疗化疗后白细胞减少 100 例.中国民间疗法,2003,11(11):33]

9. 治疗急性荨麻疹　有人以地塞米松为主进行穴位注射治疗急性荨麻疹患者 50 例,经随访 3 个月,其中,痊愈者 35 例,显效者 11 例,有效者 3 例,无效者 1 例。取穴：曲池（双）。用地塞米松、山莨菪碱、维生素 B₁ 及维生素 B₁₂ 各 1ml,穴位注射,每穴 2ml；5~30min 观察疗效。[宋联进.穴位注射治疗急性荨麻疹 50 例.云南中医中药杂志,2007,28(1):25]

10. 治疗变态反应性鼻炎　患者正坐位（或侧位）,取穴：双侧下关穴。用地塞米松注射液 1ml（5mg）,2% 利多卡因 2ml（4mg）,穴位注射,每穴 1.5ml,隔日 1 次；4 次为 1 个疗程,疗程间隔 1 周。用 1 个疗程,结果：40 例中治愈 20 例,显效 10 例,有效 7 例,无效 3 例。[王刚.下关穴注射治疗变态反应性鼻炎 40 例.现代中西医结合杂志,2009,18(28):3472]

甲　睾　酮

【别名】　甲基睾丸素。

【药理】　本品为睾酮衍生物之一,具有雄性激素作用；能对抗雌激素,抑制子宫内膜生长及卵巢、垂体功能；促进蛋白质合成及骨质形成；作用于骨髓造血功能,使红细胞和血红蛋白增加。临床上主要用于治疗男性性腺功能减退症、无睾症或隐睾症以及

月经过多、子宫肌瘤、子宫内膜异位症等妇科疾病,还可用于老年性骨质疏松症及小儿再生障碍性贫血等。

【制剂】 片剂:每片 5mg,10mg。

【注意】

1. 肝功能不全者慎用。

2. 孕妇及哺乳期妇女禁用。

3. 大剂量应用本品(每月 300mg 以上),可引起女性男性化、头晕、痤疮、黄疸、水肿、肝损害等疾病。

【临床新用途】 治疗老年消化性溃疡病 采用甲睾酮治疗老年消化性溃疡病患者,其中对十二指肠溃疡愈合率为 79%,总有效率为 92%,与用雷尼替丁治疗的对照组相似;治疗胃溃疡的愈合率为 81%,明显高于用雷尼替丁治疗的对照组 56%。用本药治疗老年性消化性溃疡病有效,可能与该病睾酮及雌二醇下降有关。用法:内服甲睾酮,每次 5mg,2/d;雌二醇 1mg,口服,2/d,疗程为 4~6 周。

黄 体 酮

【别名】 孕酮、助孕素。

【药理】 黄体酮是由卵巢黄体分泌的一种天然孕激素,在月经后期孕激素继续促进子宫内膜发育、腺体生长和分支,子宫充血,使内膜由增殖期转变为分泌期,为受精卵安全植入内膜做好准备。黄体酮能反馈性地抑制垂体生成素的分泌,从而抑制卵巢的排卵过程。另外,本品可使乳房充分发育,为泌乳做好准备。

【制剂】 注射液:每支 10mg(1ml),20mg(1ml)。胶囊剂:每粒胶囊 100mg。

【注意】

1. 肝病患者不能口服本品。

2. 应用本品可有头晕、头痛、恶心、抑郁、乳房胀痛等不良反应,停药后消失。

【临床新用途】

1. 治疗尿路结石 有人用羟孕酮治疗

输尿管结石患者 2 例,结果 3d 后结石自行排出。据报道,45 例直径<1cm 的输尿管结石,用黄体酮 20mg 肌内注射,2/d,14d 为 1 个疗程,结果:用药 9d 后排石率达 93%。经 3 个疗程治疗无效者停药。多数学者认为,黄体酮有解痉、松弛输尿管平滑肌的作用,同时,通过竞争作用而对抗醛固酮,有排钠、排氯、利尿作用,因而可进一步促使结石的排出。除有部分女性患者用药后,可以出现暂时性月经失调外,一般无其他的不良反应发生。另据报道,承山穴黄体酮注射治疗泌尿系统结石,效果显著。方法:1 组 43 例,取穴:承山(患侧),用黄体酮注射液 1ml(20mg),穴位注射。2 组 39 例,取穴同上,针刺,强刺激,针感同上,不留针。3 组 38 例,用黄体酮注射液 20mg,肌内注射,用 1 次。结果:三组分别显效(<15min 疼痛完全缓解)22 例,10 例,8 例;有效 18 例,18 例,15 例;无效 3 例,11 例,15 例;总有效率分别为 93%,72%,60%;观察组疗效明显优于两对照组(P<0.01)。[陈良孟.承山穴穴位注射治疗泌尿系结石疼痛疗效观察.中国针灸,2001,21(12):717]

王迎春应用黄体酮联合排石汤治疗泌尿系统结石患者,效果显著。观察组 45 例,用黄体酮每次 20mg,2/d。观察组与对照组 43 例,均用排石汤:金钱草 45g,海金沙(包)、滑石、萹蓄各 20g,车前子(包)、鸡内金、瞿麦各 15g,木通、草薢各 10g,茯苓 30g,甘草 8g,每日 1 剂,水煎服,2h 后,多饮水;1h 后,做跳跃 10min。均 15d 为 1 个疗程,结果:两组分别痊愈 29 例,18 例;好转 12 例,13 例;无效 4 例,12 例;总有效率分别为 91%,72%。观察组疗效显著优于对照组(P<0.05)。[王迎春.黄体酮联合排石汤治疗泌尿系结石 45 例.四川中医,2002,20(3):50]

2. 治疗肝硬化腹水 有人用黄体酮治疗肝硬化腹水患者,疗效显著。用法:黄体酮40mg,肌内注射,1/d,连用6d。然后1周2次。继之1周1次。结果:用黄体酮治疗肝硬化腹水患者,14d后腹水消失。黄体酮注射液每次40mg,1/d;用1周后,每周2次,腹水消退后,每周1次,用2周。氢氯噻嗪每次25mg,氨苯蝶啶每次50mg,3/d,口服。并行护肝、降酶及对症处理。同时应用中药:茵陈、茯苓、猪苓、黄芪各20g,党参、白术、柴胡、栀子各15g,丹参、薏苡仁、佛手、泽泻、炙甘草各10g。阳虚者,加附子、淫羊藿;阴虚者,加川楝子、麦冬、墨旱莲;血瘀者,加当归、川芎等。每日1剂,水煎服。结果:50例中,显效(症状缓解、肝功能复常及B超腹水消失)21例,好转27例,无效2例。[罗欣拉.中西医结合治疗肝硬化腹水.湖北中医杂志,2000,22(1):24]

3. 治疗肾绞痛 有人用黄体酮治疗结石引起肾绞痛患者28例,炎症引起6例,均取得满意效果。方法:黄体酮20mg,肌内注射1次,不用其他任何解痉止痛药物。注射后每隔15min询问患者1次,分别记录疼痛开始缓解、明显减轻、完全消失时间。结果:疼痛完全消失者占88%,明显减轻者占12%,总有效率100%。

4. 治疗慢性呼吸衰竭 由于黄体酮能提高呼吸中枢的兴奋性,改善CO_2刺激所致的换气反应低下,故可用于治疗慢性呼吸衰竭患者。据报道,孕妇黄体期、动脉血、脑脊液中的CO_2分压比卵泡期明显降低,血浆黄体酮浓度与动脉血CO_2分压呈明显负相关。有人对正常男子投以甲羟孕酮每次12mg,1/d,或每次10mg,2/d,可见动脉血CO_2分压降低,肺泡换气量增加。用黄体酮10~20mg肌内注射,1/d或每周2或3次,可改善慢性呼吸衰竭患者的血气变化及临床症状。

5. 治疗顽固性肾病水肿 在一般治疗的基础上,用黄体酮和多巴胺治疗顽固性肾病水肿患者,其效果十分满意。方法:对激素、利尿或免疫抑制药治疗30d以上病情仍未好转者,均加用黄体酮每次20mg,肌内注射,1/d,连续用药5~25d;多巴胺50mg,25%葡萄糖注射液250ml,静脉滴注,1/d。对少数年老病程较长者,可适当加用肝素等抗凝及抗血栓疗法。结果:采用黄体酮和多巴胺治疗顽固性肾病水肿患者25例,其中有效者21例,总有效率为84%。在用药期间,个别病例偶有心率加快或心律失常和血压上升趋势,经减慢滴速上述症状缓解。

6. 治疗肾癌 黄体酮可抑制性激素诱发肾肿瘤的生长,对晚期肾癌治疗有效。用法:黄体酮每次400mg,2/d,口服,连用6周,有效后均为每次400mg,1/d,用至2年。

7. 治疗胆石症 据报道,陈荣山用黄体酮治疗胆石症18例,排出结石13例,排石率为72%。其中6例在用药后24h开始排石,6例用药后48h开始排石,另1例4d后开始排石。13例排石患者4~7d排石后症状消失,已全部排净,1例患者排出胆色素结石,结石为1.2cm×0.7cm×0.6cm。用法:黄体酮80~180mg,1/d,肌内注射,5d为1个疗程,休息2~3d,一般可连续2~3个疗程。

8. 治疗精神分裂症性欲亢进 据报道,侯爱国应用黄体酮治疗精神分裂症性欲亢进患者1例,取得良好效果。1名偏执型精神分裂症女患者,在多次病情反复期间,出现性欲亢进,突然表现为爱纠缠男性。先后给予氟哌啶醇、舒必利、氯丙嗪、氯氮平、利培酮配合苯海索、硝西泮等药物及心理治疗,大部分精神症状均能完全或基本缓解,但性欲亢进仍有部分残留。试加用黄体酮每日肌内注射20mg,于月经过后第5日开始连用14d,用药1个周期后即见性冲动行为及下流语言明显减少,第2周期后性意向已经完全控制,第3周继续巩固治疗,各种精神症状及性欲亢进均完全缓解,6个月后临床痊愈出院。作者认为,黄体酮治疗机制可能与调整女性激素的不平衡有关。[侯爱

国.黄体酮治疗精神分裂症性欲亢进1例.临床精神病学杂志,2001,11(6):376]

9.提高输尿管结石超声诊断 有人将62例怀疑输尿管结石患者,分别肌内注射黄体酮20mg 42例(Ⅰ组),10mg 20例(Ⅱ组)。黄体酮Ⅰ组中20例于次日肌内注射呋塞米20mg作对照(Ⅲ组)。结果:注射黄体酮的两组结石显示率均达100%,但输尿管平均扩张Ⅰ组明显大于Ⅱ组,且扩张时间快,20min达最大值,而Ⅱ组则30min达最大。同时,呋塞米组输尿管扩张不明显,随着尿液的不断流失,部分病例管腔内径反而小于肌内注射前,结石诊断率明显低于Ⅰ组、Ⅱ组。分析原因与呋塞米输尿管被动性扩张和黄体酮主动性扩张的药理作用不同有关。作者认为,肌内注射黄体酮后20～30min行超声检查可以作为检查输尿管结石的首选方法。[戴慧华,徐佩莲,张健.肌注黄体酮对提高输尿管结石超声诊断的临床研究.浙江中西医结合杂志,2000,10(3):178]

10.治疗糖尿病 黄体酮通过抑制生长激素的分泌使血糖下降。据报道,血糖≥9.4mmol/L的成年糖尿病患者,肌内注射黄体酮或口服黄体酮4mg,3/d,可使血糖得到很好的控制。

乙 烯 雌 酚

【别名】 乙蓝酚、乙烯雌酚、人造求偶素。

【药理】 本品为人工合成的非甾体雌激素,有促进女性性器官及副性征正常发育,促使子宫内膜增生及阴道上皮角化,增强子宫收缩,对抗雄性激素等作用。临床上主要用于治疗子宫及副性征发育不全、闭经、功能性子宫出血、更年期综合征、退乳、前列腺癌等。

【制剂】 片:每片0.1mg,0.25mg,0.5mg。注射液:每支0.5mg(1ml),1mg(1ml),2mg(1ml)。

【注意】

1.肝、肾疾病患者禁用。

2.孕妇忌用本品。

3.使用本品后,可有头痛、厌食、恶心、呕吐等。长期应用可使子宫内膜增生过度而导致子宫出血与子宫肥大。

【临床新用途】

1.治疗老年妇女尿道感染 采用己烯雌酚治疗老年妇女尿道感染患者,效果显著。服药后可使症状消失,尿常规恢复正常,尿菌转为阴性。用法:内服己烯雌酚,每次1mg,1/d,2周为1个疗程。若小便常规已恢复正常,症状消失,则改为口服己烯雌酚,每次1mg,2d 1次,共2周,再改为1mg,4d 1次,共4周,最后每周1mg,维持8周。若第1个疗程结束后小便未恢复正常或者症状未消失者,再重复用药1个疗程即可。

2.治疗绝经后尿道综合征 临床上应用己烯雌酚、硝苯地平、阿米替林治疗绝经后尿道综合征患者,疗效显著,总有效率高达100%。用法:己烯雌酚0.25mg,塞入阴道,每晚1次,共3次。同时口服硝苯地平每次10mg,3/d;阿米替林每次12.5mg,2/d。疗程均为2～3周。若症状改善,而未完全消失者,可再用1个疗程,以巩固疗效。

达 那 唑

【别名】 安宫唑、炔睾醇、丹那唑。

【药理】 达那唑是一种人工合成的17α-乙炔睾酮的异噁唑衍生物。本品为弱雄激素,兼有蛋白同化作用和抗孕激素作用,但无孕激素和雌激素活性。其作用于下丘脑-垂体-卵巢轴,能抑制促进腺激素的分泌和释放,并作用于卵巢,影响性激素的合成,使体内雌激素水平下降,抑制子宫内膜及异位子宫内膜组织生长,使其失活萎缩。临床上主要用于治疗子宫内膜异位症以及血友病、遗传性血管性水肿等疾病。

【制剂】　胶囊剂：每粒胶囊 100mg，200mg。

【注意】

1. 严重心、肾、肝功能不全、癫痫患者、孕妇以及哺乳期妇女禁用。

2. 内服本品有体重增加、水肿、多毛、声粗、痤疮、头痛、肝功能障碍、焦虑等。多数妇女发生闭经，少数有不规则阴道出血。

【临床新用途】

1. 治疗子宫内膜异位症　达那唑可强烈对抗子宫内膜异位生长的内分泌环境，使子宫异位植入物萎缩。方法：对子宫内膜异位症可疑患者，必须经腹腔镜或剖腹术确诊后才开始治疗。常用剂量 400mg/d，分 2～4 次口服。月经周期第 1 日开始（排除妊娠），剂量可增加至 600～800mg/d。对达那唑适应性差者，必须进行严密监护。有人建议开用量 200mg/d，并特别强调避孕的重要性。疗程一般为 6 个月，但要因人而异。如对晚期子宫内膜异位症准备手术者，术前应治疗 12～24 周；对不想生育，并坚决反对手术的疼痛性子宫内膜异位症者，在严密监护副作用下，可治疗 52～72 周。妊娠期和哺乳期不应使用。因为达那唑部分通过肝脏代谢，故对肝功能障碍、严重高血压、充血性心力衰竭和肾功能障碍者应禁用。

2. 治疗性早熟　有人用达那唑治疗 12 例儿童（女孩 11 例，男孩 1 例）真性性早熟，开始剂量 5.5～10mg/(kg·d)，分 2 次服，然后尽快减量，治疗时间 3 个月至 3.5 年，对控制第二性征发育非常有效，且无明显副作用。服药后女孩乳房缩小，月经停止，血浆雌激素水平下降，男孩睾丸缩小，血浆睾酮水平下降，但不延迟骨骼的快速生长和成熟。

3. 治疗不孕症　达那唑除用于治疗子宫内膜异位的不孕症外，还可用于治疗原因不明的不孕症。据有人对 40 例原因不明的不孕妇女进行试验，其中 21 例从月经第 1

日开始口服达那唑 200mg/d，用 100d，接着观察 4 周和随访 6 个月；另 19 例妇女用安慰剂，时间相同。结果：安慰剂组没有 1 例妊娠；达那唑组 2 例异位妊娠，3 例足月妊娠。

4. 治疗乳房纤维化疾患　达那唑 100～400mg/d，60%～100% 患者症状有改善，首先是乳房疼痛和触痛减轻，服药 3 个月内疼痛改善最明显，6 个月内结节消散。中断治疗 32 个月后，随访患者中有 1/3 复发。

5. 治疗系统性红斑狼疮　据报道，2 例伴有经前期发作的系统性红斑狼疮患者，日服达那唑 400～600mg/d，取得临床改善和抗 DNA 抗体滴度下降；1 例 DNA 结合浓度从治疗前 70%～90% 下降至治疗后 19%（正常人上界为 30%），且泼尼松龙用量从治疗前 25mg 和 20mg 降至治疗后 7.5mg 和 9mg。

6. 治疗遗传性血管性水肿　据报道，达那唑有长期和短期预防本病发作的作用。用 200～600mg/d，2d 1 次。另有人报道，69 例长期治疗（1～6 年）结果：开始剂量 600mg/d，6～12 周剂量逐日下降 100～200mg，直至恒定控制本病症状的发作。结果所有患者发作频率和严重性均降低。控制症状发作的剂量视个体而异，按照每个患者滴度下降而定。在长期治疗中不良反应显著，如体重增加、肌痛、头痛、镜检血尿、肝功能异常、男性化等。其发生率与剂量有相关性。作者认为达那唑是治疗本症疗效最好的药物，但是由于其不良反应，长期治疗中必须予以密切随访。

7. 治疗原发性血小板减少性紫癜　达那唑又名炔睾醇，常用于治疗子宫内膜异位症、月经过多、习惯性流产等疾病，近年来发现达那唑具有其他方面的用途。有人采用达那唑治疗 18 例难治性原发性血小板减少性紫癜患者，疗效显著。用法：达那唑每次

200mg,口服,2/d,连服 3 个月。结果:5 例完全缓解,随后以小剂量维持随访 1 年未见复发。6 例部分缓解,血小板升至 50×10^9/L 以上,且其中 2 例在小剂量长期治疗中出现较好反应,7 例未见明显的效果。

8. 治疗免疫性血小板减少性紫癜 郭瑞官等应用达那唑治疗免疫性血小板减少性紫癜患者 20 例,治疗前曾用激素治疗 4～6 周或以上,其中 13 例用过长春新碱或大剂量氟美松(地塞米松)冲击治疗,疗效不佳。结果:应用达那唑后,治愈者 8 例,良效者 5 例,进步者 4 例,无效者 3 例,总有效率为 85%。达那唑的作用机制为纠正异常 T 细胞亚群,调整 T 细胞免疫功能,减少抗体产生,减少单核巨噬细胞对被免疫球蛋白的包被的血小板消除作用。

9. 治疗肾病综合征 据报道,傅淑霞等应用达那唑治疗肾病综合征患者,亦获较好效果。共有肾病综合征 Ⅱ 型患者 15 例,其中男 4 例,女 11 例;年龄最小者 19 岁,最大者 52 岁,平均 27.2 岁。曾用过泼尼松平均剂量为 3.04g,最小者 1.5g,最大者 10.9g 无效。尿蛋白仍为 7.08g/d。遂开始应用达那唑每次 0.2g,3/d,口服,并用双嘧达莫、调微 1 号(内含山莨菪碱、黄芪、当归)、雷公藤及肝素等。结果:应用达那唑治疗 38d 后,8 例尿蛋少于 0.3g/d,症状消失,血生化及肾功能正常,仅有 1 例无效。尿蛋白<0.5g/d 后,用达那唑 0.1g,每日口服维持并随访,尿蛋白继续减少,随访 2～5 个月,均未见复发。

10. 治疗狼疮性肾炎 应用达那唑治疗狼疮性肾炎患者 2 例,效果满意。方法:给予达那唑 600mg/d,分 3 次口服,配合泼尼松 30mg/d、雷公藤、调微 1 号及间断输血浆等支持疗法。1 例住院 28d,另 1 例住院 23d。结果:2 例皮疹均消退,症状明显好转,尿蛋白消失。症状好转后达那唑改为 0.2g/d 维持。治程中未见明显副作用。

11. 治疗慢性囊性乳腺病 本病是常见的乳腺良性疾病,目前尚无理想的治疗措施。有人用达那唑治疗重度慢性囊性乳腺病患者 20 例,用药 5 个月后症状消失者 18 例,症状明显减轻者 2 例。用法:月经来后第 2 日开始服用达那唑,第 1 个月为每次 100mg,2/d,口服,1 个月后改每次 100mg,1/d,每个病例共治疗 5 个月后观察效果。

12. 治疗子宫肌瘤 50 例子宫肌瘤患者分为达那唑观察组和米非司酮观察组,进行前瞻性研究。结果:观察组痛经、下腹坠胀消失,贫血纠正。在治疗 3 个月后,两组肌瘤缩小差异显著($P < 0.05$)。作者认为,达那唑提供了药物治疗子宫肌瘤的手段,可作为对子宫肌瘤术前准备及围绝经期肌瘤的非手术治疗。[彭雪峰,卫爱民.达那唑治疗子宫肌瘤的临床研究.实用临床医学,2002(5):60]

甲 状 腺 素

【别名】 干甲状腺、甲状腺粉。

【药理】 本品为甲状腺激素类药。主要作用为维持正常生长发育;促进代谢和增加产热;提高交感-肾上腺系统的感受性。临床上常用于治疗克汀病、黏液性水肿及其他甲状腺功能减退症等。

【制剂】 片剂:每片 10mg,40mg,60mg。

【注意】

1. 心功能不全者慎用本品。老年和心脏病患者使用可发生心绞痛和心肌梗死。

2. 长期过量服用本品,可引起心悸、手震颤、多汗、体重减轻、神经兴奋性升高和失眠。

3. 本品与苯妥英钠、阿司匹林、双香豆素类药同服,可加重不良反应,甚至发生意外,须特别注意。

【临床新用途】

1. 治疗乳腺囊性增生病 据报道,傅双有应用甲状腺素片治疗乳腺囊性增生病患者 92 例,效果满意。方法:甲状腺片每次 40mg,口服,3/d,疗程 2 个月。临床疗效:总有效率为 90%,其中显效(乳痛缓解 3 个月以上,乳块或结节消退)28 例,占 30%;好转(乳痛减轻,乳块或结节消退 50% 以上,或乳痛缓解后又复发)55 例,占 60%;无效者 9 例,占 10%。用药期间,未发现任何不良反应。

2. 治疗肥胖症 20 世纪 60 年代在日本民间曾有不少人滥用甲状腺素片减肥,体重获得明显减轻,但出现很多中毒者。因为本药需要在医师的指导下慎用,才可避免中毒,达到减肥的目的。研究认为,甲状腺素片可以增加代谢率而使体重下降,代谢率增加又可刺激食欲,增加心脏负荷,对伴有心功能减退者有损害作用,以慎用为宜。

3. 佐治特发性肾病综合征 特发性肾病综合征(INS)是儿科常见病,肾上腺皮质激素(激素)是治疗 INS 的首选药物,由于患儿对肾上腺皮质激素的反应不同,疗效存在个体差异,复发率高,长期使用还可产生许多不良反应。郑凤鸣等使用甲状腺素佐治特发性肾病综合征 20 例,取得满意疗效。治疗方法:两组均参照 1981 年全国儿科肾病协作组制定的方案,用环磷酰胺和激素进行治疗,观察组在此基础上加用甲状腺素片,5 岁以下患儿用 30mg/d,5 岁以上患儿用 60mg/d。4 周为 1 个疗程。结果:用上药治疗特发性肾病综合征 30 例(其中观察组 20 例,对照组 10 例),两组分别显效(治疗后水肿完全消退,血脂下降至正常值范围内)16 例,4 例;好转(水肿消退,血脂下降接近正常值)各 4 例;无效(水肿未见消退,血脂仍接近治疗前水平)2 例(为对照组);总有效率分别为 100%,80%。观察组疗效优于对照组(P<0.05)。观察组水肿消退时间为(5±3)d,对照组为(9±4)d。作者认为,甲状腺素佐治特发性肾病综合征,可提高本病对激素的治疗反应,加快水肿消退及

血脂的降低,减少临床复发,不良反应少,值得临床应用。[郑凤鸣,周嘉云,许文,等.甲状腺素佐治特发性肾病综合征 20 例.新医学,2002,33(2):88]

4. 治疗心力衰竭 有人选择 13 例非缺血性心脏病心力衰竭患者,在一般方法(包括洋地黄用量)与对照组相同的情况下,加用甲状腺素 30～45mg/d,分 2～3 次口服。结果:甲状腺素组心功能恢复时间明显短于对照组。

他莫昔芬

【别名】 三苯氧胺。

【药理】 本品为合成的抗雌激素药物,是雌激素的部分激动药。可与雌激素竞争受体而阻断雌激素对乳腺癌的促进作用。临床上主要用于治疗晚期乳腺癌和卵巢癌。

【制剂】 片剂:每片含枸橼酸他莫昔芬 15.2mg(相当于他莫昔芬 10mg)。

【临床新用途】

1. 治疗乳腺囊肿增生病 有人采用他莫昔芬治疗乳腺囊肿增生病患者,可使疼痛消失或减轻,肿块消失或明显缩小,总有效率为 96%。方法:①口服他莫昔芬,每次 10mg,2/d。内服 100 片为 1 个疗程。若服药 1 个疗程未愈者,可连续用第 2 个疗程。显效后改为每次 10mg,1/d。②内服他莫昔芬每次 10mg,2/d,从月经后第 2 日开始应用,至下次月经来潮时停药为 1 个疗程,休息 3～5d 后继续第 2 个疗程。可用 2～3 个疗程。一般肿块越大,病程越长,则疗程也长。少数患者停药后复发,可能是需要用维持量以巩固疗效,但维持剂量以多少为宜,服药时间以多长为佳,有待在临床上进一步探讨和研究。

2. 治疗面部毛细血管扩张 采用 0.5% 他莫昔芬霜涂于面部毛细血管扩张处,早、晚各 1 次,4 个月为 1 个疗程。结果:18 例中痊愈 2 例,显效 10 例,好转 5 例,无

效1例。[戴迅毅.0.5%三苯氧胺霜治疗面部毛细血管扩张.临床皮肤科杂志,2002,31(6):379]

高 血 糖 素

【别名】 胰高血糖素、升血糖素。

【药理】 高血糖素有拮抗胰岛素的作用,对代谢的影响与肾上腺素有相似之处。具有升高血糖、促进肝糖原分解和促进糖异生以及加速cAMP的生成;具有正性肌力作用,使心肌收缩力增加,心率加快,心排血量增加,血压上升;可兴奋肾上腺髓质,增加胰岛素、甲状腺激素、降钙素及生长激素的分泌;还可增加胆汁和肠液的分泌,抑制胃、小肠及结肠的蠕动等。临床上主要用于治疗低血糖症。

【制剂】 注射用高血糖素,每支1mg,10mg。

【注意】

1. 低血糖昏迷患者,使用本品恢复知觉后,应立即给予葡萄糖(最好口服),以防再陷入昏迷状态。

2. 对危重患者仅怀疑低血糖时,不可轻易代替葡萄糖注射液静脉注射。

【临床新用途】

1. 治疗暴发性流脑难治性休克 暴发性流脑,特别是混合型者,经综合治疗休克难以逆转时,及时采用高血糖素治疗,一般用药6～8h休克基本纠正。治疗方法:①高血糖素10mg,胰岛素8U,10%氯化钾注射液5ml,加入10%～15%葡萄糖注射液200ml中,静脉滴注,滴速2～5mg/h。②儿童:高血糖素5mg,胰岛素4U,10%氯化钾注射液3ml,加入15%葡萄糖注射液150ml中,静脉滴注。取效后均按原剂量重复应用。作者认为,采用高血糖素治疗暴发性流脑难治性休克有效,主要是因为本品具有增强心肌收缩力,改善内脏微循环,减少乏氧代谢,改善肝功能,降低乳酸血症等作用,从

而较好地、较快地纠正休克。(黄延祚,等.常用药物临床新用途手册.2版.南宁:广西科学技术出版社,1999:309-311)

2. 治疗肾绞痛 应用高血糖素治疗肾绞痛患者,疗效显著,用药后可使疼痛迅速缓解,总有效率为96%。用法:将高血糖素1mg,加入注射用水3ml内,静脉注射;另用高血糖素1mg,加入5%葡萄糖注射液中,静脉滴注,1h内滴完。本品对于有糖尿病、嗜铬细胞瘤患者以及有明显尿路感染者禁止应用。

3. 治疗冠心病、高血压性心脏病、风湿性心脏病等所致心肌缺血 运用高血糖素配合胰岛素治疗心肌缺血患者,一般在72h内心肌缺血可得到明显地改善,占89%,其中24%在24h内心肌缺血消失。用法:取高血糖素1～2mg,胰岛素8～12U,加入5%葡萄糖注射液250ml中,静脉滴注,1/d。

4. 治疗胆道蛔虫症 采用高血糖素、硝酸甘油治疗胆道蛔虫病患者,止痛有效率为96%。用法:高血糖素1mg,加入生理盐水200ml中,静脉滴注,2ml/min,硝酸甘油0.5mg,含服,若疼痛未止,5～10min可重复含服。另有人用胰高血糖素与硝酸甘油联合治疗胆道蛔虫病118例,效果显著。方法:胰高血糖素1mg,加入生理盐水300ml,以每分钟30～50滴静脉滴注,1/d,连用2～3d,有时也可延长至症状缓解,同时,舌下含服硝酸甘油0.5mg,若疼痛反复出现,可每隔5～10min重复含服1片至疼痛消失。注射胰高血糖素30～60min可口服驱虫药,静脉滴注可再口服25%硫酸镁100～150ml导泻。有感染者应用抗生素,有水电解质酸碱紊乱等,分别给予对症处理。118例中最少用药1次(94例),最多用药4次。用药生效时间15～50min,多数在用药后30min症状缓解或缓解到能较忍受的程度,便出蛔虫者87例,B超检查证实蛔虫退出胆道106例。作者认为,对单纯型患者,合用胰高血

糖素与硝酸甘油效果较好;对混合型患者效果较差,因此,宜同时采用抗感染等综合治疗。应用胰高血糖素前口服驱虫药较不服者效果好,口服驱虫药后再口服硫酸镁效果更好。实践证明,硝酸甘油有明显扩张乳头肌作用,胰高血糖素能拮抗胆碱能神经纤维兴奋,抑制胆囊收缩,松弛胆总管括约肌及胆道平滑肌,增加胆汁分泌与排泄,降低十二指肠及空肠蠕动,有利于胆道蛔虫的排出。两者合用有明显的协同作用,能迅速消除胆绞痛和促进蛔虫从胆道排出。此时,再口服硫酸镁溶液,更加有利于蛔虫的泻下和排出。[常爱盛.胰高血糖素与硝酸甘油联合治疗胆道蛔虫症 118 例.中国社区医师,2003,19(1):47]

胰 岛 素

【别名】 普通胰岛素、正规胰岛素。

【药理】 本品是一种降糖药物,可明显促进组织对葡萄糖的摄取、利用,增强糖原的合成,并能促进葡萄糖转变为脂肪,抑制糖原分解和糖异生,因而能使血糖降低。本品还能纠正酮症酸血症的各种症状,加速蛋白质的合成,抑制蛋白质的分解。临床上主要用于糖尿病,特别是胰岛素依赖型糖尿病。

【制剂】 注射液:每瓶 400U(10ml),800U(10ml)。注射用胰岛素:每瓶 50U,100U,400U(临用前用生理盐水溶解成 40～400U/ml)。

【注意】

1. 肝硬化、溶血性黄疸、低血糖、肾炎、胰腺炎等患者禁用。

2. 注射部位可发生皮肤发红、皮下结节和皮下脂肪萎缩等局部反应,宜经常更换注射部位。偶见过敏性休克(可用肾上腺素抢救)。

【临床新用途】

1. 治疗肝硬化腹水 有人采用胰岛素治疗肝硬化腹水,效果显著。用药后可使食欲明显提高,尿量增多,腹水消退,症状与肝功能均显著改善,总有效率为 94%。治疗方法:普通胰岛素 8～12U/d,餐前 30min 皮下注射,10d 为 1 个疗程,疗程间隔 5d,连续用药至症状消失时止。在应用本药前,宜备好食物,及时进食,防止低血糖的发生。

2. 治疗胃肠神经官能症 运用胰岛素治疗胃肠神经官能症患者,效果显著,其中治愈率为 75%,总有效率为 100%。治疗方法:患者宜在早晨禁食空腹情况下进行治疗,用药前先向患者说明注射胰岛素后的反应及注意事项。然后取胰岛素 4U,加生理盐水至 1ml,分别注入双侧足三里穴各 0.5ml,平卧休息 1h,当患者出现口渴、心慌、饥饿、出汗等反应时,立即喝白糖开水,结束治疗,1/d。20d 为 1 个疗程,连续用药至痊愈止。胰岛素用量可根据反应情况,逐渐增加至 8U、12U 或者 16U。注射时必须密切观察反应的情况,及时对症处理。

3. 用于创面换药 采用胰岛素用于创面换药,能明显加快创面的愈合。取胰岛素 50U,加入生理盐水 500ml 中取得,放入冰箱中保存备用。换药前按常规清洁创面,将浸有胰岛素液的无菌纱布敷于创面上,再以无菌纱布覆盖固定,较深伤口可直接用胰岛素冲洗,再盖上无菌纱条,1～2d 换药 1 次。对于感染严重者,可酌情增加换药次数。治疗 100 例,疗效显著。

4. 治疗肾衰竭 采用胰岛素治疗肾衰竭患者,效果满意。用药后可以明显改善症状,增加尿量,使血尿素氮及肌酐均下降。治疗方法:在应用胰岛素前,宜先行低蛋白饮食 7～14d,纠正酸中毒及水、电解质紊乱。取普通胰岛素(剂量按 4g 葡萄糖用胰岛素 1U 计算)、10%氯化钾 10ml(高血钾者禁用),加入 10%葡萄糖注射液 500ml 中,静脉滴注,1/d。连续用药至症状消失。作者认为,应用胰岛素治疗肾衰竭有效,可能与本品能够改善糖代谢,促进蛋白质合成并减少其分解,改善肾组织能量供给等有关。另据报道,魏月常应用胰岛素治疗33例慢性肾小球肾炎及慢性肾盂肾炎所致慢性肾衰竭患者,病程1～20年。在基础(低蛋白饮食、降压、利尿、纠酸等)治疗上,每日给予患者胰岛素葡萄糖液缓慢静脉滴注(4:1);对照组除基础治疗外,加用蛋白质合成激素及中医治疗少数结肠透析。均1/d,20d为1个疗程。间隔5～7d行下1个疗程,一般治疗1～4个疗程。结果:胰岛素组好转26例,好转率为79%,对照组好转率仅为30%($P<0.01$);降BUN作用也优于对照组($P<0.01$);同时尿量增加,水肿减轻,内生肌酐清除率增高。对出血倾向及高钾血症亦有良好疗效,一般用药3～5d,临床症状好转,最慢1个疗程后显效。

5. 治疗压疮 据报道,有人用胰岛素治疗压疮患者50例,其中治愈率为95%,有效率为100%。治疗方法:生理盐水10ml中加入胰岛素20U,以纱布条浸药液,湿敷清洁后的创面,每日换药1次,直至创面愈合为止。

6. 治疗急性心肌梗死 32例接受溶栓药物治疗的ST段抬高型急性心肌梗死患者,分别分为随机静脉注射葡萄糖、胰岛素(2.5U/h)和钾盐的胰岛素组,或仅静脉注射生理盐水加钾盐的对照组,连续48h。旨在观察两组用药后血中高敏感性C反应蛋白、淀粉样蛋白A及纤溶酶原激活物抑制物-1(PAI-1)、肌酸激酶及其同工酶(CK-MB)和单核细胞中的P47^{phox}蛋白变化的差异。结果:与用药前基线水平相比,用药后24h,48h两组C反应蛋白和淀粉样蛋白A均明显升高2～4倍($P<0.01$);但与对照组相比,胰岛素组C反应蛋白和淀粉样蛋白A上升绝对值明显减少($P<0.05$),其48h内上升绝对值分别减少40%(C反应蛋白)与50%(淀粉样蛋白A),并且48h内PAI-1上升绝对值和P47^{phox}蛋白升高百分比亦明

显较低($P<0.05$),且CK-MB峰值提前出现水平降低。作者认为,胰岛素治疗急性心肌梗死时有一定的抗炎和抗纤溶酶原作用,并皆与其临床疗效有关。[袁志敏.胰岛素治疗ST段抬高型急性心肌梗死的抗炎及抗纤溶酶原作用.新医学,2004,35(8):490]

7. 治疗糖尿病足 清创后,用中药水煎熏洗约20min后,用胰岛素4U,山莨菪碱注射液10mg,加生理盐水100ml,湿敷患处。并用四妙勇安汤内服。用普通胰岛素,3/d,餐前30min皮下注射。根据坏疽分泌物细菌培养选用抗生素;酌情对症及支持疗法。结果:采用中西医结合治疗糖尿病足42例,痊愈34例,显效6例,无效2例,总有效率为95%。

8. 治疗骨质增生 有人认为,胰岛素可增强成骨细胞的活性,合成胶原纤维,促进骨质对氨基酸的摄取。胰岛素还可促进维生素D的合成和钙的吸收,有利于骨质形成,最适合糖尿病合并骨质疏松的治疗。

米 非 司 酮

【别名】 息百虑、息隐、含珠停。

【药理】 米非司酮为新型抗孕激素,并无孕激素、雌激素、雄激素及抗雌激素活性,能与黄体酮受体及糖皮质激素受体结合,对子宫内膜黄体酮受体的亲和力比黄体酮强5倍,对受孕动物各期妊娠均有引产效应,可作为非手术性抗早孕药。在有效剂量下对皮质醇水平无明显影响。由于该药不能引发足够的子宫活性,单用于抗早孕时不完全流产率较高,但能增加子宫对前列腺素的敏感性,故加用小剂量前列腺素后既可减少前列腺素的副作用,又可使完全流产率显著提高(达95%以上)。本品口服生物利用度70%,血浆蛋白结合率98%,经1.5h血浓度达峰值,作用维持12h。一般口服后30h开始有阴道出血,持续1～16d。

【制剂】 片剂:每片25mg,100mg,200mg。

【注意】

1. 过敏者忌用。

2. 米非司酮不能与利福平、卡马西林、灰黄霉素、巴比妥类、苯妥英钠、非甾体抗炎药、肾上腺皮质激素并用。

3. 可有头晕、恶心、呕吐、腹痛等。

【临床新用途】

1. 治疗宫外妊娠　有人治疗8例用腹腔镜证实为宫外妊娠,其中7例为未破裂的输卵管妊娠,1例为卵巢妊娠。所有患者服米非司酮200mg/d,连服4d。8例中7例在治疗24h内体征消退,hCG水平稳定,并且几日后下降,在超声波下观察到输卵管裂线。仅有1例由于出血性输卵管流产在第8日做腹腔镜手术。

2. 治疗库欣综合征　运用米非司酮治疗不能手术的肾上腺瘤诱发的库欣综合征的精神症状。1例43岁男患者服米非司酮800mg/d,连服5d,再服400mg/d,用3周。另1例32岁女患者服米非司酮400mg/d;用2周。2例服药后24h内精神症状消除,并且直至患者死亡仍保持缓解。这与米非司酮具有抗糖皮质激素的作用有关。

3. 治疗脑膜瘤　有人报道,2例绝经后妇女用米非司酮治疗复发性、不能手术的脑膜瘤。服米非司酮200mg/d,6个月。再服米非司酮400mg/d,6个月(例1)或8个月(例2)。同时并服地塞米松1.5mg/d。经CT扫描表明例1肿瘤生长缓慢,但例2肿瘤大小没有改变。治疗期间视力没有进一步恶化。例1健康改善,而例2仍无改变。耐受性良好并无副作用。停用米非司酮后,患者视力损害迅速,受到失明威胁。例1CT扫描表明肿瘤增大。重新开始治疗,2例症状都显著消失。体外试验黄体酮能刺激肿瘤生长,米非司酮能抑制脑膜瘤细胞生长,故可用于这种疾病。

4. 治疗子宫内膜异位症　选择90例子宫内膜异位症患者,随机分为A、B两组,每组45人。A组口服米非司酮每次25mg,1/d;B组口服丹那唑(达那唑),每次200mg,2~3/d。疗程均为6个月,随访6~30个月。结果:两组症状缓解率分别为95.6%,97.5%;体征缓解率75.6%,80%;妊娠率69.2%,71.4%;复发率为31.8%,42.2%。米非司酮使异位子宫内膜萎缩,疼痛缓解,其疗效与达那唑相似,而不良反应显著减少。[罗亚莉,刘燕.米非司酮与丹那唑治疗子宫内膜异位症疗效比较.实用妇产科杂志,2002,18(4):232]

5. 治疗异位妊娠　在药物非手术治疗中,甲氨蝶呤单次肌内注射是最常用的方法。近年来,米非司酮与甲氨蝶呤联合治疗异位妊娠的方法也逐渐应用。大多数异位妊娠为输卵管妊娠,而米非司酮在终止妊娠的同时,对输卵管有保护作用,可减少输卵管组织的破坏,保持输卵管的完整性,促使死胚胎组织经输卵管排出,再次妊娠率较高。[邓霞飞,黄东晖,熊承良.米非司酮临床应用最新进展.生殖与避孕,2007,27(11):748]

第 10 章　局部麻醉药

盐酸普鲁卡因

【别名】　奴佛卡因。

【药理】　本品具有良好的局部麻醉作用,对局部组织几乎无刺激性,对黏膜的穿透力比较弱,除有时可用于膀胱黏膜麻醉外,一般不作黏膜麻醉用,主要用于浸润麻醉。本品若被组织吸收入血液或直接由静脉缓慢滴入,则对中枢神经有抑制作用和镇痛作用,并能降低心肌的兴奋性,抑制心脏传导组织,因而使心率变慢。

【制剂】　注射液:每支 100mg(20ml),50mg(20ml),100mg(10ml),40mg(2ml)。注射用盐酸普鲁卡因:每支 150mg,1g。

【注意】

1. 本品不宜与葡萄糖液配伍,因可使其局麻作用降低。

2. 本品用量过大或用浓溶液快速注入血管时,可能引起恶心、出汗、脉速加快、呼吸困难、颜面潮红、谵妄、兴奋、惊厥。对惊厥者可静脉注射异戊巴比妥解救。

【临床新用途】

1. 治疗咯血　有人用普鲁卡因治疗咯血患者,一般数日内止血,总有效率达90%。普鲁卡因可能抑制血管运动中枢,扩张外周血管,降低肺动脉压及减少肺循环血量而使咯血停止。方法:①普鲁卡因 300～500mg 加入生理盐水 500ml 中,静脉滴注,2/d,显效后改为 1/d,继续用 5d;②0.25%普鲁卡因 20ml,缓慢静脉注射,然后以同样浓度 100ml 加入 5%～10%葡萄糖注射液

300ml 中,静脉滴注。

另有人用穴位注射治疗肺结核咯血患者,亦获显著效果。方法:观察组 60 例,取穴:尺泽(泻法。凌晨 3:00－5:00 时用 0.25%～0.5%普鲁卡因,穴位注射,每穴 1ml。咯血加用 1 次)、太渊(补法。凌晨 5:00－7:00 时用巴曲酶,穴位注射,每穴 0.5kU。均双)。对照组 60 例,用垂体后叶素 10U;酚磺乙胺 2g,氨甲苯酸 0.4g,维生素 K_1 30mg;静脉滴注,1/d。巴曲酶 1kU/d,1/d,肌内注射。均抗感染、支持疗法,维持水、电解质及酸碱平衡。均 15d 为 1 个疗程。结果:均血止。止血时间分别为 (3.1±0.8)d,(6.3±1.7)d;总出血量分别为(561.8±39.7)ml,(991.2±61.9)ml。[徐毅.穴位注射治疗肺结核咯血 60 例对照观察.山西中医,2006,22(2):36]

2. 治疗尿道综合征　用普鲁卡因治疗尿道综合征患者,首次注射后,次日症状即可减轻,注射 2 次可愈。作者认为,尿道综合征的发生与膀胱尿道功能失调有关。用普鲁卡因封闭膀胱三角区肌层,可以使痉挛的尿道括约肌松弛,有利于膀胱、尿道排尿功能恢复。方法:经膀胱镜全面检查后,换用操作镜在两输尿管开口之间稍后一点,将针头避开血管,经黏膜刺入肌层,回抽无血液后,用注射器注入 1%普鲁卡因 5～8ml,拔出针头后再在输尿管开口与第 1 次注点之间用同样方法左右各注射 1 个点。3 点共用 1%普鲁卡因 15～25ml,使药液呈扇形散开扩散到整个三角区肌层。第 2 次注射

在 1 周后进行。一般注射 2 次即可。

3. 治疗过敏性紫癜　据报道,用普鲁卡因治疗过敏性紫癜患者 55 例,每次用药 12.5～15mg/kg,加 5％葡萄糖注射液 250～500ml,10～20h 滴完,1/d。一般 2～4d 就能控制症状,4～7d 无新出血斑,皮疹开始吸收,关节及消化道症状消失,再按原剂量维持 3～5d,然后用半量 5d 巩固疗效。如有复发按原方案治疗仍然有效。其主要原因是普鲁卡因可阻断过敏因子与中枢神经系统联系,阻止抗原抗体结合,并抑制抗体产生和改善微循环,从而达到治疗目的。另有人对 24 例腹型过敏性紫癜患者,在常规治疗基础上加用普鲁卡因 10～15mg/kg 加入 10％葡萄糖注射液 250～500ml 静脉滴注,连续用 5～7d。与 23 例常规治疗的对照组相比,住院时间、皮疹消退、腹痛缓解及便血消失时间明显缩短($P<0.05$),除其中 2 例一过性血压略高外,随访 1～4 年,未见远期不良反应。作者认为,普鲁卡因可阻断过敏因素对中枢神经系统的刺激,阻断抗原和抗体的结合,并抑制机体继续产生抗体,还可缓解血管痉挛,改善微循环,纠正四肢血管的舒缩功能障碍,使紫癜迅速吸收消退。同时,有兴奋肾上腺素能反应系统并抑制单胺氧化酶的作用,使肾上腺激素的效应增强,具有镇静、镇痛的作用,从而迅速缓解疼痛,认为在无肠套叠、肠穿孔等急腹症情况下,普鲁卡因是一种安全有效的药物。[李德炳,王世芹,陈月华,等.过敏性紫癜新治疗方法.新医学,2001,32(9):559]

4. 治疗脑血管疾病引起的肢体功能障碍　据报道,以盐酸普鲁卡因 500mg 加葡萄糖注射液 500ml 静脉滴注,1/d,7～10d 为 1 个疗程,间隔 5d,共治疗 6 例,结果 1 个疗程治愈 1 例,2 个疗程治愈 3 例,另 1 例 2 个疗程基本恢复,最后 2 个疗程无效自动出院。

5. 治疗毛细支气管炎　用普鲁卡因治疗毛细支气管炎患者,效果显著,喘憋及哮鸣音消失或明显减轻,有效率 99％,疗效优于用氨茶碱治疗的对照组。其普鲁卡因可舒张支气管平滑肌,并通过抗过敏作用改善机体免疫状态,阻断恶性刺激对中枢的影响,从而增强止喘作用。方法:普鲁卡因 3～5mg/kg(喘憋严重者可用 5～10mg/kg)加入 5％葡萄糖注射液中,使稀释成 0.1％浓度,静脉滴注,1～2/d。

6. 治疗食管炎　有人用普鲁卡因治疗食管炎 43 例,效果满意。方法:0.5％～1％普鲁卡因液加庆大霉素液混合。每次口服 20ml,3～4/d,饭前半卧位或卧位将合剂含于口中徐徐咽下,休息 20min。一般 12～14d 为 1 个疗程。如临床症状无明显改变者,则应进一步检查以排除其他原因。若有假膜样炎症改变者须加甲氧氯普胺片 10mg,与 MDG 同服。结果:本组 43 例经第 1 个疗程治疗后全部有效,用药最短 2d,最长 12d。其中治愈 23 例,显效 15 例,有效 5 例。治疗后 3 个月对合并慢性浅表性胃炎病人其中 19 例进行内镜复查,胃镜直视食管下段假膜样炎症消失占 65％或炎症消退占 35％。

7. 解除急性胰腺炎腹痛　盐酸普鲁卡因可增加对胰腺供血,利于病变恢复。其镇痛等作用对解除休克有益。用法:按 0.1％～0.25％的浓度配制于 500ml 输液中静脉滴注,1～2/d。

8. 治疗腰椎间盘突出症　观察组 144 例,先用苯巴比妥每次 0.1g,肌内注射,30min 后,用 0.75％普鲁卡因(或 0.5％利多卡因)60ml,康宁克通-A 每次 40mg,维生素 B_{12} 每次 500μg,维生素 B_1 每次 100mg,骶管穿刺注入,5～10min 注完,5～7d 1 次,用 4 次。20min 后,行骨盆牵引。与对照组 98 例,均用复方丹参注射液 16～20ml,加 5％葡萄糖注射液(糖尿病用生理盐水)250ml,静脉滴注,1/d,用 15d。均用水平骨牵引带牵引,床尾摇高10cm,重量20～40kg,每次30～50min,1～2/d,进行腰背肌功能锻炼,28d为1个疗程。结果:两组分别治愈98例,33例;显著进步27例,12例;好转10例,29例;无效9例,24例;总有效率分别为94%,76%(P<0.01)。治愈显效者随访≤72个月,分别复发36例,23例。观察组复发率低于对照组(P<0.01)。[钟远鸣.药物注射联合骨盆牵引治疗腰椎间盘突出症242例分析.中医药通报,2003,2(1):59]

9. 治疗遗精 采用普鲁卡因、山莨菪碱注射液会阴穴封闭疗法治疗遗精患者28例,其中,治愈者20例,显效者5例,好转者3例。取穴:会阴。用0.25%盐酸普鲁卡因15ml,山莨菪碱注射液10mg,穴位注射,深度<1.5cm,每次10～15ml;1/d。[郑海龙.会阴穴封闭疗法治疗遗精28例.上海针灸杂志,2004,23(11):30]

10. 治疗呼吸系统过敏性疾病 应用穴位注射治疗呼吸系统过敏性疾病22例,用5次后,痊愈6例,显效11例,有效3例,无效2例。取穴:肺俞。用普鲁卡因1ml,醋酸泼尼松12.5mg,穴位注射。两侧穴位交替使用。停用他药。[苏岩.穴位注射治疗呼吸系统过敏性疾病22例.针灸临床杂志,2005,21(12):31]

11. 治疗慢性胃炎 观察组61例,取穴:中脘、足三里、脾俞、胃俞;用2%普鲁卡因,5%当归注射液各2ml,针刺得气后注入,每穴2ml,穴位注射,1/d;两组穴位交替使用,用7d,休息2d;并用建中愈胃汤,每日1剂,水煎服,4周为1个疗程。对照组31例,用奥美拉唑胶囊20mg,2/d,餐前服,用4周;阿莫西林胶囊0.5g,3/d,餐后服;替硝唑胶囊0.5g,2/d,餐后服;用1周。结果:两组分别显效(症状消失;Hp阴性)59例,25例;有效2例,4例;无效2例(为对照组)。[石磊.穴位注射配合中药治疗慢性胃炎临

床观察.中国民间疗法,2010,18(1):35]

苯 甲 醇

【药理】 有局部麻醉和防腐作用。亦在药剂防腐上采用本品。

【制剂】 注射液:每支2%(2ml)。

【临床新用途】

1. 治疗神经性皮炎 在暴露病损区,先用碘酒消毒,再用乙醇脱碘,取2ml或5ml注射器,吸入2%苯甲醇液,在病损皮肤外周约0.2cm处进针,一个针眼注射2～4ml即可,若病损范围大,则选2～4个进针点,注射4～10ml,沿病损周围封闭。一般最少2ml,最大10ml。若范围太大,则以分配分期的形式注射。用苯甲醇治疗神经性皮炎20例,其中治愈17例,好转1例,复发2例。病史短,范围小,则疗效满意,复发机会少;病史长,范围大,则疗效较差,有可能复发。

2. 治疗痔疮 有人用苯甲醇为主对236例不同的痔疮患者治疗,均能根治。其用法为苯甲醇0.5ml,板蓝根1ml,盐酸异丙嗪1ml,在痔核隆起最高点黏膜下一次注射。本方法无痛苦,无不良反应,不手术,不住院,费用低,值得推广。

丁 卡 因

【别名】 地卡因、四卡因、潘托卡因。

【药理】 丁卡因是局部麻醉药,表面麻醉穿透力显著,局麻作用比普鲁卡因强,毒性亦较大,能透过皮肤和黏膜。作用迅速,1～3min即生效。维持20～40min。临床上主要用于黏膜麻醉。

【制剂】 注射液:50mg(5ml)。

【注意】 大剂量应用丁卡因,可致心脏传导系统和中枢神经系统抑制。

【临床新用途】

1. 预防人工流产综合征 据报道,吴战英等应用丁卡因预防人工流产综合征患

者,效果显著,其中疼痛、出冷汗、心动过缓等发生率均低于用索米痛片口服预防的对照组,有显著的差异。方法:常规消毒外阴及宫颈,用宫腔注射器(由子宫造影导管改造而成)探入子宫底部,再向外退 0.5cm,边注药边向外退注射器,将 0.125% 丁卡因药液均匀地喷洒于子宫腔及宫颈内口黏膜处,待 1～2min 即可手术。作者认为,人工流产手术中对宫颈的牵拉、扩张及负压吸引对宫壁的机械刺激引起内脏迷走神经反射,故导致人工流产综合征的临床表现发生。而采用子宫腔内喷洒丁卡因溶液,可明显阻断子宫体的向心传导,避免或减弱迷走神经兴奋冲动的传出,从而使人工流产术操作引起的各种症状明显缓解或消除。应用丁卡因药物的浓度以 0.125% 为宜,一次性剂量不得超过 13mg。

2. 治疗真菌性角膜溃疡　用 0.5% 丁卡因液滴患眼后,用氟康唑 20～30mg,研粉,涂创面,用眼垫封盖 8h,2/d。并内服中药:龙胆草、栀子各 20g,黄连、荆芥各 10g,苍术、赤芍各 12g,滑石 30g,大黄、甘草各 6g。前房积脓消失者,去大黄。每日 1 剂,水煎服。结果:治疗真菌性角膜溃疡 28 例,治愈 27 例,无效 1 例,总有效率为 96%。[周至安.中西医结合治疗真菌性角膜溃疡 28 例疗效观察.新中医,2000,32(3):13]

第11章 调节水、电解质平衡药

氯　化　钠

【药理】　氯化钠为电解质补充药。正常人体内总钠量150g,大部分(44%)以氯化钠形式存在于细胞外液,小部分(约9%)存在于细胞内。机体内恒定的渗透压为维持生命所必需,细胞外液中钠离子占阳离子含量90%。因此,钠是保持人体细胞外液渗透压和容量的重要成分。据研究,钠还以碳酸氢钠形式构成缓冲系统,对调节体液的酸碱平衡具有十分重要的作用,临床上将本品用于低钠综合征、各种缺盐性失水症(大量发汗、出血、严重吐泻、大面积烧伤、强利尿药等)以及暑天高温下劳动,大量出汗引起的"中暑"。本品还用于慢性肾上腺皮质功能不全(艾迪生病)。另外,生理盐水可用于洗眼、洗鼻和洗伤口等。

【制剂】　注射液:为含0.9%氯化钠的灭菌水溶液。每支(瓶)2ml,250ml,500ml。

【注意】

1. 肺水肿患者禁用本品。

2. 静脉滴注时,要注意无菌操作,严防污染,夏季开瓶后24h,不能再继续使用。

3. 本品若发生输液反应,应及时检查并对症处理,输入过量可引起组织水肿。

【临床新用途】

1. 治疗荨麻疹　应用氯化钠治疗急、慢性荨麻疹患者,一般可在10~30min止痒,风团逐渐消失,总有效率为97%。方法:取氯化钠(食盐)38g,加入100ml水中,煮沸5min后,放置接近室温时待用。用时,以此液反复擦洗患处,擦洗后3~5min,皮肤表面上可出现一层白色结晶盐。此时,不宜冲洗,盖上被子,令其出汗,能明显提高疗效。若短时间疗效不佳,可直接用食盐末涂搽患处。

2. 治疗休克　据报道,有人采用7.5%氯化钠用于严重低血容量性休克患者,疗效满意,用药后可逆转休克,有效率为92%。方法:以7.5%氯化钠液50ml,3~5min内静脉注射完,总量30min内100ml,4h内400ml。作者认为,高渗氯化钠液有加重出血可能,故对多发性创伤的出血性休克,特别是对难以控制的胸腹腔内出血者,尤当慎用。

3. 治疗小面积烧伤　笔者应用氯化钠液治疗烧伤面积在5%~10%的一至二度伤者15例,均在7~10d获得治愈。用药后伤口无感染,无痂形成。方法:以饱和氯化钠液浸湿4~6层无菌纱布,湿敷于创面,换药1~2/d。

4. 治疗舌下囊肿　运用高渗氯化钠治疗舌下囊肿患者,疗效良好,其中囊肿完全消失者占56%,总有效率为98%。用法:取30%氯化钠适量,用18号针头穿刺并抽出囊液后,注入囊腔中,必要时1~2周后可重复治疗1次。注入氯化钠液量宜根据囊肿的大小而决定用药量。若囊肿小者,注入液与抽出液相等;若囊肿大者,注入抽出囊液量的1/3~1/2即可。

5. 治疗腰穿后头痛　腰穿后头痛发生与脑脊液外漏有关。快速输入低渗氯化钠溶液(其浓度在0.9%以下),使中心静脉压升高,脑脊液压随之上升,血容量增加,同时脑脊液生成加快,故可明显改善头痛症状。用法:以生理盐水 500ml,加入 5%葡萄糖注射液 500ml 混合于输液瓶中,静脉滴注,每分钟 60 滴。若 12h 后头痛未见减轻者,可重复用药 1 次。结果:用低渗氯化钠溶液治疗腰穿后头痛患者,一般在 12~48h 头痛消失,总有效率为 95%。有人用氯化钠治疗顽固性头痛 5 例,效果显著。治疗方法:在原刺破硬脊膜椎间隙的上或下一椎间隙重新进行硬膜外腔穿刺,置入硬膜外导管后转平卧,为确定导管位置正确无误,缓慢向导管内注射 2%利多卡因 3ml,观察无腰麻征象后,再注射 10~20ml 0.9%氯化钠。随后,应用静脉输液系统持续滴注 0.9%氯化钠,速度为 15~20ml/h,连续用 2~5d。结果:5 例病人均在单次向硬膜外导管注射 0.9%氯化钠 15~20ml 后头痛减轻。持续静脉滴注 0.9%氯化钠 1~2d,症状明显减轻。受硬膜外腔持续输注麻药后的启发,作者采用硬膜外腔持续输注 0.9%氯化钠治疗硬脊膜刺破后顽固性头痛。根据脑脊液生成速度是 0.3ml/min,每日可达 150~450ml 这一生理指标。[王忠诚.神经外科学.武汉:湖北科学技术出版社,1998:22-23]

刘氏等设定硬膜外腔输液速度为 15~20ml/h。通过增加硬膜外腔压力促使活瓣样硬脊膜破口闭合,并直接补充外漏的脑脊液,起到明显减轻症状的作用。硬膜外腔输注 0.9%氯化钠治疗过程中的主要问题是要预防硬膜外腔感染。应注意操作环境,严格执行无菌操作,同时加强护理,尤其要注意输液系统与硬膜外导管接口处有无漏水,以便及时处理。[刘菊英,朱涛,王清秀,等.硬膜外腔持续输注 0.9%氯化钠治疗硬脊膜刺破后顽固性头痛 5 例.新医学,2001,32(12):733]

6. 治疗颅脑损伤合并低血容量性休克

龙怡等对 60 例颅脑损伤合并低血容量性休克,且平均动脉压高于 60mmHg 的患者分为高渗盐水羟乙基淀粉复合液(4ml/kg)组、乳酸林格液 500ml 组,以及 5%氯化钠[高渗盐水注射液(4ml/kg)]组,进行液体复苏,记录各组复苏前及复苏后 30min、60min、120min 时的血压、呼吸、心率、尿量等。同时分别测量 ICP。结果:复苏 30min 时高渗盐水组、高渗盐水羟乙基淀粉组 MAP 均恢复到 60mmHg 以上,且 ICP 降低 10%以上,而乳酸林格液组 60min 才恢复到 60mmHg 且 ICP 无降低。120min 时高渗盐水羟乙基淀粉组提高 MAP 和降低 ICP 的作用优于其他两组。具有统计学意义($P<0.05$)。作者认为,在颅脑损伤合并低血容量休克的救治中,高渗盐水羟乙基淀粉降低颅内压作用较持久,且复苏效果好,值得在临床进一步观察。[龙怡,李辉,曾红科.高渗盐复合液抗颅脑损伤并低血容量性休克.中华急诊医学杂志,2008,17(12):1301-1304]

葡 萄 糖

【别名】 右旋糖。

【药理】 葡萄糖是机体所需能量的主要来源,在体内被氧化成二氧化碳和水并同时供给热量,或以糖原形式储存。本品能促进肝脏的解毒功能,减少酮体形成和保护机体的蛋白质及电解质。临床上可用于不能摄取饮食物的重病患者,以及下痢、呕吐、重伤大失血,各种病症如脑出血、颅骨骨折、尿毒症等疾病。

【制剂】 注射液:每支(瓶)12.5g(250ml),25g(500ml),50g(1000ml),25g(250ml),50g(500ml),100g(1000ml),5g(20ml),10g(20ml),2g(10ml)。粉剂:每瓶 250g,500g。

【注意】

1. 高渗葡萄糖溶液应缓慢注射。

2. 本品具有引湿性,而且容易发霉,为细菌的良好培养基,故在配制注射液时,必须特别注意;夏季细菌易于繁殖,更应严格消毒。

3. 冬季注射本品前,须先将安瓿加热至与体温相等的温度,再徐徐注入静脉,可避免发生痉挛的不良反应。

【临床新用途】

1. 治疗体表慢性溃疡 采用葡萄糖治疗体表慢性溃疡患者,一般换药 3～8 次即可获得治愈。用法:在撒布葡萄糖粉前,先将创面周围皮肤消毒,再用 4:10 000 过氧乙酸溶液冲洗创面,清除创面分泌物及坏死组织。然后,取经消毒的葡萄糖粉适量,撒布于创面后包扎,隔日换药 1 次。

2. 治疗分泌性中耳炎 据报道,邓端志采用葡萄糖治疗分泌性中耳炎患者 20 例,17 例获得治愈。方法:用 50％葡萄糖注射液经鼓室灌注加压冲洗鼓管,1/d,连续用药至症状消失止。其机制是 50％葡萄糖为高渗,可增加局部渗透压而使组织脱水,从而使咽鼓管及鼓室的水肿消退,管腔变大,有利于引流。

3. 治疗冻疮 李连生等应用葡萄糖注射液治疗冻疮患者,其中治愈率为 84％,总有效率为 78％。用法:取 5％～10％葡萄糖注射液适量,常规消毒后 5½号、7 号针头在病灶处依次注射,然后在其周围 0.5cm 范围内做皮下注射。葡萄糖注射液用量依病灶大小不同而定,一般为 2～20ml 即可。

4. 治疗坐骨神经痛 采用 10％葡萄糖注射液 20～40ml 与 25％硫酸镁 5～10ml 混合均匀,然后做痛点注射,每次用此混合液 20～40ml。1/d 或 2d 1 次,连续用药至症状消失止。结果:用上药治疗坐骨神经痛患者 12 例,疗效满意,随访 6 个月,均未见复发。

5. 治疗糖尿病皮肤溃疡 运用葡萄糖治疗糖尿病皮肤溃疡患者,经用药 24～

121d 后,全部获得治愈。用法:先对溃疡创面进行冲洗、消毒,然后以葡萄糖粉均匀涂撒于创面上包扎;若为窦道或瘘管,则在放引流的同时,用 50％葡萄糖注射液灌注,隔日换药 1 次,直至痊愈。作者认为,在应用胰岛素时,不必考虑创面葡萄糖吸收而增加胰岛素的用量。

6. 治疗内痔 有人采用 50％葡萄糖注射液做内痔黏膜下注射,获得了令人满意的效果。方法:常规消毒,做直肠指检后插入肛门镜,充分暴露内痔,并将肛门镜固定在齿状线上 1cm 处,用硝甲酚汞酊棉球再次消毒内痔黏膜。采用 100ml 注射器和 7 号细长针将 50％葡萄糖液直接注入内痔黏膜下,可右前、右后、左侧 3 个内痔分别注射,每个内痔注射量为 1～4ml,每次注射总量不超过 12ml,注射完毕,塞入凡士林纱条一条即可。2～3d 后可再注射,每个疗程为 5次,个别病人在第 1 个疗程结束后,隔 7～10d,可行第 2 个疗程。治疗效果:用葡萄糖注射液治疗 120 例内痔患者,115 例患者获得临床治愈,5 例症状缓解好转,治愈率为 96％。

7. 治疗急性乳腺炎 据报道,马金梅等应用葡萄糖注射液阿是穴注射治疗急性乳腺炎患者 132 例,疗效满意。方法:①取病变乳房侧的前臂,在郄门穴和间使穴之间寻找敏感点(触及时,患者自觉有酸、麻、憋胀感向乳房部传导)即为阿是穴。经临床体会其反应点多位于郄门穴下 1 寸,间使穴上 1 寸处。②让患者平卧,伸展患侧上肢,局部皮肤常规消毒,用 20ml 注射器抽取 5％或 10％葡萄糖注射液 8～10ml,采用 6.5 号或者 7 号针头,在选取的阿是穴处垂直刺入针身的 3/4,提插待有针感后,抽取无回血,即刻快速将药物推入,拔针后按压针孔,若为双侧乳痛,取两侧阿是穴注射,方法相同。1/d,连续注射 5d。疗效:132 例中,单侧 121例,痊愈 102 例,显效 10 例,有效 7 例,无效

2 例。其中 3 次以内治愈 79 例,占 78%,总有效率为 98%;双侧 11 例,痊愈 8 例,显效 2 例,无效 1 例,有效率为 91%。

8. 治疗糖尿病皮肤溃疡　对长期不愈或严重感染的糖尿病顽固性皮肤溃疡病人,在控制血糖的同时,将创面清洁消毒后,以葡萄糖粉均匀涂布于创面并包扎,1/d,直至痊愈,愈合率为 99%。[朱兆恩,郭凯霞,高华.高渗葡萄糖注射液临床新用途.人民军医,2004,47(7):426]

9. 治疗外伤性前房积血　致伤原因为拳击伤、玩具枪弹击伤、碰伤等,病程 1～7d。方法:高渗葡萄糖点眼:5min 1 次,30min 后包扎患眼,平卧位休息。30 例经治疗后有效率为 100%。疗效快,无一例发生青光眼及角膜血染。[郭玲,张嫒,任军录.高渗糖滴眼治疗外伤性前房积血疗效观察.航空航天医药,2002,13(2):89]

第12章　酶类及其他生化剂

第一节　酶　类　药

胰蛋白酶

【药理】　本品属水解酶类,具有分解肽链,消化溶解蛋白质的作用,对未变性的蛋白质无效,能使脓、痰液、血凝块等消化变稀,易于引流排出,加速创面净化,促进肉芽组织新生,而不损伤正常组织或损伤极微(因血清内有胰蛋白酶抑制物)。此外,本品尚有抗炎作用。临床上常用于脓胸腔、血胸、外科炎症、溃疡、创伤性损伤、瘘管等所产生的局部水肿、血肿、脓肿等。喷雾吸入,可用于呼吸道疾患。

【制剂】　注射用胰蛋白酶,每支 1.25万 U,2.5 万 U,5 万 U,10 万 U(附灭菌缓冲液 1 瓶)。

【注意】

1. 肝肾损伤、功能不全,血液凝固障碍和有出血倾向的患者禁用。

2. 本品不可做静脉注射,用前须做划痕试验,应注意可能产生过敏反应。

3. 本品不可用于急性炎症及出血空腔中。

4. 本品常见的不良反应为寒战、发热、头痛、头晕、胸痛、腹痛等,但并不影响继续用药,一般给予抗组胺药和解热药,即可控制和预防。

【临床新用途】

1. 治疗蜈蚣咬伤　据报道,有人用胰蛋白酶治疗蜈蚣咬伤患者,效果显著。方法:取胰蛋白酶 2000～4000U,加 0.5％鲁普卡因 2～10ml(用量可视伤情而定),以伤痕为中心,在基底部及其周围进行浸润注射。必要时,4～6h 后可重复使用,中毒严重时,可对症使用抗生素等药物。结果:应用胰蛋白酶治疗蜈蚣咬伤患者 7 例,均获得全部治愈。

2. 治疗蛇咬伤　据报道,180 例各种毒蛇如金环蛇、眼镜蛇、竹叶青蛇、银环蛇、蝰蛇、可疑眼镜蛇以及其他不明种类蛇咬伤的患者,应用胰蛋白酶局部注射后都收到显著效果。180 例中,属于轻、中型病例 167 例,用胰蛋白酶 1～2 次后,不再出现中毒症状或病情恶化。13 例危重型患者,在应用胰蛋白酶治疗的同时,分别加用其他蛇药和中西医结合治疗措施,亦获良效,无一例死亡,均获治愈。治愈的标准为全身中毒症状消失,局部肿胀消退,伤口愈合,劳动力恢复。应用胰蛋白酶时间,最早为咬伤后 15min,最迟为 96h。[陈冠容.老药新用.3 版.北京:人民卫生出版社,2004:478]

泛癸利酮

【别名】　癸烯醌、辅酶 Q_{10}。

【药理】　本品在人体内呼吸链中质子易位及电子传递中起作用,它不仅可作为细胞代谢和细胞呼吸激活药,还可作为重要的抗氧化剂和非特异性免疫增强药,具有促进氧化磷酸化反应,保护生物膜结构完整性。动物实验证明,泛癸利酮能改善脑水肿所致脑缺氧、心肌代谢;增强免疫系统和提高恶性肿瘤动物的生存率;降低周围血管阻力、高血压动物的血压;对抗水钠潴留等作用。本品可作为充血性心力衰竭、冠心病、高血压的辅助治疗药物。

【制剂】　片剂:每片 5mg。胶囊剂:每粒胶囊 5mg;10mg;15mg。

【注意】　服用本品后,可出现恶心、胃部不适、食欲减退,但不必停药。偶见荨麻疹及一过性心悸。

【临床新用途】

1. 治疗复发性口疮　有人对复发性口疮患者 57 例进行细胞免疫功能测定,并用泛癸利酮进行了治疗,每次 10～15mg;3/d,饭后服,2～4 周为 1 个疗程。其中显效或好转者占 75%,追踪观察 3～7 年共 25 例,有效率为 72%。但对细胞免疫功能亢进者,应用泛癸利酮治疗却基本未见明显效果。

2. 治疗慢性肝炎　泛癸利酮作为免疫功能调整药物,可以用于治疗慢性肝炎患者,效果显著。某院用本药治疗慢性病毒性肝炎患者 50 例,血清谷丙转氨酶平均下降率为 20%,显效率为 32%。每次 10～15mg,3/d,饭后服,2～4 周为 1 个疗程。

3. 治疗心律失常　据报道,泛癸利酮对冠心病、风湿性心肌炎、病毒性心肌炎等所致房性期前收缩、室性期前收缩、阵发性房颤均有显著效果。有人应用泛癸利酮治疗室性期前收缩患者,有效率为 88%。每次 10～15mg,3/d,饭后服,2～4 周为 1 个疗程。

4. 治疗斑秃　有作者认为辅酶 Q_{10} 具有促进毛发生长的作用,用于治疗斑秃患者 7 例,其中显效 4 例,有效 2 例,微效 1 例。作者认为其作用机制与辅酶 Q_{10} 阻断 5α 还原酶的作用有关。

5. 预防偏头痛　王益平应用辅酶 Q_{10} 加维生素 B_2 预防偏头痛的发作,收到显著效果。86 例偏头痛患者,随机分为观察组(43 例),采用辅酶 Q_{10} 60mg,3/d,维生素 B_2 40mg,3/d。对照组(43 例)给予安慰剂,疗程均为 3 个月。结果:观察组平均发作频率为(1.71±0.41)次/3 个月,对照组为(2.98±0.77)次/3 个月;平均头痛程度,观察组(1.08±0.22),对照组为(1.54±0.39);平均持续时间,观察组为(5.15±2.11)h,对照组为(9.98±3.86)h。观察组疗效明显优于对照组($P<0.01$)。未见明显不良反应。作者认为,辅酶 Q_{10} 加维生素 B_2 是预防偏头痛发作安全有效的药物。[王益平.辅酶 Q_{10} 加维生素 B_2 预防偏头痛发作的临床疗效观察.心脑血管病防治,2006,6(3):173-174]

6. 治疗小儿病毒性心肌炎　68 例患儿随机分为观察组和对照组各 34 例,两组均常规应用能量合剂和二磷酸果糖静脉滴注,连用 2～3 周。观察组在上述基础治疗上加用辅酶 Q_{10} 口服,10～15mg,3/d,连用 8～12 周;对照组仅采用常规治疗。结果:观察组总有效率为 94%,对照组为 80%($P<0.05$)。[魏丽,金正花,郭淑珍.应用辅酶 Q_{10} 治疗小儿病毒性心肌炎的临床疗效.中国医药导报,2007,4(34):44]

糜蛋白酶

【别名】　胰凝乳蛋白酶。

【药理】　糜蛋白酶可迅速裂解蛋白质肽链,溶解痰液、脓液等。临床上主要用于治疗创伤或手术后伤口愈合、各种炎症及防止局部水肿、血肿、胸腔脓液、肺脓肿、乳房手术后水肿、鼻炎、中耳炎等疾病。

【制剂】　注射用糜蛋白酶:每支 800U,4000U。

【注意】

1. 用前必须做过敏试验。

2. 本品不可静脉注射。

3. 严重肝疾患及血凝功能不正常的患者,严禁应用本品。

4. 不满 20 岁的眼病患者或玻璃体不固定的创伤性白内障患者忌用。

【临床新用途】

1. 治疗复发性口疮　有人对 87 例复发性口疮患者进行细胞免疫功能测定,并用糜蛋白酶予以治疗,取得显著效果。87 例中,治愈者 80 例,有效者 5 例,无效者 2 例,总有效率为 98%。方法:以糜蛋白酶 400U,用生理盐水 5ml 溶解后,喷雾于患者,每日早、晚各 1 次,至痊愈止。

2. 治疗皮脂腺囊肿　有人用糜蛋白酶治疗皮脂腺囊肿患者,效果显著。用药后可使囊肿消退,总有效率为 91%。方法:①取糜蛋白酶 5mg,加入生理盐水 1~1.5ml 稀释局部消毒后,直接注入囊腔内 0.3~1.0ml(根据囊腔大小而定),注后局部加压 1~2min,必要时 5~7d 重复治疗;②将糜蛋白酶 4000U,加入生理盐水 1.5ml,注入囊腔内,注入量视囊腔大小而定,一般为 0.2~1.0ml,每 1~2 周注射 1 次。皮脂腺囊肿应用本药治愈后,局部可留暂时性色素沉着。

3. 治疗胃石　用糜蛋白酶治疗胃石患者,经用药 2~12d,可使症状减轻,胃石消失。方法:取糜蛋白酶 8000U,溶于生理盐水 10ml 中,空腹口服或经胃镜注入,然后患者处于卧位用双手按摩上腹部 30~60min,每日晨起 1 次即可。本药宜与 H₂ 受体拮抗药联合应用,以减少胃酸分泌,改变胃石形成的必需的外部条件。

4. 治疗阻塞性肺气肿　采用糜蛋白酶治疗阻塞性肺气肿患者,经用药 1 个疗程治疗后,咳嗽、咳痰、气喘以及哮鸣音均得到改善,总有效率为 80%。方法:取糜蛋白酶 4000U 溶于 0.9%氯化钠注射液 4ml 中,用 Pulmo-Aide 喷雾器喷雾吸入,每次 20min

左右。患者在喷雾过程中紧闭嘴,行深呼吸,直至药液喷净。同时用鱼腥草注射液行曲池、定喘穴注射,每次每穴注射 1ml,每周治疗 2 次,4 周为 1 个疗程。

5. 治疗中耳炎　据报道,在鼻咽纤维镜直视下利用鼻咽纤维镜进行咽鼓管吹张,并加糜蛋白酶、氯麻液和地塞米松溶液冲洗咽鼓管治疗分泌性中耳炎。治疗中耳炎 60 例 79 耳,6 个月内接受治疗最多 6 次,最少 1 次,平均 2.8 次。临床治愈 68 耳,好转 6 耳,无效 5 耳,总有效率为 94%。绝大部分患者治疗后,听力明显提高,耳鸣消失。另有人对 43 例 61 耳于鼓膜前下象限穿刺抽液,抽净后注入 0.1%糜蛋白酶溶液、0.5%泼尼松龙各 0.2ml,治疗 1 周后复查,若有积液,可再行穿刺抽液并注入药液。治疗 1~2 次后结果:总有效率为 83%,其中浆液性者 96%,黏液性者 76%。[孙燕燕,于和,魏玲,等.中耳炎的局部药物治疗.新医学,2001,32(3):170]

6. 治疗皮肤溃疡　溃疡面先用 0.02%呋喃西林液、生理盐水彻底清洗,然后局部喷伤痛一喷灵(贵州产),并将糜蛋白酶 1~3mg,用注射用水 2~5ml 稀释后,直接喷在溃疡面上,用无菌敷料包扎,1/d,用至溃疡面愈合。结果:治疗皮肤溃疡 17 例,全部获得治愈。愈合时间 1~4 周。作者认为,糜蛋白酶能溶解变性蛋白,液化坏死组织,净化创面,并有抗炎及防止局部水肿作用,有利于新鲜肉芽和上皮组织的生长;伤痛一喷灵由樟树根、大黄、生栀等 16 味中草药配制而成,具有清热解毒、抑菌、抗炎、消肿、止痛、生肌的作用。两药合用有利于药物渗入病灶,加强疗效。须注意的是,糜蛋白酶用前须做过敏试验,忌用于有严重肝病或出血倾向的患者,药物须现配现用,以防糜蛋白酶失活。[黄云光.伤痛一喷灵加糜蛋白酶治疗皮肤溃疡 17 例.新医学,2002,33(4):235]

7. 治疗婴幼儿支气管肺炎　在综合治疗的基础上,给予糜蛋白酶雾化吸入和氨溴索(沐舒坦)雾化吸入。结果:两组有效率分别为 70.0%,87.14%。[武红英.沐舒坦与糜蛋白酶雾化吸入治疗婴幼儿支气管肺炎疗效比较.临床医药实践杂志,2007(11):38]

8. 治疗毒蛇咬伤　毛泽瀚应用糜蛋白酶辅助治疗毒蛇咬伤,效果卓著。将 158 例蝮蛇咬伤患者随机分为观察组和对照组各 79 例,两组均进行伤口常规处理,同时常规使用糖皮质激素、抗生素、维生素类、破伤风抗毒素等治疗。对照组在上述基础上加用抗蝮蛇毒血清静脉滴注;观察组在对照组治疗的基础上同时使用胰蛋白酶、糜蛋白酶配制的封闭液 5～10ml(胰蛋白酶 2000～6000U,糜蛋白酶 10～20mg,地塞米松 30mg,0.25%普鲁卡因 50～100ml),以蛇齿痕迹为中心向周围做浸润注射,同时用该封闭液 50～100ml 在肿胀部位上方 3～5cm 处做环状封闭。结果:两组经治疗后全部病例达到治愈标准。据作者观察,对照组最短2d,最长 11d,平均(5.4±1.5)d。观察组最短 2d,最长 6d,平均(3.3±0.9)d。观察组平均治愈天数显著短于对照组(P<0.01)。[毛泽瀚.胰蛋白酶与糜蛋白酶辅助治疗蝮蛇咬伤效果观察.中国乡村医生杂志,2008,15(3):42-43]

9. 治疗鼻咽癌　龚海英等应用糜蛋白酶治疗鼻咽癌,效果满意。将 180 例鼻咽癌患者,按入院先后顺序分成观察组与对照组各 90 例。观察组放疗期间每日于放疗前用 400U/ml 糜蛋白酶生理盐水溶液 5ml 滴鼻,20min 后用生理盐水冲洗鼻咽腔后进行放疗。对照组仅用生理盐水冲洗。于放疗第 6 周用纤维鼻咽镜观察鼻咽黏膜变化。鼻黏膜反应分级参照美国肿瘤放射治疗协作组(PTOG)急性放射性反应分数进行评价。结果:两组分别发生 1 级鼻咽黏膜反应

14 例和 3 例;2 级反应 56 例和 57 例;3 级反应 20 例和 30 例。两组均无 4 级反应。观察组发生鼻咽黏膜反应较对照组低(P<0.01)。[龚海英,梁建博.糜蛋白酶防治鼻咽癌放疗患者鼻咽黏膜反应的效果观察.中华现代护理杂志,2009,15(11):1045-1046]

溶 菌 酶

【别名】　胞壁质酶。

【药理】　英国细菌学家弗莱明于 1922年发现人的唾液、眼泪中存在有溶解细菌细胞壁的酶,具有溶菌作用,故命名为溶菌酶。

1. 抗菌消炎作用　肽聚糖是革兰阳性菌细胞壁的一种重要成分。人溶菌酶可分解肽聚糖中 N-乙酰胞壁酸和 N-乙酰葡萄糖胺中的 β-1,4 糖苷键,在渗透压作用下导致革兰阳性细菌破裂,发生溶菌作用。

2. 抗病毒作用　人溶菌酶是一种碱性蛋白质,在体内近于中性的 pH 环境下带有大量正电荷,可与带负电荷的病毒蛋白起作用,与 DNA、RNA、脱辅基蛋白形成复盐,使侵入人体内的病毒失治。

3. 增强人体免疫力作用　溶菌酶能够参与机体内多种免疫反应,在机体正常防御和非特异性免疫具有重要的作用。溶菌酶可改善和增强巨噬细菌吞噬消化功能,降低细胞抑制剂导致的细胞减少,结合细菌脂多糖,减轻人体内毒素的作用,从而达到增强机体抵抗力的目的。

【制剂】　片剂(肠溶):50mg。

【临床新用途】

1. 治疗儿童鼻窦炎　柴向华等应用溶菌酶肠溶片治疗儿童鼻窦炎,效果卓著。选择 200 例儿童鼻窦炎患者,按病程选择的病例属于亚急性鼻窦炎,随机分成观察组和对照组各 100 例。对照组常规给患儿用头孢克肟片、桃金娘油胶囊 14～21d。观察组在对照组基础上加用溶菌酶肠溶片 1.67mg/kg,2/d,连服 14～21d。结果:观察

组治愈率为90%，对照组为68%。观察组疗效明显优于对照组（$P<0.05$）；观察组治愈天数为12d，而对照组为21d。作者认为，溶菌酶能明显加速儿童鼻窦炎痊愈速度。[柴向华，万彬，陈文峰.溶菌酶治疗儿童鼻窦炎疗效观察.华夏医学,2009,22(2):220-221]

2. 治疗手足口病　陈政应用溶菌酶肠溶片治疗手足口病，效果卓著。将138例患儿随机分为观察组和对照组各69例，对照组予阿昔洛韦10mg/kg,2/d,静滴或口服。观察组在对照组治疗基础上加用溶菌酶肠溶片1～2mg/kg,3/d,疗程5～7d。结果：观察组总有效率为97.10%，对照组为84.05%。观察组疗效显著优于对照组（$P<0.05$）。[陈政.阿昔洛韦联合溶菌酶肠溶片治疗手足口病138例疗效观察.中国社区医师,2010,12(10):67-68]

第二节　其他生化制剂

脑　活　素

【药理】　本品为脑蛋白水解物，可通过血-脑脊液屏障入脑，促进神经细胞蛋白质合成，使受损伤未变性神经细胞恢复功能，并改善脑能量供应，催化激素系统，改善记忆等。临床上主要用于治疗脑外伤后遗症、大脑发育不全、脑动脉硬化、记忆力减退等。

【制剂】　注射液：每支1ml,2ml。

【注意】

1. 肾功能障碍者禁用。

2. 妊娠早期患者忌用。

3. 应用本品偶可引起过敏反应，表现为寒战、低热，有时可见胸闷不适、头痛、气促、呕吐等。一旦出现过敏反应，立即停药。

4. 过敏体质者慎用本品。

【临床新用途】

1. 治疗突发性（耳）聋　有人用脑活素治疗突发性（耳）聋患者，效果显著。用法：取脑活素10ml，加入5%葡萄糖注射液250～500ml中，静脉滴注，每分钟90～120滴,1/d,10d为1个疗程。并同时配合使用维生素（B_1、B_{12}、C）等治疗。结果：用本药治疗后，电测听听力曲线上升超过20dB，总有效率为95%；而以丹参或能量合剂治疗的对照组则分别为49%与29%。脑活素明显优于对照组。

2. 治疗新生儿缺氧缺血性脑病　在应用吸氧、限制液体入量、脱水、止痉、能量合剂等常规治疗的基础上加用脑活素治疗新生儿缺氧缺血性脑病患者，总有效率为93%，显著优于仅用常规治疗的对照组。用法：将脑活素2ml，加入10%葡萄糖注射液500ml中，静脉滴注,1/d,10d为1个疗程。脑活素是一种由动物脑蛋白中提取的含多种游离氨基酸及低分子肽的肽制剂。据张宝玲等报道，将120例新生儿缺氧缺血性脑病患儿随机分为2组。观察组给予脑活素2ml，加入10%葡萄糖注射液30ml中，静脉滴注,1/d,对照组给予能量合剂治疗，疗程10～20d。结果：观察组总有效率为92%，明显高于对照组75%。经随访，观察组愈后正常率为77%，显著高于对照组57%[张宝玲，王献民.脑活素治疗新生儿缺氧缺血性脑病60例.实用儿科临床杂志,1997,12(4):287]。新生儿缺氧缺血性脑病是围期中窒息所致的一种综合征，是引起新生儿死亡及导致伤残儿童最常见的病因之一。长期以来，对本病的治疗均限于综合治疗。[赵明华.新生儿缺氧缺血性脑病的药物治疗.中国医院药学杂志,2000,20(4):242]

三　磷　腺　苷

【别名】　腺三磷、ATP。

【药理】 本品为一种辅酶,有改善机体代谢的作用,参与体内脂肪、蛋白质、糖、核酸以及核苷酸的代谢。同时,又是体内能量的主要来源。当体内吸收、分泌、肌肉收缩及进行生化合成反应等需要能量时,三磷腺苷即分解成二磷腺苷及磷酸基,同时释放出能量,适用于因细胞损伤后细胞酶减退引起的疾病。

【制剂】 注射液:每支 20mg(2ml)。注射用三磷腺苷:每支 20mg,另附磷酸缓冲液 2ml。

【注意】

1. 静注宜缓慢,以免引起头晕、头胀、胸闷及低血压等症状。

2. 脑出血初期忌用。

3. 过敏史者不宜使用。

【临床新用途】

1. 治疗胃下垂 用三磷腺苷 20mg,肌内注射,2/d,25d 为 1 个疗程,间隔 5d 进行第 2 个疗程。治疗胃下垂 200 例,2 个疗程有效率达 98%。随访 6 个月无复发。其机制可能与通过乙酰胆碱使胃平滑肌收缩力增强有关。未见不良反应。

2. 治疗肾功能不全 以三磷腺苷 80～120mg/d(加辅酶 A 200U)加入 10% 葡萄糖注射液 500ml 中,静脉滴注,1/d。如用药 3d 无效,可将三磷腺苷增至 0.2g(辅酶 A 增至 500U),用药 15d 为 1 个疗程,休息 7d 后开始第 2 个疗程。治疗肾功能不全 30 例。结果:20 例肾功能不全代偿期患者 16 例血尿素氮(BUN)及肌酐降低,其中 6 例血尿素氮及肌酐正常,10 例尿毒症患者 6 例症状减轻,血压下降,尿量增加,4 例血尿素氮及肌酐也有所下降。

3. 治疗突发性(耳)聋 观察组 61 例 85 只耳,取穴:翳风、风池(均每穴 0.5ml)、听会(0.2ml)。分别用三磷腺苷 20mg,复方丹参注射液 2ml,山莨菪碱注射液 1ml(10mg);穴位注射,隔日 1 次,7 次为 1 个疗

程。对照组 6 例 82 只耳,用三磷腺苷 80mg,山莨菪碱 10mg,辅酶 A 100U,细胞色素 C 30mg,低分子右旋糖酐(如过敏用葡萄糖液)500mg;疗程≤1 个月加地塞米松 10mg,用 5d;静脉滴注,1/d;10d 为 1 个疗程。均疗程间隔 3d,用 1～3 个疗程,结果:两组分别痊愈 17 耳,16 耳;显效 23 耳,24 耳;有效 31 耳,18 耳;无效 14 耳,24 耳;总有效率分别为 84%,71%(P＜0.05)。[李天印.穴位注射治疗突发性耳聋 61 例疗效分析.中国针灸,2002,22(10):663]

4. 治疗桡神经麻痹 取穴:①手五里透曲池、手三里透曲池;②外关、阳池;③合谷透后溪、中渚,平补平泻法,得气后,接 G 6805-Ⅱ型电针仪,输出端分别接三组穴位,频率 100/min,电流强度以患者能耐受为度,留针 30min。取穴:手五里、曲池、手三里、外关、合谷。每次选 2～3 个穴,用三磷腺苷 20mg,维生素 B₁ 注射液 100mg,维生素 B₁₂ 500μg,每穴 1～1.5ml,穴位注射。均隔日 1 次,两法交替使用。10 次为 1 个疗程,疗程间隔 3～4d。结果:竖、横针加穴位注射治疗桡神经麻痹 50 例,治愈 43 例,显效 7 例,总有效率为 100%。[刘岩.竖横针加穴位注射治疗桡神经麻痹 50 例.针灸临床杂志,2002,18(11):40]

5. 测定肿瘤对药物的敏感性 据报道,刘珊玲等采用三磷腺苷生物荧光法对 71 例新鲜卵巢癌组织标准进行体外药敏试验,化疗药物包括顺铂、依托泊苷、氟尿嘧啶、甲氨蝶呤、平阳霉素、拓扑特肯、多柔比星、美法兰。对 67 例卵巢癌患者进行了 3 个以上化疗疗程的随访,采用诊断性四格表计算药敏结果与临床疗效的相关性。结果:该法预测的敏感性 90.0%,特异性 88.2%,阳性预测值 95.7%,阴性预测值 75.0%,总的预测准确率达 89.5%。作者认为,此法为一较准确的、能体现药物对整个瘤细胞群杀伤的、试验周期短的、与临床相关性较好

的体外药敏试验方法。[刘珊玲,彭芝兰,楼江燕.三磷酸腺苷生物荧光法应用于卵巢癌体外药敏试验71例分析.中国实用妇科与产科杂志,2002,18(7):437]

6. 治疗萎缩性鼻炎 据报道,有人用三磷腺苷治疗萎缩性鼻炎122例,近期控制65例,好转43例,无效14例。方法:先用1%丁卡因棉片置于患者下鼻甲前端4～5min,然后用5号细长注射针头每侧鼻甲黏膜下慢慢注入三磷腺苷1ml(10mg),注射后用消毒棉片置针孔处压迫止血,每周注射2次,10次为1个疗程。

第 13 章 影响机体免疫功能的药物

卡 介 苗

【别名】 结核活菌苗、灭活卡介苗、卡介菌多糖核酸、卡介苗素、干燥卡介苗疫苗。

【药理】 卡介苗是以无毒牛型结核菌悬液制成的菌苗,可活化 T 细胞,增强巨噬细胞的活性,提高机体免疫力,为一种非特异性免疫增强药。临床上主要用于预防结核病、治疗黑色素瘤以及急性白血病化疗后和肺癌等根治术后的辅助治疗。此外,死卡介苗还可用于小儿哮喘性支气管炎的治疗、小儿感冒的预防以及成人慢性支气管炎的防治。

【制剂】 卡介苗冻干剂:每支 10 人份。干燥卡介苗疫苗胶囊:每粒含疫苗 20ml。卡介苗素:每毫升含卡介菌素 0.5mg。干燥卡介苗:每支含量 20mg。

【注意】

1. 活动性结核病患者忌用本品。

2. 活菌苗用时禁止日光照晒。

3. 注射本品的注射器必须专用。

4. 皮内注射时切不可注射到皮下,否则会引起严重的深部脓肿,长期难以愈合。

【临床新用途】

1. 治疗表浅膀胱癌 据报道,张德元等应用卡介苗治疗表浅膀胱癌患者,效果满意。用法:卡介苗 150mg,溶于生理盐水 50ml 中,经导尿管灌注入膀胱中,灌注前 4h 宜少饮水(一般在经尿道电切或电灼后 10～14d 进行),灌注后保留 2h 再放出,每周 1 次,连续用药 5 次。以后每个月 1 次,1

年后改为每 2 个月 1 次,1 个疗程为 2 年。治疗效果:采用本品治疗后,癌症复发率仅为 17%,而只用经尿道电切或电灼治疗的对照组复发率为 58%,差异非常显著。

2. 治疗带状疱疹 有人采用干燥卡介苗治疗带状疱疹患者,一般用药 12～48h 疼痛减轻,体温下降,疱疹停止发展,平均治愈时间为 4.5d。方法:取干燥卡介苗 2 支(每支含量 20mg),以注射用水溶解后,早晨空腹服下,连续服药 2d。有结核病史者忌用。另有人用干燥卡介苗治疗带状疱疹患者 75 例,均在用药 3～5d 全部获得治愈。

3. 治疗扁平疣 应用卡介苗前,宜先做 1:2000 结核菌素试验,阴性或弱阳性者才可应用。方法:取卡介苗 0.1ml,于上臂外侧三角肌处做皮内注射,15d 后复种,4 次为 1 个疗程。疗效:采用卡介苗治疗扁平疣患者,治愈率为 73%,而对照组运用聚肌胞治疗的治愈率为 16%,差异非常显著。在注射卡介苗后,部分患者 14d 后局部出现小脓疱,一般无须特殊处理,30d 左右可自行痊愈。汪氏应用卡介苗素辅助冷冻治疗扁平疣患者,效果显著。治疗方法:冷冻观察组 43 例,采用 YU-2 型手持蓄压式液氮冷冻治疗器(南京生产)进行疣体局部液氮喷射治疗,每组皮损喷射 30～60s,治疗 1～3 次。卡介苗素观察组 29 例,予卡介苗素 0.5mg,臀部肌内注射,隔日 1 次,共 18 次。联合观察组 36 例予卡介苗肌内注射联合局部冷冻疣体治疗,方法同上。治疗期间停止其他有关的治疗,每 2 周复查 1 次。观察 6 周。结果:三组分别痊愈 12 例,9 例,19 例;显效 16 例,3 例,11 例;有效 8 例,8 例,5 例;无效 7 例,9 例,1 例;总有效率分别为 84%,69%,97%。后者的疗效与前两者比较差异有统计学意义($P<0.05$)。治疗过程中未出现感染及不良反应,治愈者随访 6 个月无复发。[汪鑫,张敏.卡介苗素辅助冷冻治疗扁平疣疗效观察.新医学,2003,34(8):479]

4. 治疗寻常疣 应用卡介苗素治疗寻常疣患者,疗效显著,其中治愈率为 92%,总有效率为 100%。方法:取卡介苗素 1ml,肌内注射,每周 3 次,2 周为 1 个疗程,如未愈者,可再用 1 个疗程,疗程间不宜间隔。另有人用卡介苗素肌内注射治疗寻常疣患者 64 例,其中治愈者 59 例,明显好转者 5 例,一般用药 7～14d 即可见效。

5. 治疗儿童反复呼吸道感染 有人以卡介苗素为主治疗儿童反复呼吸道感染 41 例,效果显著。治疗方法:研究组采用卡介苗素、维生素 AD 和葡萄糖酸锌治疗。卡介苗素(浙江产)1ml(0.5mg),肌内注射,隔日 1 次,20d 后改为每周 2 次,维生素 AD 丸(含维生素 A 3000U,维生素 D 300U)每日 1 粒口服;葡萄糖酸锌 5mg/(kg·d),分 3 次饭后服用,总疗程 3 个月。急性感染控制后的恢复期即开始治疗,其他一般常规治疗同对照组。对照组 38 例用常规治疗,未加用卡介苗素、维生素 AD 和葡萄糖酸锌。结果:两组分别有效 38 例,3 例;无效 3 例,35 例;总有效率分别为 93%,8%。有统计学意义($P<0.01$)[龙伟,向伟.卡介苗素、维生素 AD 及锌制剂治疗儿童反复呼吸道感染——附 41 例报告.新医学,2002,33(3):165]。反复呼吸道感染是指 1 年内发生上呼吸道感染或肺炎的次数过于频繁超过了一定范围的呼吸道感染。反复呼吸道感染是小儿常见病之一,约占儿科门诊病人的 30%,不仅影响儿童的生活和发育,而且严重影响患儿的身心健康(吴梓梁.实用临床儿科学.广州:广州出

版社,1998;969-973)。作者根据本病患儿存在免疫功能低下,维生素 AD 缺乏及微量元素锌缺乏,而且互相影响的特点,采用卡介苗素、维生素 AD 和葡萄糖酸锌联合治疗小儿反复呼吸道感染,取得满意疗效。患儿呼吸道感染的发作次数明显减少,而且一般情况明显改善,体重增加,对感染的易感性明显下降,未见不良反应。卡介苗素、维生素 AD 和葡萄糖酸锌联合应用可能具有协同作用,从而增强疗效,使患儿病情迅速好转。值得注意的是应用卡介苗素前需排除结核感染,以防止结核扩散。

6. 治疗变应性鼻炎 两组各 42 例。观察组取穴:同侧曲池、足三里。用卡介菌多糖核酸注射液(浙江万马药业有限公司提供)2ml,穴位注射,每穴 1ml,隔 2d 1 次。两侧穴位交替使用;用 12 次。取穴:百会、大椎。悬灸,以局部有温热感并红晕为度。每穴约 10min,1/d。对照组用鼻炎康每次 4 片,<12 岁每次用 2 片,3/d,口服。均 10d 为 1 个疗程,疗程间隔 3d,用 3 个疗程。随访 6 个月,结果:两组分别显效 28 例,8 例;有效 11 例,8 例;无效 3 例,26 例;总有效率分别为 92.9%,38.1%。观察组疗效显著优于对照组($P<0.001$)。[王少贞.穴位注射配温灸治疗变应性鼻炎临床观察.上海针灸杂志,2008,27(7):11]

7. 治疗支气管哮喘 观察组 73 例,取穴:足三里、定喘穴。用卡介苗多糖核酸注射液 2ml(0.7mg),穴位注射,每穴 0.5ml。对照组 72 例,用卡介苗多糖核酸注射液 2ml(0.7mg),肌内注射。均隔天 1 次;10d 为 1 个疗程。用 3 个疗程。结果:哮喘控制水平、哮喘控制测试问卷(ACT)评分两组治疗前后自身及治疗后组间比较差异均有统计学意义($P<0.01$ 或 0.05)。治疗当年 12 月及次年 3 月随访,哮喘控制水平、ACT 评分观察组明显优于对照组($P<0.05$)。[陈利芳.夏季卡介苗多糖核酸穴位注射治

疗支气管哮喘:随机对照研究.中国针灸,2013,33(1):8-12]

环 孢 素

【别名】 赛斯平、山地明、环孢灵、环孢菌素、环孢霉素 A。

【药理】 本品是一种高效免疫抑制药,可选择性地及可逆性地改变淋巴细胞功能,抑制淋巴细胞在抗原或分裂原刺激下的分化、增殖,抑制其分泌白介素等。并抑制 NK 细胞的杀伤活力。临床上主要用于防治器官及骨髓移植时发生的排斥反应。

【制剂】 胶囊剂:每粒胶囊 25mg,100mg。口服液:100mg/ml(50ml)。静滴浓缩液:50mg/ml(5ml)。

【注意】

1. 孕妇及哺乳期妇女慎用。

2. 1 岁以下婴儿及过敏者禁用。

3. 应用本品后的常见不良反应为恶心、呕吐、厌食、震颤等。

【临床新用途】

1. 治疗贝赫切特病 应用环孢素治疗贝赫切特病,效果显著,全部患者获得治愈。用法:环孢素 $2\sim5mg/(kg \cdot d)$,分早、晚 2次口服,病情好转后逐渐减量。连续服药至症状消失止,需 6 个月左右。作者认为,用环孢素治疗贝赫切特病,血肌酐可有轻度增高,可有手震颤,通过减量即可恢复正常,ALT 及血压升高,可通过护肝及降压治疗解决。肾功能不全者慎用本品。

2. 治疗泛发性异位皮炎 用环孢素治疗泛发性异位皮炎,一般服药 10d 后显效或基本治愈。用法:内服环孢素 $5mg/(kg \cdot d)$,分 2 次口服,疗程为 4 周。

3. 治疗克罗恩病 应用环孢素治疗克罗恩病患者,效果显著。用药后可明显改善症状,增加体重,总有效率为 88%。用法:环孢素 $10mg/(kg \cdot d)$,分 2 次与牛奶混合口服,以后根据血药浓度调整剂量[平均

$8.2mg/(kg \cdot d)$],疗程为 6 周。

4. 治疗肾病综合征 特别是对一些激素的耐药性者,加用环孢素后仍有效。一般是口服给药,2/d。儿童开始为 $5\sim17mg/(kg \cdot d)$;成人为 $3\sim8mg/(kg \cdot d)$,使血药浓度维持在 $200\sim500ng/ml$。治疗持续时间:儿童 $2\sim8$ 个月,成人 $3\sim30$ 月。牛余宗报道应用环孢素治疗肾病综合征患者,有效率可达 85%。有少数人在停药 $2\sim7$ 个月后复发。似乎有明显的依赖性。环孢素的疗效与患者的激素反应性以及病理类型有一定的关系。对激素敏感或依赖的微小病变型肾病综合征患者对环孢素最敏感,大多数可获得迅速地缓解,对激素耐药的局灶节段性肾小球硬化患者,则疗效较差。其他病理类型的患者亦有不同程度效果。另有人用环孢素治疗对类固醇无效的特发性膜性肾小球肾炎也有良效。

5. 治疗寻常性银屑病 高斌应用环孢素 $14mg/(kg \cdot d)$口服,治疗 21 例经中长短波紫外线照射和甲氨蝶呤口服经治疗无效的、慢性严重大斑丘疹的寻常性银屑病患者,治疗 1 周后 81% 患者及 4 周后 95% 患者的皮肤病变得到明显改善或者完全消失,效果显著。

6. 治疗掌跖脓疱病 掌跖脓疱病是一种病因不明的慢性复发性皮肤病。掌跖脓疱病患者有中性粒细胞吞噬功能的缺陷,以往只是对症治疗,如常规口服四环素、甲氨蝶呤、氯法齐明、皮质类固醇激素和皮损内注射丙缩酮去炎松等。但这些药物都有其弊病,甚至出现严重的副作用。近年来,临床发现应用环孢素治疗掌跖脓疱病患者,取得较好的疗效。Reitamo 等用环孢素口服,2.5mg/kg,2/d,连续用药治疗 4 周。结果:采用环孢素治疗掌跖脓疱病患者 19 例,其中 17 例取得了良好效果。据临床观察,环孢素有明显地减少新脓疱的形成。另有人应用环孢素治疗掌跖脓疱病患者 65 例,其

中治愈者 50 例,有效者 9 例,无效者 6 例。

7. 治疗再生障碍性贫血 有人用环孢素联合雄激素治疗再生障碍性贫血患者 56 例,结果:总有效率为 78.6%,其中慢性再生障碍性贫血 86.7%,重型再生障碍性贫血 I 型 70%,重型再生障碍性贫血 II 型 71.4%,纯红再生障碍性贫血 100%。另有人用环孢素 3~6mg/(kg·d)治疗 11 例小儿再生障碍性贫血,3 个月后,9 例患儿缓解,其中 4 例完全缓解,有效率为 81.8%。[顾静文,林果为,王小钦. 环孢菌素 A 合用雄激素治疗再生障碍性贫血. 上海医学,2001,24(5):270]

8. 治疗狼疮性肾炎 有人观察环孢素治疗 30 例难治性狼疮性肾炎的疗效,每例患者均以蛋白尿为突出表现,都曾采取泼尼松 1mg/kg 治疗 6~8 周后效果欠佳或出现严重的副作用(如股骨头缺血、高血压及糖尿病等)而被迫停用激素治疗或间断环磷酰胺冲击治疗症状无明显缓解,蛋白尿减少不满意。30 例患者分别在口服泼尼松 10~20mg/d 的基础上服用环孢素,按 0.5mg/(kg·d),分 2~3 次口服,疗程为 12 周。结果:治疗 12 周后,临床表现有明显缓解,缓解率在 83.3%~95.2%,甚至 100%。[周巧玲,游运辉,杨敬华,等. 环孢素对难治性狼疮性肾炎的治疗作用. 中国现代医学杂志,2001,11(4):52]

9. 治疗糖尿病 环孢素通过抑制免疫系统可使产生胰岛素的 B 细胞免遭破坏,使内源性胰岛素的分泌量增加,从而减少外源性胰岛素的依赖量,对重症胰岛素依赖型糖尿病患者疗效较好。Feutren 等对 122 例 1 型糖尿病患者,每天给予环孢素 7.5mg/kg,治疗 9 个月后有 24.1% 的人完全缓解,12.9% 的人部分缓解。

10. 治疗巩膜炎 黄素英应用自制 10mg/ml 的环孢素 A 滴眼液治疗巩膜炎患者 10 例,开始每日 12 次,症状减轻后,改为每日 6 次;症状进一步减轻后,每日 4 次;完全消退后仍坚持每日 1 次,维持时间 3~6 个月。结果:10 例中治愈 9 例,因属弥漫性巩膜炎 1 例无效。经作者追踪 6 个月至 5 年,病情未见复发。

聚肌苷酸-聚胞苷酸

【别名】 聚肌胞苷酸、聚肌苷酸胞嘧啶核苷酸、聚肌胞。

【药理】 本品为一种高效的干扰素诱导剂,有广谱抗病毒作用及免疫抑制作用。临床上主要用于治疗带状疱疹、病毒性肝炎、疱疹性角膜炎等以及预防流行性感冒。

【制剂】 注射液:1mg(2ml),2mg(2ml)(注射液中含 1.5mmol 磷酸盐,0.4mmol $CaCl_2$,100 万 U 卡那霉素)。

【注意】 注射后少数患者可发生一过性低热。

【临床新用途】

1. 治疗尖锐湿疣 有人采用聚肌苷酸-聚胞苷酸治疗尖锐湿疣患者,治愈率为 90.3%。方法:①聚肌苷酸-聚胞苷酸 2mg,肌内注射,2/d,连用 4 周,同时用高锰酸钾液坐浴;②聚肌苷酸-聚胞苷酸 4mg 加 2% 利多卡因注于疣基底,至疣体肿胀发白,对密集成群者,在疣基底做浸润注射。1 次注射未愈者,3d 后再注射 1 次。对因特殊情况不便局部治疗或皮损太多太大,局部治疗困难者,可选用聚肌苷酸-聚胞苷酸肌内注射治疗为佳。

2. 治疗寻常疣 运用聚肌苷酸-聚胞苷酸注射液治疗寻常疣患者后,可使疣组织完全脱落或明显缩小。用法:取聚肌苷酸-聚胞苷酸注射液(每支 2mg/2ml),注入疣体基底部。一般每个疣注入量为 0.1~0.2ml,直至疣体略显苍白为止。对于疣较大者,注入量可稍多。3~4d 注射 1 次,可连续注射数次,直至痊愈止。注射时局部有疼痛感,但一般均可耐受。若治愈后有复发者,可再次用同法治疗有效。

3. 治疗婴幼儿秋季腹泻　采用聚肌苷酸-聚胞苷酸治疗婴幼儿秋季腹泻患者,可促进止泻与退热,缩短病程,比仅用常规方法治疗的对照组,有显著的差异。用法:聚肌苷酸-聚胞苷酸,1 岁以下 1mg,1 岁以上 2mg,肌内注射,2d 1 次,共用 2～3 次。在用本品治疗时,需同时注意补充液体,调整水、电解质平衡等。

4. 治疗流行性胸痛症　有人采用聚肌苷酸-聚胞苷酸治疗流行性胸痛症患者,可加速疼痛缓解,减少并发症发生,效果明显优于仅用常规治疗的对照组。方法:将聚肌苷酸-聚胞苷酸 2mg,肌内注射,1/d,5d 为 1 个疗程,一般用 2 个疗程即可。

5. 治疗复发性口腔溃疡　观察组 68 例,取穴:合谷、足三里。用聚肌胞注射液 4mg,穴位注射,1/d;两侧穴位交替使用。并用丹栀逍遥散加减,每日 1 剂,水煎服。对照组 64 例,用氯己定口腔溃疡膜,4/d(于餐后及睡前)贴患处。均 6d 为 1 个疗程。停用他药。结果:两组分别痊愈 32 例,19 例($P<0.05$);显效 29 例,17 例;有效 4 例,19 例;无效 3 例,9 例;总有效率分别为 95.6%、85.9%。[王长皓.穴位注射配合中药治疗复发性口腔溃疡 68 例.中国民间疗法,2005,13(6):40]

转 移 因 子

【别名】　正常人白细胞转移因子、TF。

【药理】　本品是从健康人的白细胞提取的小分子肽类物质(相对分子量小于 5000),可将细胞免疫活性转移给受体,以提高后者的细胞免疫功能。临床上主要用于治疗原发性或继发性免疫缺陷病的补充治疗,以及治疗难以控制的感染性疾病,也可用作恶性肿瘤的辅助治疗。

【制剂】　粉针剂:每支 3mg(相当于 1g 白细胞所含的核糖核酸)。须在 0℃ 以下保存。

【注意】　由低剂量开始应用,并密切注意发生过敏反应。

【临床新用途】

1. 治疗带状疱疹　有人用转移因子治疗带状疱疹患者,新疹停止出现时间平均为 3d,止痛平均时间为 8d,痊愈平均时间为 10d。方法:用人脾转移因子注射液 1U 肌内注射,1/d,10d 为 1 个疗程。

2. 治疗慢性单纯性鼻炎　有人用转移因子治疗慢性单纯性鼻炎 200 例,治愈 160 例,显效 25 例,好转 15 例。显效和好转的 40 例均合并有鼻中隔偏曲。用法:以 1% 丁卡因棉片双侧下鼻甲黏膜麻醉 4～5min,然后将鼻前庭常规消毒以转移因子粉针剂 1mg,用 2ml 生理盐水溶解。用 F5 细长针头吸上清液 2ml,内加 2% 利多卡因 0.2ml,在每侧下鼻甲内各注 1.1ml,然后用棉球压迫针刺 5min,每周 1 次,3 次为 1 个疗程。一般注射 1～2 个疗程。此期间停用其他治鼻炎药。

3. 治疗慢性乙型肝炎　有人以转移因子为主配合中药治疗慢性乙型肝炎患者,疗效显著。用法:转移因子口服液每次 1 支,2/d,口服;复方丹参滴丸每次 300～400mg,3/d,内服;白蛋白低适当补充。并内服中药,湿热盛者,加薏苡仁、黄连;阴虚内热者,去杜仲,加生地黄、女贞子;腹胀纳差者,加厚朴、川楝子、鸡内金、青皮;便秘者,加大黄;便溏者,加白术、茯苓、薏苡仁;肝区痛者,加白芍、当归、柴胡;肝脾大者,加鳖甲、土鳖虫。结果:57 例中用 2 个疗程,治愈 21 例,临床治愈 24 例,有效 7 例,无效 5 例,总有效率为 91%。[黄有伟.中西医结合治疗慢性乙型肝炎 57 例报告.时珍国医国药,2000,11(7):632]

4. 治疗慢性荨麻疹　A 组、B 组分别为 32 例,58 例,均用转移因子 3U,加注射用水 2ml。A 组取穴:曲池、足三里。穴位注射,每穴 1ml;两侧穴位交替使用。B组于上臂内侧近淋巴结处皮下注射。均隔日1次;15次为1个疗程,疗程间隔5d,停用他药,用3个疗程。随访6个月,结果:两组分别痊愈24例,30例;显效4例,9例;好转2例,8例;无效2例,11例;总有效率分别为93.8%,81.0%。观察组疗效显著优于对照组($P<0.05$)。[刘军.转移因子不同方法给药治疗慢性荨麻疹疗效观察.中国中西医结合皮肤性病学杂志,2004,3(4):235]

5. 治疗慢性肥厚性咽炎 观察组 98 例,嘱病人取坐位,先用1%丁卡因喷咽部3次,做咽部表面麻醉,给予注射用转移因子3U溶于2ml注射用水中,以5号长黏膜针将转移因子分点注射于咽后壁淋巴滤泡及增生肥厚的咽侧索上,淋巴滤泡每点注射0.2ml,咽侧索每侧注射0.5ml,每周2次,2周为1个疗程。对照组98例用WS·4A微波多功能手术治疗仪[北京印氏·索达科技发展公司生产国药器监(准)字96第125028号]治疗,以1%丁卡因做咽部表面麻醉,用微波反复烧灼咽后壁增生的淋巴滤泡及增生肥厚的咽侧索黏膜至其凝固,呈白色为止。每周1次,2周为1个疗程。治疗期间及治疗后,两组病人均忌烟酒,避免进食辛辣等刺激性食物。用药1个疗程后,结果:两组分别显效67例,49例;有效23例,30例;无效8例,19例;总有效率分别为91.8%,80.6%。观察组疗效明显优于对照组($P<0.05$)。部分病人咽部注射转移因子后略感咽部胀满感。30min后可自行缓解;微波治疗的部分患者于治疗后咽部灼痛明显,3d后好转。两组于治疗和随访期间均未见其他明显不良反应。[顾洪兰,姚存军,李俊芝.转移因子咽部注射治疗慢性肥厚性咽炎98例.中国新药与临床杂志,2005,24(1):77]

干 扰 素

【别名】 肝灵素。

【药理】 干扰素是一种免疫调节药,可调节机体的免疫监视、防御和稳定,使杀伤(NK)细胞、TC细胞的细胞毒杀伤作用增强,并诱导外周血液中单核细胞的$2',5'$-寡腺苷酸合成酶的活性,增强机体的免疫功能。临床上主要用于治疗慢性活动性乙型肝炎、病毒感染、肿瘤等。

【制剂】 注射液及冻干粉针剂:每支100万U,300万U,500万U。干扰素片:每片200U以上。

【注意】

1. 严重心、肝、肾功能不良,骨髓抑制者,禁用本品。

2. 孕妇及哺乳期妇女慎用。

3. 应用本品后的常见不良反应有头晕、发热、全身疲乏、食欲减退、流感症状等。

【临床新用途】

1. 治疗银屑病 有人应用干扰素乳剂治疗寻常型银屑病患者,效果显著。方法:干扰素乳剂(由人血白细胞干扰素200万U,尿素150g,乳剂基质加至1000g组成)适量,外涂皮损处,每日早、晚各1次,连续用药2个月观察疗效。结果:皮损全部或部分消退,症状消失或减轻,临床治愈率为10.24%,总有效率为65%。与用恩肤霜治疗的对照组比较,无明显的差异。而复发率仅13%,比对照组的38%有显著差别。用干扰素治疗寻常型银屑病有效,可能与本品的抗增殖和免疫调节作用有关。

2. 治疗轮状病毒性肠炎 应用α-2b干扰素治疗轮状病毒性肠炎患者28例,72h内止泻率为82%,对照组为50%($P<0.05$),两组疗效有显著性差异。由此看出,干扰素治疗轮状病毒性肠炎方法值得临床推广应用。用法:两组均常规静脉滴注利巴韦林,输入液体及电解质。观察组加用注射用基因工程α-2b干扰素10万U(长春生物制品研究所生产),肌内注射,1/d,连用3d。作者认为,干扰素是人体中存在的一种具有

抗病毒作用的低分子量蛋白质,当病毒感染后,机体产生干扰素的能力下降,加用外源性干扰素,则可增强机体抗病毒的能力。[逢惠,刘金美,逢敏.干扰素治疗轮状病毒性肠炎的疗效观察.中国医院药学杂志,2000,20(6):352]

3. 治疗复发性单纯疱疹性角膜炎　观察组 61 例 61 只眼,用干扰素每次 10 万 U,3d 1 次,球结膜下注射,3 次为 1 个疗程。并用五味消毒饮,每日 1 剂,水煎内服,药渣水煎熏眼。对照组 63 例 63 只眼,用西药治疗。均用 1%阿昔洛韦眼药水滴眼,金维他每次 1 片,2/d,口服;葡萄膜炎用 1%阿托品眼膏散瞳;深部溃疡后弹力层前膨隆用乙酰唑胺每次 250mg,3/d,用 5d。均 15d 为 1 个疗程。结果:两组分别治愈 58 只眼,47 只眼;好转 3 只眼,10 只眼;无效 6 只眼(为对照组);总有效率分别为 100%,90%。观察组疗效明显优于对照组(P＜0.05)。[张希华.五味消毒饮与干扰素联合治疗复发性单纯疱疹性角膜炎临床观察.山东中医药大学学报,2000,24(1):34]

4. 治疗丙型肝炎　观察组 21 例,用苦参素胶囊(正大天晴药业股份有限公司提供)每次 0.2g;对照组 19 例,用维生素 C 200mg,3/d,口服。两组均用重组干扰素 α-2b(利分能)300 万 U,每周 3 次肌内注射。结果:两组患者肝功能均有改善;治疗结束后 6 个月,治疗组在 ALT 复常率和 HCV-RNA 转阴率方面优于对照组(P＜0.05)。结论:干扰素、α-2b 加苦参素治疗丙肝能有效改善肝功能,在抗病毒方面有协同作用。[林晓春.干扰素加苦参素治疗丙肝 21 例.现代中医药,2006,26(1):35-36]

5. 治疗儿童病毒性脑炎　观察组 86 例,用清开灵(北京中医药大学实验药厂生产)10～30ml,加 10%葡萄糖注射液 250ml,静脉滴注,1/d;用 3～10d。与对照组 88 例,均于降温后干扰素 10 万 U/kg,1/d,肌内注射;每天最大量＜100 万 U。均退热、止惊、降颅压、维持水电解质平衡;支持疗法。结果:两组分别显效(用 1～3d,意识转清,头痛、呕吐、抽搐消失;体温≤38℃)66 例,46 例(P＜0.005);有效 16 例,34 例;无效 4 例,8 例。见不良反应分别为 14 例,22 例。[杜光瑜.清开灵联合干扰素治疗儿童病毒性脑炎临床观察.上海中医药杂志,2007,41(3):30]

6. 治疗小儿病毒性咽炎　两组各 50 例。观察组用干扰素滴眼液 4～6 滴,2/d,雾化吸入,并用热毒宁注射液(主要成分为青蒿、金银花、栀子等)0.5ml/kg,加液体 100ml,静脉滴注,1/d。对照组用利巴韦林 10ml/kg,加液体 100ml,静脉滴注,1/d。均补液、退热等。均 3d 为 1 个疗程。用 2 个疗程,结果:两组分别治愈 32 例,21 例;好转 16 例,14 例;无效 2 例,15 例;总有效率分别为 96%,70%。观察组疗效显著优于对照组(P＜0.01)。[李明勇.热毒宁注射液联合干扰素治疗小儿病毒性咽炎疗效观察.浙江中医杂志,2009,44(2):100]

7. 治疗风湿性关节炎　据荷兰研究报道,β-干扰素治疗风湿性关节炎有效。在小规模临床研究中,12 例风湿性关节炎患者皮下注射 β-干扰素 6×10^6～18×10^6U,每周 3 次,治疗 12 周,在 10 例可评价患者中,经治疗后,一触即痛与肿胀的关节数、患者的疼痛度、患者总体评估和医生的总体评估均有显著改善,血清 CRP 水平亦有所下降。[罗景慧.干扰素有望治疗关节炎.国外医药合成药分册,2000,21(1):55]

丙种球蛋白

【别名】　γ-球蛋白。

【药理】　本品为健康人血提取而得的血清蛋白被动免疫制剂,含有健康人群血清中所具有的各种抗体,可增强人的抵抗力。主要用于预防麻疹、水痘、甲型肝炎等病毒性传染病以及低丙种球蛋白血症。若与抗生素合并使用,可提高对某些严重细菌及病毒感染的疗效。

【制剂】 每支300mg(5ml)。

【注意】

1. 本品应为澄明或可带乳光液体,可能出现微量沉淀,但一经摇动立即消散。如有摇不散的沉淀、异物或安瓿有裂纹、过期失效者均不可使用。

2. 安瓿打开后,制品应一次输注完毕,不得分次使用。

【临床新用途】

1. 治疗过敏性紫癜 应用丙种球蛋白治疗过敏性紫癜患者,一般用药3d后皮疹消退,5～7d后无新皮疹再出现。用法:静脉用人体免疫球蛋白2.5g,静脉滴注,1/d,连续用药2～3d即可。庄永玲用免疫球蛋白治疗20例过敏性紫癜,其中对照组18例。两组均予抗炎、脱敏。观察组20例加用丙种球蛋白300～500mg/(kg·d),静脉滴注,1/d,共3～5d。结果:两组比较,在皮肤、关节、消化道及肾脏损害的症状消失时间均较对照组明显缩短($P<0.05$)。研究认为,丙种球蛋白含有多种抗病毒和细菌的特异性抗体,还可调节单核细胞、巨噬细胞合成和(或)释放细胞因子和炎症介质,还能抑制T细胞的成熟和增殖,从而阻断毛细血管的免疫炎症反应,获得了较好的近期效果。[李德炳,王世芹,陈月华,等.过敏性紫癜新治疗方法.新医学,2001,32(9):559]

2. 治疗婴幼儿腹泻 丙种球蛋白含有健康人群血清所具有的各种抗体,因而可增强机体抵抗力。据报道,钟盛林等应用丙种球蛋白治疗婴幼儿腹泻患者,可获得早期减轻症状,缩短病程的效果。入院当日1次给予丙种球蛋白≥100mg/kg,加5%葡萄糖注射液稀释至50mg/ml,口服。[钟盛林,王

太森,金敏,等.口服免疫球蛋白治疗婴幼儿腹泻病.实用儿科临床杂志,1998,13(1):46]

3. 治疗婴幼儿毛细支气管炎 毛细支气管炎是婴幼儿的常见呼吸道疾病,可呈季节性、区域性流行,病愈后约50%可有反复喘息发作。治疗方法:对照组117例,采用吸氧、镇静、雾化吸入、平喘及抗感染等常规治疗。大剂量丙种球蛋白(IVIG)组在常规治疗的基础上加用IVIG治疗,剂量为每次1g/kg,1/d,连用2d。结果:大剂量IVIG组与对照组比较,明显缩短入睡时间、吸氧时间、哮鸣音消失时间及住院时间($P<0.01$)。随访195例,对照组反复喘息发作率为58%,大剂量IVIG组为28%。两组比较有统计学差异($P<0.01$)。毛细支气管炎多为呼吸道合胞病毒所致,部分可由腺病毒引起。大剂量IVIG具有迅速提高机体内抗体水平、直接中和病毒的作用,并能封闭效应细胞的Fc受体,减少炎症介质的释放,减轻气道炎症反应。它还具有抑制T及B淋巴细胞增殖反应,降低白细胞介素-2的作用[赵晓东,杨锡强,罗洪琦,等.大剂量静脉注射免疫球蛋白对新生儿肺炎T及B淋巴细胞功能的抑制作用.中华儿科杂志,2001,39(1):38]。因而可减轻气道慢性炎症反应,降低气道高反应性,预防喘息反复发作。作者认为,大剂量IVIG治疗毛细支气管炎疗效确切,疗效显著优于对照组,且对病愈后患儿仍有较长时间免疫调节作用,可减少反复喘息发作。综上所述,大剂量IVIG可作为毛细支气管炎有效治疗方法之一。[官兆柱,官志萍.大剂量静脉注射免疫球蛋白治疗婴幼儿毛细支气管炎的疗效和随访观察——附96例报道.新医学,2002,33(4):211]

4. 治疗过敏性鼻炎 观察组30例,取穴:足三里(双)。以针感向解溪穴传导为度。用人血丙种球蛋白300mg,穴位注射,每侧

1.5ml。注射后,取穴:解溪(双)。用 TDP 灯照射,以患者感温热舒适为度。每次 10～15min。每周 1 次;5 次为 1 个疗程。对照组 30 例,用鼻炎康每次 4 片(儿童 1～2 片),3/d;头孢拉定 1～2g/d(儿童 25～50mg/kg),分 3～4 次;西替利嗪每次 10mg,每晚 1 次(<12 岁、妊娠、哺乳期禁用);口服。用复方地塞米松液,3/d 滴鼻。用 28～40d,结果:两组分别痊愈 12 例,7 例;显效 16 例,14 例;无效 2 例,9 例;总有效率分别为 93.3%,70.0%。观察组疗效显著优于对照组($P<$0.01)。[李福.穴位注射加 TDP 照射治疗过敏性鼻炎 30 例.中国针灸,2006,26(1):25]

5. **治疗儿童哮喘** 治疗 1 组 32 例,用麻黄、干姜、甘草各 3g,苏子 10g,杏仁、紫菀、款冬花、射干各 5g,法半夏、白芥子、莱菔子各 6g,细辛 1g。每日 1 剂,水煎,浓缩滤液至 46ml;用超声雾化 20ml;另用 3ml,空气压缩雾化;每天各 2 次,间隔进行。与治疗 2 组 32 例,均每天用丙种球蛋白 200mg/kg,静脉注射,用 2d。上两组与对照组 33 例,均急性发作期用糖皮质激素、抗胆碱药、氧疗;用 β_2 受体激动药,吸入;对症处理。结果:三组分别临床控制 29 例,22 例,14 例;显效 2 例,6 例,11 例;好转 1 例,3 例,5 例;无效 1 例,3 例(均为治疗 2 组和对照组)。[丁华.中药雾化吸入合静注丙种球蛋白治疗儿童哮喘 32 例.中医研究,2009,22(2):28]

第14章 抗微生物用药

第一节 抗 生 素

青 霉 素

【别名】 苄青霉素、青霉素 G。

【药理】 本品有抑菌、杀菌作用,对革兰阳性球菌和阴性球菌的抑制作用强,对革兰阳性杆菌、气性坏疽梭菌、放线菌等也有作用。主要用于治疗菌血症、败血症、猩红热、丹毒、肺炎、脓胸、腭扁桃体炎、中耳炎、蜂窝织炎、疖、痈、急性乳腺炎等疾病。

【制剂】 注射用青霉素:每支(瓶)0.24g(40 万 U),0.48g(80 万 U),0.6g(100 万 U)。

【注意】

1. 青霉素可致过敏反应,用前要按规定的方法进行皮试。

2. 大剂量应用本品,可出现神经-精神症状,如反射亢进、知觉障碍、幻觉、抽搐、昏睡等,并可致短暂的精神失常,停药或降低剂量即可恢复正常水平。

3. 本品不宜鞘内给药。

4. 青霉素钠盐或钾盐的水溶液均不稳定,应现配现用,必须保存时,应置冰箱中,以在当天用完为宜。

【临床新用途】 治疗消化性溃疡 有人将 51 例幽门螺杆菌阳性,6 个月内未服用过 H₂ 受体阻断药和抗菌药物的消化性溃疡患者 27 例,加用青霉素 80 万 U,2/d,肌内注射治疗。其中治愈 25 例,显效 1 例,总有效率为 96%。

阿 莫 西 林

【别名】 羟氨苄青霉素。

【药理】 本品对革兰阳性菌的作用与青霉素近似,对绿色链球菌和肠球菌的作用较优,对其他菌的作用则较差。临床上主要用于敏感菌所致的呼吸系统疾病、脑膜炎、心内膜炎,胆道、肠道感染以及泌尿系统疾病等。对产气杆菌则无效。

【制剂】 片(胶囊)剂:每片(胶囊)0.125g,0.25g。

【注意】 青霉素过敏者忌服本品。

【临床新用途】 治疗消化性溃疡 有人用阿莫西林治疗消化性溃疡,取得较好效果。方法:阿莫西林每次 0.5g,3/d,口服。治疗消化性溃疡患者,4 周愈合率为 88%,6 周愈合率为 94%;幽门螺杆菌转阴率为 93%,6 周转阴率为 100%。

四 环 素

【药理】 四环素为广谱抗生素。对大多数革兰阳性和阴性细菌、立克次体、沙眼衣原体、肺炎支原体、肠内阿米巴原虫、阴道滴虫、霍乱弧菌、牛放线菌、淋球菌、淋巴肉芽肿菌等均具有抗菌作用。现主要用于立克次体病、布氏杆菌病、支原体肺炎、螺旋体病、衣原体病,也可用于敏感的革兰阳性球菌和革兰阴性杆菌所引起的轻症感染。对回归热和梅毒螺旋体,可作为青霉素过敏者的替代药。对斑疹伤寒、恙虫病及支原体引起的肺炎均有特效,常作为首选药。

【制剂】　片剂:每片 0.125g,0.25g。胶囊剂:每粒胶囊 0.25g。注射用盐酸四环素:每瓶 0.125g,0.25g,0.5g(1mg=盐酸四环素 1000U)。

【注意】

1. 肝、肾功能不全者,宜慎用本品。

2. 孕妇、哺乳期妇女及 8 岁以下的儿童禁用。

3. 本品对消化道的刺激性较大,服药时应多饮水,并避免卧床服药,以免药物滞留食管后,形成溃疡。

4. 本品宜空腹服用。因食物可阻滞本品的吸收,使生物利用度显著下降。

5. 过敏反应主要是皮疹、荨麻疹、光敏性皮炎、哮喘等。

6. 长期大量口服可引起严重肝损害。

【临床新用途】

1. 治疗肝性胸腔积液　有人将四环素注入胸腔内治疗肝性胸腔积液,效果满意,胸腔积液完全消失或基本消失,总有效率 100%。作者认为:四环素具有明显酸性,注入胸腔后,可引起无菌性炎症反应,破坏浆细胞,阻碍液体分泌,促进纤维化粘连,使积液消失。方法:经 X 线和超声检查胸腔积液定位后,做胸腔穿刺抽液,然后将四环素 0.15g 溶于生理盐水 10ml 中,注入胸腔内。10～14d 后,可再次抽出胸腔积液,注入四环素每次 0.25g,共 2～4 次。注药前尽量将胸腔积液抽尽,一般每次可抽 600～1200ml,速度不宜过快。注药后患侧可有胸背部闷痛、灼热及低热等反应,1～2d 可自行消失。

2. 治疗癌性胸腔积液　据报道,有人用四环素治疗癌性胸腔积液患者,效果满意,使胸腔积液完全消退或基本消退,总有

效率 100%。方法:先做胸腔闭式引流,观察 24h 无胸腔积液再流出后,将四环素 0.5g 溶于 30ml 生理盐水中,从引流管注入胸腔内,再以生理盐水 50ml 冲洗引流管,然后将其夹住,变换体位以让胸腔充分接触药物。12h 后放开引流管,观察 6h,引流液不超过 60ml 可拔管;如引流液＞60ml,则重复给药 1 次,一般不超过 2 次。

3. 治疗自发性气胸　有人采用四环素注入胸腔内治疗自发性气胸 5 例,于 3～19d 全部治愈,平均治愈时间 9.8d。方法:取四环素 0.5g 溶于 2% 普鲁卡因 8ml 中,再加 50% 葡萄糖注射液 40ml,经胸腔穿刺或闭式引流管缓慢注入胸腔内,每 1 小时变换体位 1 次,持续 4h,而后用持续正压或负压闭式引流出胸腔内气体与液体。5d 后胸透未见肺充气,再重复治疗 1 次,气胸可迅速治愈。

4. 治疗内痔出血　有人用四环素治疗内痔出血患者,内痔一般在 6～10d 消失。1 次注射止血率 80%。方法:取四环素 0.25g 溶于 2% 普鲁卡因 6ml 中。病人取胸膝卧位,插入肛镜显露痔核,针头刺入内痔黏膜下基底部的痔静脉丛间隙中,抽吸无回血即可推注药物,使痔膨胀为灰白或透明,黏膜血管纹理清晰为宜,每个痔注入药液约 2ml。

5. 治疗鞘膜积液　有人用四环素治疗鞘膜积液患者,效果显著,治愈率 88%,总有效率 97%。方法:皮肤消毒后,用 9 号针头刺入积液囊腔内,将积液抽净,然后将四环素 0.5g 溶于生理盐水 6～10ml 中,加入 2% 利多卡因 2ml,沿原针头注入鞘膜腔内,保留 20min,再将药液抽出。拔出针头后,局部用消毒棉球贴敷包扎。2 周后如有积液再现,依法再治疗 1 次。

6. 治疗良性肾囊肿　有人用四环素治疗良性肾囊肿患者,总有效率为 96%。方法:在 B 超引导下,用 7 号或 9 号穿刺针抽

出囊液。囊液量＜100ml者，将四环素0.5g加入相当于1/10囊液量的生理盐水中，注入囊腔中；囊液量＞100ml者，四环素1g加入生理盐水10ml中，注入囊腔。治疗后可有肾区疼痛，一般3h后可消失。

7. 治疗阴道壁囊肿和巴氏腺囊肿　用四环素治疗阴道壁囊肿和巴氏腺囊肿患者，效果满意，治愈率90％，其中1次注射治愈率70％。方法：患者取膀胱截石位，消毒后用8号针头穿刺将囊腔内液体尽量吸净，然后换注射器，将10％四环素液经原针头注入囊腔，注入量为2～5ml（可根据囊肿大小适当增减）。注射后每隔1个月复查1次，如有囊液蓄积，依法再治疗。四环素可以用注射用水或0.5％～1％利多卡因配制。囊液吸出后，需做细胞学检查。注药结束拔出针头后，宜在囊壁稍加轻轻按揉，以让药液与囊壁充分接触。囊肿如有感染，应先做抗感染治疗，炎症消退后再做处理。

8. 治疗甲状腺囊肿　有人用四环素局部注射治疗甲状腺囊肿15例，可使囊肿消失而愈，其中注射1次痊愈者40％～60％。方法：常规消毒皮肤后，停止吞咽运动，用9号穿刺针连接50ml注射器做囊肿垂直穿刺，吸尽囊液后，将盐酸四环素0.5g溶于生理盐水5ml中，再加入2％利多卡因2ml，沿原针头注入2～7ml。药液在囊腔内留置6h后抽出。2个月后囊肿未消退，可重复治疗1次。还有人将囊液全部抽尽后，注入静脉用四环素液1ml（内含四环素0.125g或0.25g）。观察6个月，并同时口服甲状腺片80～120mg/d。在此期间有囊肿复发，再依同样方法用四环素治疗。

9. 治疗坐骨结节囊肿　有人用盐酸四环素治疗坐骨结节囊肿患者，收到可喜的疗效，治愈率为96％，好转率为4％，明显优于仅做抽囊液治疗的对照组。方法：患者取胸膝位或侧卧抱膝位（患侧臀部在上），常规消毒后用9号针头于坐骨结节顶端（最隆起

处）刺入囊腔内，抽净囊液，另用一注射器将静滴用盐酸四环素0.5g溶于生理盐水3～5ml中加入2％利多卡因2ml的混合液沿原针头注入囊腔内。如为双侧结节，对侧以同样方法治疗。2～3个月未愈，可重复治疗1次。以上方法，必须在囊肿处皮肤无感染或皮疹；穿刺部位宜选在囊壁最薄处，囊内液应抽净；药液不可注入囊腔外，以防囊外组织发炎、水肿、坏死。

10. 治疗腋臭　有人用盐酸四环素治疗腋臭患者，结果治愈率为97％，总有效率为100％，其中1次注射治愈率为90％。其作用可能与盐酸四环素呈酸性有关，注射后使汗腺及周围组织萎缩、变性、汗腺功能丧失。方法：取盐酸四环素1g溶于1％普鲁卡因30ml中，配成浓度为3.33％的溶液。患者仰卧位，双上肢外展，显露腋窝使皮肤平坦。剃去腋毛，消毒后在腋毛分布区两点以10°～15°进针至真皮层和皮下浅筋膜内，呈扇形浸润注射药液，每侧注入药液15ml（含盐酸四环素0.5g）。退针后局部按摩片刻，促进药液均匀吸收。注射后局部硬块多在1个月后吸收。

11. 治疗类风湿关节炎　近年来国外应用四环素治疗类风湿关节炎取得显著疗效。研究其作用机制可能如下。①抗炎作用：研究结果表明，四环素类药物可干扰磷脂酶A_2，从而减少白三烯和前列腺素致炎物质的合成（近来也有相反的报道）；米诺环素使风湿性关节炎患者滑膜组织胶原酶活性下降；四环素类可显著抑制氧自由基等对软骨和骨的损伤而发挥抗氧化作用。②免疫调节作用：四环素能明显抑制白细胞趋化，影响中性粒细胞吞噬及淋巴细胞的增殖分化。还可使巨噬细胞趋化性受到抑制，破坏线粒体蛋白合成。实验发现其可阻止鼠胸腺细胞增殖。用米诺环素可使类风湿关节炎的患者的C反应蛋白、IgM型类风湿因子滴定度明显下降（而白蛋白不受影响）。

C反应蛋白的下降与血清白介素-6(IL-6)降低高度相关。[田静.四环素治疗类风湿关节炎.国外医学抗生素分册,2002(1):7]

土 霉 素

【别名】　地霉素、氧四环素。

【药理】　土霉素的抗菌谱和四环素近似,对很多革兰阳性和阴性细菌以及立克次体、支原体、衣原体、放线菌、螺旋体、阿米巴原虫等都有效,但对伤寒杆菌无效。本品适用于肺炎、败血症、斑疹伤寒、尿路感染、痢疾、沙眼、结膜炎、中耳炎、疮疖、皮肤化脓感染等疾病。其中对肠道感染包括阿米巴痢疾的疗效较四环素略强。与四环素有密切的交叉耐药性。本品口服吸收85%,尿中药物回收率70%。

【制剂】　片剂:每片0.125g,0.25g(1mg=盐酸土霉素1000U)。

【注意】　可参见四环素。

【临床新用途】

1. 治疗消化性溃疡病　有人用盐酸土霉素治疗消化性溃疡病患者126例,收到较好的效果,1周疼痛缓解率为90%;近期治愈率为88%,总有效率为98%;远期治愈率为98%,均优于用西咪替丁治疗的对照组。作者认为,盐酸土霉素能控制消化性溃疡的症状,促进溃疡愈合,可能与抑制幽门螺杆菌有关。方法:内服盐酸土霉素,每次0.25g,4/d,温开水送服,疗程为6周。

近来有文献报道,已从溃疡创面分离到幽门螺杆菌。土霉素可抑制此菌,故能控制消化性溃疡的症状,促进溃疡愈合。[常玲,张瑜.老药治疗消化性溃疡八则.中国医院药学杂志,1991,11(2):61]

2. 治疗足癣　土霉素片1.5g,维生素B₁ 100mg,研粉加脚气膏1支,混合均匀备用。每晚临睡前用温开水将脚洗净,然后将上药涂于患处,每晚1次。一般治疗2～3次见效,连续用药1周可愈。[常红军.土霉素新用.开卷有益(求医问药),2006(9):18]

红 霉 素

【药理】　红霉素的抗菌谱与青霉素近似,对革兰阳性菌,如葡萄球菌、化脓性链球菌、绿色链球菌、肺炎链球菌、粪链球菌、梭状芽孢杆菌、白喉杆菌、痤疮丙酸杆菌等有较强的抑制作用。本品是通过抑制蛋白形成中肽链的延长而抑制蛋白质合成,迅速发挥抑菌作用。主要用于治疗肺炎、败血症、假膜性肠炎、急性乳腺炎、多发性疖、痈和白喉等。

【制剂】　片剂(肠溶):每片0.1g(10万U),0.125g(12.5万U),0.25g(25万U)。注射用乳糖酸红霉素:每瓶0.25g(25万U),0.3g(30万U)。

【注意】

1. 静脉滴注本品易引起静脉炎,滴注速度以缓慢为宜。

2. 本品为广谱抑菌性药物,给药应按一定时间间隔进行,以保持体内药物浓度,利于作用的发挥。

3. 本品宜整片吞服。如服用药粉,则受胃酸破坏而发生药效下降。

【临床新用途】

1. 治疗淋病　本病常由淋病双球菌引起,治疗常首选青霉素,但因疗程长,易引起过敏反应,需注射给药等弊端,不容易使所有患者能够接受。有人采用红霉素1.0g,加利福平0.9g,1次口服治疗100例女性淋病患者,结果99例仅用药1次获得治愈。作者认为,红霉素是一简便安全有效的替代药物,尤其适用于青霉素耐药及过敏者。另有人用红霉素治疗男性淋病患者156例,其中用药3次治愈者75例,5次治愈者81例。治愈率为100%。

2. 治疗糖尿病性胃轻瘫　有人用红霉素治疗糖尿病性胃轻瘫患者。结果:服用1周后腹胀症状即有所改善,服用4周后,症状消失者占 86%,胃内钡剂排空在 6h 内者占 95%,而以甲氧氯普胺治疗的对照组则分别为 43% 与 52%,两组间差异显著,且停用红霉素治疗 1 周后,86% 患者仍显示疗效,对照组则仅 40%。作者认为,可能与红霉素可刺激胃动素受体,从而增强胃动力有关。方法:红霉素每次 0.25g,餐前 30min 口服,3/d,疗程 4 周。

3. 治疗新生儿胃食管反流 经胃肠钡剂证实的胃食管反流新生儿患儿 60 例,分为 2 组,观察组与对照组各 30 例。方法:两组均积极治疗原发病,维持水、电解质平衡,观察组在此基础上应用红霉素 3～5mg/(kg·d)加 10% 葡萄糖注射液 20ml,静脉滴注,1/d,连用 3～10d;对照组不使用红霉素。结果:两组分别显效(2d 内呕吐症状完全缓解)21 例,3 例;有效(5d 内呕吐症状完全缓解)7 例,8 例;无效(5d 内呕吐症状无明显改善)2 例,19 例;总有效率分别为 93%,37%。观察组疗效显著优于对照组($P <$ 0.01)。作者认为,新生儿胃食管反流是由于食管下段括约肌张力低下、松弛频发和持续时间延长及新生儿的生理解剖特点等因素引起,如不及时治疗可发展为反流性食管炎、吸入性肺炎等。红霉素是一种促胃肠动力药,通过与胃动素受体结合产生促胃肠动力作用,应用小剂量红霉素后,能加快胃排空,减少食管反流。作者研究表明,应用小剂量红霉素治疗新生儿胃食管反流有效,值得临床推广应用。[刘建设,邹大荣.小剂量红霉素治疗新生儿胃食管反流 60 例疗效观察.儿科药学杂志,2003,9(5):59]

4. 提高鼻肠喂养管盲插成功率 37 例病人随机分为 2 组,实验组(19 例)给予乳糖酸红霉素 250mg,静脉滴注(先用注射用水溶解,再用生理盐水 100ml 稀释),对照组(18 例)给予等容量生理氯化钠静脉滴注,均 20min 滴完。静脉滴注完成后 10min,两组病人均经鼻盲插带导丝的 8-F 钨头(重垂)鼻肠喂养管,插管过程及插管完成后 30min 病人取右侧卧位,盲插深度为鼻翼至耳垂再至剑突的距离加 25cm。插管完成后 3h 行床边 X 线造影腹部摄片(经鼻肠喂养管推注 38% 泛影葡胺 10ml)以明确管端位置。管端位于十二指肠降段或降段之后即确认为置管成功。结果:静脉注射红霉素组的置管成功率为 58%(11/19),明显高于对照组置管成功率 22%(4/18)。研究结果显示,置管前静脉滴注红霉素,可提高危重病人鼻肠喂养管置管的盲插成功率。[赵绥民,黄凌.静脉滴注红霉素提高鼻肠喂养管盲插成功率.新医学,2001,33(5):278]

5. 化学粘连作用 据报道,有人利用乳酸红霉素呈碱性,具有强烈的化学刺激性,将其注入胸膜腔内,导致胸膜间细胞出现无菌性炎症,进而促进纤维粘连,导致囊腔闭塞,而将其作为粘连剂或硬化剂,因此,被临床广泛用于各种恶性肿瘤胸膜转移引起的恶性胸腔积液、难治性乳糜胸、坐骨结节囊肿、腱鞘囊肿及甲状腺、肝、肾等脏器囊肿的治疗,作为粘连剂时可将乳酸红霉素 1g 加注射用水溶解,放置数小时,使药物分解,再加入 50% 葡萄糖注射液 80ml,利多卡因 200mg,于抽净胸腔积液后注入胸膜腔,反复改变体位,使药液与胸膜充分接触,24h 后抽出,1/d,连用 2～3 次;而后改为 5～7d 1 次,其刺激反应小,但效果相当。另有人用红霉素 1g 加入注射用水溶解,再加 50% 葡萄糖注射液,治愈时间为 19d,平均胸腔插管时间为 13d。[陈凤华,秦兴国,邓伟吾.新大环内酯类药物的临床新用途.临床内科学杂志,2002,19(4):315]

6. 治疗尿布皮炎 均用温水洗净,擦干患处。观察组 192 例将红霉素软膏与湿润烧伤膏混合均匀。对照组 136 例,用湿润烧伤膏。均 3/d,外涂患处。结果:皮疹消退平均时间两组分别为(1.38±0.426)d，(2.67±0.895)d(*P*<0.01)。[李世芳.湿润烧伤膏和红霉素软膏治疗尿布皮炎192例.中国实用乡村医生杂志，2008，15(6)：32]

7. 治疗 2 型糖尿病　将98例初发2型糖尿病患者随机分为两组。观察组48例，口服红霉素0.25g，3/d。对照组50例，口服二甲双胍0.5g，3/d。结果：经治疗3个月后，两组患者的空腹血糖及餐后2h血糖和糖化血红蛋白都有明显降低。观察组血清胰岛素及C肽明显升高，无低血糖反应。停药4周后重复治疗仍然有效。表明口服红霉素可以降低血糖及糖化血红蛋白，使血清胰岛素分泌增加，改善糖尿病患者的糖代谢。[向艳平.红霉素的新用途.现代食品与药品杂志，2007，17(3)：21]

8. 治疗寻常痤疮　方法：红霉素1g/d，口服，配合外用2～6周，可抑制游离脂肪酸45%以上，减少导管角化21%。或用红霉素1g加5%乙醇100ml，2/d，局部涂抹。作者认为，寻常痤疮与皮脂分泌亢进、皮脂腺导管角化、导管内细菌增生及异常炎症反应有关。红霉素可抑制细胞脂外酶和白细胞趋化，修饰淋巴细胞，抑制痤疮杆菌生长，预防并减少细菌引起的三酰甘油水解物引起的炎症反应即治疗痤疮有效。

9. 治疗恶性胸腔积液　周明香等应用红霉素治疗恶性胸腔积液患者，效果显著。50例肺腺癌所致的恶性胸腔积液患者，均进行胸腔引流。随机分为2组，观察组经胸腔B超定位后进行胸腔闭式引流管，胸腔内先注入2%利多卡因20ml＋生理盐水30ml，变换患者体位使药液均匀分布于胸膜表面，然后注入红霉素1g加10%葡萄糖100ml。为减轻患者胸痛症状，注药前半小时给予地西泮，索米痛片(苯巴比妥＋非那西丁＋咖啡因＋氨基比林)口服。对照组在注入利多卡因＋生理盐水后，则注入顺铂40mg＋生理盐水30ml。两组都适度变换体位以利药物均匀分布。一般每周注入2次，共4周。结果：两组治疗30d后进行评价，其中观察组脑腔积液控制有效率为84%，对照组为80%。[周明香，孙莹，孙文青，等.红霉素的胸膜固定术治疗恶性胸腔积液的疗效观察.现代肿瘤医学，2009，17(3)：478-479]

10. 治疗慢性阻塞性肺疾病　潘宝璇等应用小剂量红霉素治疗稳定期慢性阻塞性肺疾病，获得满意效果。将180例患者随机分为3组各60例，A组在治疗基础上加用红霉素0.25g/d，口服；B组在基础治疗上加用红霉素0.5g/d，口服。C组仅给基础治疗，包括吸氧，使用茶碱，吸入支气管扩张药，激素，疗程均为24个月。结果：175例患者完成入选，24个月治疗结束后观察，B组肺功能(FEV$_1$)治疗前(0.68±0.13)L，治疗后(0.78±0.15)L。6min步行距离治疗前(106.12±10.02)m，治疗后(128.96±13.04)m。痰量情况：治疗前(48.38±5.16)ml，治疗后(33.9±5.22)ml。较A、C组有显著改善(*P*<0.05)。慢性阻塞性肺疾病发作人数及因急性加重住院情况，B组也较C组下降(*P*<0.05)。[潘宝璇，曾蕴湘，陈友荣，等.小剂量红霉素长期治疗稳定期慢性阻塞性肺疾病患者的临床研究.中国老年学杂志，2010，30(2)：167-169]

庆大霉素

【药理】　庆大霉素为广谱抗生素，对革兰阴性杆菌效果极好，尤其对金黄色葡萄球菌作用最强。可用于铜绿假单胞菌、大肠埃希菌、变形杆菌以及金黄色葡萄球菌引起的各种严重感染，如败血症、尿路感染、胆道感染和烧伤等。近年来，由于本品的广泛应用，耐药菌株逐渐增多，铜绿假单胞菌、克雷伯杆菌、沙雷杆菌和吲哚阳性变形杆菌对本品的耐药率极高。本品对中枢感染无效。

【制剂】 片剂:每片40mg。注射液:每支20mg(1ml),40mg(1ml),80mg(1ml)。滴眼液:8ml(40mg)。

【注意】

1. 本品有抑制呼吸作用,不可静脉推注。

2. 若用量过大或疗程延长,本品仍可发生耳、肾损害,应密切注意。

3. 本品用于链球菌感染无效。由链球菌引起的上呼吸道感染不宜应用。

4. 对于肾功能不全者或长期用药者,应进行药物监测。

【临床新用途】

1. 治疗隐翅虫皮炎 有人用硫酸庆大霉素治疗隐翅虫皮炎患者,经3~5d治疗,痊愈率为100%,而用炉甘石洗剂外搽的对照组经1周治疗,痊愈率为60%,差异显著。方法:庆大霉素注射液适量,外搽患处,2/d。外搽庆大霉素前,先用1:5000高锰酸钾溶液清洗患处。如皮损较严重时,可同时口服氯苯那敏、麦迪霉素、红霉素等药。

2. 治疗皮肤溃疡 用庆大霉素加蜂蜜治疗皮肤溃疡病患者,用药1周后溃疡面即见好转,在2~6周内治愈。作者认为,庆大霉素具有抗炎、抗菌作用,蜂蜜也有抗菌、消炎、消肿、清洁、收敛功效,二药合用,有协同功能,达到治疗目的。方法:用当年产蜂蜜100ml加入庆大霉素32万U,混合。溃疡面先用生理盐水清洗,擦干,周围用75%乙醇消毒,然后用棉签将庆大霉素蜂蜜制剂均匀地涂抹在溃疡面上,2~3/d,创面暴露。

3. 治疗声带小结 观察组40例与对照组38例,均用庆大霉素8万U,地塞米松5mg,生理盐水40ml,雾化吸入,1~2/d。酌用抗生素、激素。均7d为1个疗程。观察组并用中药内服:桔梗、生甘草、桃仁、生地黄、红花各10g,射干5g,川芎7g,蒲公英15g。口干、便秘者,加枳壳、葛根;咽痛、咳嗽者,加柴胡、浙贝母。每日1剂,水煎服。结果:两组分别治愈31例,20例;好转7例,9例;无效2例,9例;总有效率分别为95%,76%。观察组疗效明显优于对照组(P<0.05)。[张艳慧.中西医结合治疗声带小结40例.浙江中西医结合杂志,2002,12(2):114]

4. 治疗消化性溃疡 有人发现6例经幽门螺杆菌受体拮抗者持续治疗6个月而未愈合的十二指肠溃疡病人,经检查全部合并幽门螺杆菌感染,经用庆大霉素治疗后,5例幽门螺杆菌被清除,溃疡愈合,另1例溃疡虽未愈合,但溃疡明显缩小。所以对顽固性溃疡应仔细检查有否幽门螺杆菌,对于合并幽门螺杆菌感染的顽固性溃疡应进行Hp的根除治疗。[胡伏莲.杨桂彬.消化性溃疡的发病机理及其治疗的现代概念.新医学,2001,32(9):563]

5. 治疗痱子 局部用温开水洗净后,再用棉球蘸取庆大霉素注射液涂搽患处,2/d,一般用药1~2d后痱子即可消失。

6. 治疗口疮 用棉球蘸取庆大霉素,涂于溃疡面1min,4/d,饭后及睡前涂抹,溃疡面较多者,可将庆大霉素4万U稀释成5ml,口含3min,而后吐出,3~5min后再用冷开水漱口。一般用药当日见效,2d内可愈。

氯　霉　素

【别名】 左霉素。

【药理】 本品为抗生素类药,有广谱的抗菌作用。对革兰阳性和阴性细菌均有效,其中尤以伤寒杆菌、副伤寒杆菌、流感杆菌、痢疾杆菌等较为敏感,对立克次体、支原体、衣原体也有较好的抑制作用。对结核杆菌无效。本品口服吸收快,不受食物和金属离子的影响;肌内注射吸收较慢,维持时间较久,能透过血-脑脊液屏障。可用于治疗伤寒、副伤寒、尿路感染、百日咳、胆道感染、败血症、化脓性脑膜炎等。外用治疗沙眼或化脓菌感染。

【制剂】　片（胶囊）剂：每片（胶囊）0.25g。注射液：每支 0.25g（2ml）。滴眼液：8ml（20mg）。眼膏：1%，3%。

【注意】

1. 本品肌内注射可引起较剧烈疼痛，并可致坐骨神经麻痹而造成下肢瘫痪，故宜慎用。

2. 本品用于新生儿和早产儿，可引起循环衰竭（灰婴综合征），故禁用。

3. 精神病人应用本品，可引起严重失眠、幻视、幻觉、猜疑、狂躁、忧郁等精神症状，应禁用。

4. 长期应用本品，可能引起视神经炎、共济失调，以及由于菌群失调而致的维生素缺乏和二重感染等。

5. 本品的主要不良反应有粒细胞及血小板减少、再生障碍性贫血，消化道反应有恶心、呕吐、食欲缺乏、舌炎、口腔炎等。

【临床新用途】

1. 治疗压疮　有人用 0.25%氯霉素注射液治疗Ⅱ度、Ⅲ度压疮，创面愈合快，效果显著。方法：用盐开水或生理盐水洗净创面，然后用 75%乙醇消毒皮肤，用棉签蘸氯霉素液直接涂于创面上，4～6/d。同时，注意保持局部清洁干燥，暴露创面，不要盖纱布，避免受压，以促进消炎、收敛和肉芽组织生长。

2. 治疗阴道炎　据报道，王克森等用复方氯霉素甘油治疗阴道炎患者 30 例，其中痊愈者 18 例，占 60%；显效者 7 例，占 23%；好转者 5 例，占 17%，总有效率为 100%。方法：氯霉素 25g，己烯雌酚 0.1g，甘油加至 1000ml。取氯霉素、己烯雌酚加入热甘油（甘油用水浴加热到 80℃左右）中，不断搅拌溶解，最后加甘油至 1000ml，用多层消毒纱布过滤即得。用法：先用1∶1000 苯扎溴铵溶液棉球擦洗外阴。再以扩阴器扩张阴道，用 1∶1000 苯扎溴铵液棉球擦净阴道分泌物，用消毒干棉球擦干。以带尾的消毒棉球浸润复方氯霉素甘油液后涂布阴道，然后将棉球放置于阴道后穹处，使棉球尾端留于阴道口，嘱咐患者于 22～24h 后自行取出即可。

3. 治疗急、慢性中耳炎及急、慢性外耳道炎　据报道，用复方氯霉素滴耳油治疗急、慢性中耳炎及急、慢性外耳道炎 100 例，效果显著。具体做法是将氯霉素 2.5g，苯酚 2g，氢化可的松 0.05g 加入 20ml 95%乙醇中搅拌使溶解，加甘油至全量搅匀，分装。滴耳，每次 2～4 滴，3/d。随访 54 例，总有效率为 100%。特别是对急性中耳炎初期患者，止痛效果优于其他滴耳药物。[孙燕，于和，魏玲，等.中耳炎的局部药物治疗.新医学，2001,32（3）:170]

4. 治疗淋病　据报道，有人用氯霉素眼药治疗淋病患者，一般用药 2～3d 后症状即可消失。方法：用 0.25%～0.4%氯霉素眼药水 1 支，早、晚各 1 次，男性于尿道口注入半支；女性于阴道口注入半支。每次用药前用 75%乙醇消毒瓶口周围。

去甲万古霉素

【别名】　凡可霉素。

【药理】　本品对革兰阳性菌有迅速而强烈的杀菌作用，对金黄色葡萄球菌本药相当敏感。另外，对溶血性链球菌、肺炎球菌、淋球菌等比较敏感。与其他抗生素无交叉耐药性。本品对革兰阴性杆菌、分枝杆菌、拟杆菌、真菌等不敏感。临床上常用于治疗耐青霉素黄色葡萄球菌所引起的各种严重感染如败血症、肺炎、心内膜炎等。对溶血性链球菌性败血症、肺炎球菌性肺炎、肺脓肿等也有较好的疗效。

【制剂】　注射用盐酸去甲万古霉素：每瓶 0.4g（40 万 U）[相当于万古霉素约 0.5g（50 万 U）]。

【注意】

1. 肾功能不全者禁用。

2. 本品不可肌内注射,若肌内注射可致剧烈疼痛。

3. 应用本品后,可引起口麻、刺痛感、皮肤瘙痒、嗜酸性粒细胞增多、药物热、感冒样反应以及血压剧降、过敏性休克反应等。

【临床新用途】

1. 治疗抗生素引起的假膜性肠炎 据报道,用去甲万古霉素治疗抗生素引起的假膜性肠炎,效果显著。方法:去甲万古霉素每次 125～500mg,4/d,口服。作者认为,近年来随着广谱抗生素的广泛应用,临床上常出现因服用抗生素后引起的腹泻,其原因主要是由于抗生素改变了病人肠内的菌群,一旦菌群中有难辨梭状芽孢杆菌过度生长,即可产生大量毒素而引起结肠炎。去甲万古霉素口服不易吸收,在肠内浓度高,可杀灭难辨梭状芽孢杆菌。因此,去甲万古霉素是治疗假膜性肠炎的特效药。另有人用万古霉素为主治疗假膜性肠炎,效果显著。观察组 28 例与对照组 26 例,均用万古霉素每次 0.5g,4/d,口服。同时,观察组用生脉散:人参、五味子各 10g,麦冬 20g,每日 1 剂水煎代茶频饮。用白头翁汤:白头翁 30g,秦皮、黄连、黄柏各 15g,水煎取液 200ml,保留灌肠,2/d。结果:止泻、纠正失水、退热时间治疗后两组比较均有显著性差异($P<0.01$ 或 0.05)。[郭智涛.中西医结合治疗假膜性肠炎.中国中西医结合外科杂志,2000,6(1):12]。

另有人用万古霉素治疗假膜性小肠结肠炎患者,亦获显著效果。方法:应用内镜检查、间接酶联免疫吸附试验(ELISA)对 17 例抗生素诱发性结肠炎患儿进行检查。停用原来抗生素,应用万古霉素、甲硝唑等药物,辅以十六角蒙脱石每次 3～12g,2～3/d,空腹冲服,连用 7～10d 及支持疗法:转移因子口服,丙种球蛋白肌内注射或白蛋白静脉滴注,输血浆等。万古霉素口服,50mg/(kg·d),分 4 次口服。甲硝唑 10～ 40mg/(kg·d),静脉滴注。住室彻底消毒,隔离患者,避免交叉感染。结果:17 例确诊为假膜性小肠结肠炎(PMC),均系青霉素、林可霉素、头孢唑林、红霉素为主要致病原。3～5d 后,缓解 13 例,1 周后缓解 3 例,1 例白血病患儿因病情加重死亡。作者认为,免疫功能低下为致病重要因素。内镜检查及 ELISA 对该病的早期诊断具有重要价值。[阎石,窦运修,孟晓晖.假膜性小肠结肠炎 17 例临床分析.中国当代儿科杂志,2000,2(3):217]

2. 治疗细菌性眼内炎 本病是常见的眼内严重感染,万古霉素在美国等国家已被推荐为眼内炎早期治疗。据报道,钟建应用万古霉素玻璃体腔内注射治疗眼内炎,亦获满意疗效。方法:应用万古霉素球内注射治疗眼内炎 16 例(A 组),并与庆大霉素球内注射疗法 18 例(B 组)进行了病例对照观察。结果:两组治疗有效率相似,但显效率 A 组为 50%,B 组为 16.07%,两组比较有显著差异($P<0.05$)。[钟建.万古霉素玻璃体腔内注射治疗眼内容炎疗效观察.临床眼科杂志,1998,6(5):310]

米诺环素

【别名】 二甲胺四环素。

【药理】

1. 免疫调节 本品对白细胞的趋向性、中性粒细胞的吞噬作用,淋巴细胞的增殖反应和抗 CD_3 单克隆抗体引起的滑膜 T 细胞增殖都有明显抑制作用,较好降低复发性 RA 患者 T 细胞活化抗原表达。

2. 抗炎活性 本品可干扰体内外磷脂酶 A_2 代谢物的产生,从而减少三烯和前列腺素的合成,并可抑制基质金属蛋白酶的活性。

3. 氧自由基 活性氧自由基也是一种炎症介质,常由吞噬细胞产生,在有防卫用的同时,也可以造成对机体本身的损伤。

因为其半衰期较长，米诺环素的血药浓度是其他同类型药物高 2～4 倍。

【制剂】　片剂，100mg。

【注意】

1. 菌群失调　该品引起菌群失调较为多见，轻者导致维生素缺乏，也常可见到由于白色念珠菌和其他耐药菌所引起的二重感染。

2. 消化道反应　如食欲缺乏、恶心、呕吐、腹痛、腹泻、口腔炎、舌炎等。

3. 肝损害　偶见黄疸、脂肪肝、血清氨基转移酶升高、呕血和便血等，严重者可昏迷而死亡。

4. 肾损害　可加重肾功能不全者的肾损害，导致血尿素氮和肌酐值升高。

【临床新用途】

1. 治疗牙周炎　葛振林等用本品治疗牙周炎患者 42 例，效果显著。42 例患者中，采用同一患者口腔内病情相似的牙齿作自身对照，252 个牙位点配对分组，观察组和对照组各 126 个牙位点。观察组米诺环素牙周条放入牙周袋内，每周放药 1 次，共 3 次。对照组不放任何药物。在第 6 周及第 12 周检查记录菌斑指数，牙周袋深度；探诊后出血，两组间均具有明显的差异（$P < 0.01$）。作者认为，米诺环素能有效改善牙周炎的临床症状，阻止牙周组织的破坏，促进组织的愈合，且不良反应较小，疗效持久，在临床上具有推广价值。[葛振林，包广洁，王静，等.盐酸米诺环素牙周条治疗牙周炎的临床研究.牙体牙髓牙周病学杂志，2002，12(12)：661-663]

2. 治疗聚合性痤疮　联合治疗组 25 例聚合性痤疮患者，米诺环素 50mg，3/d，雷公藤多苷 20mg，2/d；5～8 周，米诺环素 50mg，2/d；9～12 周，米诺环素 50mg，1/d。米诺环素组，21 例聚合性痤疮患者，用药方法同联合治疗组。结果第 4 周时，联合治疗组痊愈 9 例，显效 12 例，好转 3 例，无效 1

例。米诺环素组痊愈 4 例，显效 7 例，好转 7 例，无效 3 例。第 12 周时，联合治疗组痊愈 13 例，显效 10 例，好转 2 例。米诺环素组痊愈 10 例，显效 8 例，好转 2 例，无效 1 例。作者认为，米诺环素治疗聚合性痤疮疗效显著，不良反应少。但疗程比较长，需 12 周，与雷公藤多苷联用可缩短疗程，4 周即可达到显效。[庞晓文，李世荫，刘文松，等.米诺环素联合雷公藤多苷治疗聚合性痤疮.中华皮肤科杂志，2003，36(1)：54]

克拉霉素

【别名】　甲氧基红霉素。

【药理】　克拉霉素属 14 元环大环内酯类抗生素。抗菌谱与红霉素、罗红霉素等相同，但对革兰阳性菌如链球菌属、肺炎球菌、葡萄球菌的抗菌作用略优，且对诱导产生的红霉素耐药菌株亦具一定抗菌活性。克拉霉素及其在体内的代谢产物对流感杆菌的抗菌作用增强。该品对淋球菌、李斯特菌、空肠弯曲菌也有一定作用，而对嗜肺军团菌、肺炎支原体、沙眼衣原体、溶脲脲原体等的作用比红霉素强。

【制剂】　①克拉霉素片；②克拉霉素胶囊。

【注意】

1. 对大环内酯类药物过敏者禁用。

2. 孕妇、哺乳期妇女禁用。

3. 严重肝肾功能低下者禁用。

4. 心律失常、心动过缓、Q-T 间期延长、缺铁性心脏病、充血性心力衰竭及水电解质紊乱者禁用或慎用。

【临床新用途】

1. 治疗过敏性紫癜　丁淑琴应用克拉霉素与西咪替丁联合治疗过敏性紫癜，效果显著。将 48 例过敏性紫癜患者随机分为观察组 26 例和对照组 22 例。对照组采用常规治疗，观察组在常规治疗的基础上加用克拉霉素与西咪替丁。结果：观察组总有效率为 88.5%,对照组为 59.1%。观察组总有效率明显优于对照组(P<0.05)。[丁淑琴.西咪替丁与克拉霉素联合治疗过敏性紫癜 48 例疗效观察.实用临床医学(江西),2009,10(9):88]

2. 治疗慢性荨麻疹　王埃胜应用克拉霉素治疗慢性荨麻疹,效果卓著。将 128 例慢性荨麻疹患者随机分为观察组 78 例,对照组 50 例。观察组用氯雷他定加克拉霉素、阿莫西林胶囊口服联合治疗。对照组用氯雷他定加酮替芬、维生素 C 治疗。结果:观察组有效率为 85.9%,明显高于对照组的 32%(P<0.01)。[王埃胜.根除幽门螺杆菌疗法治疗慢性荨麻疹的临床研究.保健医学研究与实践,2010,7(1):42-43]

3. 治疗消化性溃疡　吴向红应用克拉霉素治疗消化性溃疡及根除幽门螺杆菌患者,疗效满意。观察组给予克拉霉素 0.5g,2/d,奥美拉唑 20mg,2/d,阿莫西林 1.0g,2/d,连用 1 周。然后继续用奥美拉唑 20mg,1/d,连用 4 周。对照组给予雷尼替丁 150mg,2/d,甲硝唑 0.4g,2/d,阿莫西林 1.0g,2/d,连服 2 周,然后继续服用雷尼替丁 150mg,2/d,连服 6 周。结果:观察组溃疡治愈率、总有效率及幽门螺杆菌转阴率均高于对照组。差异均有统计学意义(P<0.05)。[吴向红.三联疗法治疗消化性溃疡临床分析.中国实用医药,2009,15(4):162-163]

4. 治疗酒渣鼻　徐刚等应用克拉霉素治疗酒渣鼻,效果卓著。68 例患者随机分为两组,观察组 38 例,服用克拉霉素 0.25g,2/d,连用 4 周,随后改为 0.25g,1/d,维持 4 周;对照组 30 例,用多西环素 0.1g,2/d,连用 4 周;随后改为 0.1g,1/d,维持 4 周。治疗期间不进行其他有关治疗。避免各种局部刺激及日晒,不吃辛辣刺激性食物。1 周复诊 1 次,共观察 8 周,记录皮损情况。结果:观察组治愈率为 63.2%,有效率为 89.7%;对照组治愈率为 36.7%,有效率为 66.7%。观察组明显优于对照组(P<0.05)。

第二节　合成的抗菌药

呋喃唑酮

【别名】　痢特灵。

【药理】　本品属呋喃类药物,抗菌谱广,敏感菌有大肠埃希菌、痢疾杆菌、伤寒和副伤寒杆菌等,对消化道的多数菌,如葡萄球菌、沙门杆菌、志贺杆菌、部分变形杆菌、产气杆菌、霍乱弧菌等有抗菌作用。在一定浓度下尚能抑制阴道滴虫及溶组织阿米巴的生长。口服后,吸收较少,主要在胃肠道中起作用,少量吸收部分由尿排出体外。临床上主要用于肠炎、细菌性痢疾,也可用于尿路感染、伤寒和副伤寒等疾病。还可用于梨形鞭毛虫病的治疗。

【制剂】　片剂:每片 0.025g、0.1g。

【注意】

1. 新生儿和葡萄糖-6-磷酸脱氢酶(G-6-PD)缺乏者,应用本品可致溶血性贫血。

2. 本品剂量 1d,超过 0.4g 或总量超过 3g 时,即易引起多发性神经炎。

3. 内服本品可见恶心、呕吐、荨麻疹、头痛、低血糖、直立性低血压等,停药后症状即可消失。

【临床新用途】

1. 治疗消化性溃疡　有人用痢特灵治疗消化性溃疡患者,其效果,治愈率为 57%～73%,总有效率为 90%～97%。作者认为,可能与减少胃酸分泌或抑制幽门螺杆菌的生长繁殖有关。方法:呋喃唑酮每次 0.2g,口服,4/d,连服 3d;接着改为每次

0.2g,3/d,连服 4d;再改为每次 0.1g,4/d,连服 7d。共 14d 为 1 个疗程。另有人用呋喃唑酮每次 0.2g,口服,3/d,连服 7d。还有人用呋喃唑酮每次 0.1g,口服,3/d,疗程 4 周。

2. 治疗幽门螺杆菌阳性慢性胃炎　有人用呋喃唑酮治疗幽门螺杆菌阳性慢性胃炎患者,其效果,对幽门螺杆菌清除率为 79%,大大优于对照组。方法:呋喃唑酮每次 0.1g,口服,3/d,疗程 1 个月。并可同时服用维生素 B_6。

3. 治疗食管炎　将呋喃唑酮 0.1～0.15g 磨成细末,加入 10ml 甘油中调匀,于饭前将 5ml 药油含于口中,徐徐咽下,饭后再将余下 5ml 同法应用,每日早、中、晚、睡前服用,至症状消失止,15d 为 1 个疗程。反流性食管炎者,加服甲氧氯普胺每次 10mg,4/d。据报道,张晓明用呋喃唑酮、甘油溶液治疗食管炎 30 例,1 个疗程后,临床症状均消失,总有效率为 100%。此疗法疗效确切、方便、不良反应少。作者认为,呋喃唑酮起到局部消炎作用;甘油润滑食管,避免食物对炎症的刺激,且有脱水作用,有利于消肿和伤口愈合。(张会常.150 种老药临床新用.北京:人民军医出版社,2003:404)

4. 治疗复发性阿弗他性溃疡　用复方呋喃唑酮散(呋喃唑酮粉 3 份;青黛 30g,黄连、冰片、枯矾各 24g,黄芩、白蔹、儿茶、血竭各 12g,白及、硼砂各 15g,蟾蜍 2g,朱砂 1g;研细粉,取 2 份。混合均匀备用)适量,外敷溃疡面,4～6/d。结果:108 例中,显效 85 例,有效 20 例,无效 3 例,总有效率为 97%。[侯虹莉.复方痢特灵散治疗 RAU 108 例疗效观察.中原医刊,2002,29(9):封 4]

5. 治疗口腔溃疡　有人用呋喃唑酮治疗复发性口腔溃疡患者,效果显著。方法:呋喃唑酮 0.1g,维生素 B_1 10mg,口服,4/d。不

用任何外用药。用药中未见任何不良反应。用药时间不超过 1 周。

吡 哌 酸

【别名】　吡卜酸。

【药理】　吡哌酸对大肠埃希菌、痢疾杆菌、变形杆菌、铜绿假单胞菌等革兰阴性杆菌有较强的抗菌作用;对大肠埃希菌属、铜绿假单胞菌、金黄色葡萄球菌等需较高浓度才有抗菌作用;对肠球菌无效。与其他抗菌药无交叉耐药性,与庆大霉素、羧苄西林、青霉素等有协同作用。口服吸收良好,能广泛分布于全身。脏器与组织浓度比血浓度高,在体内几乎不被代谢,主要由尿中以原型排出。临床上主要用于治疗尿路、肠道和耳道的感染,如尿道炎、膀胱炎、肠炎、细菌性痢疾、中耳炎等疾病。

【制剂】　片剂:每片 0.25g,0.5g。胶囊剂:每粒胶囊 0.25g。

【注意】

1. 本药可影响软骨发育,幼儿慎用。

2. 服用本药可引起休克反应,宜密切注意。

3. 本药可致食欲缺乏、恶心、呕吐、胃痛、腹泻等胃肠道症状,有时可致氨基转移酶、肌酐、BUN 等值上升,有的还能引起头痛、头晕、倦怠、口渴、口炎等反应,停药后即可消失。

【临床新用途】

1. 治疗消化性溃疡　有人用吡哌酸治疗消化性溃疡患者 48 例,效果显著,治愈率为 50%～75%,总有效率为 94%～96%。1 周内疼痛缓解率为 82%,与西咪替丁治疗的对照组无明显差异。治疗 1 年后复发率 30%,明显低于西咪替丁治疗的对照组。作者认为,吡哌酸可能通过杀灭幽门螺杆菌而增强黏膜屏障功能,促进溃疡愈合,减少溃疡复发的诱因。方法:吡哌酸 0.5g,口服,3/d,疗程 4～6 周。

2. 治疗阿米巴痢疾　用吡哌酸治疗阿米巴痢疾,疗效与用甲硝唑治疗的对照组无明显差异,但显效比甲硝唑观察组快。方法:吡哌酸每次 0.5g,口服,3～4/d;儿童 30～40mg/(kg·d),分 3 或 4 次口服,疗程 7d。

3. 治疗外伤伤口感染　将 2% 吡哌酸溶液浸湿的纱条覆盖于创面上,再用无菌纱布 8～10 层覆盖,包扎,隔日换药 1 次。治疗前,若伤口坏死组织未完全脱落者,宜先用去腐生肌药物使坏死组织脱落。覆盖吡哌酸纱条时,伤口周围应常规消毒,创面用无菌生理盐水清洗。发热病人,适当给予全身性抗生素治疗。结果:一般换药 3 次后,伤口肉芽组织水肿及分泌物消失,具备手术植皮条件。(黄延祚.常用药物治疗新用途手册.南宁:广西科学技术出版社,1999:375-376)

4. 治疗中耳炎　有人采用随机对照平行开放试验方法,用吡哌酸滴耳剂治疗化脓性中耳炎 30 耳,并选用氯霉素滴耳剂(CED)作对照 30 耳。治疗方法为清除患耳脓性分泌物,将吡哌酸滴丸 1～2 丸放在鼓膜穿孔处,用干棉球堵塞外耳道口,每日换药 1 次。对照组采用 2.5% 氯霉素滴耳剂滴耳,每次 3～4 滴,4/d。疗程均定为 14d。结果:以治愈日数为指标进行统计学处理,观察组 5.6d,对照组 12d(P＜0.01)。[孙燕燕,于和,魏玲,等.中耳炎的局部药物治疗.新医学,2001,32(3):170]

乌洛托品

【别名】　六甲烯胺。

【药理】　乌洛托品内服吸收后由尿排泄时,遇酸性尿分解成甲醛而起到杀菌的作用。临床上可用于膀胱炎、尿道炎等疾病。

【制剂】　片剂:0.3g。注射液:2g(5ml)。

【注意】　应用本品时,宜加服氯化铵,

每次 1g,使尿显酸性。

【临床新用途】

1. 治疗手脱皮　据报道,春秋两季不少人手掌干燥,起干疱,一层层脱皮,皲裂出血。如每日 1 次用温水洗手后,再用乌洛托品(或片压成粉),反复搓手,连用 3～5d,效果显著,且无任何副作用。

2. 治疗腋臭　有人用乌洛托品治疗腋臭患者,疗效颇佳。方法:将腋下用温水、肥皂清洗后,以湿毛巾擦至近干(使稍潮),撒布本品粉末 3.0～4.0g,用手摩擦,至腋下发生潮湿为止,然后再撒上本品,夹紧,休息 20～30min。每隔 2d 重复 1 次。应用本品无刺激性及其他不良反应。一般用药 5～10d 即可显效或痊愈。

3. 治疗足癣　采用乌洛托品治疗足癣患者,效果满意。方法:对水疱型足癣,以温开水泡洗,揩干,涂 20% 本品溶液,搓揉,2/d。对湿烂型足癣,以 1:5000 高锰酸钾液泡洗,每次 20min,擦干后涂 40% 本品溶液,搓搓,3/d。

诺氟沙星

【别名】　氟哌酸。

【药理】　本品是第三代喹诺酮类药物,具有抗菌谱广、作用强的特点,尤其对革兰阴性菌,如淋球菌、沙门菌、沙雷菌、产气杆菌、铜绿假单胞菌、奇异变形杆菌、大肠埃希菌、肺炎克雷伯菌等有较强的杀菌作用。对于金黄色葡萄球菌,本品的作用也较庆大霉素为强。临床上主要用于敏感菌所致呼吸道、泌尿道、胆道、肠道、外科、妇科、皮肤科、耳鼻咽喉科等疾病。

【制剂】　胶囊:每粒胶囊 100mg。输液:每瓶 200mg/100ml(尚有其他规格者)。滴眼液:8ml(24mg)。软膏:1%。

【注意】

1. 孕妇、严重肾功能不全患者慎用。

2. 部分患者服用本药后,可引起氨基

转移酶升高,但停药后可恢复正常。

3. 应用本品后,少数患者可出现周围神经刺激症状,四肢皮肤有针扎感,或有轻微的灼热感,加用维生素 B_1 或维生素 B_{12} 可减轻自觉症状。

【临床新用途】

1. 治疗消化性溃疡　有人用诺氟沙星治疗消化性溃疡患者,其溃疡愈合率为 67%,疗效与用雷尼替丁治疗的对照组无明显差异;对幽门螺杆菌清除率为 81%,明显优于雷尼替丁观察组。作者认为,其作用可能通过杀灭幽门螺杆菌,从而控制症状,促进溃疡愈合。方法:诺氟沙星每次 0.2g,口服,3/d,疗程 4 周。

2. 治疗阿米巴痢疾　用诺氟沙星治疗阿米巴痢疾患者,全部治愈,疗效与用甲硝唑治疗的对照组相似。诺氟沙星通过杀灭阿米巴滋养体和包囊而达到治愈目的。方法:诺氟沙星每次 0.3g,口服,4/d,连用 7d。

3. 治疗阿米巴肝脓肿　有人用诺氟沙星治疗阿米巴肝脓肿患者,可治愈或明显好转,治愈率 57%,总有效率 97%,与用甲硝唑治疗的对照组疗效相似。诺氟沙星可直接杀灭阿米巴滋养体。但肝脓腔>3.5cm 者,需配合肝穿抽脓治疗。方法:诺氟沙星每次 0.3～0.4g,口服,3/d,15d 为 1 个疗程。如合并细菌感染,则加用四环素 1000mg 加入 5% 葡萄糖注射液 1000ml 中,静脉滴注,1/d,连用 5～7d;或加用氨苄西林 2g,静脉滴注,3/d,连用 5～7d。

4. 治疗恙虫病　用诺氟沙星治疗恙虫病患者,2～3d 可退热,5～6d 症状体征消失,均治愈。作者认为,诺氟沙星可强力抑制病原体 DNA 回旋酶,从而阻断病原体 DNA 复制。方法:诺氟沙星每次 0.3～0.4g,口服,3/d;儿童 20mg/(kg·d),分 3 次服,疗程 5～7d。

5. 治疗中耳炎　有人取诺氟沙星滴眼剂 1 支(8ml 含药 24mg)加地塞米松 5mg 摇匀。首次用药前必须用 3% 过氧化氢溶液清洗,棉签拭净,滴入药液,每次 3～5 滴,2/d。症状明显好转后改为 1/d,5～8d 为 1 个疗程。一般用药 1～2 个疗程。治疗化脓性中耳炎 53 例 62 耳。用药 6 个月的疗效:急性化脓性中耳炎 42 例 48 耳,治愈 38 例 43 耳;好转 4 例 5 耳,总有效率为 100%。慢性化脓性中耳炎 11 例 14 耳,治愈 4 例 5 耳;好转 5 例 7 耳,有效率为 86%(耳),无效 2 例 2 耳,无效率为 14%(耳)[孙燕,于和,魏玲,等.中耳炎的局部药物治疗.新医学,2001,32(3):170]。21 例患者 36 耳均予诺氟沙星滴眼液治疗中耳炎。治疗结果:治愈 16 例 29 耳,好转 3 例 4 耳,无效 2 例 3 耳,总有效率为 92%。治疗中未发现不良反应。[郑积文,史永进,王书文.对"中耳炎的局部药物治疗"的验证,2002,33(5):293]

6. 治疗口腔溃疡　据张英明报道,应用诺氟沙星治疗口腔溃疡患者,一般用药当天病情明显好转,第 2 天溃疡面基本消失。用法:将诺氟沙星胶囊拉出囊帽,药粉倒入准备好的棉签上涂于口腔溃烂处,药粉均匀涂于溃烂面即可,2/d。

小 檗 碱

【别名】　黄连素、盐酸小檗碱。

【药理】　经实验证明,本品对细菌只有较弱的抑菌作用,但对痢疾杆菌、伤寒杆菌、百日咳杆菌、白喉杆菌、金黄色葡萄球菌、溶血性链球菌、肺炎双球菌,以及阿米巴原虫都具有较强的抑制作用。最近报道,盐酸黄连素能使菌体表面的菌毛数量减少,使细菌不能附着在人体细胞上,而起到治疗作用的。

【制剂】　片剂:每片 0.025g,0.05g,0.1g。胶囊剂:每粒胶囊 0.1g。复方黄连素注射液:每支 2ml。

【注意】　若盐酸黄连素注射液,遇有结晶后,可温热溶解再用。

【临床新用途】

1. 治疗慢性胆囊炎　据报道,邓明皓应用黄连素治疗慢性胆囊炎患者165例,效果显著。方法:观察组,口服黄连素,每次200mg,3/d;对照组42例,用消炎利胆片或维生素 B_2 口服,两组均为30d为1个疗程,计3个疗程。结果:黄连素组总有效率为88%,而对照组总有效率为40%。两组疗效有显著差异。

2. 治疗子宫颈糜烂　采用复方黄连素注射液治疗子宫颈糜烂患者,经用药1~2个疗程后,治愈率为98%。方法:用复方黄连素注射液在宫颈3点、6点、9点、12点处各选1点,注入复方黄连素注射液2ml至浆膜下,使局部出现1个约1cm×1cm的小丘,1/d,10d为1个疗程。注射点应选择在糜烂面与正常组织交界处,不可注射在糜烂面上。同时,注射点应每日更换,不能连续注射。进针后无回血才可注射药物。注射宜缓慢,2ml药液必须在1~2min注完。月经后3~7d才能注射,第2次注射在下次月经周期后进行。注射时若有腹部不适,稍休息即可恢复。治疗期间严禁性生活。复方黄连素注射液是由硫酸黄连素与甲氧苄氨嘧啶混合制成的溶液。因此,对磺胺类药物过敏者慎用或忌用。

3. 治疗糖尿病　据报道,石守道等采用黄连素片治疗2型糖尿病患者60例,效果显著。方法:内服黄连素片,每次0.3~0.5g,3/d,疗程1~3个月。结果:60例中,血糖2周后开始下降者30例,空腹血糖在2个月后达到理想控制标准,其症状好转时间与血糖下降时间基本一致。实验表明,应用黄连素治疗糖尿病有效,可能与促进胰岛素B细胞再生及功能恢复有关。另有人用黄连素治疗老年非胰岛素依赖型糖尿病患者58例,亦获佳效。用法:口服黄连素每次0.3~0.5g,3/d,温开水送服。以后按每周血糖值调整剂量。以每次0.1g递增,最大

量小于2g/d,待见效后持续1周,再按血糖递减剂量,以0.6g/d维持量继续治疗。另加达美康(格列齐特)80mg/d,15d为1个疗程,连续用药3个疗程后观察效果。40例中,显效者20例,有效者18例,无效者2例,总有效率为95%。疗效明显高于单用黄连素的18例对照组。

田德增等观察小檗碱对存在外源胰岛素抵抗的2型糖尿病患者血糖的影响,2型糖尿病口服降糖药继发失效患者,采用胰岛素治疗,其中52例患者每日胰岛素用量超过1U/kg,血糖仍未达标准,患者加用小檗碱治疗,起始量每次0.3g,3/d,饭后服用,3d后根据血糖值调整1次,每次增加0.3g,每次最大剂量1.2g,血糖控制理想减少胰岛素用量至最少维持量。结果:小檗碱可明显降低存在胰岛素抵抗患者的空腹及餐后血糖水平,但起效慢(约2周起效),3周达最大效果。有效剂量为每次0.5~1.2g,明显改善糖尿病患者胰岛素抵抗,减少外源胰岛素用量(35d少约30%)。[田德增,张永选,魏晓华,等.黄连素对外源胰岛素抵抗的2型糖尿病患者血糖的短期影响.中国实验方剂学杂志,2010,16(4):174-175]

4. 治疗心律失常　傅文录应用黄连素治疗心律失常患者,效果颇佳。采用48h动态心电图观察黄连素治疗室性心律失常患者100例,其中显效率为38%;有效率为62%。全组期前收缩的总平均值从452±421.8/h下降至271±352.7/h（ $P <$ 0.001）。用黄连素治疗心律失常患者31例(其中阵发性房颤、频发性房早各2例,阵发性室上速7例,频发性期前收缩16例,频发性交界性期前收缩4例,并有29例曾用过两种以上抗心律失常药物无效),内服黄连素片,每次0.4g,3~4/d。结果:显效者20例,有效者9例,无效者2例,总有效率为93.55%。又治疗老年顽固性室性心律失常患者68例,在抗心律失常药物无效的情况

下,应用黄连素片,每次 0.3g,4/d,21d 为 1个疗程。平均起效时间为 6.4d。总有效率为 79%。

5. 治疗高血压　有人用黄连素片治疗高血压患者,效果显著。方法:内服黄连素片,每次 0.4~0.6g,3~4/d,28d 为 1 个疗程。结果:用黄连素治疗高血压患者 63 例中(其中 I 期 35 例,II 期 28 例),用药 4~6d血压开始下降,7~10d 达最低值,平均收缩压下降 3.8±1.7kPa,舒张压平均下降 2.5±1.5kPa,降压总有效率达 74.62%。

6. 治疗心力衰竭　运用黄连素治疗心力衰竭患者 37 例,经用药 1~2 个疗程后,可明显减轻症状,心衰缓解,心功能改善 I~II 级,总有效率为 85.9%。方法:内服黄连素片,每次 400mg,餐前服用,3/d,温开水送服,7d 为 1 个疗程。黄连素不能取代传统药物治疗,对危重病例和运用黄连素疗效不佳者,宜及时加用或换用强心、强尿、扩血管等药治疗。

7. 治疗消化性溃疡　钟惠珍采用黄连素治疗消化性溃疡患者 42 例,经用药 2 个疗程后,治愈率为 70%,而对照组采用复方氢氧化铝或胃得乐治疗痊愈率仅为 34.2%。两组疗效经统计学处理有显著差异。用法:内服黄连素片,每次 0.4g,4/d,温开水送服,6 周为 1 个疗程,可连续服 2~3 个疗程。黄连素具有保护胃肠黏膜,促进胃溃疡愈合的作用。方法:口服黄连素每次 0.4g,2/d,4~6 周为 1 个疗程。治疗消化性溃疡 48 例,治愈率为 76%。

8. 治疗慢性萎缩性胃炎　内服黄连素 0.2g,维酶素 1g,猴菇菌 0.75g。治疗慢性萎缩性胃炎患者 37 例,在主要症状缓解、病理变化及胃黏膜改善等方面,均疗效显著。

9. 治疗高脂血症　据报道,勾祥辉等应用黄连素治疗高脂血症患者 59 例,效果显著。用法:口服黄连素片,每次 0.5g,3/d,温开水送服。结果:采用黄连素片治疗

高脂血症患者 45 例,并与口服烟酸肌醇 40例作对照。其中应用黄连素组总有效率为 90%,烟酸肌醇组为 50%,黄连素明显优于烟酸肌醇组。另据报道,孙杰给予 37 例原发性高血脂患者口服黄连素 0.3~0.4g,3/d。结果:患者治疗前后 TC,TG,Apo-B均有明显降低,而 Apo-A1 治疗前后无明显改变,25 例高胆固醇血症患者,显效 20 例(80%),有效 5 例(20%),总有效率为 100%;28 例高三酰甘油血症患者,显效 21例(75%),有效 7 例(25%),总有效率为 100%。[孙杰. 黄连素降脂作用的临床观察. 中国中西医结合杂志,2002,22(4):269]

10. 治疗肠易激综合征　李长城采用黄连素(每次 0.3g,3/d)治疗肠易激综合征 34 例,并以乳酸菌素(每次 6 片,3/d)作对照,用药时间为 2 周。结果:黄连素组总有效率为 70.6%,乳酸菌素组有效率为 35.4%,两者有显著性差异;黄连素的腹泻缓解率为 84.4%,黏液便缓解率为 83.3%,稀便缓解率为 82.1%,腹痛缓解率为 76.6%,腹胀、里急后重、排便不尽感缓解率分别为 69%,68%,62%,均明显优于乳酸菌素组。[李长城. 黄连素治疗肠易激综合征 34 例. 中原医刊,2003,30(8):35]

11. 治疗糖尿病神经病变　有人将 65例糖尿病神经病变患者,随机分为小檗碱观察组(34 例)和弥可保对照组(31 例)。小檗碱组口服小檗碱,每次 7 片(700mg),3/d,饭后服。连续应用 12 周。弥可保组口服弥可保 0.5mg,2/d,连续应用 12 周。两组患者应用胰岛素或口服降糖药物控制血糖,停用原治疗糖尿病神经病变药物 2 周以上。结果:小檗碱组患者麻木、疼痛症状改变的有效率明显优于对照组($P<0.05$)。[王静,武敏. 黄连素治疗老年 2 型糖尿病神经病变的疗效观察. 中国老年学杂志,2010,30(6):1740-1741]

12. 治疗颈动脉粥样硬化斑块的缺血

性脑血管病　以阿司匹林和对症处理为基础治疗。观察组给予口服小檗碱 0.4g，3/d；对照组给予口服氟伐他汀 40mg/d，疗程 4 个月。治疗 2 个月后，观察组颈动脉粥样硬化斑块面积较治疗前小，斑块数量较治疗前少（$P<0.05$）。对照组颈动脉 IMT、动脉粥样硬化斑块面积和数量与治疗前比较，无统计学差异。治疗 4 个月后，乙组颈动脉 IMT、动脉粥样硬化斑块面积和数量均较治疗前变小。作者认为，小檗碱可能通过降低 sICAM-Ⅰ、sVCAM-Ⅰ、sE-selectin 表达，从而达到稳定斑块抗动脉硬化的作用。［顾承志，黄国祥，黄志东，等. 黄连素对颈动脉粥样硬化斑块的干预研究. 卒中与神经系统疾病，2009，16(6)：358-360］

第三节　抗结核病药

链　霉　素

【药理】　本品是通过干扰细菌蛋白质的合成而抗菌的。低浓度抑菌，高浓度杀菌，对静止期和生长期的细菌都有作用。细菌对本品能迅速产生耐药性，用药时期越长，发生率越高，且一旦产生耐药性常持久不变。联合用药可减少或延缓耐药性的产生。主要用于结核病和革兰阴性杆菌引起的肺炎、泌尿道感染（同服碳酸氢钠碱化尿液，可提高疗效）、败血症、腹膜炎、布氏杆菌病、肠道感染、鼠疫等。治疗革兰阳性球菌引起的呼吸系统感染及心内膜炎等，与青霉素合用可加强疗效。

【制剂】　注射用硫酸链霉素：每瓶 0.75g，1g，2g，5g。

【注意】

1. 肾功能不全患者宜慎用本品。

2. 链霉素对第Ⅷ对脑神经有损害作用，可引起前庭功能障碍和听觉丧失。如患者发现耳有堵塞感或耳鸣，应立刻停药。

【临床新用途】　治疗寻常疣　有人用链霉素治疗寻常疣患者 1000 例，效果显著。治愈率为 77%，好转率为 20%，无效率为 3%，总有效率为 97%。经注射后疣体大部分可自行干痂脱落。方法：取链霉素 1g，加入生理盐水注射液 3ml，溶解后即可使用。注射部位常规消毒后，取 30°～45°自疣体旁入针，注射药液，疣体为 0.7～1.8cm 者，注射量 0.25ml；疣体为 0.5～0.7cm 者，注射量 0.2ml；疣体为 0.3～0.5cm 者，注射量为 0.15ml；疣体为 0.3cm 以下者，注射量 0.1ml。

异　烟　肼

【别名】　雷米封、异菸肼。

【药理】　本品对结核杆菌作用很强，在试管内低于 0.25μg/ml 的浓度，即可抑制细菌生长，较高浓度有杀菌作用。抗菌原理可能是抑制分枝菌属细胞壁上所有的重要成分分枝菌酸的合成，因此只对分枝菌属特别是结核杆菌有高度抗菌作用，对其他细菌几乎无作用。本品穿透力强，能透入细胞内、血-脑脊液屏障及其他病变组织，对敏感菌所致各部位各种类型结核病均有良好疗效，是治疗结核病的第一线药物中的主药。本品常需和其他抗结核病药联合应用，以增强疗效和克服耐药菌。

【制剂】　片剂：每片 0.05g，0.1g，0.3g。注射液：每支 0.1g(2ml)。

【注意】

1. 孕妇忌用。

2. 肝功能不良者、有精神病和癫痫病史者，宜慎用。

3. 氢氧化铝等抗酸药可抑制本品的吸收，故不宜与异烟肼同服。

【临床新用途】

1. 治疗多发性硬化动作性震颤 多发性硬化动作性震颤尚无成功的药物治疗。有人用异烟肼治疗用药数日见效,震颤好转。作者认为,可能是异烟肼终末代谢产物阻断了脑脊液 γ-氨基丁酸和血浆鸟氨酸转移酶,从而影响了多发性硬化患者小脑及其传递通路的受损区域,使动作性震颤得以改善。方法:异烟肼 800～1200mg/d,口服,疗程 4 周。

2. 治疗许吉(Shy-Drager)综合征 许吉综合征是指直立性低血压伴发橄榄桥小脑萎缩、帕金森病或小脑性共济失调的一组病症。有人用异烟肼治疗 3 例,不仅直立性低血压改善,而且其中 2 例少汗、排尿障碍等自主神经症状和小脑共济失调均见好转。作者认为,异烟肼可抑制线粒体酶作用,使线粒体酶代谢障碍,引导单胺氧化酶受抑制,外周儿茶酚胺增多,使血压升高。此外,异烟肼与维生素 B_6 结构相似,可竞争取代脑组织中维生素 B_6,使 γ-氨基丁酸生成受阻而致血压升高。异烟肼与含酪胺丰富的食物同服,可有效地维持直立后血压。方法:异烟肼每次 200mg,口服,3/d,或 300～600mg,静脉滴注。同时服酵母片每次 3g,3/d,饮啤酒 500ml/d。

3. 治疗忧郁综合征 有人用异烟肼治疗忧郁综合征患者 53 例,其中慢性焦虑症 11 例,恐怖性焦虑 5 例,人格缺陷 2 例,1～2 周开始见效,结果:显效 17 例,改善 18 例,无 1 例恶化,总有效率为 66%。异烟肼对忧郁症表现的虚弱、疑病、情绪沮丧、焦虑等,疗效较明显。加用维生素 B_6,在于预防异烟肼可能诱发的精神病。方法:异烟肼 400mg/d,维生素 B_6 50mg/d,口服,疗程 6 周。

4. 治疗睑腺炎(麦粒肿) 另有人对 145 例麦粒肿患者用异烟肼 4～10mg/(kg·d),分 3 次口服,同时,加服维生素 B_6 30～60mg/d。全部病例未用外敷及抗炎药物。服药 3d。脓头、红肿等消失。作者认为,本药的作用机制可能是异烟肼进入细菌细胞膜,当生长期细菌分裂时,抑制第 2 代细菌的磷脂合成,损害菌体细胞膜。[陈冠容.老药新用.北京:人民卫生出版社,2004:324]

5. 治疗扁平疣 有人用异烟肼治疗扁平疣患者 40 例,结果:治愈 20 例,显效 8 例,改善 5 例,无效 7 例,治愈率为 50%,总有效率为 82%。方法:异烟肼每次 100mg,口服,3/d,疗程 2 周以上。

6. 治疗泛发性白癜风 有人用异烟肼治疗泛发性白癜风患者,治愈率为 10%,总有效率为 70%。作者认为,异烟肼可能部分药物经皮肤排泄时,刺激黑素细胞,使黑色素合成增加;或者通过促肾上腺素皮质激素和黑素细胞刺激素而刺激黑素细胞产生黑色素。方法:异烟肼 300mg,氨硫脲 125～150mg,晚饭后顿服,1/d,30d 为 1 个疗程。可同时服用维生素 B_6。

7. 治疗鼠伤寒沙门菌感染 有人用异烟肼治疗 4 例大便培养确诊的鼠伤寒沙门菌感染的小儿。4 例患者均曾经用四环素、红霉素、黄连素、庆大霉素、氨苄西林等多种抗菌药物治疗 2 周,腹泻仍不能控制。用异烟肼治疗 2d 腹泻好转。1 周症状消失,且未见复发。

8. 治疗食管瘢痕狭窄 26 例食管瘢痕狭窄病人,反复扩张效果不佳,治疗时,空腹行食管镜检查,插入导引钢丝,采用沙氏扩张器行食管扩张,最大直径至 12～15mm 后保留扩张器 15min,4h 后开始进流食并予止血药及消炎药,同时予异烟肼 100mg 口服,3/d,连续服用 6～8 周停药。24 例(92.3%)随访 6～24 个月,20 例(83.3%)能进普通饮食。4 例进普通饮食有梗阻感,能进半流质饮食。6 个月后食管吞钡 X 线摄片,18 例(69.2%)显示原食管狭窄处较术前明显增宽（5.1±1.4mm 对 10.2±1.6mm，$P<0.01$）。[李志平，范士志，蒋耀光，等.异烟肼预防食管瘢痕狭窄的初步研究.中华血管外科杂志，2001，17(1)：50]

9. 治疗急性菌痢　口服异烟肼，每次300mg，2/d，同时给予维生素 B_6 20mg。结果：用上药治疗急性菌痢及各种感染性肠炎300 例，总有效率达 95%。不少患者给药 1次后即获明显效果。[罗勇.异烟肼的临床新用途.中华医药杂志，2003，3(9)：28]

10. 治疗遗传性舞蹈病　方法：用异烟肼 11～21mg/(kg·d)，维生素 B_6 100mg/d同服，疗程 4～25 个月。结果：用药后运动障碍和智能有明显改善。作者认为，遗传性舞蹈病患者的尾状核、纹状体、苍白球和黑质内 GABA 含量显著减少，合成 γ 氨基丁酸、谷氨酸脱氢酶活性亦相应降低。异烟肼还可抑制脑内 GABA 氨基酸转移酶和增加脑中 GABA 的含量，故可用于治疗遗传性舞蹈病有效。

利　福　平

【别名】　力复平、甲哌利福霉素、利米定、甲哌力复霉素。

【药理】　本品对结核杆菌高度敏感（最低抑菌浓度为 0.005～0.5μg/L），对革兰阳性球菌（包括耐药金黄色葡萄球菌）也有很强的抗菌作用。此外对革兰阴性菌和麻风菌、病毒、衣原体都有一定作用。本品对结核病的疗效与异烟肼、链霉素相近似，其特点为患者对它的耐受性一般较好。结核杆菌对它可缓慢地产生耐药性，但它与其他抗生素之间尚未发现交叉耐药性，故适用于对其他抗结核药产生耐药菌株的感染。口服后吸收良好。口服每次 0.3～0.6g，血中有效浓度可维持 8～12h。本品主要用于肺结核和其他结核病，也可用于麻风和对红霉素耐药的军团菌肺炎等疾病。

【制剂】　片（胶囊）剂：每片（胶囊）0.15g，0.3g，0.45g，0.6g。口服混悬液：20mg/ml。

【注意】

1. 食物可阻碍利福平的吸收，故宜空腹服。

2. 用药期间应检查肝功能，若肝功能不全者应慎用本品。

3. 严重肝功能不全、胆管阻塞者和 3 个月以内的孕妇，均禁用。

4. 本品与乙胺丁醇合用，有增加视力损害的可能性。

【临床新用途】

1. 治疗卡介苗接种性溃疡　有人用利福平治疗卡介苗接种性溃疡患者，效果显著，治愈率为 100%。方法：利福平口腔膜 1片，剪成比溃疡面稍大的膜片，贴在患处，用无菌敷料包扎。贴药膜前，先将溃疡处用过氧化氢溶液清洗、消毒，再用生理盐水洗净。如无利福平口腔膜，也可将利福平片剂 1～2 片研末，按这种方法外用于溃疡面上。

2. 治疗睑腺炎　睑腺炎系眼睑腺体发炎所致。根据被感染组织部位之不同，可分为内睑腺炎、外睑腺炎。笔者应用利福平与维生素 B_6 配方治疗睑腺炎 98 例，效果满意。用法：口服利福平片，10～20mg/(kg·d)，分 3 次服；维生素 B_6 片每次 10～20mg，3/d，连服 4d 停药。结果：98 例中，治愈者70 例（红肿热痛全部消失），好转者 19 例（肿而不痛），无效者 9 例（红肿热痛等症状依然存在）。总有效率为 91%。治程中无 1例出现不良反应。[李谊.利福平维生素 B_6合用治疗麦粒肿.中国医院药学杂志，1998，18(9)：402]

3. 治疗小儿急性细菌性痢疾　孙秀琴阅读 1999 年新医学第 10 期刊登的"利福平、庆大霉素、小檗碱保留灌肠加口服治疗小儿急性细菌性痢疾 100 例"一文后，对该院 30 例细菌性痢疾患儿进行了治疗验证，效果颇佳。30 例患儿均有发热、腹痛、腹泻、排黏液脓血便、里急后重感,均经粪便常规加镜检证实为细菌性痢疾。全部病例来院前均经口服抗菌药物及输液治疗,病程2～4d,疗效欠佳[张继礼,徐风州.利福平、庆大霉素、小檗碱保留灌肠加口服治疗小儿急性细菌性痢疾100例.新医学,1999,30(10):579]。1个疗程结束后,治愈28例,显效2例,总有效率为100％。治疗过程中未发现不良反应,结果显示,此疗法疗效确切,方法简单,价廉,适合基层医疗单位推广使用[孙秀琴."利福平、庆大霉素、小檗碱保留灌肠加口服治疗小儿急性细菌性痢疾100例"验证.新医学,2002,33(2):121]。

另据钱红报道,50例急性菌痢患儿随机分成利福平组和诺氟沙星组,两组均给予相同的对症及支持治疗。观察组的口服诺氟沙星10～15mg/(kg·d),分2次口服。治疗前后做血、尿常规及肝、肾功能检查。对用药后两组退热时间、止泻时间、粪培养阴转时间3项指标进行观察比较。结果:观察组退热、止泻、粪培养转阴时间均短于诺氟沙星组,具有显著的差异($P<0.01$)。治疗中未发现药物不良反应。[钱红.利福平治疗小儿急性细菌性痢疾临床分析.儿科药学杂志,2003,9(2):38]

4.治疗寻常型银屑病 >16岁者每日口服利福平300mg,分2次服,20d为1个疗程,共1～2个疗程,鳞屑较厚者外搽硫黄软膏。结果:52例中,临床痊愈25例,显效3例,有效17例,无效7例,总有效率为86.5％。[孙克会,乔秀云.利福平治疗银屑病52例.中华皮肤科杂志,1998,31(2):12]

5.治疗慢性脓性中耳炎 将庆大霉素和氢化可的松按1:1比例混合制成滴耳液,用此滴耳液与氯霉素两者隔5min交互滴耳,2/d。滴耳前不用过氯化氢溶液洗耳,耳有脓者,可用干棉球沾去脓液,用药期间忌食辛辣物。观察组31例用药5d后,基本治愈21例,无效10例。无效者用利福平治

疗,方法:取利福平胶囊1粒(0.15g)用生理盐水2ml溶解后滴耳,每次2～3滴,每次滴完后必须用于压迫外耳道,直到口鼻有苦味,连用4d后,均获治愈。[许卫军.利福平治疗慢性脓性中耳炎31例临床疗效观察.中原医刊,2003,30(8):49]

另有人用利福平滴眼液(上海集成药厂生产),配制成0.1％利福平滴耳液[取包装内利福平1片(每片10mg),加入缓冲液10ml中,振荡均匀,即得],先用3％过氧化氢溶液反复清洗外耳道,擦干残留液,患耳朝上。滴入0.1％利福平液3滴,2/d,并保持体位5min。结果:96例中,治愈80例(90耳),显效10例(12耳),无效6例(8耳),总有效率为94％。治程中未见不良反应。[刘杰.对贵刊刊登的《利福平(0.1％)液治疗慢性化脓性中耳炎》一文的验证.中国新药与临床杂志,2003,22(3):191]

6.治疗烧伤 常规消毒创面,用利福平粉涂于创面,1/d;2d换药1次。烧伤面积>4％以上者给予静脉输注抗生素;烧伤面积在2％～3％者口服抗生素预防感染,据统计,治愈率为100％。[孟丽.利福平的新用途及应注意的问题.西南国防医药,2010,20(6):684]

7.治疗Ⅲ期褥疮 方法:将42例59处Ⅲ期褥疮患者随机分为对照组和观察组。对照组26例(35处)在常规治疗护理的同时,使用利福平外用,观察组16例(24处)在对照组治疗的基础上加用局部氧气治疗创面。结果:2组治愈率比较,差异有显著意义($P<0.05$)。作者认为,在使用利福平外用的基础上,加用局部氧气治疗Ⅲ期褥疮,效果更佳。[陈惠芝.利福平辅以氧化治疗Ⅲ期褥疮疗效观察.基层医学论坛,2009,13(3):28-29]另有人用利福平治疗重度皮肤压疮,效果卓著。将164例患者随机分为甲乙两组。甲组采用双相封闭疗法治疗,第一相用碘酊、利福平和阿奇霉素糊状涂于患

处,外覆盖一层敷贴封闭疮面;第二相将浸有胰岛素、苯丙酸诺龙、利福平、阿奇霉素液敷于疮面,外覆盖敷贴封闭疮面。乙组用传统方法治疗,除第二相仅用紫草油涂创面外,余同甲组。结果:治疗后甲组重度皮肤压疮积分,痊愈率均明显高于乙组,愈合天数少于乙组($P<0.01$)。作者认为,利福平治疗重度皮肤压疮疗程短,治愈率高,明显优于传统疗法。[王爱华,井月秋,孙宣.双相封闭疗法对重度皮肤压疮的治疗作用.山东医药,2009,49(17):24-25]

利福霉素

【别名】 利福霉素钠、利福霉素 SV。

【药理】 本品是一种新型的广谱抗生素。对金黄色葡萄球菌(包括耐青霉素和耐新青霉素株)、结核杆菌有较强的抗菌作用。对常见的革兰阴性菌的作用弱。该药的杀菌作用强、抗菌谱广、抗菌机制独特。口服易吸收,毒性小。注射后体内分布以肝和胆汁内为最高,在肾、肺、心、脾中也可达治疗浓度。与他类抗生素或抗结核类药之间未发现交叉耐药性。临床上常用于不能口服用药的结核患者和耐药金黄色葡萄球菌引起的呼吸道、胆道、泌尿道等部位感染。

【制剂】 注射用利福霉素:每瓶250mg。注射液:每支 0.25g(5ml)。静脉滴注用:0.125g(2ml),供肌内注射用。

【注意】

1. 应用本品,偶可引起耳鸣、听力下降

等不良反应,停药后可消失。

2. 静脉注射本品后,可出现巩膜或皮肤黄染。

3. 肌内注射本品,可引起局部疼痛,有时可引起硬结和肿块。

【临床新用途】

1. 治疗麻风病 利福霉素的杀菌作用较其他抗麻风杆菌药物快而强(利福定)。某医院让 10 例麻风病患者每日清晨空腹顿服利福霉素 150mg,经 3 个月治疗,皮肤损害均有不同程度减轻。8 例患者明显见效,结节斑块在服药后 1～2 周明显吸收消退。

2. 治疗皮肤病及疖肿 有人用利福霉素治疗化脓性皮肤病 21 例,皮肤结核 8 例。化脓性皮肤病中,复发性毛囊炎患者 16 例,痈 1 例,乳头状皮炎 2 例,慢性脓皮病 2 例。病期 3 周至数年不等。21 例中,经脓液培养,生长金黄色葡萄球菌者 13 例,柠檬色葡萄球菌者 1 例,四联球菌 1 例,8 例皮肤结核均经病理证实。用法:利福霉素 150mg/d,局部不做特殊处理。化脓性皮肤病疗程 2 周至 1 个月,皮肤结核疗程 3～6 个月。结果:29 例全部获得治愈。另据报道,采用利福霉素治疗疖肿患者 233 例,经用药 2～3d 后,有效率为 99%。

3. 治疗灼烧、冻伤等 有人采用自制的利福霉素治疗灼烧、冻伤、皮肤裂伤感染、脓肿切除后经久不愈的慢性溃疡、急性刀割伤、结核性肛瘘、下肢静脉曲张伴慢性溃疡等 100 例,局部涂抹 3～5d 获得痊愈,治愈率为 92%,总有效率为 96%。

第四节 抗病毒药

利巴韦林

【别名】 病毒唑、三氮唑核苷。

【药理】 本品为一种强的单磷酸次嘌呤核苷脱氢酶的抑制药,能抑制单磷酸次嘌

呤核的活性,从而阻止病毒核酸的合成,有广谱的抗病毒作用。在实验室中对多种病毒有抑制作用。临床上用于流感、甲型肝炎、口腔疱疹、带状疱疹等病毒性疾病。

【制剂】 注射液:每支 100mg(1ml)。

滴眼液:0.1%。滴鼻液:0.5%。

【注意】

1. 本品有较强的致畸作用,故禁用于孕妇和有可能即将怀孕的妇女。

2. 大剂量应用本品(包括滴鼻在内)可致心脏损害。若呼吸道有疾患者,可引起呼吸困难、胸痛等不良反应,停药后症状即可消失。

【临床新用途】

1. 治疗尖锐湿疣　有人用利巴韦林治疗尖锐湿疣患者,均获痊愈。方法:利巴韦林每次 200mg,2/d,5~8d 为 1 个疗程。同时用 1:8000 高锰酸钾溶液局部清洁,1/d。

2. 治疗病毒性上呼吸道感染(上感)　有人用 1% 利巴韦林滴鼻治疗 73 例病毒性上感,第 1 小时滴 4 次,以后每小时 1 次或 2h 1 次;退热后 4h 1 次,继续用 2d,每侧鼻孔滴 2~3 滴,疗效较佳。据报道,应用利巴韦林滴鼻(0.5%,每 1 小时或每 2 小时滴 1 次,10~12/d)加口服(2mg/片,每 2 小时服 1 次,6/d,退热后改为 4/d,继续用 2d,3~5d 为 1 个疗程),治疗 80 例小儿急性病毒性上感,可降温、缩短发热时间和病程。

3. 治疗腺病毒肺炎　有人用利巴韦林滴鼻喷咽(5mg/ml,每小时 1 次,5/d),超声雾化(每次 10~30mg 加蒸馏水 30ml,2/d,连用 5d),全身用药[肌内注射或静脉滴注,10mg/(kg·d),分 2 次,疗程 5~7d],有效率较高,并认为全身用药较局部用药为好。

4. 治疗麻疹　有人对 20 名 1—12 岁的患儿用利巴韦林口服治疗,10mg/(kg·d),分 4 次服,连用 7d,发热、咳嗽、皮疹消退时间均明显缩短。

5. 治疗急性拉沙热　拉沙热为拉沙病毒引起的传染病,在西非一些国家流行。临床特征是发热、剧烈肌痛、白细胞减少、出血、休克、肝损害,病死率高达 36%~70%。目前美国、日本、加拿大及欧洲一些国家已将本病列为国境检疫疾病。据报道,用利巴韦林治疗[15mg/(kg·d),连用 10d 以上],特别在早期应用效果更为明显。

6. 治疗病毒性角膜炎　单纯疱疹性角膜炎是常见眼病,因无有效治疗常导致失明。据报道,用利巴韦林治疗 80 例(大部分为用其他抗病毒药及抗生素治疗无效的病例),其中 70 例为溃疡型,10 例为基质炎型。溃疡型愈合时间平均为 15.9d,基质炎型治疗时间平均为 43.5d,疗效显著,同时视力有明显改善。方法:0.5% 利巴韦林眼药水滴眼,溃疡阶段每小时 1 次,每次 1~2 滴,溃疡愈合后,基质尚有浸润及水肿者改为 2h 1 次;基质炎型病例可合用泼尼松眼膏及地塞米松眼药水。同时还观察到利巴韦林对牛痘性角膜炎、角膜带状疱疹及腺病毒性点状角膜炎均有效。对眼睛未见严重刺激,无疼痛或药物过敏反应。

7. 治疗单纯疱疹　用医用棉球饱蘸利巴韦林注射液湿敷于皮损处,每小时 1 次,敷 15min,3~5/d,用 1~3d,不用其他药物。本组 36 例中治愈(皮损处基本愈合,无新发皮疹,症状消失)25 例,有效(皮损结痂变小,症状缓解)11 例,总有效率为 100%。作者认为,利巴韦林为广谱抗病毒药,局部湿敷药物浓度高,易发挥作用。本组疗效与刘国强[刘国强,吴琼萍.利巴韦林注射液外用治疗单纯疱疹 48 例疗效评价.新医学,1998,29(7):367]的报道相似,此方法疗效确切,见效快,价廉,用药方便,适合基层推广应用。

8. 治疗寻常疣　李应才等应用利巴韦林局部注射治疗寻常疣 60 例,效果显著[李应才,程素仙.利巴韦林局部注射治疗寻常疣 60 例疗效观察.新医学,2000,31(1):58]。程秀红又验证 50 例,注射 1 次痊愈者 39 例(78%),2~3d 疣体逐渐坏死脱落,病灶周围无炎症反应,7d 后脱落部位皮肤平坦。10 例(20%)需注射 2 次才完全脱落。1 例(2%)疣体融合成斑块状需用药注射 3

次才完全脱落。50 例患者全部治愈,治愈率为 100%[程秀红.对"利巴韦林局部注射治疗寻常疣 50 例疗效观察"的验证.新医学,2002,33(3):162]。房爱莲采用利巴韦林治疗寻常疣 60 例,效果良好。方法:常规消毒疣体及其周围皮肤后,将利巴韦林注射液注入疣体基底部,剂量视疣体大小而异,一般为 0.3～0.5ml,病灶融合成斑块者每次注药不超过 1ml(50mg);对多发性寻常疣分批进行治疗。1 次总量一般不超过 300mg;第 1 次注射未愈者 7～10d 后再行局部注射治疗。结果:46 例中,经 1 次注射后治愈 29 例,经 2 次注射治愈 13 例,2 例甲周疣经 3 次注射后治愈。近期治愈率达 96%。治愈病人随访 3～6 个月,2 例甲周疣均在治愈 3 个月内复发,余未见复发。作者认为,该法操作简单、经济、疗效高。治疗中应注意:①注射后应避免局部湿水,跖疣注射后应避免剧烈活动,以免继发感染;②本组 2 例甲周疣经 3 次治疗后,疣损仅暂时脱落,均在 3 个月内复发,分析可能与疣根部位于甲周内,药物不能注入理想部位有关,甲周疣患者不宜选用本法治疗。[房爱莲.对"利巴韦林局部注射治疗寻常疣 60 例疗效观察"的验证.新医学,2003,34(8):504]

9. 治疗流行性乙型脑炎　有人用利巴韦林治疗流行性乙型脑炎患者,可促进退热和意识恢复,病程缩短,与用一般常规治疗的对照组比较有显著差异。作者认为,其作用与利巴韦林可抑制乙脑病毒复制有关,并可在应用一般常规综合治疗基础上早期加用。方法:利巴韦林 15mg/kg,加入 10% 葡萄糖注射液 200ml 中静脉滴注,1/d,连用 3～7d。[胡雪丽.利巴韦林临床新用途.中国社区医师,2008(15):38]

10. 治疗丙型肝炎　方法:利巴韦林 200～300mg,肌内注射,2/d,3 个月或以上为 1 个疗程。体重＜55kg 每次用 200mg,＞55kg 每次用 300mg,3/d,6 个月为 1 个疗程。结果:经用利巴韦林后,可使症状消失或减轻,丙型肝炎病毒 RNA 转阴率为 42.3%～81.8%。

阿昔洛韦

【别名】　无环鸟苷。

【药理】　本品为化学合成的抗病毒药。在体内转化为三磷酸化合物,干扰单纯疱疹病毒 DNA 聚合酶的作用,抑制病毒 DNA 的复制,对细胞的 α-DNA 聚合酶也有抑制作用,但程度较轻。临床上常用本药防治单纯疱疹病毒 HSV_1 和 HSV_2 的皮肤或黏膜感染。

【制剂】　胶囊剂:每粒胶囊 200mg。注射用阿昔洛韦(冻干制剂):每瓶 500mg(标示量)(含钠盐 549mg,折合纯品 500mg)。滴眼液:0.1%。眼膏:3%。霜膏剂:5%。

【注意】

1. 静脉给药本品,可见静脉炎。

2. 注射给药,只能缓慢滴注(持续 1～2h),不可快速推注,不可用于肌内注射和皮下注射。

3. 使用本药后产生的主要不良反应有荨麻疹、皮疹、一时性血清肌酐升高或头痛、低血压、恶心、出汗、血尿等症状。

【临床新用途】

1. 治疗扁平疣　扁平疣是由乳头瘤毒素所引起,皮疹为米粒到黄豆大小扁平隆起的丘疹。一般好发于颜面部、手背。病程慢性,目前无特效药物,治疗较棘手。据报道,李祥宝应用阿昔洛韦治疗扁平疣患者 30 例,效果显著。用法:阿昔洛韦每次 0.25g,用生理盐水 10ml 溶解后,混入复方氯化钠注射液 500ml 中,静脉滴注,1/d。治疗效果:运用阿昔洛韦治疗面部扁平疣患者 30 例,经连续静脉滴注 6～8 次后,面部皮疹全部消退者 28 例,另 2 例病期较长者,在用药 9～12 次后,皮疹全部消退。作者认为,阿昔洛韦为抗病毒药物,对扁平疣有抑制作用。另有人采用阿昔洛韦治疗扁平疣患者 85 例,其中治愈者 83 例,显效者 2 例,总有效率为 100%。

2. 治疗病毒性角膜炎　取穴:病损位于角膜中央及偏于颞侧取球后穴,配承泣(或上明);偏于角膜鼻下方取承泣,配球后;偏于角膜上方取上明穴,配球后。用无环鸟苷注射液 2 份,鱼腥草注射液、丹参注射液各 1 份,用 0.5~0.6ml;配加地塞米松(或甲泼尼龙);两穴交换注射(或主穴注射 2 次,配穴注射 1 次),1~2d 1 次。继发虹膜炎用 1% 阿托品眼液,每日 3 次滴眼。结果:80 例(116 只眼)中,治愈 95 眼,显效 17 眼,无效 4 眼,总有效率为 96.6%。[聂亚飞.穴位注射治疗病毒性角膜炎 80 例.现代中医药,2007,27(6):28]

3. 治疗慢性乙型肝炎　460 例本病患者,分 1 组 109 例,2 组 80 例,3 组 271 例。1 组用阿昔洛韦 1g/d,2 组用阿昔洛韦 0.75g/d,3 组用阿昔洛韦 0.5g/d,三组均静脉滴注,1/d,同时肌内注射聚肌胞 6mg/d,疗程 2 个月。结果:第 1 及 2 组 HBcAg 转阴率分别为 51.4% 和 42.5%;HBV-DNA 转阴率分别为 65.8% 和 61.4%,均无显著性差异。[朱月香,朱思红.阿昔洛韦的临床应用.医药导报,2003(23 增刊):53]

4. 治疗毛状黏膜白斑　方法:用阿昔洛韦每次 800mg,口服,4/d,连用 2 周,随着带状疱疹迅速消退,毛状黏膜白斑亦可痊愈。作者观察到,本病见于人类免疫缺陷病毒感染的同性恋或异性恋者。

第五节　抗麻风病药及抗麻风病反应药

氨 苯 砜

【别名】　二氨二苯砜。

【药理】　本品是目前治疗麻风病的首选药物。对麻风杆菌有较强的抑制作用。口服吸收缓慢而安全。用药后自觉症状明显改善,一般黏膜病变好转较快,皮肤病变好转较迟,神经系统病变恢复最慢。由于本品存在于肝肠循环,所以半衰期较长,停药后可维持有效组织浓度 2~3 周。本品主要适用于治疗各型麻风患者。

【制剂】　片剂:每片 50mg,100mg。

【注意】

1. 肝、肾功能不全,贫血、胃和十二指肠溃疡病及有精神病病史者慎用。

2. 本品可致正铁血红蛋白血症,严重者可致溶血性贫血等。

3. 本品的常见不良反应有恶心、呕吐等,偶见头痛、头晕、心动过速等症状。

4. 本品与磺胺类药物可有部分交叉过敏反应发生,请予注意。

【临床新用途】

1. 治疗泛发性神经性皮炎　用氨苯砜治疗泛发性神经性皮炎患者,结果:治愈率为 32%,总有效率为 89%,明显优于用氯苯那敏等治疗的对照组。方法:氨苯砜每次 50mg,口服,2/d,7d 为 1 个疗程,疗程间休息 2~3d。并加用维生素 B₄ 及维生素 C 等。如复发者再用仍有效。

2. 治疗过敏性紫癜　有人用氨苯砜治疗过敏性紫癜患者,治愈率为 93%,总有效率为 100%,比仅用常规抗过敏药物治疗的对照组为优。方法:氨苯砜,15 岁以下每次 25mg,15 岁以上 50mg,口服,2/d,10d 为 1 个疗程。

3. 治疗疥疮结节　用氨苯砜治疗疥疮结节患者,结果:症状消失或减轻,结节消退或缩小,治愈率为 74%,总有效率为 91%。方法:氨苯砜每次 50mg,口服,2/d,7d 为 1 个疗程,可连用 1~2 个疗程。

4. 治疗环状肉芽肿　用氨苯砜治疗环状肉芽肿患者,可使皮损完全或部分消退。

方法:氨苯砜 100mg/d,口服,疗程为 1～3 个月。10 岁儿童每次 50mg。若停药后复发者,再服仍有效。

5. 治疗嗜酸性粒细胞增多综合征 有人用氨苯砜治疗嗜酸性粒细胞增多综合征患者,结果:皮损、瘙痒缓解,嗜酸性粒细胞计数下降。方法:氨苯砜每次 50mg,口服,2～3/d。有效后可递减剂量,维持量 37.5～200mg。

6. 治疗真菌及结核、原虫性皮肤病 据报道用氨苯砜 200mg/d,连服 1～2 年使足菌肿治愈。对用各种抗结核药治疗无效的颜面播散性粟粒狼疮,改用氨苯砜 50mg/d,经 3～5 个月可治愈。Dogra 等首次使用氨苯砜治疗 50 例皮肤黑热病效佳,按 $2mg/(kg \cdot d)$,连用 21d 后,80% 病例的临床表现和病理检查获愈,随访 6 个月未复发。

7. 治疗免疫性血小板减少性紫癜 李栋认为,免疫性血小板减少性紫癜是一种慢性自身免疫性疾病,患者血小板表面附有抗血小板的自身抗体,易被单核巨噬细胞吞噬破坏,以往多采用糖皮质激素和中药治疗,效果不佳时,可采用脾切除或免疫抑制药治疗,部分患者效果仍不理想。近年发现一些非传统药物治疗免疫性血小板减少性紫癜患者,具有一定价值。氨苯砜原为治疗麻风病的有效药物,最近有人报道单独应用氨苯砜治疗老年免疫性血小板减少性紫癜患者 5 例,结果用药后血小板计数均有中度升高;剂量为氨苯砜 75mg/d,温开水送服,给药 2～48 周;治疗前 3 例曾用类固醇、秋水仙碱、达那唑和长春新碱等治疗均无效或仅短时有效,全部血小板计数均在 $45 \times 10^9/L$ 以下至少 6 个月;结果 2 例分别增至 $120 \times 10^9/L$ 及 $124 \times 10^9/L$,另 3 例分别达 $64 \times 10^9/L$、$71 \times 10^9/L$、$91 \times 10^9/L$,比治疗前增加 2 倍以上,出血症状均明显减轻,停药后易复发,再次给药仍有效。常见的不良反应

为溶血、发绀、恶心、呕吐及过敏反应等症状。另有人用氨苯砜治疗老年免疫性血小板减少性紫癜患者 27 例,经用药 4～8 个月后,其中临床治愈者 20 例,好转者 4 例,无效者 3 例。治程中未见副作用。经随访 1～2 年,治愈者均未见复发。

8. 治疗儿童银屑病 氨苯砜每日剂量:7～10 岁,每次 50～75mg;11～14 岁,每次 75～100mg;2/d,口服,每 10 天为 1 个疗程。用上药治疗儿童银屑病患者,多在服用 3～6 次后见效,皮损消退或部分消退,总有效率为 89%。其作用机制可能与氨苯砜拮抗叶酸合成有关。

9. 治疗荨麻疹性血管炎 有人采用氨苯砜治疗荨麻疹性血管炎患者,均获治愈。用法:氨苯砜每次 50mg,口服,2/d,服用 6d 停药 1d。一般 20d 后可逐渐减量,50d 可停药。服药期间,宜定期查肝功能、血常规。

10. 治疗过敏性紫癜 在用常规抗过敏药物治疗的基础上加用氨苯砜。用法:15 岁以下,每次 25mg;15 岁以上,每次 50mg;口服,均 2/d,10d 为 1 个疗程。结果:用氨苯砜治疗过敏性紫癜患者,治愈率为 93%,总有效率为 100%。比仅用常规抗过敏药物治疗的对照组为优,个别患者可出现恶心、体温增高等,可对症处理。(黄延祚.常用药物临床新用途手册.南宁:广西科学技术出版社,1999:388)

沙利度胺

【别名】 反应停、酞胺哌啶酮、酞咪哌啶酮。

【药理】 沙利度胺具有皮质醇激素样作用和免疫抑制作用,为一种镇静药。对于各项麻风反应如发热、结节红斑、神经痛、关节痛、淋巴结肿大等,有一定疗效。对结核样型的麻风反应疗效稍差。对麻风病并无治疗作用。但可与麻风药同用以减少不良反应的发生。

【制剂】　片剂:每片 25mg。

【注意】

1. 妊娠绝对禁忌,因本品有强烈致畸作用。

2. 本品可引起口干、头晕、倦怠、面部水肿、恶心、腹痛等不良反应。

【临床新用途】

1. 治疗带状疱疹　据报道,有人应用沙利度胺治疗带状疱疹患者,可加速镇痛及皮损的治愈。疗效明显优于用吗啉胍治疗的对照组。方法:内服沙利度胺每次 50mg,3/d,温开水送服。同时,可配合口服维生素 B_1,外涂炉甘石洗剂,糜烂处涂 2％甲紫等。

2. 治疗贝赫切特综合征　采用沙利度胺治疗贝赫切特综合征患者,均可获得痊愈。用法:口服沙利度胺,100mg/d,皮疹消退后逐渐减至最小维持量,持续数周。作者认为,本品减量不宜太快,更不可骤停。有高热等急性症状者,可先用激素,然后再用沙利度胺,或二药并用。

3. 治疗红斑狼疮　有人用沙利度胺治疗红斑狼疮患者 78 例,其中治愈者 60 例,好转者 15 例,无效者 3 例,总有效率为 96％。用法:口服沙利度胺,200mg/d,待皮疹消退后递减至 100mg/d,维持 30d 以观察疗效,用药至症状完全消失止。陈氏报道,18 例系统性红斑狼疮患者,给予沙利度胺 200～300mg/d,后逐渐减量至 50mg 维持,疗程 6～21 个月。结果:13 例完全缓解(占 72％),5 例部分缓解(占 28％)。[陈红清,徐文严．系统性红斑狼疮 60 例治疗研究进展.临床皮肤科杂志,2000,29(6):375]

4. 治疗结节性痒疹　运用沙利度胺治疗结节性痒疹患者,效果显著。沙利度胺的最适宜量是 200mg/d,用药后首先瘙痒减轻,2～4 个月后大多数结节消退,治疗 6 个月可获长期疗效。停药再发者,再用该药仍然有效。

5. 治疗多形性日光疹　运用沙利度胺治疗多形性日光疹患者 14 例,疗效颇佳。方法:沙利度胺成人按 100～200mg/d,儿童按 50～100mg/d。14 例中,显效者 11 例,其中 3 例停药后未见复发,8 例需再用沙利度胺 50～100mg/d 或每周 100mg 的维持量。

6. 治疗慢性复发性阿弗他口疮　内服沙利度胺,100mg/d,经用药 2～3d 后即可止痛,7～10d 获得治愈。停药后复发者,间歇期可延长。复发者重复用药仍然有效,但出现疗效较缓慢。

7. 治疗类风湿关节炎　有人报道,对多种抗炎药和免疫抑制药无效的女性类风湿关节炎患者 7 例,用沙利度胺治疗,最初剂量为 300mg/d,以后每 2 周增加 100mg,直到关节症状消失。一般剂量维持在 400～600mg/d。结果:所有患者临床症状缓解,多数在用药数周之内,患者的血沉和类风湿因子滴度都呈现明显下降,其中有 1 例病人的类风湿结节在 12 周时消失。[董怡.反应停在风湿性疾病治疗中的作用.世界医学杂志,2001,5(2):46]

8. 治疗骨髓增生异常综合征　有人对 23 例骨髓增生异常综合征患者,在使用达那唑和全反式维 A 酸的基础上加用沙利度胺进行治疗,取得了较好效果。观察组加用沙利度胺 100～400mg/d,先从 100mg/d 开始,1 周后逐渐增加剂量至 400mg/d,连续用药 6 个月时,观察组总有效率为 73.91％,对照组为 42.11％。没有发现严重的药物不良反应。[于荣华.沙利度胺的临床新用途和作用机制.中国医院用药评价与分析,2008,8(6):477]

氯法齐明

【别名】　氯苯吩嗪、B663。

【药理】

1. 抗菌作用　本品在吞噬试验系统中具有增加细胞内杀伤细菌的性质,它对分枝杆菌特别有效,其抑菌浓度为 0.03～10μg/ml,其中对人型结核杆菌、牛型结核杆菌、溃疡分枝杆菌、游泳池分枝杆菌等最敏感,但对人体结核病治疗无效。有人发现对鼠麻风杆菌有明显抗菌作用,通过鼠足垫实验发现小鼠以 0.0001%～0.001% 喂食即能抑制麻风杆菌繁殖。

2. **抗炎症作用** 有人在许多实验模型中进行了抗炎症作用的试验,结果表明氯法齐明对缓激肽水肿、棉球肉芽肿具有明显抑制作用。在体外试验中显示抑制多形核中性粒细胞 PMN 趋化性并随药物剂量而变化,也能增强 PMN 吞噬活性和增强巨噬细胞吞噬作用。

3. **免疫抑制作用** 本药能抑制细胞免疫功能,有人研究可抑制有丝分裂原的淋巴细胞转化。最近研究证明是一种强有力的前氧化因子,它能使人体吞噬细胞和 PMN 产生反应性氧化物(RO)的数量增多,而 RO 为强力的非特异性免疫抑制物,能抑制 B 和 T 淋巴细胞增殖及抑制自然杀伤细胞的反应性。

【制剂】 胶丸(油蜡或聚乙二醇基质):每丸 50mg。

【注意】

1. 本药可通过胎盘进入乳汁,使新生儿和哺乳儿皮肤染色。

2. 本药能蓄积于皮肤及角膜,可显红色或棕色,并使尿、痰、汗液显红色,少数患者可发生光敏反应。

3. 内服本药后,可发生恶心、呕吐和腹泻症状,这与剂量大小密切相关。

【临床新用途】

1. 治疗红斑狼疮 用氯法齐明治疗盘状红斑狼疮 8 例,效果满意。方法:氯法齐明 100mg/d,每周服 5d,平均治疗 25 周。

2. 治疗坏疽性脓皮病 有人用氯法齐明治疗坏疽性脓皮病 8 例,全部治愈。方法:氯法齐明 300～400mg/d,也可与泼尼松并用,服药数日至 1 周皮损开始好转,1 个月余至 4 个月可以得到痊愈。同服激素者的激素用量可迅速递减或停服。

3. 治疗各种皮肤血管炎 有人用氯法齐明治疗中性粒细胞性血管炎、淋巴细胞性血管炎和肉芽肿性血管炎,疗效满意,尤其对过敏性紫癜、皮肤结节性变应性血管炎、多形红斑、结节红斑、环形红斑、进行性色素性紫癜等疗效显著。治愈率为 71%;显效率为 15%;有效率为 12%,总有效率为 98%。方法:氯法齐明每次 50mg,口服,3～4/d,平均疗程 29.3d,多数需治疗 3～7 周,不超过 8 周。作者认为,可能与其激活多形核粒细胞、单核细胞及巨噬细胞,使产生具有抗炎和免疫抑制作用的前列腺素 E_2,并稳定多形核粒细胞内溶酶体膜,从而阻止溶酶体释放,使血管壁免受损伤有关。

4. 治疗无菌性脓疱病 有人用氯法齐明治疗掌跖脓疱病 27 例,治愈 21 例。用法:氯法齐明 200～400mg/d,连服 6 个月,一般在服药 2～3 个月显效。

5. 治疗白癜风 有人用氯法齐明治疗白癜风患者 30 例,治愈 21 例。方法:氯法齐明,100mg/d,口服。

6. 治疗持久性色素异常性红斑 采用氯法齐明治疗持久性色素异常红斑患者,能使皮损好转,免疫功能改善,有效率为 87.5%。方法:根据患者体重,决定氯法齐明用量。体重<40kg 者,每次 100mg,口服,2d 1 次,3 个月后改为每次 200mg,每周 1 次;体重>40kg 者,每次 100mg,口服,1/d,3 个月后改为每次 400mg,口服,每周 1 次。(黄延祚,胡灼君.常用药物临床新用途手册.2 版.南宁:广西科学技术出版社,1999:387)

第六节　抗真菌药

克霉唑

【别名】　抗真菌 1 号、三苯甲咪唑。

【药理】　克霉唑为人工合成的广谱抗真菌药。对各种真菌如念珠菌、曲菌、藻菌、着色真菌、隐球菌、癣菌等均有抑制作用。对皮肤真菌的作用与灰黄霉素相似，深部真菌的效能比制霉菌素好。临床上用于深部真菌病（如肺、胃肠道、泌尿系统等感染以及脑膜炎、败血症等）及叠瓦癣等，对各种念珠菌病疗效较显著。外用可治耳真菌病、体癣、手足癣等。

【制剂】　片剂：0.25g，0.5g。阴道栓：0.15g。软膏：1％；3％。霜剂：1％～3％。

【注意】

1. 肝病、白细胞较低及肾上腺皮质功能减退者，宜慎用本品。

2. 服用本品疗程较长者，偶见肝功能异常、白细胞减少，但停药后即可恢复。

3. 应用本品内服后，可有恶心、食欲缺乏、胃部烧灼感等胃肠道反应（约占 44％），但多数经减量、改进服药方法或对症治疗后可以耐受。

【临床新用途】

1. 治疗类风湿关节炎　Wybarn 首先报道 12 例类风湿关节炎活动期患者，经抗风湿药和激素治疗，症状未予控制，改服克霉唑，25～100mg/(kg·d)，疗程 6～12 周。结果：除 2 例放弃治疗外，其余 10 例临床症状如关节疼痛、肿胀、僵硬减轻，关节活动力改善，血沉恢复正常，类风湿因子转阴。随访 12～15 个月未见复发。由于上述剂量容易引起胃肠道不良反应发生。该作者又进行了小剂量给药[10～12mg/(kg·d)]，也具有相同的效果。1982 年国内报道治疗 62 例类风湿关节炎，剂量每次 0.5g，3/d，3 个月为 1 个疗程。结果：62 例中，显效者 26 例，占 42％；好转者 34 例，占 55％，无效者 2 例。有关克霉唑治疗类风湿关节炎的作用机制尚不清楚，是否与免疫功能有关尚无证明。应用克霉唑治疗类风湿关节炎患者，可能出现以下不良反应：有恶心、呕吐、上腹部不适等消化道反应，同服甲氧氯普胺可减轻上述症状。此外，有头晕、食欲减退、皮疹。还有报道可引起中毒性肝炎。本品忌与激素类免疫抑制药伍用，以免影响疗效。

2. 治疗疥疮　采用克霉唑癣药水治疗疥疮患者，其中治愈率为 91％，总有效率为 97％。方法：搽药前先用温水及肥皂洗澡，将克霉唑癣药水 10ml，加凉开水稀释 1 倍，自颈部以下擦遍全身，1/d，连用 3～4d。至疗程结束后再洗澡，换清洁衣服被褥，换下的衣物应煮沸消毒。继发感染者，先用抗生素控制感染后再搽药。克霉唑癣药水对皮肤刺激大，全身应用时浓度不可偏高。儿童尤其婴幼儿不宜采用。（黄延祚，胡灼君.常用药物临床新用途手册.2 版.南宁：广西科学技术出版社，1999：393-394）

3. 治疗尿布皮炎　采用随机、开放性对照研究，全部病例均予勤换尿布、保持局部干燥、治疗并发症等综合措施。观察组用温水清洗患处后用克霉唑霜与鱼肝油软膏混合外涂，4～5/d。对照组予皮炎平霜外用，疗法同上。观察皮损消失情况和药物不良反应，并准确记录皮损消失时间。经统计学方法计量资料采用 t 检验，计数资料采用 χ^2 检验。结果：两组病例的总有效率 24h 分别为 89％，47％；48h 为 96％，74％；72h 为 98％，78％。两组比较有极显著差异（$P<0.01$）。作者认为，克霉唑霜与鱼肝油软膏联合治疗尿布皮炎具有见效快、疗效高等特点，值得临床推广。[沈红红.克霉唑霜、鱼

肝油软膏联合治疗尿布皮炎临床观察.儿科药学杂志,2003,9(2):53]

另外,姚霖等应用维生素 AD 滴剂联合克霉唑治疗婴儿尿布皮炎,效果显著。将98 例婴儿尿布性皮炎患儿随机分为两组,观察组 49 例,除进行一般尿布性皮炎常规处理外,采用维生素 AD 滴剂加 1% 克霉唑霜外涂患处;对照组 49 例,保持臀部皮肤清洁干燥,皮损局部外涂氧化锌油软膏。结果:观察组婴儿尿布性皮炎痊愈率、总有效率明显高于对照组(P＜0.01)。[姚霖,何爱兰,唐碧莲,等.维生素 AD 滴剂联合克霉唑治疗婴儿尿布性皮炎.中原医刊,2007,34(2):9-10]

4. 治疗婴儿鹅口疮 将 75 例婴儿鹅口疮随机分为观察组 34 例、对照组 41 例。经常规清洁口腔后,观察组局部外涂克霉唑生理盐水(取 0.5g 克霉唑片研成粉末混于 20ml 生理盐水中);对照组局部外涂 1% 甲紫溶液,3d 为 1 个疗程。1 个疗程后观察疗效。结果:观察组疗效明显优于对照组(P＜0.01)。作者观察后认为,克霉唑生理盐水治疗婴儿鹅口疮具有起效快、疗程短等优点,而且又不影响患儿容貌和外观。[莫少芳,何晓霞,汤雪桃.克霉唑治疗婴儿鹅口疮的效果观察.国际医药卫生导报,2007,13(5):73-74]

灰黄霉素

【药理】 本品对各种皮肤癣菌如小孢子菌属、红色癣菌、黄癣菌等均有抑制作用。灰黄霉素吸收后,沉积在上皮的角蛋白层中,并渗透入毛囊,从而能消除真菌感染。本品在皮肤病变组织中含量尤为浓集,有利于发挥抗真菌的作用。主要用于头癣、叠瓦癣、手癣、足癣、体癣和指(趾)甲癣等,尤以头癣效果最好,体癣和指(趾)甲癣效果较差。某些病例应用本品可能复发,但再治仍

可奏效。对指(趾)甲癣常需服药数月方能见效,故以采用其他治疗方法为宜,避免不良反应的加重。

【制剂】 片剂:每片 0.1g,0.25g。外用霜膏(商品名为癣净):每支 10g。

【注意】

1. 肝功能不全者慎用。

2. 孕妇禁用。动物实验表明,本药有致畸作用。

3. 应用本品期间,忌饮酒。

4. 服用本品后的不良反应有恶心、呕吐、食欲缺乏、腹泻、头痛、嗜睡、疲倦、皮疹、荨麻疹、皮肤瘙痒,尚有色素沉着、药物热、关节疼痛等症状。

【临床新用途】 治疗水痘 采用灰黄霉素治疗水痘患者 35 例,经用药 4～6d,全部获得治愈。用法:口服灰黄霉素,15～20mg/(kg·d),分 3 次内服,温开水送服。另有人用灰黄霉素治疗水痘患者 10 例,用药 3～4d 均愈。

克念菌素

【药理】 克念菌素是球孢放线菌的一个变种所产生的七烯族抗真菌抗生素,与国外杀念珠菌素近似。本品对白色念珠菌作用较强,对隐球菌、曲菌、孢子丝菌等也有良好的作用。临床上供外用及局部应用。适用于眼部、呼吸道、口腔、阴道、尿路等部位的真菌感染病如真菌性眼角膜溃疡、呼吸道真菌感染、口腔念珠菌感染等的治疗。

【制剂】 片剂:35mg。阴道片:5mg。无菌钠盐:每瓶 10mg。

【注意】 口服本品可见胃肠道反应。

【临床新用途】 治疗前列腺肥大症国内有报道,应用克念菌素治疗前列腺肥大症患者 135 例,顿服 20mg/d,2～3 个月为 1 个疗程。结果:总有效率为 86%,其中显效的有 39 例。对由前列腺肥大引起的尿频、尿急、小便淋漓不尽及尿潴留、排尿困难等

症状有明显改善或较好的缓解作用。临床使用中未发现明显的毒性反应,仅少数人有胃肠道反应。朱全度报道,9 例老年性前列腺增生症患者,每晚顿服克念菌素 150mg(如有恶心、呕吐等不良反应改用 75mg),4 周为 1 个疗程。经治疗患者夜尿次数、尿潴留等症状都有明显改善,前列腺有不同程度的缩小。

酮 康 唑

【药理】 酮康唑可抑制真菌细胞膜麦角甾醇的生物合成,影响细胞膜的通透性,而抑制其生长。本品具有广谱抗真菌的作用,对皮肤真菌十分敏感,对酵母菌和一些深部真菌也有效。还有抑制孢子转变为菌丝体的作用,可防止进一步感染。本品口服吸收良好,对心、肝、肾及血液系统无明显毒性,用药安全,不良反应少见。临床上用于治疗表皮和深部真菌病,包括皮肤和指(趾)甲癣(局部治疗无效者)、胃肠道酵母菌感染、局部用药无效的阴道白色念珠菌病,以及白色念珠菌、类球孢子菌、组织胞质菌等引起的全身感染等。

【制剂】 片(胶囊)剂:每片(胶囊)200mg。混悬液:2%。霜剂:2%。

【注意】

1. 妊娠期、哺乳期妇女及 1 岁以下婴儿禁用,1 岁以上幼儿也应慎用。

2. 本品很少渗入脑脊液,故不适用于真菌性脑膜炎患者。

3. 本品可导致肝损害发展,故有肝病史者严禁应用本品。

4. 内服本品后,可有恶心、呕吐、头痛、嗜睡、腹痛、皮肤瘙痒等反应,停药后可恢复。

【临床新用途】

1. 治疗男童性早熟 据报道,陈冠容运用酮康唑治疗男童性早熟患者,效果颇佳。用药后使性早熟症状迅速消失,血清睾酮水平明显下降。用法:口服酮康唑,17~

32mg/(kg·d),分 2~3 次温开水送服,连用 1 年。作者认为,采用酮康唑治疗男童性早熟有效,可能与本品能抑制睾酮合成有关。

2. 治疗脂溢性皮炎 应用酮康唑霜治疗脂溢性皮炎患者 97 例,其中治愈率为 58%,总有效率为 100%。疗效明显优于用外涂冷霜治疗的对照组。方法:用药前先用温水清洗局部,若头皮受损者,宜剃去头发。然后外搽 2%酮康唑霜,2/d,14d 为 1 个疗程。一般用药 1~2 个疗程即可收效。

3. 治疗内脏利什曼病 酮康唑有明显的抑制利什曼属的固醇类合成,破坏被膜和杀死寄生虫的作用,故用于治疗内脏利什曼病患者,治愈率为 82%。用法:口服酮康唑,每次 200mg,3/d,疗程为 28d。

4. 治疗皮质醇增多症 采用酮康唑治疗皮质醇增多症患者,效果显著。用药后可使血、尿皮质醇及睾酮均明显下降,肾上腺皮质增生者临床表现得到较好改善。用法:口服酮康唑,每次 300~500mg,2/d,餐后服用。

5. 治疗婴儿表皮发育不良性回状红斑 有人应用酮康唑治疗婴儿表皮发育不良性回状红斑患者,疗效满意。方法:口服酮康唑,50mg/d,一般服药 2 周内皮损消失,连续 11 个月未见复发,停用酮康唑后皮疹又复发。对患儿皮肤真菌镜检和培养,组织病理学和电镜检查均未发现真菌。

6. 治疗无绿藻病 无绿藻是一种不含叶绿素的藻类,引起人们的感染很少见,主要表现在皮肤和鹰嘴滑囊的慢性顽固性损害,药物治疗常无效。有人用酮康唑治疗 1 例由威克汉姆无绿藻感染的腕部皮肤损害,服酮康唑 200mg/d,经治疗 9d 后症状显著改善,6 周后获得痊愈,随访 16 个月未见复发。

7. 治疗顽固性痤疮 每日口服酮康唑 0.2g,连服 7~14d,然后隔日 0.2g,连续

14d,维持剂量每周 2 次,每次 0.2g。疗程 4～8 周。结果:17 例中,痊愈 3 例,显效 9 例,有效 3 例,无效 1 例。因不良反应中断治疗 1 例。[方栩,黄桂琴.小剂量顺序性酮康唑治疗顽固性痤疮 17 例.上海医学,2000,23(3):179]

8. 治疗银屑病　据报道,有人用酮康唑治疗银屑病患者,效果显著。方法:用酮康唑口服 200mg/d,共用 4 周。作者认为,酮康唑可使红斑消退,鳞屑减少及止痒。本品可抑制糠秕孢子菌而达治疗的目的。

9. 治疗黑热病　据报道,5 例黑热病患者,经脾、骨髓穿刺发现黑热病小体,其中 2 例患者曾用葡萄糖酸锑钠[20mg/(kg·d)共 20d]治疗无效,另 3 例以前不接受任何治疗,病程为 2 个月至 1 年,给予酮康唑治疗,剂量为 600mg/d(分 3 次服,共 4 周)。结果:4 例于 1 周内临床症状好转,4 周内脾大小恢复正常,黑热体小体消失,评定为治愈。治疗期间实验室指标亦无任何改变。患者治疗前有白细胞和血小板减少症,治愈后异常消失,随访 1～3 个月,未见复发。

第 15 章 抗寄生虫病药

第一节 抗 疟 药

氯 喹

【别名】 磷酸氯喹、磷酸氯化喹啉。

【药理】 本品为首选抗疟药,其作用机制主要是抑制脱氧核糖核酸(DNA)的复制,减少核酸的合成,从而干扰疟原虫的繁殖,使虫体由于缺乏氨基酸而死亡。本品能有效地控制疟疾症状发作。口服本品后,肠道吸收快而充分,能贮存于内脏组织中,可在红细胞内浓集,大部在肝内代谢,排泄较慢,故作用持久。本品主要用于治疗疟疾急性发作,控制疟疾症状。

【制剂】 片剂:每片含磷酸氯喹0.075g,0.25g。注射液:每支129mg(盐基80mg,2ml),255mg(盐基155mg,2ml)。

复方磷酸氯喹片(复方止疟片):每片含磷酸氯喹110mg(盐基66mg)和磷酸伯氨喹8.8mg(盐基5mg)。

【注意】

1. 孕妇忌用,因本品可使胎儿耳聋、脑积水、四肢缺陷等。

2. 应用本品白细胞减少至 $4 \times 10^9 /L$ 以下时,应停药。

3. 长期使用本品,可产生耐药性(主要见于恶性疟疾)。

4. 本品对角膜和视网膜有损害。

5. 少数患者服用本品后,可引起心律失常,严重者可致阿-斯综合征,必须高度注意,如抢救不及时,有可能导致死亡。

6. 长期大剂量应用时,可出现严重的不良反应,引起视力障碍、肝肾损害,故长期大剂量应用时应定期做眼科检查及监测肝肾功能。

【临床新用途】

1. 治疗顽固性心律失常 磷酸氯喹对心肌的作用类似奎尼丁,但不如奎尼丁明显,能抑制心肌,延长心肌不应期,减慢传导,终止折返,抑制异位起搏点,故能消除期前收缩,使心房颤动转为正常窦律,起到抗心律失常作用。例如,有人用磷酸氯喹每次0.25g,3/d,口服,10d 为 1 个疗程。治疗曾服用抗心律失常药无效的顽固性室性期前收缩患者 2 例,心房颤动伴室内差异的传导患者 1 例。结果 3 例经服药后显效,室性期前收缩消失,心房颤动控制转窦性心律,随访 3 个月均为正常。注意:用药时应严格掌握剂量,密切观察病情变化,该药抑制窦房结,造成致病性心律失常。另有人采用磷酸氯喹治疗顽固性心律失常患者 79 例,其中男性 40 例,女性 39 例;年龄最大者 65 岁,最小者 47 岁;用药时间最长者 16 年,最短者 3 年,平均 8.5 年。治疗方法:口服磷酸氯喹,每次 0.25g,3/d,内服。10d 为 1 个疗程。结果:79 例中,治愈者 70 例,有效者 6 例,无效者 3 例。用药时间最短者 1 个疗程,最长者 5 个疗程。

2. 治疗掌跖脓疱病 掌跖脓疱病是一

种病因不明的慢性复发性皮肤病。掌跖脓疱病患者有中性粒细胞吞噬功能的缺陷。以往只是对症治疗，如常规口服四环素、甲氨蝶呤、氯法齐明、皮质类固醇激素和皮损内注射曲安西龙等。但这些药物都有其弊端，甚至出现严重的不良反应。据文献报道，采用口服磷酸氯喹治疗掌跖脓疱病患者，亦获显效。方法：口服磷酸氯喹每次250mg，2/d，饭后即服。1～2周后改为1/d，连服1～2个月。同时服赛庚啶、维生素E。结果：30例中，痊愈者18例，显效者4例，有效者3例，无效者5例，总有效率为83%。治愈的患者多数在治疗1周内，皮损即可消退。

3. 治疗脂溢性皮炎 据报道，王维郡应用氯喹治疗脂溢性皮炎56例，病程0.5～8年，给氯喹0.5g/d，分2次口服，待皮损恢复后减半量维持。一般3～5d开始见效，10～15d所有病例恢复正常，治愈率达100%。

4. 治疗口腔扁平苔藓 56例口腔扁平苔藓患者，网状斑纹型40例，糜烂型7例，疱疹型5例，舌萎缩型4例，连续观察2期，每期观察2个月。第1期作为自身对照，服用苔藓饮，第2期服用小剂量氯喹0.125g，每日早、晚各服1次，停用其他药物。第1期服用苔藓饮的总有效率为58.9%，第2期服用氯喹的总有效率为82.1%。有效率与自身对照呈显著性差异（$P<0.01$）。56例患者中，胃肠刺激症状者7例，视物模糊者1例，白细胞下降者2例，停药后可自行消除。[沈兰英.氯喹治疗口腔扁平苔藓临床疗效观察.口腔医学，2000，20(2):97]

5. 治疗2型糖尿病 随机选择服用磷酸氯喹（0.5g/d，连服14d）的2型糖尿病患者30例，服用安慰剂的2型糖尿病患者27例及正常对照组20例。对两组糖尿病患者服药前后以及正常对照的空腹血糖（FPG）、糖化血红蛋白（HbA1c）、空腹血浆胰岛素（FINS）、血脂、红细胞IDE活性（EIA）以及胰岛素酶基因表达量（EIG）进行了检测，并计算胰岛素敏感性指数（ISI）。结果：服用氯喹后，患者的FPG，TC，LDL，EIA和EIG显著下降，HDL，HDL_2，ISI显著上升，而FINS和HbA1c无明显变化。服用安慰剂的患者上述指标无明显变化。作者认为，氯喹能明显改善2型糖尿病患者的糖、脂代谢紊乱和胰岛素敏感性，其作用机制可能与抑制患者的胰岛素酶基因表达，从而降低胰岛素降解速度有关。[李晨钟.氯喹对2型糖尿病患者的代谢紊乱及胰岛素酶基因表达的影响.中国糖尿病杂志，2001，9(1):28]

奎 宁

【药理】 本品可抑制或杀灭良性疟（间日疟、三日疟）及恶性疟原虫的红内期，能控制疟疾症状。本品的作用较氯喹弱，维持时间较氯喹短，复发率较高，毒性反应多见，现不作治疗疟疾的首选药。

【制剂】 硫酸奎宁片：0.3g。盐酸奎宁片：0.33g，0.12g。二盐酸奎宁注射液：0.25g(1ml)，0.5g(1ml)，0.25g(10ml)。复方奎宁注射液：每支2ml。

【注意】

1. 心肌病患者禁用。

2. 孕妇忌用。

3. 本药的常见不良反应为头痛、耳鸣、视物模糊、听力减退、支气管哮喘等。

4. 少数恶性疟患者即使应用很小剂量也可发生急性溶血，其症状为高热、寒战、呕吐、血红蛋白尿（黑尿）、极度贫血、尿闭等，严重者可致死。

【临床新用途】

1. 治疗眼睑抽搐症（俗称眼皮跳） 据报道，有人应用奎宁治疗眼睑抽搐症患者，效果显著。治疗方法：将患侧眼睑和额部皮肤消毒后，用5ml注射器取复方奎宁2ml，加注射用水2ml，在距外眦外侧1cm处刺入,然后将针头沿眶外下缘推进至眶下缘中央处,当针头进入和撤出时注入 2ml。针头撤至刺入点时,沿眶外上缘推进至眶上中央处,同样注入 2ml。每周注射 1 次,注射 3 周症状不消失者为无效。治疗效果:注射 1 次痊愈者 29 例,占 51％;2 次痊愈者 21 例,占 37％;3 次痊愈者 5 例,占 9％;无效者 2 例,占 3％;总有效率为 97％。57 例中,有 3 例分别在 6 个月至 1 年内复发(占 5％),复发者经再次注射复方奎宁症状仍可消失。

2. 治疗夜间肌肉痉挛发作　治疗 98 例发作性夜间肌肉痉挛患者,年龄 18－70 岁。先前每 2 周内均有 6 次以上夜间肌肉痉挛发作,人均 12 次。在停药 2 周后,分为随机双盲服用奎宁 400mg/d 的观察组 47 例和仅服安慰剂对照组 51 例,疗程 2 周。结果:与用药前相比,观察组与对照组夜间肌肉痉挛发作频率分别减少 8 次与 6 次,发作次数减少 50％ 以上者分别占 80％ 与 53％。与对照组相比,观察组无论夜间肌肉痉挛、强度、疼痛度皆明显减少或减轻。用药期间,两组药物相关不良反应并无明显差异。作者认为,采用奎宁 400mg/d 短程疗法防治成人夜间下肢肌肉痉挛发作安全有效。[袁志敏.奎宁治疗夜间肌肉痉挛发作疗效评论.新医学,2003,34(8):492]

第二节　抗滴虫病药

甲 硝 唑

【别名】　甲硝达唑、甲硝基羟乙唑、灭滴灵、灭滴唑。

【药理】

1. 抗阴道滴虫作用　本品具有强大的杀灭滴虫作用,为治疗阴道滴虫病的首选药物。据体外试验,浓度在 2.5μg/ml 下可在 24h 内杀灭 99％ 的阴道滴虫,治愈率 90％ 以上。如保证疗效,配偶应同时治疗。

2. 抗阿米巴原虫　本品对肠内大小滋养体具强大杀灭作用,是治疗急、慢性阿米巴痢疾和肠外阿米巴病的最佳药物。

3. 抗厌氧菌作用　本品对厌氧菌有很大的效力,能和抗生素等合用于需氧菌的混合感染治疗。可用于治疗厌氧杆菌引起的产后盆腔炎等。

【制剂】　片剂:每片 200mg。阴道泡腾片:每片 200mg。栓剂:每个 0.5g,1g。注射液:50mg(10ml),500mg(100ml),1.25g(250ml),500mg(250ml)。甲硝唑葡萄糖注射液:甲硝唑 0.5g＋葡萄糖注射液 12.5g(250ml)。

【注意】

1. 哺乳期妇女及妊娠 3 个月以内的妇女,忌用本品。

2. 患有中枢神经疾病和血液病的患者,禁用本品。

3. 服用本品后,若出现运动失调及其他中枢神经症状时应停药。

4. 应用本品可有头痛、失眠、恶心、呕吐、食欲缺乏、白细胞减少、膀胱炎、排尿困难、肢体麻木及感觉异常等不良反应,一般停药后即可迅速恢复。

【临床新用途】

1. 治疗慢性溃疡性结肠炎　运用甲硝唑治疗慢性溃疡性结肠炎患者 37 例,其中治愈率为 45％,显效率为 28％,有效率为 13％,无效率为 14％,总有效率为 86％。治愈后 6 个月内复发 23％。甲硝唑治疗溃疡性结肠炎有效,可能与其免疫抑制作用有关,亦可能与结肠内菌群密集,硝基还原中间代谢产物对病变黏膜的修复作用有关。另有人用甲硝唑治疗慢性非特异性溃疡性结肠炎患者 95 例,治愈率为 52％,总有效率为 87％。而对照组用酵母片治疗则无效。用法：口服甲硝唑，每次 400mg，3/d，15d 后改为每次 200mg，3/d，30d 为 1 个疗程。必要时间隔 7d 后开始第 2 个疗程。若服用 2 个疗程效果不佳者，继续服用效果也不好；对于治愈后复发者，再用本品疗效差，需改用其他方法治疗。

2. 治疗假膜性肠炎　应用甲硝唑治疗假膜性肠炎患者，一般服药 2～5d 腹泻可停止。用法：口服甲硝唑，每次 400mg，3/d，15d 为 1 个疗程。连续服药至症状消失止。

3. 治疗感染性腹泻　应用甲硝唑治疗成人感染性腹泻患者 35 例，经 1 个疗程治愈者 21 例，2 个疗程治愈者 6 例，3 个或 4 个疗程治愈者 7 例，无效者 1 例。治愈率为 97%。用法：口服甲硝唑，每次 400mg，3/d；内服颠茄合剂，每次 10ml，3/d，3d 为 1 个疗程。症状明显好转，治疗 3 周后停用甲硝唑，3d，复查脑脊液时，中性粒细胞增加，糖降低；再用同样剂量口服 7d，基本恢复正常。经随访 1 年观察，婴儿健康，发育正常。5 例 3—13 岁有典型病程（末梢血液中性淋巴细胞增多，尤其是异型淋巴细胞增高，用间接免疫荧光法测出 EB 病毒抗体滴度效价升高)的疑似传染性单核细胞增多症及细菌性腭扁桃体炎患者，经用抗生素治疗未见效果。改用甲硝唑每次 250mg，3/d，内服。结果：用药后 24～48h 全身症状明显好转，食欲增加，体温于 48～96h 降至正常，腭扁桃体渗出物消失，淋巴结肿大缩小或完全消退。

4. 治疗新生儿败血症　厌氧菌感染在新生儿败血症中易漏诊，值得临床医师重视。应用甲硝唑治疗，可收到满意的效果。用法：甲硝唑 16mg/(kg·d)，加入 5% 葡萄糖注射液 100～150ml 中，静脉滴注，1/d，7d 为 1 个疗程。结果：治疗 37 例，其中 3d 内退热占 51%，总有效率为 96%。

5. 治疗内痔出血　应用甲硝唑治疗内痔出血患者 121 例，一般用药 3～5d 便血停止，治愈率为 94%，总有效率为 99%。用法：口服甲硝唑，每次 400mg，3/d，7d 为 1 个疗程。小儿用量酌减。作者认为，采用甲硝唑治疗内痔有良效，可能与本品杀灭肠道内厌氧菌，改善大便性状以及促进血凝有关。

6. 治疗疥疮　采用复方甲硝唑软膏治疗疥疮患者 200 例，效果显著。方法：取复方甲硝唑软膏涂搽患处，重点反复揉搓皮疹，每天早、晚各 1 次，3d 为 1 个疗程。治疗效果：200 例疥疮患者中，治愈者 192 例，好转者 6 例，无效者 2 例，总有效率为 99%。有人证实用 2% 甲硝唑地塞米松软膏治疗疥疮患者 870 例，随访 559 例，其中治愈者 508 例，有效者 36 例，总有效率为 97%。治疗时患者需隔离或者与其共同生活者一起治病。同时，更换出的衣物、被褥要做消毒处理。搽药后 3d 内不得沐浴与更衣，以保持药效。

7. 治疗足癣　足癣真菌喜欢在潮湿缺氧环境下生存。甲硝唑具有抗厌氧菌作用，使足癣真菌失去生存环境，故用于治疗足癣患者，疗效颇佳。用法：先将患足用温水清洗后，待干，直接将甲硝唑粉涂抹患处，每日早、晚各 1 次。7d 为 1 个疗程。结果：用甲硝唑粉治疗足癣患者 91 例，其中治愈者 86 例，好转者 3 例，无效者 2 例，总有效率为 98%。疗效明显优于用含苯甲酸、水杨酸等成分的新脚气药水治疗的对照组。

8. 治疗银屑病　甲硝唑可使厌氧菌的 DNA 断裂或阻断转录复制而致细菌死亡。51 例寻常型银屑病患者，内服甲硝唑，每次 200mg，3/d，10d 为 1 个疗程，连续治疗 3 个疗程判断效果。结果：51 例中，治愈者 16 例，占 32%；显效者 13 例，占 25%；总有效率为 78%。5 年临床治愈率约 33%，10 年以上为 25%。

9. 治疗宫颈糜烂　先用 1:5000 高锰酸钾溶液冲洗阴道后，用甲硝唑 0.2g，血竭胶囊 1 粒,加香油调糊,蘸棉球,置于患处;24h 取出,隔日换药 1 次,5 次为 1 疗程。月经期倍用。结果:86 例中,痊愈 27 例,显效 23 例,有效 19 例,无效 17 例,总有效率为 80%。[薛晓馥.甲硝唑与血竭联合治疗宫颈糜烂 86 例临床分析.实用乡村医生杂志,2002,9(5):27]

10. 治疗顽固性大咯血　据报道,滕维亚[滕维亚.大咯血治疗进展.基础医学,1998,5(1):52]用甲硝唑治疗 10 例顽固性大咯血患者,效果满意。方法:甲硝唑每次 500mg,静脉滴注,2/d,连用 3～5d 后改为口服每次 400mg,3/d,维持 1 周。不良反应轻微,个别病例有胃部不适。此法尤适于支气管扩张和肺部感染所致咯血[李文志.咯血的非止血药物治疗进展.新医学,2002,33(12):140]。另据马新图报道,甲硝唑具有抗凝及对抗肝素的作用。

11. 治疗牙周炎　观察组 36 例 154 颗牙,对照组 27 例 132 颗牙,均用甲硝唑;控制菌斑,清除牙石,平整根面等。观察组并内服清胃散(含大黄、麦冬、牡丹皮、防风各 12g,黄芩 9g,槐花、牛膝各 15g,知母、延胡索各 10g,丹参、露蜂房、骨碎补、怀山药各 18g,薏苡仁 24g)。每日 1 剂,水煎服。均 1 个月为 1 个疗程。停用其他药。用 1 个疗程,随访 1 个月,结果:两组分别显效 19 牙(为观察组),有效 97,50 牙;无效 38,82 牙;总有效率分别为 75.32%,37.88%($P<0.05$)。[胡景团.清胃散联合甲硝唑治疗牙周炎 36 例临床观察.中国社区医师,2005,21(24):31]

12. 对肿瘤晚期恶臭的处理　肿瘤晚期溃疡面常并发恶臭,恶臭来源于厌氧菌的生长。有人报道,6 例复发性乳腺癌患者,对放疗、化疗无效,由于肿瘤的溃疡面有厌氧菌生长而有典型恶臭,采用双盲自身对照法,甲硝唑每次 200mg,3/d,连用 14d,随后停药,待厌氧菌重又生长时,再用安慰剂 14d,进行评定臭味程度。结果:用甲硝唑时所有患者的恶臭去除,且厌氧菌消失,而用安慰剂时恶臭则存在,并有厌氧菌生长。甲硝唑对头颈部肿瘤晚期恶臭也有效,但对肿瘤本身无任何改变。(陈冠容.老药新用.北京:人民卫生出版社,2004:313)

13. 治疗丘疹性荨麻疹　取 2% 甲硝唑霜涂搽患处,3/d,7d 为 1 个疗程。有人用上药治疗丘疹性荨麻疹 40 例,治愈率为 82.5%,总有效率为 90%。

14. 治疗肝硬化腹腔积液　有人将 68 例难治性肝硬化腹腔积液患者随机分为观察组 36 例和对照组 32 例。对照组常规给予保肝、利尿、补充白蛋白,静脉应用抗生素及放腹腔积液等治疗。观察组在上述治疗的基础上,于常规放腹腔积液后,将加热至 44～45℃ 的甲硝唑注射液 500ml 注入腹腔,隔天 1 次。结果:两组分别总有效率为 88.89%,76.67%($P<0.05$)。[魏茂周,郑嵘,韩冰,等.甲硝唑腹腔热灌注治疗难治性肝硬化腹腔积液 36 例临床观察.临床合理用药,2010,3(5):61]

15. 治疗智齿冠周炎　董瑞杰等将 66 例智齿冠周炎的局部治疗药物选为甲硝唑液。首先将受感染的智齿冠周炎盲袋用 1.5%～3% 的过氧化氢溶液和生理盐水反复交替冲洗。然后吸干盲袋内的水分,隔湿,再将浸满药液的无菌棉片置于盲袋内,棉片的大小以充满盲袋而又不增加压力为宜,3d 后复诊,观察治疗效果。治疗期间嘱患者用 1.5% 过氧化氢溶液或杜贝尔液漱口,保持局部清洁。结果:66 例中总有效率为 90.6%。其中 6 例无效者,有 3 例经过 2 个疗程后转为有效。[董瑞杰,毛庆华,岳丽丽,等.局部治疗智齿冠周炎急性发作期 66 例临床分析.中国中医药现代远程教育,2010,8(9):195-196]

第三节 驱肠虫药

左旋咪唑

【别名】 左旋四咪唑、左咪唑。

【药理】 左旋咪唑为四咪唑（驱虫净）的左旋体，是一种广谱驱肠虫药。实验证明，本品可选择性地抑制虫体肌肉中的琥珀酸脱氢酶，使延胡索酸不能还原为琥珀酸，从而影响虫体肌肉的无氧代谢，减少能量的产生。虫体肌肉麻痹后，虫随粪便排出体外。此外，本品对钩虫、蛲虫有明显作用；对丝虫成虫及微丝蚴也有一定的抗虫作用。本品还是一种免疫调节剂，可使细胞免疫力原来较低者得到恢复。左旋咪唑主要用于驱蛔虫及钩虫。由于本品单剂量有效率较高，故适于集体治疗。

【制剂】 片剂：每片 25mg，50mg。肠溶片：每片 25mg，50mg。

【注意】

1. 妊娠早期忌用。

2. 肝炎活动期禁用。

3. 肾功能减退及肝功能异常的患者慎用。

4. 服用本品后，可引起头晕、恶心、呕吐、腹痛等症状，多数在数小时后自行恢复。

5. 偶见皮疹、药热、转氨酶升高。

【临床新用途】

1. 治疗流行性乙型脑炎 应用三种调节免疫功能的药物联合治疗流行性乙型脑炎患者 45 例，治愈率为 89%。用法：左旋咪唑 2.5mg/(kg·d)，分 1 或 2 次口服或鼻饲，连续用药 3d；环磷酰胺 3～5mg/kg，加生理盐水 20ml 静脉注射，连续用药 3d；泛癸利酮 3～5mg/d，肌内注射，1/d，连续用药 5～7d。

2. 治疗类风湿关节炎（RA） 类风湿关节炎为自身免疫性疾病，左旋咪唑可恢复受损的免疫功能，增强已激活的免疫系统功能。用法：口服左旋咪唑，150mg/d，分 3 次口服，每周服 3d。治疗类风湿关节炎患者 42 例，总有效率为 86%。左旋咪唑可降低血沉，减轻症状，遏止病程进展，但不能阻止关节的损害。

3. 治疗顽固性皮肤瘙痒症 运用左旋咪唑治疗顽固性皮肤瘙痒症患者 25 例，病程在 0.5～5 年，其中 1～3 年者 18 例，经用其他药物治疗无效。用法：内服左旋咪唑，150mg/d，分 3 次口服，每周连服 3d，15d 为 1 个疗程，总疗程 2～12 周，平均 5.2 个疗程。结果：25 例中，治愈者 16 例，好转者 6 例，无效者 3 例。

4. 治疗复发性口腔溃疡 两组各 60 例。观察组用口疮消；对照组用左旋咪唑 50mg（用 2d，间隔 5d），复合维生素 B_2 5mg，维生素 C 100mg，3/d，口服。均 6 周为 1 个疗程。用 1 个疗程，结果：两组分别痊愈 17 例，5 例；显效 11 例，8 例；有效 20 例，28 例；无效 12 例，19 例。[温映萍.口疮消与左旋咪唑治疗复发性口腔溃疡的对比观察.安徽中医学院学报，2005，24(2)：13]

5. 治疗重症肌无力 有人报道本病患者，经用左旋咪唑 12.5mg/d，服药数日后即获显效，连服 2 周后完全治愈。[井夫斐，朱咏梅.左旋咪唑的临床新用途.实用医技杂志，2008，25(3)：389]

6. 治疗慢性乙肝 观察组 64 例，取穴：肝俞、行间、太冲、期门。用左旋咪唑涂布剂，穴位涂布。与对照组 62 例，均用左旋咪唑涂布剂，肝区涂布。均每次保留 24h，每周 2 次。均用 BILT 肝病治疗仪肝区局部照射，距离 20cm，以患者感觉局部发热为度，每次 30min，隔日 1 次；2 个月后改为每周 2 次，均 24 周为 1 个疗程。结果：两组分别肝功能复常率为 73.4%,51.6%。[吴亚玲.左旋咪唑涂布剂穴位涂布联合生物信息红外肝病治疗仪治疗慢性乙肝临床研究.新中医,2012,44(8):39]

7. 治疗慢性荨麻疹　将 84 例慢性荨麻疹患者随机分为两组。对照组 54 例服赛庚啶、泼尼松、维生素 C 治疗;观察组 30 例口服左旋咪唑治疗,煎服血府逐瘀汤。结果:两组分别治愈 18 例,20 例;显效 8 例,14 例;有效 2 例,14 例;无效 2 例,6 例;总有效率为 86.67%,62.96%。两组总有效率比较,差异有显著性意义($P < 0.05$)。[金广连.血府逐瘀汤及左旋咪唑治疗慢性荨麻疹

30 例疗效观察(1).中国临床医生,2010,38(3):46-47]

8. 治疗扁平疣　李群芳应用左旋咪唑治疗扁平疣,效果卓著。将 145 例患者随机分为 A 组 43 例、B 组 46 例、C 组 56 例。A组给予纯中药煎液内服;B 组给予口服左旋咪唑及外涂 0.1%他扎罗汀凝胶;C 组给予中药液内服,联合口服左旋咪唑及外涂 0.1%他扎罗汀凝胶。结果:C 组有效率明显高于 A、B 两组(P 均>0.01)。[李群芳.中西医结合治疗扁平疣 56 例疗效观察.现代中西医结合杂志,2010,19(6):691]

第16章 抗肿瘤药

环磷酰胺

【别名】 癌得星、环磷氮芥。

【药理】 环磷酰胺抗瘤谱广，是第一个所谓"潜伏化"广谱抗肿瘤药，它主要通过肝的酶 P_{450} 水解成醛磷酰胺再运转到组织中形成磷酰胺氮芥而发挥作用。本品对淋巴瘤、白血病、多发性骨髓瘤均有效，对乳腺癌、睾丸肿瘤、卵巢癌、肺癌、鼻咽癌、神经母细胞瘤、横纹肌瘤及骨肉瘤也均有一定疗效。

【制剂】 注射用环磷酰胺，100mg，200mg。片剂：每片50mg。

【注意】

1. 本品的代谢物对尿路有刺激，故应用时应鼓励患者多饮水。

2. 本品可杀伤精子，但为可逆性。

3. 应用本品可引起脱发、口腔炎、消化道反应以及膀胱炎等。还可引起胎儿畸形、闭经、精子减少等。

【临床新用途】

1. 治疗流行性乙型脑膜炎 据报道，在传统治疗基础上用环磷酰胺、左旋咪唑与泛癸利酮调整机体免疫功能治疗流行性乙型脑膜炎患者45例，治愈者40例，治愈率为89%，明显优于仅用传统综合治疗措施的对照组，两组间差异显著。用法：环磷酰胺 3~5mg/kg，加入生理盐水 20ml，静脉注射，1/d，连用 3d；左旋咪唑 2.5mg/(kg·d)，分为 2 次口服或鼻饲，连用 3d；泛癸利酮 3~5mg，肌内注射，1/d，连用 5~7d。

2. 治疗重症肝炎 应用环磷酰胺治疗重症肝炎患者，效果显著。用法：环磷酰胺 200mg 加入 10% 葡萄糖注射液 500ml 中，静脉滴注，或加入 10% 葡萄糖注射液 20ml 中，缓慢静脉注射，1/d，连续用药至症状消失止。结果：用上药治疗重症肝炎患者 94 例，总有效率为 86%。在应用本药时，黄疸可一度加深，消化道症状加重，可能为环磷酰胺毒性反应，随着免疫功能调整而逐渐好转，可不必停药及特殊处理，密切观察。（黄延祚，胡灼君.常用药物临床新用途手册.2版.南宁：广西科学技术出版社，1999：428）

3. 治疗系统性红斑狼疮 本病是多系统损害的自身免疫性疾病。有人报道，用环磷酰胺 100~200mg 治疗系统性红斑狼疮患者 5 例，1/d 或 2d 1 次，效果显著。采用环磷酰胺间歇疗法治疗狼疮肾炎患者 16 例，用药 1 个月后大部分病例病情稳定；第 3 个月时，除 1 例外，其余病情明显好转。

4. 治疗尖锐湿疣 运用环磷酰胺软膏治疗肛门巨型尖锐湿疣患者，一般用药 2 周见效，45d 痊愈。方法：涂药前先用温水坐浴。然后取 0.5% 环磷酰胺软膏外涂患处，1/d，便后加涂 1 次。另有人用环磷酰胺软膏治疗尖锐湿疣患者 20 例，治愈者 18 例，有效者 2 例。

5. 治疗慢性活动性肝炎 采用环磷酰胺治疗慢性活动性肝炎患者 39 例，用药 1~2 个疗程后，临床症状及肝功能明显改善，其中治愈者 30 例，好转者 6 例，无效 3 例，总有效率为 92%。用法：将环磷酰胺

40mg,加入生理盐水 1ml 中混合均匀后,做两侧足三里穴位注射。注射时,针头刺入穴位,在捻转、提插得气后再注入药物,2d 1 次,7 次为 1 个疗程。作者认为,应用环磷酰胺治疗慢性活动性肝炎有效,可能与本品有免疫抑制作用有关。

6. 治疗类风湿关节炎 类风湿关节炎是一种自身免疫性疾病。环磷酰胺可使血液循环中 T 细胞和 B 细胞减少,并抑制二者的功能。据报道,应用环磷酰胺 100～200mg,静脉注射或静脉滴注,2d 1 次,病情稳定后改为每周 1 或 2 次。治疗类风湿关节炎患者 24 例,其中完全缓解者 3 例,显效者 11 例,有效者 8 例,无效者 2 例,总有效率为 92%。另有人用环磷酰胺治疗严重活动性类风湿关节炎患者 108 例,完全缓解者 29 例,部分缓解者 45 例,有效者 21 例,无效者 13 例。还有人用环磷酰胺间歇疗法治疗难治性类风湿关节炎患者 3 例,其中 2 例并用甲泼尼龙冲击治疗,结果 3 例均获得长期缓解。

7. 治疗再生障碍性贫血 采用大剂量环磷酰胺治疗严重再生障碍性贫血患者 4 例,获得满意疗效者 3 例。用法:环磷酰胺 20～25mg/(kg·d),总量 500～1000mg/d,分 2 次静脉注射,疗程 4d。有人认为,对免疫性或严重再生障碍性贫血,可以试用环磷酰胺。

8. 治疗过敏性紫癜 环磷酰胺可使免疫复合物分裂、解体,从而消除了免疫复合物对机体的病原学作用,故用于治疗过敏性紫癜患者有显效。应用环磷酰胺治疗 14 例对激素治疗无效的小儿过敏性紫癜,全部获得治愈。用法:环磷酰胺 2.5mg/(kg·d),分 3 次口服。另有人用环磷酰胺治疗儿童过敏性紫癜患者 2 例,用药 5～10d 即愈。

9. 治疗脑炎后偏瘫 运用环磷酰胺治疗脑炎后偏瘫患者 13 例,肌力恢复正常者 8 例,肌力接近正常者 4 例,无效 1 例。用法:环磷酰胺 5mg/kg,加入 5% 葡萄糖注射液 200ml 内静脉滴注,1/d,10d 为 1 个疗程,间隔 7d 用第 2 个疗程,连续用药至症状消失止。

10. 治疗重症狼疮性肾炎 用环磷酰胺(白细胞<3000×10^9/L,肝功能异常停用)8～12mg/(kg·d),加生理盐水 100ml,静脉滴注≥1h;2d 为 1 个疗程,半个月重复 1 次,至总量≤150mg/kg 后,3～4 个月 1 次,总量≤12g。用泼尼松 1mg/(kg·d),6～8 周后,每周递减 10%;至 0.5mg/(kg·d),用 3～4 个月后,渐减量,对症处理,保护肝肾功能。多饮水,尿量>3L/d。并内服中药:急性活动期用清瘟败毒饮加减;相对恢复期用六味地黄丸加减。结果:50 例中,完全缓解 18 例,部分缓解 32 例。[龚晓方.环磷酰胺联合治疗重症狼疮性肾炎 50 例临床观察.中原医刊,2003,30(8):42]

11. 治疗小儿难治性肾病 观察组 44 例与对照组 71 例,均用环磷酰胺 8～15mg/kg,每月 1 次;8 次后,改 3 个月 1 次;总 10 次后,半年 1 次结束。均用激素、支持、抗凝等。观察组并加服中药。结果:<2 周、2～4 周、4～8 周、>8 周尿蛋白转阴两组分别为 8 例,13 例;19 例,28 例;13 例,23 例;4 例,7 例。不良反应(胃肠道反应、骨髓抑制、肝功能损害、肝肾阴虚证)分别 7 例,50 例。[袁斌.中药合环磷酰胺:冲击治疗小儿难治性肾病疗效观察.辽宁中医杂志,2007,34(8):1101]

塞 替 派

【药理】 本品为烷化剂类抗肿瘤药物。实验研究证明,塞替派对多种动物肿瘤均有明显的抑制作用,能抑制 DNA 的合成。其特点为选择性高,抗瘤谱广,骨髓抑制较轻,胃肠道反应少,局部刺激性小。临床上主要用于卵巢癌、乳腺癌、膀胱癌和消化道癌等。

【制剂】 注射液:每支 10mg(1ml)。

【注意】

1. 本品稀释后如发现浑浊,即不得使用。

2. 应用本品,可引起男性患者无精子,女性患者无月经,少数患者尚可有发热、皮疹等。

【临床新用途】 鼻息肉术后应用 患者的鼻息肉摘除干净、止血后,以 0.5% 噻替哌(塞替派)溶液湿润 1 小块明胶海绵,填于创面,并用碘仿纱布条填塞于鼻腔。术后 2d 抽去纱条后,应用 1% 麻黄碱和 0.5% 塞替派两药交替滴鼻,二药均为每次点 4 滴,4/d,连用 5d。结果:应用塞替派滴鼻后,可明显缩短术后至鼻塞消失、鼻甲红肿消退、鼻腔无明显分泌物等项的平均日数,疗效显著优于仅用麻黄碱滴鼻的对照组。作者认为,本药可抑制免疫过程的诱导期及增殖期,有减轻充血、防止再生的作用,故对鼻息肉有良好的辅助治疗作用。

甲 氨 蝶 呤

【别名】 氨甲叶酸、氨甲基乙酸。

【药理】 甲氨蝶呤是最早应用于临床并取得成功的抗叶酸制剂,本品不但对白血病有效,而且对实体瘤也有良好的疗效,为临床基本抗肿瘤药物之一。实验证明,本药进入人体后主要与二氢叶酸还原酶结合,使该酶被抑制,从而四氢叶酸不能形成,致使利用一碳基因合成嘌呤核苷酸和嘧啶核苷酸过程受阻,S 期 DNA 和 RNA 的合成减少,肿瘤细胞不能增殖。本品临床上可用于绒毛上皮癌、恶性葡萄胎、急性白血病、骨肉瘤、软组织肉瘤、乳腺癌及卵巢癌等。

【制剂】 片剂:每片 2.5mg,5mg,10mg。注射用甲氨蝶呤:每瓶 5mg,10mg,25mg,50mg,100mg,1000mg。

【注意】

1. 肝、肾功能不全患者及孕妇禁用。

2. 少数患者应用本品后,有月经延迟及生殖功能减退等症状。

3. 用药期间,应严格检查血象。

【临床新用途】

1. 治疗银屑病 方法:①口服甲氨蝶呤,每次 2.5~5mg,12h 1 次,7d 内连服 3 次为 1 个疗程;②甲氨蝶呤 16~25mg 加入 5% 葡萄糖注射液 500ml 中,静脉滴注(6~8h 内滴完),7d 1 次为 1 个疗程;③口服甲氨蝶呤,每次 2.5mg,1/d,连续服至症状消失止。结果:应用甲氨蝶呤治疗银屑病患者 78 例,其中治愈者 70 例,有效者 5 例,无效者 3 例,总有效率为 96%。治愈率为 90%。银屑病治愈后若又复发,用本品仍有效。另有人用甲氨蝶呤治疗慢性斑块状银屑病患者,亦获显著效果。用法:首次甲氨蝶呤的剂量为 2.5~5mg,口服或肠道外给药。随后逐渐加大剂量,直至获得了所期望的疗效。每周均投用此治疗量,通常在 15~20mg 范围内。尽管非常小的剂量(每周小至 2.5mg)可能适合于老年人维持控制症状,但是 70% 的银屑病患者在采用这种方案时病情也获得改善。由于本病难以治愈,有必要以甲氨蝶呤与局部的焦油、蒽林和(或)紫外线光综合治疗。若服用本品后发生巨红细胞病,可口服叶酸 5mg/d,即可控制这种不良反应,而且不会降低甲氨蝶呤的疗效。

2. 治疗输卵管妊娠 王美玲介入注射甲氨蝶呤加口服中药治疗输卵管妊娠 25 例,成功 20 例,无效(转手术)5 例。在 B 超监测下,用甲氨蝶呤 30mg,加灭菌注射用水 2ml,缓慢注入妊娠输卵管。经用消癥止血汤:丹参、黄芪各 15g,赤芍 12g,桃仁、玄参、川芎各 10g。每日 1 剂,水煎服,用 10d。流产成功且内出血止血用本方加三棱、莪术各 6g。用 3~7d。[王美玲.介入注射甲氨蝶呤加口服中药治疗输卵管妊娠 25 例.中国中西医结合杂志,2002,22(2):154]

李峰用甲氨蝶呤配对亚叶酸钙联合中

药治疗输卵管妊娠 40 例,症状消失,阴道出血止(或减少),绒促性素(hCG)下降≥50%,B超示妊娠包块缩小。见不良反应 32 例。用法:甲氨蝶呤 20～30mg,用 5～7d,总量≤150mg;亚叶酸钙 100mg,用 3～5d,1/d,肌内注射,并输液 1.5L/d。1 周后,血hCG 下降不明显(或上升),加用甲氨蝶呤 2 次。并用当归 10g,赤芍、桃仁、三棱、莪术、川芎、丹参各 15g,天花粉 30g。每日 1 剂,水煎后分 2 或 3 次内服。[李峰.甲氨蝶呤配对甲酰四氢叶酸钙联合中药治疗输卵管妊娠.中国基层医药,2004,11(2):181]

3. 治疗类风湿关节炎　应用甲氨蝶呤治疗类风湿关节炎患者,可迅速缓解病情,总有效率为 96%。明显优于单用常规治疗的对照组。用法:口服甲氨蝶呤,第 1 周 5mg,1d 内分 2 次服,若未见反应,第 2 周每周服 7.5mg,1d 内分 3 次口服。连续服药 6 个月为 1 个疗程。疗程结束后,为每周 5～7.5mg,分次口服。原用非类固醇抗炎药者,宜继续使用。运用甲氨蝶呤时,对于有乙肝病毒携带者应慎用;伴有肝肾疾病、老年糖尿病、溃疡病的患者忌用,孕妇禁用。若发生不良反应较重者,宜及时停药,并做对症处理。

4. 治疗强直性脊柱炎　在原用药的基础上加用甲氨蝶呤治疗强直性脊柱炎患者,效果显著。用法:口服甲氨蝶呤,每周 1 次,从 2.5mg 开始,每周增加 2.5mg,至每周 10mg 维持,3 个月为 1 个疗程,连续服药至症状消失止。一般服药 1～2 个疗程即可显效或治愈。对于应用非甾体抗炎药无效者,应用本药可获效。

5. 治疗顽固性炎症性肠病　据报道,有人应用甲氨蝶呤治疗顽固性炎症性肠病患者,临床状况明显改善,疾病活动度降低,有效率为 76%。用法:甲氨蝶呤每次 25mg,肌内注射,每周 1 次,连用 12 周,然后改口服。每周剂量从 15mg 逐渐减至

7.5mg。(黄延祚.常用药物临床新用途手册.南宁:广西科学技术出版社,1999:430)

6. 治疗异位妊娠　观察组 22 例与对照组 20 例,均用甲氨蝶呤 50mg/m²,双臂肌内注射;血 hCG 值第 7 日>第 5 日(或第 7 日下降≤25%),重复 1 次。观察组第 2 日,并用赤芍、延胡索各 10～12g,丹参 12～15g,桃仁、三棱、莪术各 6～9g,天花粉 20～30g,蜈蚣 2 条(去头足)。每日 1 剂,水煎服,用 7～10d。结果:两组分别有效 20 例,15 例(P<0.01)。见不良反应分别为 2 例,8 例。[杨林.甲氨蝶呤单次肌内注射配合中药治疗异位妊娠 22 例.中国中西医结合杂志,2001,21(9):666]

另有治疗异位妊娠 30 例,用甲氨蝶呤 50mg/m²,肌内注射,用 7d;血 hCG 下降<15%,第 7 天重复 1 次。并内服中药。结果:30 例中成功 28 例,失败 2 例,总有效率为 93.3%。[刘杏菊.氨甲蝶呤联合中药治疗异位妊娠 30 例疗效观察.时珍国医国药,2007,18(5):1203]

7. 治疗红皮病　有人使用小剂量甲氨蝶呤治疗红皮病 14 例,每周甲氨蝶呤 20mg(即每日 10mg 加入 5% 葡萄糖注射液 500ml 中静脉滴注,连用 2d,休息 5d),配合使用抗感染、支持对症治疗,治疗时间 2～8 周,如超过 2 周无效,加服雷公藤多苷 20mg,3/d,2 个月无效停药。皮损消失后 1～2 周后停药,对已用雷公藤多苷片治疗者(本组 6 例),继续用药维持治疗 1～3 周。结果:治疗 1 个月内临床痊愈者 8 例,显效者 2 例,好转者 2 例,无效者 2 例。治疗 2 个月内临床治愈 12 例,显效、无效各 1 例。14 例中有效者无 1 例复发,未出现不良反应。作者认为,红皮病是一种严重的全身性疾病,治疗困难,并发症多,尤其是老龄患者,传统多用皮质激素治疗。应用小剂量甲氨蝶呤治疗红皮病效果好。使用时应密切观察不良反应发生,用药时间以不超过 2 个

月为佳。[彭红霞.甲氨蝶呤治疗红皮病14例分析.泸州医学院学报,2001,24(3):220]

8. 治疗老年泛发性湿疹 吴铁强等应用小剂量甲氨蝶呤静脉滴注,辅助叶酸口服以拮抗甲氨蝶呤的不良反应,治疗老年泛发性湿疹患者14例,效果显著。方法:第1周静脉滴注甲氨蝶呤5mg,每周1次,同时每天口服叶酸5mg,如血尿常规正常,每2周增加2.5mg,最大剂量不超过每周15mg,治疗1个月时,检查肝肾功能,如正常,继续治疗,皮疹基本治愈后,每周减量2.5mg,至每周5mg,共维持治疗6~8周,所有患者用药后第1周见效,表现为渗液减少,皮疹颜色变淡。到第4周时,皮疹显著改善7例,皮疹消退2例;到第6周时,皮疹消退患者6例,皮疹显著改善患者6例;至第8周时,皮疹消退患者6例,5例患者遗留色素沉着斑。巩固结束治疗后,随访患者3个月均未见复发。所有患者均完成了治疗。治疗期间,未见不良反应,血尿常规和肝肾功能均未见异常。[吴铁强,顾有守.小剂量甲氨蝶呤治疗老年泛发性湿疹.中华皮肤科杂志,2006,39(4):226]

9. 治疗激素依赖性哮喘 吴洁文应用小剂量甲氨蝶呤治疗激素依赖性哮喘,效果显著。38例类固醇依赖状态的支气管哮喘,治疗开始时原用药方案不变,同时每周口服甲氨蝶呤1次,从5mg开始,以后每周增加2.5mg,至每周10~20mg,观察4~6个月,如病情缓解,随时逐步减少激素与平喘药。病情进一步稳定后再逐渐撤离甲氨蝶呤。结果:当甲氨蝶呤剂量增至第4周达每周10~15mg时,58%(22/38)患者气喘明显改善,至第8周68%(26/38)患者症状基本控制,肺部哮鸣音消失,血EC明显降低,能明显减少平喘药的服药种类和剂量;14周后55%(21/38)患者白天已停服平喘药。

氟尿嘧啶

【别名】 5-氟尿嘧啶、5-FU。

【药理】 本品为抗肿瘤药,对多种动物肿瘤有抑制作用。与常用抗肿瘤药物无交叉耐药现象。在体内转变为氟尿嘧啶脱氧核苷,可抑制胸腺嘧啶核苷合成酶,阻断尿嘧啶脱氧核苷转变为胸腺嘧啶脱氧核苷,影响DNA的生物合成,也可作用于RNA。本品临床上适用于胃癌、肝癌、胰腺癌、乳腺癌、卵巢癌、宫颈癌、绒毛膜上皮癌、恶性葡萄胎、膀胱癌、肺癌、皮肤癌、头颈部癌等。

【制剂】 注射液:每支125mg(5ml),250mg(10ml)。软膏:0.5%,2.5%。

【注意】

1. 运用本药期间,应严格检查血象。

2. 本药的不良反应有骨髓抑制,消化道反应,严重者可有腹泻,局部注射部位静脉炎,少数可有神经系统反应如小脑变性、共济失调,亦有人出现皮疹、色素沉着、甲床变黑等。

【临床新用途】

1. 治疗甲缘疣 涂药前先将患处用温水浸泡至角质层发白变软后,用刀轻轻削去疣体增生的角质物质(以不出血为度),将胶布剪1个小洞,贴于患处,使疣体露于洞外,以保护周围健康皮肤,然后再涂药。以2.5%氟尿嘧啶软膏,外涂患处,再用胶布封盖,1~2d换药1次。每次换药时,宜先将疣体表面发白部分削去。结果:用上药治疗甲缘疣患者,治愈率为96%。

2. 治疗慢性鼻炎 氟尿嘧啶能抑制细胞DNA的合成,使细胞失去增殖能力,同时对增生细胞也有杀伤作用。因此局部注射给药,可使鼻黏膜上皮下层增生的结缔组织细胞坏死,肥厚的下鼻甲收缩,通气受阻改善。据报道,严昌涛应用氟尿嘧啶治疗慢性鼻炎患者80例(其中肥厚性患者70例,单纯性患者10例),经用2.5%氟尿嘧啶溶液 4～6ml 于下鼻甲肥厚部注射,每隔 7 天注射 1 次,3 或 4 次为 1 个疗程,可连续用药 2～3 个疗程。结果:80 例中,临床治愈者 32 例,好转者 44 例,无效者 4 例,治愈率为 40%,总有效率为 95%,停药后随访 0.5～1 年,均未见复发。

3. 治疗白癜风 运用氟尿嘧啶霜剂治疗白癜风患者 28 例,效果显著。用法:每日以 5%氟尿嘧啶霜剂局部封闭性贴敷,一般用药第 1 日即发生皮肤擦烂,在治疗后 7～9d,局部皮损完全发生糜烂,经 10d 后愈合。在表皮愈合后 1～2 周开始出现色素沉着,2 个月内皮损完全发生色素沉着。结果:28 例白癜风患者中,18 例全部色素再生,占 64%;5 例患者部分色素再生,其余 5 例未见效果。所有患者均无全身中毒反应。

4. 治疗输卵管妊娠 据报道,王庆一应用氟尿嘧啶治疗输卵管妊娠患者,效果显著,治愈率为 100%。其中 93%的患者绒促性素(hCG)在 14d 内降至正常水平。治疗方法:采用腹腔镜下注射法,手术在硬膜外麻醉下进行。先行脐下穿刺,用腹腔镜检查盆腹腔,确诊后在耻上正中 3cm 处,做第 2 次穿刺,放入无损伤抓钳,以固定输卵管。在病变输卵管侧,避开腹壁下动脉处,用 7～9 号腰椎穿刺针经皮穿刺输卵管最扩张处(妊娠部位),回抽积血后,根据输卵管膨胀程度注入氟尿嘧啶 2～5ml,余量注入孕囊周围,穿刺点 3～4 个,总量 10ml(250mg)。查穿刺点无活动性出血后术毕。在手术 24h 可下床活动,隔日 hCG 测定,至连续 2 次阴性。术后每日测量基础体温,以了解恢复排卵时间。

5. 治疗外阴营养不良 应用氟尿嘧啶 50mg 加普鲁卡因行病变区皮下或黏膜下多点注射,2d 1 次,10 次为 1 个疗程,疗程间隔 7～10d,或用本品 50mg 加入鱼肝油 5ml 中混匀涂于病变部位,3/d。结果 427 例中,治愈 270 例,显效 107 例,有效 37

例,有效率为 96%[田雪红,等.氟尿嘧啶治疗慢性外阴营养不良的分析.白求恩医科大学学报,1994,20(6):604]。研究发现,局部代谢增高和 DNA 含量明显增多是本病的特点,选用抗代谢药物氟尿嘧啶治疗本病,正是基于 DNA 含量变化的规律。[刘洪,张弛,李群英.氟尿嘧啶的临床新用途.中国医院药学杂志,2000,20(5):283]

6. 治疗耳郭浆液性软骨膜炎 204 例本病患者,用氟尿嘧啶注射液 10mg(0.25g),病变部位及周围皮肤严格消毒,在积液最低部位,用 7 号针头针刺入囊肿,抽净积液后,不拔出空针头,更换吸有药液的针管将药液注入,反复冲洗后,保留少许药液于囊内,不需其他处理。当日注药治疗 1 次后,嘱患者 10d 后复诊。若积液未消失,可重复治疗。治疗效果以囊肿吸收为治愈标准。结果:204 例中,7～14d 治愈 178 例,经 2 次治疗后治愈 22 例,无效 4 例(改行手术治疗),总有效率为 98%。[蔡洪海,谭清爽.氟尿嘧啶局部治疗耳郭浆液性软骨膜炎 204 例.中国临床药学杂志,2000,9(2):117]

7. 治疗屈肌腱粘连 有人将 48 例开放性锐器伤致手部屈肌腱完全断裂患者,随机分为氟尿嘧啶组 26 例 39 指,于屈指腱修复后局部应用浓度 25mg/ml 的氟尿嘧啶浸泡的脑棉片贴合于肌腱修复部位的腱鞘滑膜面 4 次,每次 1min;对照组 22 例 36 指应用等量生理盐水。结果:两组分别优 22 指,11 指;良 13 指,15 指;可 3 指,9 指;差各 1 指;优良率为 89.7%,72.2%(P<0.05)。作者认为,氟尿嘧啶可有效减少肌腱修复术后的肌腱粘连。[郭明珂,张经歧,田德虎,等.5-氟尿嘧啶预防屈肌腱粘连的临床研究.中国修复重建外科杂志,2008,22(7):294]

8. 治疗耳郭瘢痕疙瘩 武晓莉等应用氟尿嘧啶治疗耳郭瘢痕疙瘩,效果显著。83 例患者共 166 个耳郭瘢痕疙瘩,先手术切除,术后 3～4 周开始在瘢痕局部注射低浓度的氟尿嘧啶与糖皮质激素混合液,4 周一次。若瘢痕稳定无复发,逐渐过渡到 2～3 个月注射 1 次,并逐渐降低药物浓度,以耳郭外形恢复正常,停止注射,后随访 6 个月以上无复发为痊愈。耳郭外形轻度畸形或术后时间超过 6 个月,瘢痕疙瘩未复发但尚不能停止药物注射治疗为有效。结果:痊愈 39 例(占 47.0%),有效 44 例(占 53.0%),总有效率为 100%[武晓莉,高振,宋楠,等.手术联合低浓度 5-氟尿嘧啶和糖皮质激素局部注射治疗耳郭瘢痕疙瘩疗效观察.中华医学杂志,2009,89(16):1102]

阿糖胞苷

【药理】 本品为一种抗代谢类抗肿瘤药物。在细胞内先经脱氧胞苷酶催化磷酸化,转变为有活性的阿糖胞苷酸,再转化为二磷酸及三磷酸阿糖胞苷而起作用。对成人急性粒细胞白血病和急性单核细胞白血病疗效好,常与其他药物合用,如硫鸟嘌呤,以提高疗效;对实体瘤,单独应用疗效差。临床上主要用于治疗急性白血病、胃肠道肿瘤、肺癌等。

【制剂】 注射用阿糖胞苷;每安瓿 50mg,100mg。

【注意】

1. 用药期间,必须严格检查血象。

2. 应用本药后,少数患者可出现发热、皮疹、肝功异常等不良反应。

【临床新用途】

1. 治疗流行性出血热 流行性出血热患者 cAMP 降低极显著,而且其代谢随病程进展加快恶化。阿糖胞苷可能作为一种免疫抑制药,强烈地刺激 cAMP 系统代谢,促使其水平迅速地升高,从而防止和减少其后的一系列病理变化,达到较好的治疗目的。方法:在常规治疗的基础上加用阿糖胞苷。阿糖胞苷 100mg,加入生理盐水 40ml,

静脉注射,1/d,连用 3d 观察效果。疗效:用阿糖胞苷治疗流行性出血热患者,可加速退热,消除蛋白尿,防止并发症发生,比仅用常规治疗的对照组有显著的差异。

2. 治疗流行性乙型脑炎 在常规治疗的基础上加用阿糖胞苷治疗流行性乙型脑炎患者,可加速降温,一般在 3d 内体温降至 38.5℃ 以下者占 89%,显著优于用常规治疗的对照组。用法:阿糖胞苷 2mg/(kg·d),加入 5% 葡萄糖注射液 250ml 中,静脉滴注,连续用药 3d。

平阳霉素

【药理】 平阳霉素可抑制胸腺嘧啶核苷掺入 DNA,与 DNA 结合使之破坏。本品能使 DNA 单链断裂,并释放出部分游离核碱,破坏 DNA 模板,阻止 DNA 的复制。临床上主要用于治疗头颈部鳞癌、乳腺癌、鼻咽癌、食管癌、淋巴癌、肺癌、子宫癌等。

【制剂】 注射用平阳霉素:每支 8mg。

【注意】

1. 用本药期间,应注意检查肺部,若出现肺炎样变应停药。

2. 使用本药后,可有发热、口腔炎、肢端麻痛、脱发、胃肠道反应、皮肤反应(如色素沉着、角化增厚、皮炎、皮疹)等。

【临床新用途】

1. 治疗跖疣 运用平阳霉素治疗跖疣患者 71 例,其中治愈者(数日后疣体变黑、萎缩、逐渐脱落)68 例,占 96%;无效者 3 例,占 4%。治疗方法:将平阳霉素 10mg,2% 利多卡因 5ml,二药混合均匀即得。用时,选择母疣(第一颗出现的疣)用刀片将跖疣局部角质削除,按局部常规消毒方法,以 4½～5 号针头在疣体中心垂直刺入,注入药液,注入的药量根据疣体大小酌情决定,一般注入 1～3ml,至疣体局部肿胀即可。若注射处出血或有渗液,可稍加压片刻。再用无菌纱布敷盖,胶布固定。

2. 治疗小儿血管瘤 据报道,王绪堂等采用平阳霉素、地塞米松治疗小儿血管瘤患者,可使瘤体消失或明显缩小。治疗方法:用药前先做一般常规体检,如血常规、凝血机制、胸透、心电图、脑电图等检查,正常者才进行治疗。取平阳霉素 8mg,地塞米松 5～10mg,溶于 0.9％氯化钠注射液 5ml 中,注射于瘤体内。注射的药量宜根据血管瘤部位、大小、类型以及患儿年龄决定。若婴幼儿、头面部和浅表血管瘤,则用药量宜少,不强调一次性治愈,以免注射药物过多,导致血管瘤坏死而遗留瘢痕。每次注射的总用药量不能超过 10ml。属小面积血管瘤,可直接用皮试针头刺入注药。注射药物后,血管瘤以呈苍白和肿胀为最佳。针孔用消毒棉球按压片刻(2～3min)。易感染的部位用无菌纱布包扎。如血管瘤面积大者,则采用分点注入和分次注入。若 1 次未消退者,1 周后可再次注射。平阳霉素用药总量不能超过 50mg。药液应现配现用。本疗法对小儿蔓状血管瘤的疗效较差。

3. 治疗瘢痕疙瘩 陈从绪等应用平阳霉素加等渗盐水治疗瘢痕疙瘩患者 50 例,一般 1～3 次获得痊愈,随访 1～6 年,总有效率为 100％。方法:将瘢痕疙瘩手术缝合后,用平阳霉素 8mg,加入等渗盐水 8～10ml 稀释后,沿缝线孔两边外缘约 0.5cm 处做皮内注射。林惠卿、林巧英认为,抗肿瘤药物体外实验表明,具有明显抑制成纤维细胞增殖作用,故用于治疗瘢痕疙瘩患者,收到显著效果。[林惠卿,林巧英.瘢痕组织的治疗药物.中国医院药学杂志,2000,20(4):240]

长春新碱

【别名】 盐酸长春新碱、醛基长春碱。

【药理】 本品为抗肿瘤药。注射后迅速由血中消失,进入肝内,在肝内代谢,经过胆汁排泄;注射后还可使增殖细胞同步化,使其他抗肿瘤的药物疗效提高。本品还可干扰蛋白质代谢及抑制 RNA 多聚酶的活力,并抑制细胞膜类脂质的合成和氨基酸在细胞膜的运转。故除作用于 M 期外,对 G_1 期也有作用。本品临床上可用于急性及慢性白血病、恶性淋巴瘤、小细胞肺癌及乳腺瘤,也可用于睾丸肿瘤、卵巢癌、消化道癌及恶性黑色素瘤等。

【制剂】 注射用长春新碱:每瓶 1mg。

【注意】

1. 注射局部有刺激作用,药液外漏可引起局部坏死。

2. 应用本药期间,应严格检查血象。

3. 本品冲入静脉时,应避免日光直接照射。

4. 主要引起神经系统症状,表现为指、趾麻木、腱反射迟钝或消失等。

【临床新用途】

1. 治疗自身免疫性溶血性贫血 在对症、支持疗法的同时,采用长春新碱治疗自身免疫性溶血性贫血患者,可迅速控制病情,升高血红蛋白。治疗方法:长春新碱 2mg,加入生理盐水 500ml 中,静脉滴注(维持 10～12h),间隔 5～7d 1 次。作者认为,运用长春新碱治疗自身免疫性溶血性贫血患者有效,可能为本品能使巨噬细胞功能丧失或死亡,从而减少对红细胞破坏的结果。

2. 治疗原发性血小板减少性紫癜 据报道,有人用长春新碱治疗原发性血小板减少性紫癜患者 46 例,有效率为 90％以上。给药方法:长春新碱成年人每次 1～2mg,儿童 0.03～0.075mg/kg,每周 1 次,用生理盐水稀释后静脉注射。成年人开始每周 1 次,待血小板上升至正常后,改为每 2 周 1 次,一般 10 次为 1 个疗程;儿童每周 1 次,3～4 次为 1 个疗程,休息 1 周后,再重复 1 个疗程。泼尼松用量,1mg/(kg・d),分 3 次口服,血小板上升后即逐渐减量至完全停药。由此看来,一些非激素类药物治疗血小板减少性紫癜,也可取得良好的效果。改变了以往多用糖皮质激素类用药的传统习惯[蔡晓玲,张建玉.血小板减少性紫癜的治疗药物.中国医院药学杂志,1997,17(6):249]。另据报道,对出现指端或口唇麻木等不良反应,给予维生素 B_1、维生素 B_{12} 可减轻。(黄延祚.常用药物临床新用途手册.南宁:广西科学技术出版社,1999:439)

高三尖杉酯碱

【药理】 高三尖杉酯碱对多种动物肿瘤有抑制作用。本品对 ^3H 标记的门冬酰胺掺入蛋白质有抑制作用,对 ^3H 标记的胸腺嘧啶核苷掺入 DNA 也有影响,还能诱导细胞分化,提高 cAMP 的含量,抑制糖蛋白合成。在电子显微镜下可以看到染色质向核边缘集中、浓缩,形成染色体团块向核外膨出,发展成为与核分离的"凋落小体",最后核破裂。本品主要用于粒细胞白血病、恶性淋巴瘤,也可用于真性红细胞增多症、慢性粒细胞白血病及早幼粒细胞白血病等。但近年发现高三尖杉酯碱有抗恶性肿瘤转移作用,能减少淋巴结中癌细胞的转移。

【制剂】 注射液:每支 1mg(1ml),2mg(2ml)。

【注意】

1. 凡心律失常器质性心脏病及肾、肝功能不全的患者宜慎用。

2. 应用本品可引起恶心、呕吐、厌食、口干、心房扑动、白细胞数下降等反应,停药后即可恢复。

【临床新用途】

1. 治疗难治性肾病综合征 采用高三尖杉酯碱,可使尿蛋白转阴或微量,原对激素依赖者可以完全撤离激素。治疗方法:高三尖杉酯碱 0.03mg/(kg·d),加入生理盐水 100ml 中,缓慢静脉滴注,7d 为 1 个疗程。2 个疗程间隔 1 周。一般用药 3 个疗程即可,必要时可增加 1～2 个疗程。应用高三尖杉酯碱治疗难治性肾病综合征时,应警惕对骨髓的抑制作用。

2. 治疗原发性血小板增多症 运用高三尖杉酯碱治疗原发性血小板增多症患者,可使血小板恢复正常,临床症状消失,骨髓象二系正常。用法:以高三尖杉酯碱 4mg,加入 5% 葡萄糖注射液 500ml 中,静脉滴注,1/d,共用 7d 即可。

3. 治疗原发性血小板减少性紫癜 据报道,熊金元等应用高三尖杉酯碱治疗原发性血小板减少性紫癜患者,效果满意。用法:高三尖杉酯碱 2～4mg,加入生理盐水 250ml,静脉滴注,1/d,10d 为 1 个疗程,间歇 7～10d,再进行第 2 个疗程。结果:用高三尖杉酯碱治疗原发性血小板减少性紫癜患者 10 例,其中显效者 3 例,进步者 5 例,无效者 2 例,总有效率为 80%。

4. 治疗过敏性紫癜 运用高三尖杉酯碱治疗过敏性紫癜患者,一般用药 3d 收效,全部获得治愈。用法:高三尖杉酯碱 1mg,稀释后静脉滴注,1/d,连续用药 7～10d 即可。

5. 治疗骨髓增生异常综合征 据报道,曹盘松等应用高三尖杉酯碱治疗骨髓增生异常综合征患者 13 例,其中完全缓解率为 31%,总有效率为 62%。方法:高三尖杉酯碱 0.5～1mg,加入生理盐水 250ml 中,静脉滴注,1/d 或 2d 1 次,10～15 次为 1 个疗程,休息 5～10d 再进行下一个疗程。

第17章 解 毒 药

碘解磷定

【别名】 派姆、碘磷定、解磷定。

【药理】 碘解磷定等解毒药在体内能与磷酰心胆碱酯酶中的磷酸基结合,而将其中胆碱酯酶游离,恢复其水解乙酰胆碱的活性,故本品又称为胆碱酯酶复活剂。本品还能与血中有机磷酸酯类直接结合,成为无毒物质由尿排出。临床上主要用于治疗有机磷中毒。

【制剂】 注射用碘解磷定:每支 0.4g。注射液:每支 0.4g(10ml)。

【注意】

1. 本品在碱性溶液中易水解为氰化物,故禁止与碱性药物配伍。

2. 注射本品过速可引起头晕、视物模糊、恶心、呕吐、心动过速等不良反应。

【临床新用途】 治疗肝性脑病 据报道,有人应用碘解磷定治疗肝性脑病患者,效果显著,肝性脑病Ⅱ度、Ⅲ度者均转清醒,催醒时间为 3～36h。治疗方法:取碘解磷定 1.0g,加入葡萄糖注射液中,静脉滴注,1/d;或以碘解磷定 0.5g,加入葡萄糖注射液 40ml 中,静脉注射,然后再以 1.0g 静脉滴注。若病情严重者,可合并应用山莨菪碱治疗。作者认为,用碘解磷定治疗肝性脑病患者有效,可能与胆碱酯酶活性降低或乙酰胆碱蓄积有关。(黄延祚,胡灼君.常用药物临床新用途手册.2版.南宁:广西科学技术出版社,1999:444)

亚 甲 蓝

【别名】 美蓝、次甲蓝。

【药理】 本品为一种解毒药。当血中浓度高时,可使血红蛋白氧化为高铁血红蛋白;当血中浓度低时,又能使高铁血红蛋白还原成血红蛋白。本品临床上适用于治疗氰化物中毒、亚硝酸盐、氯酸盐、醌类、醌亚胺类、苯胺及硝基苯所致的高铁血红蛋白血症。

【制剂】 注射液:每支 20mg(2ml)。

【注意】

1. 本品不可做皮下、肌内或鞘内注射,以免造成损害。

2. 静脉注射本品剂量过大(500mg)时,可引起恶心、腹痛、心前区痛、头痛、眩晕、出汗和神志不清等反应。

【临床新用途】

1. 治疗肛裂 据报道,谭少忠应用复方亚甲蓝注射液治疗肛裂患者,效果满意,治愈率为 92%。方法:取复方亚甲蓝注射液(其制备是:亚甲蓝 0.2g,丁卡因 0.2g,普鲁卡因 2.0g,加蒸馏水至 100ml。药物溶解后过滤分装。每支 2～5ml,通过 100℃流通蒸汽消毒备用,不能用高压锅消毒)3～6ml,用 5 号至 6 号针头在距离肛裂下端 1cm 处进针,到达肛门括约肌后沿肛裂基底及两侧做扇形注射,每周用药 1 次。注射后局部可有不同程度的烧灼痛,一般 1～2h 后可逐渐缓解、消失,必要时可服索米痛片镇痛。注射药物后宜休息 30～40min。对于伴发哨兵痔者,可切除。

2. 治疗神经性皮炎 运用亚甲蓝和普鲁卡因治疗神经性皮炎患者,效果显著,其中治愈率为70%,总有效率为99%。用法:亚甲蓝0.2g,普鲁卡因3g,加水至100ml,在皮损处做皮内点状注射,使皮丘相互融合布满皮损部位,每次用量不超过15ml。

3. 治疗恶性胸腔积液　放净胸腔积液后,胸腔内注射亚甲蓝,第1日注射每次200mg,第2～7日每次100mg,7d为1个疗程。同时给予替加氟口服。治疗5例,结果除1例因广泛转移多器官衰竭死亡之外,其余4例治疗1个疗程后胸腔积液消失,X线拍片示胸膜肥厚,无胸腔积液。[戴学虎.恶性胸腔积液的局部药物治疗.中国医院药学杂志,2000,20(8):493]

4. 治疗跟痛症　124例跟痛症患者,男29足,女95足;病程9个月至6年。观察组82例取20mg(2ml)亚甲蓝注射1.5ml,加2%普鲁卡因2ml,局部注射1次治疗。对照组42例取泼尼松龙125mg(5ml)摇匀,抽取2ml加2%普鲁卡因2ml混匀,局部痛点封闭,每周1次,连用3次。结果:两组分别显效率为84.1%,64.3%;有效率为97.6%,88.1%。观察组疗效优于对照组(P<0.05)。[朱国桥,冯大生,贾文钊.局部注射亚甲蓝治疗跟痛症82例分析.中国骨伤,2002,15(12):737]

5. 治疗小儿血管瘤　将268例血管瘤患儿随机分成亚甲蓝组150例,醋酸曲安西龙组118例。亚甲蓝组:按瘤体大小,1%亚甲蓝注射液10～20mg,从瘤体中心向四周放射状均匀注射,每周注射1次,4周为1个疗程,不愈者间歇10d再行下一个疗程。醋酸曲安西龙组:按瘤体大小,醋酸曲安西龙20～50mg,从瘤体中心向四周放射状均匀注射,每周注射1次,4次为1个疗程,不愈者间歇15d后再行下一个疗程。结果:亚甲蓝组150例中,129例1个疗程即获治愈,12例2个疗程治愈,9例3个疗程后有效,治愈率为94%,总有效率为100%。醋酸曲安西龙组118例中,43例1个疗程治愈,16

例2个疗程治愈,17例4个疗程治愈,治愈率为64.4%;有效31例,占26.3%;总有效率为90.7%;无效11例。有部分(约1/3)病例出现食欲增加、兴奋、睡眠减少、满月脸。两组治愈率P<0.01,总有效率P<0.01。作者认为,亚甲蓝作用于瘤细胞S期,由于瘤体细胞死亡,血管内皮下物质暴露,诱发血栓形成,阻断瘤体的营养供给,加速瘤细胞坏死,这一双重作用使亚甲蓝优于其他药物,又能保护正常外观和生理功能,不干扰机体正常的生理代谢过程,但需掌握好注射剂量。[冯立林,王小军,孙立泉,等.亚甲蓝治疗小儿血管瘤的临床疗效观察.中华皮肤科杂志,2000,33(4):284]

6. 治疗三叉神经痛　根据疼痛的不同部位用注射器抽吸亚甲蓝合剂分别注射于眶上孔、眶下孔、颏孔及下颌孔;2支、3支联合痛者可分别注射于眶下孔、颏孔或下颌孔;疼痛复发者可注射于半月神经带,注射时注意无菌操作。药物组成:1%为亚甲蓝20ml,纯甘油2ml,0.5%丁哌卡因5ml,地塞米松针5mg,混合后组成一个剂量单位。根据患肢情况注射1单位或2单位。结果:15例患者注射后疼痛均立即消失,疼痛缓解期最长60个月,最短15个月。注射区术后均有患区感觉障碍,1～3个月后麻木感消失。平均止痛时间为42个月。[胡秀帆,杨峻山,陈旻生.亚甲蓝治疗三叉神经痛15例.河南医科大学学报,2000,35(4):358]

7. 用于肛肠术后镇痛　有人将肛门手术患者分为4组,手术结束时分别予以创口局部注射氢溴酸高乌甲素联合亚甲蓝、氢溴酸高乌甲素、亚甲蓝及生理盐水。观察术后的疼痛情况。结果:高乌甲素联合亚甲蓝组患者术后短期、中期、长期镇痛有效率分别为97.5%,92.5%和91.3%,明显高于其他3组(P<0.05)。患者术后对氨酚待因及吗啡的需要量明显低于其他3组(P<0.05)。[赵兴明,张吕泉,魏国,等.氢溴酸高乌甲素

联合亚甲蓝肛门术后镇痛疗效研究.中华胃肠外科杂志,2009,12(5):527]

8. 标识手术组织 尤龙对 28 例肠坏死型肠系膜静脉血栓形成患者,术中直接穿刺肠系膜上动脉,注入 5ml 亚甲蓝溶液,观察肠管坏死部分染色情况,25min 后,手术直接切除蓝色明显的肠管、肠系膜。结果:28 例中 27 例一次手术治愈。术后未出现血栓复发和短肠综合征。随访 1～3 年,27 例无复发。1 例于术后第 5 天血栓复发,经 2 次手术治愈。随访 2 年,未见复发。作者认为,肠系膜动脉灌注亚甲蓝,可以比较准确地判断肠系膜及肠管受累的范围和程度,使手术者不再单凭经验手术,是一种简单、安全、有效的方法,值得在广大基层医院推广应用。[尤龙.亚甲蓝在判断肠坏死型肠系膜静脉血栓形成的作用.中华普通外科杂志,2009,24(2):167]

纳 洛 酮

【药理】 本品是阿片受体拮抗药,可与阿片受体呈立体专一性结合,阻止吗啡样物质与受体结合,可增加急性中毒的呼吸抑制患者的呼吸频率,并能对抗镇静作用及使血压上升。临床上主要用于治疗吗啡类镇痛药的急性中毒,解救呼吸抑制及其他中枢抑制症状。

【制剂】 注射液:0.4mg(1ml)。

【临床新用途】

1. 治疗意识障碍、呼吸困难 130 例均为住院病人,其中 50 例为急性有机磷农药中毒,30 例为脑梗死,30 例为脑出血,10 例为癔症,5 例为地西泮中毒,5 例为癫痫大发作。具体治疗方法:基础病因治疗并解毒、吸氧,脱水降低颅内压、营养神经细胞、抗感染加纳洛酮 0.4mg,肌内注射或加 10％葡萄糖注射液 50ml 静脉注射,每 5～60 分钟重复 1 次,以后每次 0.4～0.8mg,每 2 小时重复 1 次,直至病人意识转醒、呼吸恢复。

纳洛酮 1.2～2mg,加 5％葡萄糖注射液 250ml 静脉滴注,1/d,10d 为 1 个疗程。结果:50 例农药中毒,44 例治愈,6 例死于呼吸肌麻痹;30 例一氧化碳中毒全部治愈;30 例脑梗死病人,其中 3 例死于梗死面积扩大,并发急性心肌梗死,继发出血和呼吸衰竭,27 例病情好转;20 例脑出血病人中,因呼吸衰竭死亡 2 例,10 例病情好转,8 例自动出院。其他癔症、癫痫、地西泮中毒患者都尽早催醒,症状消失治愈。脑细胞对缺血、缺氧十分敏感,颅脑损伤、急性中毒时,肌内 β-内啡肽大量释放、内啡肽与阿片受体结合,使脑血流降低,神经活动受抑制。纳洛酮是阿片受体强拮抗药,能迅速逆转内啡肽对中枢神经系统的抑制,起到催醒的作用,同时有解除呼吸抑制,稳定血压,保护缺血心肌,减轻肺、脑组织的再灌流损伤,由此起到对脑组织的保护作用,维持重要脏器功能的作用。总之,纳洛酮早期、足量维持用药,具有苏醒早、中毒症状消失快、提高治愈率、降低后遗症和病死率等优点,而且疗效确切,不良反应少,值得推广应用。[茹仙姑托合提,屈淑英.对"纳洛酮的临床应用"验证.中国现代医药,2005,4(3):55]

2. 治疗重度颅脑损伤伴呼吸骤停 赵平等应用纳洛酮在抢救 30 例重度颅脑损伤并发呼吸骤停的患者,使其恢复自主呼吸,疗效显著。对照组 30 例在畅通气道(气管插管,呼吸机辅助呼吸)的基础上,给予 20％甘露醇 250ml,每 6 小时 1 次,能量合剂(10％葡萄糖注射液 500ml,维生素 C 1g,三磷腺苷 40mg,辅酶 A 100U)静脉滴注至自主呼吸恢复,对于头颅外伤者给予清创缝合处理。观察组 30 例在对照组的治疗基础上加用纳洛酮,开始用 2mg 静脉注射,而后用纳洛酮 5mg 加 5％葡萄糖注射液 250ml 中静脉滴注,滴速为每小时 2mg,至自主呼吸恢复,对于头颅外伤者,给予清创缝合处理。结果:两组恢复自主呼吸者分别为 16

例,8例;未恢复自主呼吸者分别为14例,22例,均抢救无效死亡。平均自主呼吸恢复时间分别为17±15min,41±10min。随访1个月,观察组16例和对照组8例恢复自主呼吸者治愈分别为6例,2例;好转7例,5例;观察组昏迷1例,死亡2例;对照组死亡1例。纳洛酮为阿片受体拮抗药,可对抗阿片肽对心血管功能和呼吸中枢的抑制,改善脑微循环,增加脑组织血供。本文通过观察发现,纳洛酮对颅脑损伤后呼吸骤停的恢复疗效较高,且无再出现呼吸骤停,可推荐外科作为该病的常规用药。[赵平,门中华,尹力,等.纳洛酮对重度颅脑损伤伴呼吸骤停的疗效评价.新医学,2002,33(9):552]

3.治疗急性水肿型胰腺炎 将本病128例随机分成观察组65例和对照组63例。用法:观察组采用纳洛酮0.8mg加入5%葡萄糖注射液40ml,静脉注射,2/d,症状减轻后改为0.4mg,2～3/d,同时,加用长效托宁1mg,肌内注射,2/d,症状缓解后1mg,1/d,至症状消失为止。对照组采用氟尿嘧啶500mg,加入5%～10%葡萄糖注射液500ml内静脉滴注,1/d,3～7d为1个疗程,症状缓解后改为250mg,1/d。结果:两组疗效分别为96.9%,76.7%。观察组显效率明显高于对照组($P<0.01$)。[罗爵云,谭同花,李鸿雁.纳洛酮加长效托宁治疗急性水肿型胰腺炎的疗效观察.中国现代医学杂志,2001,11(2):64]

4.治疗突发性耳聋 将突发性耳聋患者随机分成观察组24例(25耳)和对照组21例(23耳)。用法:两组均常规使用能量极化液;观察组加用纳洛酮1.6mg于10%葡萄糖注射液250ml中静脉滴注,每天3次;对照组加用丹参及706代血浆。1周为1个疗程。结果:两组分别完全恢复11耳,5耳;显效7耳,6耳;有效4耳,3耳;无效3耳,9耳;总有效率为88%,60.9%。观察组疗效明显优于对照组($P<0.05$)。纳洛酮治疗过程中有2例出现恶心、呕吐,停药后消失。[徐超,王立平,贾桂欣.盐酸纳洛酮注射液治疗突发性耳聋疗效观察.职业与健康,2003,19(1):126]

5.治疗急性酒精中毒昏迷期 观察组与对照组各50例,均用纳洛酮针0.8mg,静脉滴注,1h后,再用0.8mg,直至清醒。均洗胃,吸氧,输液。观察组并用丹红注射液(含丹参、红花。菏泽步长制药有限公司提供)30ml,加5%葡萄糖注射液250ml,静脉滴注。结果:清醒时间、纳洛酮用量两组分别4.52±1.51h,5.71±2.10h;3.6±1.21mg,4.61±1.71mg(P均<0.05)。[徐俊扬,张水法,张荣,等.纳洛酮联合丹红注射液治疗急性酒精中毒昏迷期50例临床观察.中国中医急症,2009,18(1):33]

6.治疗耳鸣 耳外伤后致耳鸣30例,53只耳在常规治疗同时加用纳洛酮;对照组28例48耳仅做常规治疗。结果:纳洛酮组痊愈率为51%,对照组为29%。作者认为,纳洛酮可拮抗β-内啡肽使耳鸣减轻。[邓芳,徐凌,许群芬.纳洛酮国内临床新用途.中国药师,2009,12(1):120]

7.治疗眩晕症 有人将60例眩晕症患者随机分为观察组32例和对照组28例。两组均给予血栓通每次350mg,加入0.9%氯化钠液250ml中静脉滴注。观察组加用纳洛酮液每次2～4mg,加入0.9%氯化钠液250～500ml中静脉滴注。两组均每日1次,连续治疗3d。结果:两组分别显效23例,8例;有效7例,14例;无效2例,6例;总有效率为93.75%,78.58%($P<0.05$)。[罗明初,陈德容,朱礼星.大剂量纳洛酮治疗眩晕症临床观察.河北医学,2009,15(4):445]

8.治疗重型2型脑炎 鞠薇薇将43例重型乙型脑炎患者分成观察组28例,对照组15例。两组均给予常规综合治疗。观察组加用纳洛酮,首剂 0.1mg/kg,静脉注射,以后每次 0.01～0.03mg/kg 加入葡萄糖液中静脉滴注,3/d。两组均以 10～14d 为 1 个疗程。结果:观察组的发热、昏迷、惊厥、肢体瘫痪,以及颅神经障碍所需恢复时间,均明显短于对照组(P 均<0.05)。[鞠薇薇.纳洛酮佐治流行性乙型脑炎疗效观察.现代中西医结合杂志,2009,18(17):2027]

第18章 抗变态反应药

氯苯那敏

【别名】 扑尔敏、氯苯吡胺、氯屈米通。

【药理】 本品为烃胺类抗组胺药。其特点是抗组胺作用强,用量小,不良反应少,适用于小儿。可用于治疗各种过敏性疾病、虫咬、药物过敏反应等。同时,与解热镇痛药配伍用于感冒。

【制剂】 片剂:每片4mg。注射液:每支10mg(1ml),20mg(2ml)。滴丸:每丸2mg,4mg。

【临床新用途】

1. 治疗流行性腮腺炎 有人应用氯苯那敏和西咪替丁治疗流行性腮腺炎患者,亦获显著效果,与用吗啉胍、板蓝根等治疗的对照组比较,可促进恢复,缩短病程。治疗方法:内服氯苯那敏2～4mg,每天2～3次;西咪替丁20mg/(kg·d),分2次或3次口服。用至退热、腮腺肿消退为止,最长不超过7d。作者认为,氯苯那敏对组胺所引起的毛细血管通透性增加以及水肿等有强大的抑制作用,并对抗组胺扩张血管;而西咪替丁可抗病毒,二者有协同作用。故二药合用治疗流行性腮腺炎患者,疗效满意。(黄延祚,等.常用药物临床新用途手册.2版.南宁:广西科学技术出版社,1999:315)

2. 治疗焦虑症 有人运用氯苯那敏治疗焦虑症患者,总有效率为93.7%。用法:口服氯苯那敏,每次4～6mg,2～3/d,严重惊恐发作者,可增服1次(不超过10mg)。10d为1个疗程,连续服药2～3个疗程,疗程间可间隔3～5d。

3. 治疗慢性肝炎 据报道,采用氯苯那敏治疗慢性肝炎患者193例,其中有171例GPT恢复正常。治疗方法:内服氯苯那敏每次16mg,每晚临睡前顿服。

4. 辅助治疗小儿肺炎 病毒感染引起的肺炎,患儿大多细胞免疫功能低下,T淋巴细胞指数相对降低。由于病毒感染刺激肺部毛细支气管发生变态反应,肥大细胞释放组胺等炎性介质,引起毛细血管渗出、组织水肿及细支气管痉挛。氯苯那敏和西咪替丁分别为H_1及H_2受体阻断药,两药联用能有效与组胺竞争受体,保护机体。另外,西咪替丁还有免疫调节作用和抗病毒作用,可增强机体免疫功能,加快感染恢复。用法:可在常规治疗基础上,加用氯苯那敏2mg/d,西咪替丁20mg/kg,分3次口服,连用5d。总有效率为92%,与对照组(总有效率48%)比较差异有显著性。[张立木,刘玉洁,常培兰.小儿肺炎的辅助治疗药物.中国医院药学杂志,2000,20(8):491]

硫代硫酸钠

【别名】 次亚硫酸钠、大苏打、海波。

【药理】 本品为抗过敏、解毒药。在酶的参与下能和体内游离的(或与高铁血红蛋白结合的)氰离子相结合,使变为无毒的硫氰酸盐排出体外而解毒。在临床上可用于治疗顽固性皮肤瘙痒症、慢性荨麻疹、药物性皮疹和氰化物、砷剂等的中毒。

【制剂】 针剂:每支5%20ml。粉针:

每支 0.32g,0.64g。

【注意】

1. 有头晕、乏力、恶心、呕吐等反应。

2. 本品静脉注射时,不宜过快,以免引起血压下降等症状。

【临床新用途】

1. 治疗花斑癣　据报道,有人用 40%硫代硫酸钠溶液、75%乙醇外搽治疗花斑癣(又称汗斑)患者 145 例,获得较好效果,对其中 50 例治愈者随访 3 年,未见复发。方法:先用 75%乙醇轻搽患部(至皮肤发红为止),然后用 40%硫代硫酸钠抹于乙醇搽过的地方即可,5～6/d,2 周为 1 个疗程。此法简单易行,疗效可靠。

2. 治疗扁平疣　据报道,金涛应用甲酚(含 50%煤酚)和硫代硫酸钠治疗扁平疣患者 54 例,其中治愈者 49 例,无效者 5 例,治愈率为 91%。方法:用棉签蘸甲酚涂搽扁平疣,2/d,配合 10%硫代硫酸钠 10ml,静脉注射,2/d,7～14d 为 1 个疗程,间隔 1 周进行第 2 个疗程。涂搽范围严格控制在扁平疣上面。扁平疣 5 个以内者,只用甲酚,不必配合硫代硫酸钠外用。

赛　庚　啶

【药理】　本品为抗组胺药,能对抗体内组胺对血管、支气管平滑肌的作用,从而消除过敏症状。其 H_1 受体拮抗作用较氯苯那敏、异丙嗪强,并具有轻中度的抗 5-羟色胺作用以及抗胆碱作用。服本药后,可见体重增加(服用较长时间)。其食欲增进作用可能是由于抑制下丘脑饱觉中枢所致。本品可用于荨麻疹、湿疹、过敏性和接触性皮炎、皮肤瘙痒等过敏反应。

【制剂】　片剂:每片 2mg。

【注意】

1. 机动车驾驶员、高空作业者以及年老体弱患者,慎用本品。

2. 服用本品,可引起嗜睡、口干、乏力、头晕、恶心等不良反应。

3. 青光眼患者忌用。

【临床新用途】

1. 治疗支气管哮喘　采用赛庚啶治疗支气管哮喘患者,一般用药 2～3d 后,症状即可缓解或明显减轻,总有效率为 98%,显著优于用泼尼松、地塞米松治疗的对照组(总有效率为 88%)。用法:内服赛庚啶,4mg/d,3/d,10d 为 1 个疗程。

2. 治疗偏头痛　偏头痛的发病与 5-HT 及组胺等介质异常释放,导致脑动脉舒缩功能失调有关。盐酸赛庚啶通过强烈的 5-HT 和中枢抑制作用及微弱的抗胆碱作用,阻断脑血管对上述血管活性物质的反应。Greenberg 等新近发现赛庚啶是一种新的强力拮抗药,对偏头痛还有与三环抗抑药相似的药理作用,故被用于偏头痛及血管紧张性头痛的预防和治疗。用法:赛庚啶每次 2mg,口服,3/d,以后每日增加 2mg,逐渐增加至 12～30mg/d,6 个月为 1 个疗程,停药 3～4 周后开始下一个疗程。一般用药 2 周内见效。预防用药可在服药后 30min 发挥作用。

3. 治疗肝病性瘙痒　淤胆型肝炎、胆汁性肝硬化、肝炎后肝硬化等患者,由于胆色素代谢障碍,SB 升高到一定程度时,常产生难以忍受的皮肤瘙痒,影响入眠和康复,常用抗过敏药多难奏效。采用赛庚啶治疗 8 例淤胆型肝炎并严重瘙痒,经用激素、氯苯那敏等无效者,改服赛庚啶,每次 4mg,3/d,温开水送服。一般服药 3d 后症状改善,总有效率为 88%。应用赛庚啶治疗肝病性瘙痒有效,可能与赛庚啶阻滞血清素等过敏物质对感觉神经末梢的刺激有关,对胆盐无直接作用。赛庚啶不增加肝负担。

4. 治疗内耳眩晕症　采用盐酸赛庚啶 12mg/d,口服,加低分子右旋糖酐 250ml/d,静脉滴注治疗内耳眩晕症,有效率为 88%,多数于用药 1～2d 眩晕减轻,

3～5d停止。

5. 治疗小儿喘息性支气管炎 有人应用赛庚啶治疗小儿喘息性支气管炎患者，可缓解或减轻喘息症状，显效率为55%，总有效率为92%，比用氨茶碱、异丙嗪治疗的对照组为优。用法：赛庚啶0.25mg/(kg·d)，分3次口服，5d为1个疗程。宜同时加用抗生素治疗。（黄延祚.常用药物临床新用途手册.南宁：广西科学技术出版社，1999：316）

6. 治疗糖尿病黎明现象 赛庚啶可抗组胺及5-羟色胺，抑制垂体分泌生长激素和促肾上腺皮质激素，从而消除糖尿病黎明现象。据报道，孔凡沛等用赛庚啶治疗本病，获得显著效果。用法：赛庚啶8～16mg，每日睡前顿服。服用赛庚啶可有嗜睡现象，一般可持续0.5～6个月。

7. 治疗过敏性咳嗽 82例均符合全国儿童哮喘防治组拟定的诊断标准。其中观察组44例，对照组38例。所有病例均给予抗生素或抗病毒药消炎，氨茶碱平喘，并做止咳化痰等对症治疗。观察组在此基础上临睡前加服赛庚啶0.05～0.1mg/(kg·d)，疗程7～10d。结果：两组分别显效32例，17例；有效8例，10例；无效4例，11例；总有效率为91%，71%（P<0.05）。〔徐志强.赛庚啶辅助治疗过敏性咳嗽44例临床观察.上海医药，2002，23(5)：207〕

8. 治疗流行性腮腺炎 有人用赛庚啶治疗流行性腮腺炎患者，效果显著。方法：用赛庚啶4～12mg/d（根据年龄调整）和西咪替丁20mg/(kg·d)，分次口服，共4～7d。据作者观察，应用本品退热时间及腮腺消肿时间明显优于服用利巴韦林、板蓝根加外敷中药者。

葡萄糖酸钙

【药理】 葡萄糖酸钙能降低毛细血管通透性，增加毛细血管壁的致密性，使渗出减少，具有抗过敏、消炎及消肿等作用。临床上主要用于治疗急慢性荨麻疹、渗出性水肿、皮肤瘙痒症等。本品的含钙量较氯化钙低，对组织的刺激性较小，注射比氯化钙更安全。可用于防止慢性钙缺乏症、软骨病、孕妇及哺乳期妇女钙盐的补充。

【制剂】 片剂：每片0.1g，0.5g。注射液：每支1g（10ml）。口服液：每支1g（10ml）。含片：每片0.1g，0.15g，0.2g。

【注意】

1. 在使用强心苷期间或停药后1周以内，忌用本药。

2. 静脉注射本品时，可有全身发热感。注射宜缓慢（不超过2ml/min）。因钙盐兴奋心脏，注射过快会使血内浓度忽然增高，引起心律失常，甚至心搏骤停。

【临床新用途】

1. 治疗婴幼儿急性腹泻 治疗婴幼儿急性腹泻患者83例，其中对照组53例，以静脉补液、乳酶生、维生素或抗生素及收敛药治疗；观察组则依上法处理或适当补液，加服葡萄糖酸钙。结果：观察组（用葡萄糖酸钙）30例中，显效者24例，有效者6例，总有效率为100%。对照组53例，显效者13例，有效者14例，无效者26例，总有效率为51%。两组疗效比较，观察组明显优于对照组（P<0.01）。

2. 治疗毛细血管支气管炎 据报道，方辉应用钙剂治疗毛细血管支气管炎患者56例（年龄1.5－13个月），疗效满意。用法：10%葡萄糖酸钙注射液10ml，加入10%葡萄糖注射液100～150ml中静脉滴注，1/d，连用3d。另用抗生素抗感染，间断吸氧及对症处理。其中3d后好转82%，7d后治愈率为93%。

3. 治疗顽固性阵发性咳嗽 1例2.5个月的男婴因剧烈咳嗽伴喘息入院。经抗感染、纠正酸中毒、强心、改善通气等综合治疗，其他症状相继消失，唯阵发性痉挛性咳嗽无好转,且易诱发,每次持续 20～30min 不等。多种镇咳药均无效。考虑出生史中患儿早产 1 个月,用 10％葡萄糖酸钙注射液 10ml 加 25％葡萄糖注射液 20ml 稀释后静脉推注(20min),注射后 30min 咳嗽消失,观察 2d 未再咳嗽而出院。

4. 治疗腓肠肌痉挛　10％葡萄糖酸钙注射液 10ml,静脉注射,3/d,1 周后肌内注射维生素 $D_3$60 万 U,患者症状缓解。结果:应用钙剂治疗腓肠肌痉挛患者 20 例,经用本药后,其中 5 例 1 年未见复发;11 例半年后复发,重复第 2 个疗程;4 例 3 个月复发,重复 1 个疗程,1 年内未见复发。

5. 治疗高血压　对 57 例无并发症临界及轻、中度高血压患者进行了为期 14 周,每日服钙剂 1g 的双盲、随机分组、安慰剂对照的临床试验观察。结果:服用 14 周后其收缩压及舒张压分别比试验前下降 2.4kPa 及 1.4kPa($P<0.01$)。57 例中,显效者 22 例,有效者 5 例,无效者 17 例。作者在实验中还发现,服钙 2 周后显效,此后维持至第 8 周后又有所下降,14 周后达最低值。而对照组仅在原水平上波动。

6. 治疗肾囊肿　据报道,陈书奎等应用葡萄糖酸钙囊内注射治疗肾囊肿患者,亦获满意效果。用法:在穿刺前 30min,口服地西泮 5mg,个别精神紧张者可肌内注射哌替啶 50mg。患者取侧卧位或坐位,沿 B 超导视方向推入 0.25％普鲁卡因 15ml 刺入囊内抽尽囊液,换针管,用事先备好的 10％葡萄糖酸钙注射液 2.5ml 注入囊内,观察疗效。3 个月后可行第 2 次穿刺。结果:1 次穿刺治愈者 42 例,2 次穿刺治愈者 6 例,3 次穿刺治愈者 3 例,穿刺后多有腰部胀痛,囊肿大者 24h 内出现镜下血尿,均在数日后自行消失。

7. 治疗跖筋膜炎　采用钙剂治疗左脚跖筋膜炎患者 12 例,效果显著。用法:口服葡萄糖酸钙片每次 1g,3/d。一般服药 3～

14d 后,症状消失。在随访 1 年的 6 例中,均有 1～2 次症状轻微复发,再服钙剂数日后,症状即可消失。

8. 抑制大肠癌危险人群直肠上皮增生　Rozenp 对 35 例大肠癌高危险者用葡萄糖酸钙或碳酸钙(粉或片剂)、乳酸钙口服,相当于基本钙 1.25～1.5g/d,分 3 次口服,连服 3 个月。结果发现口服钙剂可显著抑制直肠上皮增生,而且 L_1(标记细胞数与腺窝细胞总数之比)明显下降。美国康奈尔大学的专家亦指出含大量钙质的食品可防治结肠癌。他们给一些有结肠癌家族史者吃含丰富钙质的食品(日摄 1250mg),2～3 个月后发现结肠内癌前期病变得到抑制。Newmar R. 等的研究表明,食物缺钙可引起结肠腔内游离脂肪酸和胆酸含量的增加,从而损害肠黏膜,促进上皮细胞增殖,促使结肠癌的发生。钙可中和这些酸并直接营养结肠黏膜,但钙对黏膜增生的作用方式迄今未定。

9. 治疗各种痔疮出血　钙剂用于临床已有悠久历史,过去主要用于治疗低钙血症、佝偻病、过敏性疾病、高血钾、高血镁、胃酸过多等病及癔症的暗示治疗。近年发现钙剂对其他一些疾病也有治疗价值。据报道,有人对 23 例痔疮出血(内痔、混合痔出血持续 10d 至 2 个月),用 10％葡萄糖酸钙注射液 20ml 直肠内灌注,2/d。治疗结果:采用 10％葡萄糖酸钙注射液治疗各种痔疮出血患者 23 例,其中 3d 内止血者 18 例,2 周内全部获得止血。22 例随访 3 个月以上未再出血。另有人用葡萄糖酸钙治疗痔出血患者 61 例,均获止血,一般 3～10d 即可止血。

10. 治疗原发性骨质疏松症疼痛　A 组 30 例,口服葡萄糖酸钙 1g,3/d,同时口服金匮肾气丸 3g,3/d。B 组 30 例,口服葡萄糖酸钙 1g,3/d。C 组口服阿法骨化醇胶丸 0.25U,2/d。结果:A,B,C 3 组患者疼痛评分较治疗前明显降低。[王建伟,马勇,尹恒.金匮肾气丸联用葡萄糖酸钙对原发性骨质疏松症疼痛临床观察.辽宁中医药大学学报,2012(2):48]

阿司咪唑

【别名】 息斯敏、苄苯哌咪唑。

【药理】 阿司咪唑为抗过敏药物之一。具有选择性地阻断组胺 H_1 受体而产生抗组胺作用,且效果强而持久;无中枢镇静作用及抗毒蕈碱样胆碱作用。临床上主要用于治疗慢性荨麻疹、过敏性鼻炎、过敏性结膜炎和其他过敏反应的症状。

【制剂】 片剂:每片 10mg。混悬液:60mg(30ml)。

【注意】

1. 长期服用可增进食欲。

2. 本品服用过量,可引起心律失常。

3. 应用本品后,偶见眩晕、嗜睡、口干等不良反应。

【临床新用途】

1. 治疗氯氮平引起的流涎 采用阿司咪唑治疗氯氮平引起的流涎患者,可使流涎症状完全消失或明显减少,总有效率为92%。同时,在用阿司咪唑治疗期间,氯氮平剂量仍保持不变,停用阿司咪唑后再流涎者,再用仍然有效。方法:内服阿司咪唑,每次 10mg,每晚 1 次。14d 为 1 个疗程。

2. 治疗慢性非特异性溃疡性结肠炎 有人应用阿司咪唑治疗慢性非特异性溃疡性结肠炎患者,效果满意。服药后可使临床症状消失或明显减轻,肠黏膜病变基本恢复正常或减轻,总有效率为 81%;而用柳氮磺吡啶治疗的对照组总有效率为 52%,差异显著。治疗方法:内服阿司咪唑,每次10mg,每晚 1 次,3 周为 1 个疗程,疗程间隔10d。应用阿司咪唑治疗慢性非特异性溃疡性结肠炎取效,可能与本品拮抗组胺引起的肠道平滑肌痉挛、血管扩张和毛细血管通透

性增加,从而能解痉、减轻或消除充血、水肿等反应有密切关系。

异 丙 嗪

【别名】 非那根、抗胺荨、盐酸普鲁米近。

【药理】 异丙嗪为吩噻嗪类抗组胺药,有明显的中枢安定作用;能增强麻醉药、催眠药、镇痛药和局部麻醉药的作用;有降低体温、镇吐的功效。临床上主要用于治疗各种过敏症(如荨麻疹、哮喘病等)、孕期呕吐、乘舟等引起的眩晕等,也可在人工冬眠中应用。

【制剂】 片剂:每片 12.5mg,25mg。注射液:每支 25mg(1ml),50mg(2ml)。

【注意】

1. 本品因有刺激性,不宜皮下注射。

2. 肝功能减退者慎用。

3. 驾驶员、机械操作人员和运动员禁用。

【临床新用途】

1. 治疗婴幼儿腹泻 在应用常规综合治疗(补液、纠酸、抗生素及对症处理)的基础上,使用异丙嗪与氯丙嗪治疗婴幼儿腹泻,效果显著。其中治愈率为 91%,总有效率为 98%。平均止泻时间及治愈时间,均明显较仅用综合治疗的对照组短。方法:取异丙嗪、氯丙嗪各 $1mg/(kg \cdot d)$,肌内注射。

2. 治疗顽固性久咳 据报道,张佛仙采用异丙嗪治疗顽固性久咳患者,效果显著。治疗方法:在常规应用抗炎、镇咳药物,痰多者加祛痰药的同时,加用异丙嗪每次25mg,3/d。咳嗽剧烈者,口服异丙嗪早、中各 25mg,晚 50mg,嘱所有患者均全部戒烟。疗效:用异丙嗪治疗顽固性久咳患者(病程最短者半个月,最长者 3 个月)计 98 例,其中治愈者(咳嗽完全停止)62 例,有效者(咳嗽症状明显减轻)28 例,无效者(治疗前后未见变化)8 例,总有效率为 92%。作者认

为,咳嗽是一种防御性动作,当呼吸道黏膜受到物理、化学、炎症、淤血及过敏等因素刺激时,分布在黏膜表层的迷走神经末梢被激惹,通过延髓咳嗽中枢,引起咳嗽动作。咳嗽久治不愈,是临床医师经常碰到的棘手问题。咳嗽久治不愈可能是一种恶性循环而造成的后果——即呼吸道黏膜受病原微生物侵袭后,引起炎症改变,导致咳嗽;反过来,咳嗽本身又可加重黏膜的炎症改变。异丙嗪可能由于其较强的中枢抑制作用,抑制呼吸中枢,并产生镇静作用,从而阻断上述恶性循环,使抗炎镇咳药发挥作用,患者尽快痊愈。[张佛仙.非那根佐治顽固性久咳98 例.中国乡村医生杂志,2000,16(10):28]

3. 治疗神经性皮炎　据报道,王湘林局部异丙嗪封闭治疗神经性皮炎患者 17 例,其中 1 次注射治愈 16 例,2 次治愈 1 例,随访 4 个月至 1 年未见复发。用法:1% 普鲁卡因 5~20ml,加异丙嗪 12.5~25mg,用时现配。皮肤消毒后,在皮损区一侧的边缘区进针,斜行刺入皮内,加压注射,使药液在皮内扩散至整个皮损区。皮损面积大时可在两侧注射给药。

4. 治疗寻常疣　异丙嗪 2ml,加 1% 普鲁卡因 0.25ml,局部消毒后以 5 号针头于疣基底部交叉注射。根据疣大小而注入 0.1~0.4ml,至疣变白为止。结果:治疗寻常疣 251 例,1 次治愈 244 例,占 97%。

5. 治疗鼻息肉　先行鼻腔消毒,用 2% 丁卡因麻黄碱棉球表面麻醉 5min,用异丙嗪 1ml(25mg)距息肉根部 0.3cm 处进针(勿刺穿),缓慢注入 0.1~0.2ml,术后每日点滴呋麻合剂 3~4 次,连用 3d,1 周内勿挖鼻腔及用力擤鼻,一般 8d 内息肉可自行脱落,如 2 周仍未脱落可行第 2 次治疗。结果:100 例中,经 1 次注射治愈 83 例,2 次注射治愈 17 例。

6. 治疗色素痣　有人采用异丙嗪治疗色素痣患者 56 例,第 1 次治愈 53 例,第 2 次治愈 3 例。方法:先将色素痣局部消毒,用 5 号针头于病灶基底部注入异丙嗪(每支 50mg)0.2~0.3ml 至色素痣呈灰色为宜,一般注射 1 次后 15~35d 色素痣可自行脱落,未脱落者可行第 2 次注射。

7. 治疗迟发性运动障碍　有人用异丙嗪治疗迟发性运动障碍 8 例,其中 7 例见效,仅 1 例服药半个月症状未见明显改善(病程超过 3 个月)。用法:异丙嗪每次 25~50mg,口服,3/d,连用 3~7d。

8. 治疗痔疮　嘱病人排空大便,侧卧位或截石位,行肛门指检,轻扪直肠左侧,右前及右后,聚维酮碘溶液消毒后,在上述 3 处分别注入异丙嗪混合液 1ml(用异丙嗪注射液 2ml 和注射用水 4ml 配制),然后牵开肛管,暴露痔块,在齿状线上用 5 号针头刺入痔核基底部,回抽血液后注入异丙嗪混合液 1.5~2ml,至痔块膨胀变白。1 周注射 1 次为 1 个疗程。如果 1 周后效果不显著,可在下周重复注射 1 次。结果:30 例中,1 个疗程治愈者 25 例,2 疗程治愈者 5 例。[陈松国.异丙嗪局部注射治疗痔疮 30 例体会.中华临床医药,2003,4(15):15]

9. 用于口腔局部麻醉　有人用异丙嗪用于口腔局部麻醉,总有效率为 97%。方法:异丙嗪 0.7~1ml(25mg/ml),用注射用水 3ml 混合后行传导阻滞麻醉。一般注射 3~5min,局部出现麻醉作用,维持 40~90min。作者认为,本品对神经细胞钠离子通透性有阻滞功效,从而阻止神经冲动发生和传递。

苯 海 拉 明

【别名】苯那君、可他敏。

【药理】苯海拉明为抗组胺药,能降低机体对组胺的反应,消除各种过敏症状,并有轻度的镇静及镇吐作用。临床上主要用于治疗荨麻疹、接触性皮炎、过敏性结膜炎、神经性皮炎、皮肤瘙痒症、晕动病、孕期呕吐等。

【制剂】 片剂:每片 25mg,50mg。针剂:每支 20mg(1ml)。乳膏:每支 20g。

【注意】

1. 应用本品可引起头晕、嗜睡等不良反应,故驾驶员在工作时不宜使用。

2. 本品较多见的不良反应为头痛、头晕、嗜睡、口干、恶心、身体倦乏,停药或减药后,即可自行消失。

【临床新用途】

1. 治疗氯氮平引起的流涎 据报道,有人应用苯海拉明治疗氯氮平引起的流涎患者,效果满意。用法:内服苯海拉明,每次25～50mg,1/d,温开水送服,连续服用 2周。结果:用本药后可使流涎消失或减少,总有效率为 85%。疗效与对照组比较有显著差异。作者认为,氯氮平引起流涎,可能是其激动 M 胆碱能受体所致,并有过敏机制参与。本药可阻滞组胺受体,又有阿托品样作用,阻滞 M 胆碱受体,从而起到治疗效果。在应用苯海拉明治疗时,可继续使用氯氮平。

2. 治疗瘢痕疙瘩 苯海拉明能去除肉芽组织中成肌纤维细胞的收缩性,故用于治疗瘢痕疙瘩,收到显著的效果。据报道,刘文阁等采用局部注射苯海拉明,每次 20～40mg,每周 2 次,5 周为 1 个疗程。结果:用苯海拉明治疗瘢痕疙瘩患者 14 例,有效率为 80%。

3. 局部麻醉 据报道,张萍在皮肤科小手术中采用苯海拉明行局部麻醉,取得良好效果。用法:苯海拉明 20～40mg 病灶周围皮肤进针注入皮下,此时仅有短暂轻微刺痛,无其他明显皮肤刺激症状,个别用量达40mg 时,术后数小时内有头晕、嗜睡等症状,局麻持续时间 20～30min。特别适合普鲁卡因过敏或其他局部麻醉药不能采用时。局部麻醉 80 例,未见过敏反应。

第19章 消毒防腐药和皮肤黏膜用药

碘酊

【药理】 本品为消毒防腐药,具有较强的杀菌作用。其溶液的杀菌力和浓度成正比。一般皮肤杀菌用其稀释液效果最好。

【制剂】 含碘2%溶液。每瓶10ml、50ml、100ml、250ml、500ml。

【临床新用途】

1. 治疗子宫颈糜烂 采用碘酊治疗子宫颈糜烂患者,效果显著,治愈率为95.8%,可使糜烂组织干燥、脱落而获痊愈。方法:先常规消毒,用阴道窥器扩张阴道后,以消毒干棉球擦去宫颈分泌物,涂以3%碘酊,3d 1次。用药期间应避免侵及阴道黏膜,禁止性生活,忌食辛辣刺激性食物。另有人用碘酊治疗子宫颈糜烂患者35例,全部获得治愈。

2. 治疗寻常疣 据报道,有人采用2.5%碘酊治疗寻常疣患者88例,效果显著。用法:取2.5%碘酊0.3~0.6ml(为1次量),于疣的根部用1ml注射器注射0.3~0.6ml。1次为1个疗程,未愈者,1周后再注射1次。疗效:用上法治疗寻常疣患者88例,经复查其中的62例,其中注射1次治愈者58例,注射2次治愈者2例,无效者2例。

3. 治疗细菌性痢疾 应用碘酊治疗细菌性痢疾患者163例,全部获得治愈,其中服药1次治愈者占91%。方法:取2%碘酊,剂量为2~5岁者2ml,6~12岁者3~4ml;13岁以上者4~5ml;成年人5~6ml。

用温开水稀释10倍,饭后2h服下,1/d。患者若有发热、脱水、腹痛者,宜对症治疗。少数人服用本品后,偶可有腹部不适等症状,停药后消失。应用碘酊治疗细菌性痢疾有效,可能与本品中的碘离子在肠道内直接杀灭致病细菌有关。

4. 治疗传染性软疣 采用10%碘酊治疗传染性软疣患者,效果满意。其中治愈率为85%,总有效率为94%。方法:将10%碘酊适量,用消毒竹签或棉签蘸取药液涂搽于疣体上,2d 1次,连续用至痊愈止。涂搽本药时,注意不要接触正常皮肤。皮疹越小,消退越快,效果越好。

5. 治疗腱鞘囊肿及滑囊炎 运用碘酊治疗腱鞘囊肿及滑囊炎患者,疗效颇佳。方法:将患处置于高度膨胀下充分显露、固定,在局部麻醉下用9号(滑囊炎)或15号(腱鞘囊肿)针头穿刺,抽出全部囊液后,注入2%碘酊,注入药量与抽出液之比为1:10(但每次注入量不得超过2ml),拔出针头后,宜用无菌纱布按压针口4~8min。观察无液体渗出针头口后,再以消毒纱布加压包扎。若1次未治愈者,可间隔6~8d再按上法重复治疗1次。结果:用2%碘酊治疗腱鞘囊肿及滑囊炎患者75例,其中治愈者70例,好转者3例,无效者2例,总有效率为97%。若患者属于出血体质、肾炎、妊娠及有碘过敏史者忌用本品。

6. 治疗皮肤囊肿 采用3%碘酊治疗皮肤囊肿患者29例,经用药3次后,全部获得痊愈。方法:先将局部按常规消毒,以12

号针头从囊肿旁刺入囊内,抽尽囊液,注入3%碘酊1～2ml,出针后,用无菌纱布按压3～5min,然后用纱布加压包扎。若5d后仍有囊液者,宜再按上法治疗。作者认为,3%碘酊具有较好的烧灼、凝固蛋白质作用,从而达到破坏腺体分泌,粘连闭锁囊腔的目的。

7. 治疗淋球菌性前庭大腺脓肿 运用2%碘酊治疗淋球菌性前庭大腺脓肿患者14例,一般7d后脓肿明显缩小,30d后即可消失。方法:先将局部常规消毒,抽出脓液,用生理盐水冲洗后,将2%碘酊1ml注入脓腔内,1/d,1周内腔内若仍有渗液,可用上法再重复治疗1次即可。

8. 治疗舌下腺囊肿 采用5%碘酊行囊腔注射治疗舌下腺囊肿56例,治愈率为94.6%。方法:均为单侧舌下腺囊肿,患者取坐位,头稍后仰,常规口腔消毒,选用5ml注射器,12号注射针头,刺入舌下囊肿,固定针头,另取5ml注射器抽取碘酊(量与囊液相当)注入囊腔,使碘酊在囊腔内停留2min,再将碘酊全部抽出,抽取0.9%氯化钠溶液注入囊腔内,反复抽吸,直至囊腔内的残留碘酊被稀释并被全部抽出,拔出针头,局部压迫15min,15d复诊。[何解生.碘酊的临床新用途.中国药师,2003(12):40]

无 水 乙 醇

【别名】 酒精。

【药理】 乙醇多作为皮肤外用药。以75%(按容量计)或70%(按重量计)杀菌力量最强。浓度过高能使组织表层蛋白质凝固,阻碍乙醇渗入深部,反而降低抗菌效力。

【制剂】 将乙醇配成25%,50%,75%溶液。

【临床新用途】

1. 治疗尖锐湿疣 采用无水乙醇治疗尖锐湿疣患者,一般注入1次后大多疣体可脱落,注入2次后疣体全部脱落,疗效非常显著。用法:先将局部常规消毒,然后在疣根部注入无水乙醇,直径在0.5cm以下者注入0.1ml,直径在0.5cm以上者,注入0.2ml。对疣体完全不能脱落或在非注射区又长出新疣者,等创面愈合后再按上法治疗。注射无水乙醇时,局部可有刺痛感,但均可以耐受。

2. 治疗眼睑毛细血管瘤 无水乙醇注入血管瘤中央,通过向四周弥散使瘤组织内蛋白凝固,细小血管栓塞,瘤体逐渐萎缩,最终完全消失。该法简单易行,愈后不留眼睑瘢痕。有人用无水乙醇治疗眼睑毛细血管瘤患者7例,瘤体最小的2mm×3mm,最大的7mm×8mm,除1例注射2次外,其余均1次治愈。

3. 治疗原发性肝癌 据统计,有60%左右的原发性肝癌患者是无法进行手术治疗的。所以寻求有效安全的治疗方法,以减轻患者痛苦,控制症状,延长生命,以争取治愈的机会。注射无水乙醇治疗肝癌是最近开展的一种新尝试。有人用穿刺注射无水乙醇治疗肝癌15例,病情完全好转或肿瘤大大缩小13例。某医学院治疗23例直径<33mm的肝癌,17例肝内癌细胞完全消失,其中6例手术,证实4例没有癌细胞,2例仅肝表面残留癌细胞组织。治疗机制是:乙醇一方面使瘤体血管及周围组织脱水和固定,使局部血管收缩,血管壁变性及内皮细胞破坏,促使局部血栓形成以杀死癌细胞。另一方面引起细胞蛋白凝固,导致癌细胞坏死。用法与用量:肝动脉结扎后,注射无水乙醇或在B超引导下经皮穿刺进入瘤体给药,一般每个肿瘤注射3～6ml,最多8ml,多个肿瘤可一一注射。3～5次为1个疗程。每次间隔10～14d。注意事项:应用本品后,患者肝区有灼热感或一过性疼痛,事前可用利多卡因麻醉止痛。注射后患者宜休息1～2h,如无特殊不适可返家居住。7～14d后再行复诊。另外,大多数人3～5d

内可有体温升高,一般无其他不适。

范国田经皮瘤内无水乙醇注射配合中药治疗小肝癌,亦获显著效果。方法:观察组 68 例与对照组 34 例,均单一瘤灶用无水乙醇 5～10ml,瘤内注射,每周 1 次;6～10 次为 1 个疗程。多个瘤灶每次注射 1 个,间隔 2～3d,再注射另一瘤灶。观察组并用肝癌扶正饮(太子参、山药、枸杞子、龙葵各 15g,天花粉 20g,三七粉 3g,黄芪 30g,陈皮 12g,紫石英、白芍、桃仁各 10g),每日 1 剂,水煎后分 2 或 3 次内服。2 个月为 1 个疗程。结果:肿瘤体积两组分别缩小 40 例,13 例;不变 22 例,12 例;增大 6 例,9 例。平均生存时间分别为 42、37 个月($P<0.05$)。[范国田.经皮瘤内无水酒精注射配合中药治疗小肝癌.河南中医,2002,22(1):46]

4. 治疗前庭大腺囊肿 据报道,缪健等采用无水乙醇治疗前庭大腺囊肿患者,囊肿全部消失。治疗方法:嘱患者取截石位,局部常规消毒,在囊肿下缘向囊腔内穿刺,抽出囊内液体,若囊内液体太黏稠,则可注入生理盐水稀释后再抽出。将囊液抽尽后,须按囊内液体溶量的 60% 注入无水乙醇,快速拔出穿刺针头,针眼处覆盖无菌纱布,再用绷带或胶布固定即可。作者认为,无水乙醇具有凝固蛋白作用,能使组织失去活性,在囊腔内保留少量乙醇,可以通过进一步地刺激,使囊腔粘连闭合而获得治愈效果。

5. 治疗胃十二指肠出血 25 例老年消化性溃疡出血患者,平均年龄 66 岁。用无水乙醇在出血血管周围 1～2mm 处注射,每注射点 0.1～1.2ml,结果能立即止血,有效率为 100%。

6. 治疗食管静脉曲张及出血 对食管静脉曲张者注射硬化剂治疗已有 40 多年的历史。20 世纪 70 年代后期,随着各种内镜的发展,该法的应用又重新受到重视。以乙醇为主治疗食管静脉曲张及出血比其他各种类型的硬化剂更好。临床上应用乙醇辅以红霉素、鱼肝油酸钠治疗 20 例肝硬化门静脉高压食管静脉曲张出血患者,结果急性期止血成功率(止血 1 周以上)占 90%。此外,对消除食管静脉曲张亦有很好效果。应用无水乙醇治疗食管静脉曲张及出血患者 20 例,其中治愈者 16 例,显效者 4 例,总有效率为 100%。治疗方法:通过内镜注射针将药物注入,每点注射 2～3ml 即可。

7. 治疗腋臭 采用无水乙醇治疗腋臭患者,效果显著。方法:取无水乙醇 30ml,加入硫酸阿托品 1.5mg,两药混合均匀后备用。用时,患者取仰卧位,双上肢外展,双手枕于头下,充分地显露腋窝,不需剃掉腋毛。按常规局部消毒。将 0.75% 利多卡因腋窝皮下浸润麻醉,然后在腋毛区边缘等距离取 4 点进针至皮下浅筋膜层,由外向内呈扇形边进针边注射无水乙醇,每侧注射 12～16.5ml,使药液均匀到达大汗腺分布区。注药后局部压迫按摩 10min 左右。术后不要包扎。未愈者,3 个月后可按上法重复治疗 1 次。一般用药 1 次获得治愈,最多用药 2 次即可获得治愈。

8. 治疗寻常疣 采用无水乙醇治疗寻常疣患者 63 例,全部获得痊愈。治疗方法:取 4½ 号针头将无水乙醇适量抽入注射器内,疣局部按常规消毒,再将无水乙醇少许注射至疣基底部皮内,剂量以使出现皮丘面积略大于疣基底面为度。用药 3～7d 后疣未脱落者,可重复注射 1 次,直至疣体全部萎缩脱落为止。一般注射 1～2 次后即可脱落。

9. 用于前列腺摘除术中止血 在前列腺摘除术中采用的无水乙醇止血,37 例患者术中失血量一般为 30～100ml,无 100ml 以上者,术后也未发生继发性出血及尿道狭窄、尿失禁等情况。

10. 治疗三叉神经痛 观察组 23 例与对照组 17 例,均取穴:四白、下关、太阳、阿是穴1～3个。用无水乙醇,穴位注射,前三穴、余穴分别每穴注射0.5～1.0ml,0.3～0.7ml。观察组并用天麻粉(后下)、全蝎粉(分冲)、柴胡、龙胆草、黄芩、栀子、羌活、白芷各15g,白菊30g,川芎、钩藤(后下)各20g,珍珠母25g,石膏40g。2d1剂,水煎分6次内服,用7d,结果:两组分别治愈13例(为观察组),有效7例,10例;无效3例,7例;总有效率为87%,59%。观察组明显优于对照组(P<0.01)。[张洪建.穴位注射配合中药治疗三叉神经痛23例.实用中医药杂志,2004,20(5):240]

11. 治疗复发性甲状腺囊肿 患者取仰卧位,颈部垫枕,颈前区常规消毒,B超引导下用带有7号针头的10ml注射器穿刺囊肿,按穿刺抽出的囊液量的1/3注入无水乙醇,注入囊腔并反复抽吸,每周1次,共2～7次。治疗结束后3个月,6个月,12个月,24个月用B超复查囊肿大小。结果:治疗32例,用无水乙醇注射治疗后3个月,甲状腺容积缩小,有效率达91%,治愈率达38%;治疗后24个月,囊肿容积缩小,有效率达100%,治愈率达75%;随访2年,所有病例均未见复发。囊液稀薄易抽出者治疗次数少,疗效好;囊液黏稠者则相反,疗效稍差;囊液为淡黄色者有效率为91%,咖啡色为92%,胶冻状为88%;大囊肿有效率稍低于小囊肿,但差异无统计学意义(P>0.05)。治疗过程中局部疼痛为常见不良反应,患者均可耐受。[袁庆新,武晓泓,刘超,等.B超导向无水乙醇注射治疗复发性甲状腺囊肿的疗效观察.江苏医药,2004,30(3):187]

12. 治疗带状疱疹 取75%乙醇50ml,加入雄黄粉10g,大蒜(去皮捣烂成糊状)50g,混合均匀,涂搽于疱疹处,2～3/d。治疗带状疱疹97例,全部获得治愈。疼痛减轻时间1.9±0.4d,完全止痛时间7.9±0.8d,水疱结痂时间3.4±0.4d;脱痂时间6.2±0.4d;治愈时间10.3±0.4d,后遗神经痛6例(6.3%)。作者认为,该方法疗效确切,配制容易,成本低,无不良反应,适合基层医院使用。[马强.对"雄黄加大蒜泥治疗带状疱疹61例"的验证.新医学,2004,35(6):348]

13. 治疗鸡眼 据报道,刘野光等用90%乙醇注射治疗鸡眼58例,效果显著[刘野光,周爱香.90%乙醇注射治疗鸡眼58例疗效分析,新医学,1999,30(6):324];刘东等用90%乙醇注射治疗鸡眼64例,其中注射1次,鸡眼出现发黑、坏死、自行脱落50例,再注射1次,余14例获得治愈。治疗过程中未出现任何不良反应。[刘东,于萍."90%乙醇注射治疗鸡眼58例疗效分析"一文的验证.新医学,2004,35(5):316]

14. 治疗多囊肾 穿刺治疗前先检出、凝血时间及血小板计数。每次选择几个囊肿进行治疗。用超声仪,频率为3.5MHz,患者取侧卧位,取第12肋下囊肿与皮肤距离最近处为穿刺点。穿刺时注意避开重要脏器,常规消毒皮肤、铺巾,在局部麻醉下,用9号或10号腰穿针在B超引导下刺入囊腔内,吸尽囊液,经鉴定除外尿液后即注入95%乙醇,注入量为吸出囊内液体量的1/4～1/3,3min后将注入的乙醇从囊内吸出,拔针。穿刺后嘱患者卧床3d,用抗生素1周。本组患者中最少治疗1次,最多治疗3次。每次治疗间隔时间为3个月。结果:25例中,痊愈12例,显效5例,有效4例,无效4例,总有效率为84%。3例患者术后出现血尿,2d内停止,无须特别治疗;3例发生术后感染,经3～5d抗感染治疗,感染得到控制。治疗1年后25例患者均随访,出院时评定为痊愈、显效、有效的21例,经B超复查未见囊肿复发,肾功能正常;无效的4例囊肿未见缩小,需每周透析治疗1次。[薛建,马立萍,单卓华,等.经皮肾穿刺注入乙醇治疗多囊肾——附25例报告.新医学,

2001,32(6):387]

15. 治疗腱鞘囊肿　有人采用乙醇治疗腱鞘囊肿患者,效果显著。方法:先将局部按常规消毒后,再用 10—12 号针头快速穿刺入囊内,抽出囊液后,以相应容量的 95% 乙醇,缓慢注入囊内,然后轻轻地按摩病灶部位,使乙醇广泛地与囊内壁接触。保留 5min 后,将乙醇抽出。再用生理盐水反复冲洗,吸净囊内液后拔针。必须准确无误地注入囊内,并注意勿使其从囊中外溢,以免使乙醇溢出后引起周围组织坏死。作者认为,乙醇能使蛋白变性及囊内产生无菌性炎症破坏,根据黏液物刺激源,进而闭塞囊腔而愈。

苯 扎 溴 铵

【别名】　新洁尔灭、溴苄烷铵。

【药理】　本品为一种季铵盐阳离子表面活性广谱杀菌剂,具有杀菌作用强而快,毒性低,对皮肤和组织无刺激性,渗透力强,对金属、橡胶制品无腐蚀作用。本品对革兰阳性菌及阴性菌如葡萄球菌、伤寒杆菌、副伤寒杆菌、痢疾杆菌、大肠埃希菌以及结核菌、芽孢菌、真菌等均有杀灭作用。可用于外科手术的消毒、皮肤消毒、黏膜消毒、皮肤科化脓等疾患。

【制剂】　1:(1000～2000)溶液。

【注意】

1. 不可与普通肥皂配伍。

2. 用于浸泡器械,需加 0.5% 亚硝酸钠。

3. 本品不适用于膀胱镜、眼科器械、橡胶及铝制品的消毒。

4. 不可与碘、碘化钾、蛋白银、硝酸银、硫酸锌、氯化钾、黄降汞、酒石酸、水杨酸盐、枸橼酸及其钠盐配伍。

5. 本品不适用于痰、粪便、呕吐物、污水及饮料水的消毒。

【临床新用途】

1. 治疗老年真菌性阴道炎　用不同浓度的苯扎溴铵溶液做抗真菌试验,证实了苯扎溴铵对镰刀菌、青霉菌等有较强的抑制作用,比氯己定、硫柳汞、苯甲酸钠、酚、甲醛溶液的抗真菌作用强。有人用苯扎溴铵治疗老年真菌性阴道炎,患者 145 例,全部获得了痊愈。用法:取 0.1% 苯扎溴铵溶液适量,坐浴和做阴道内冲洗各 15min,1/d,连续用药 20～30d 即可治愈。随访 1～2 年,均未见复发。

2. 治疗女阴尖锐湿疣　据报道,李树珍等应用 5% 苯扎溴铵治疗女阴尖锐湿疣患者,效果显著,经 1 次治疗,治愈率为 90%。用法:患者取膀胱截石位,暴露病变部位,取无菌纱布块浸透 5% 苯扎溴铵液后塞入阴道,使其与病变处密切接触,其他部位也可用纱布湿敷,12～24h 后将纱布取出,用 1:5000 高锰酸钾溶液熏洗外阴,1/d,同时外用及口服抗生素 3～7d 以防感染及外阴粘连。若病变呈团块或大乳头形者,可先切除,再用上法治疗。对于有并发症者,宜对症处理。苯扎溴铵对阴道内壁、宫颈及小阴唇等部位尖锐湿疣效果较好,对其他部位因苯扎溴铵纱布难以放置,与病变处接触不良者,效果亦较差。

另据报道,杨秋莲等用苯扎溴铵治疗女性外阴尖锐湿疣 47 例,效果显著。于鸿鸣在 1 年多的临床实践中应用苯扎溴铵治疗女性外阴尖锐湿疣 38 例,连续用药 5～7d 治愈 35 例,2 个疗程治愈 3 例,总有效率为 100%。作者认为,此疗法疗效确切,用药简单易掌握,值得推广应用。[于鸿鸣. 对“苯扎溴铵治疗女性外阴尖锐湿疣 47 例疗效观察”的验证. 新医学,2002,33(4):215]

3. 治疗神经性皮炎　治疗 52 例神经性皮炎患者,用棉签蘸少许 5% 苯扎溴铵溶液轻搽患处,1～2/d,连续用药 20～60 次。结果:52 例中,治愈者 47 例,好转者 4 例,无效者 1 例,总有效率为 98%。应用本药时,必须注意保护好正常皮肤。

4. 治疗脂溢性皮炎　苯扎溴铵用于脂溢性皮炎患者,疗效显著。方法:先取 1% 苯扎溴铵溶液适量,然后将头用一般洗涤剂洗净擦干,再将头浸泡于苯扎溴铵液体中,浸湿后用毛巾擦洗。7d 内用上法 2 次。2 次为 1 个疗程,连续用药 3 个疗程后观察效果。疗效:应用苯扎溴铵治疗脂溢性皮炎患者 95 例,经用药 3 个疗程后,其中治愈者 90 例,显效者 3 例,无效者 2 例,总有效率为 98%。

5. 治疗扁平疣　采用 0.1% 苯扎溴铵溶液治疗扁平疣患者 73 例,其中治愈者 70 例,有效者 3 例,总有效率为 100%。用法:面部扁平疣,用 1% 苯扎溴铵溶液湿敷于患处,每次 10～15min,3/d,10d 为 1 个疗程。若属于手、足部扁平疣,取 0.1% 苯扎溴铵溶液浸泡 10～15min,3/d,15d 为 1 个疗程。冬天可将药液适当加温后再用。

6. 治疗寻常疣　运用苯扎溴铵溶液治疗寻常疣患者 121 例,经用药 5～7d 后,疣体均干枯、脱落而获得治愈。用法:将苯扎溴铵(纯溶液)用棉签蘸取少许,点在疣上,每日早、晚各 1 次。纯苯扎溴铵溶液禁止涂在正常的皮肤上,以免造成皮肤化学性烧伤。

7. 治疗足癣　应用 0.1% 苯扎溴铵溶液治疗足癣患者 100 例,其中治愈者 97 例,明显好转者 3 例。经随访 1～2 年,均未见复发。用法:取 0.1% 苯扎溴铵溶液浸泡患足,每次 40～50min,每晚临睡前用药 1 次,7d 为 1 个疗程。连续用药至症状消失止。

8. 治疗头屑过多　取 5% 苯扎溴铵溶液 10ml,加入约 2000ml 的热水中,应用此混合液洗头,反复搓揉约 3min,再涂上肥皂反复搓揉 5min 后,用清洁温水冲洗 2～3 次,直至干净止。用上法治疗头屑过多的患者,一般用药 1～2 次即可获得治愈。

9. 用于乙肝表面抗原灭活　以浓度为 30%～50% 乙醇配制的 0.1% 苯扎溴铵消毒液作用于试验血清,对 HBsAg 均有较好的灭活作用。HBsAg 阳性血清 OD 值 0.47～0.49,而用 30%～50% 乙醇配制的 0.1% 苯扎溴铵溶液作用 5min,即可使血清 OD 值明显下降,故认为苯扎溴铵与乙醇联用对 HBsAg 灭活有协同作用。

10. 治疗感染性伤口　采用 1:1000 的苯扎溴铵溶液作为体表感染及深部感染的外用药,经过对 4500 例污染及感染伤口的患者应用观察,疗效甚佳。

氯 己 定

【别名】　醋酸洗必泰、双氯苯双胍己烷。

【药理】　本品为消毒防腐药,具有相当强的广谱抑菌、杀菌作用,是一种较好的杀菌消毒药,对革兰阳性和阴性菌的抗菌作用,比苯扎溴铵等消毒药强。即使在有血清、血液等存在时仍有效。局部刺激性及过敏反应都很少见。本品未见明显的毒性反应,说明其毒性小,应用比较安全。

【制剂】　片剂:氯己定外用片。氯己定含片,每片 5mg。

【临床新用途】

1. 治疗急性细菌性痢疾　有人在治疗急性菌痢新药“新痢灵”的研究中,为寻找高效、速效、低毒的治疗药物,以 130 株痢疾杆菌对 15 种药物进行药物敏感试验,发现 13 种药物产生不同程度的耐药性,唯独氯己定未发现耐药株。故选用该药与甲氧苄啶等组成复方“新痢灵”片(由氯己定与 TMP 组成)。用这种“新痢灵”片治疗急性细菌性痢疾患者 977 例,其中临床治愈者 936 例,治愈率为 96%;有效率为 97%。且复发率低。

2. 治疗头癣　采用氯己定治疗头癣患者 75 例,全部获得治愈。实验证明,氯己定对黄癣菌、铁锈色小孢子菌、断发毛癣菌、堇色毛癣菌和石膏样小孢子菌均有抑制、杀菌效果,抑菌杀菌浓度为 1:500。

3. 治疗干性鼻炎、鼻出血、鼻黏膜糜烂等　取氯己定粉 0.1g,薄荷油 2ml,鱼肝油加至 100ml,三药混合均匀后即得。治疗方法:将上药液滴鼻,每次 1~2 滴,3/d。结果:用上药治疗干性鼻炎、鼻出血、鼻黏膜糜烂等疾病 89 例,其中治愈者 85 例,好转者 4 例,总有效率为 100%。

4. 治疗疥疮　取氯己定 0.5g,加入 75%乙醇 50ml,再加入蒸馏水 100ml 溶解成浆液状,与单纯霜剂 100g 混合均匀,分装备用。用时,先用温水将皮损处洗净,待干燥后搽上氯己定霜,搽药,4/d,5d 为 1 个疗程,第 6 日洗澡更衣,换卧具并消毒,连用 2 个疗程即可。结果:用上药治疗疥疮患者 184 例,经用药 2~3 个疗程后,全部获得治愈。

5. 治疗慢性龈炎及口疮　采用氯己定片治疗慢性龈炎及口疮患者,效果显著。用药后可改善充血、出血、水肿、疼痛等症状,总有效率为 93%。用法:取氯己定片 1 片,饭后咀嚼(必须不断地咀嚼,使片内所含氯己定能溶解于涎液中,涎液含在口内,使其能与患处充分接触,然后才咽下),3/d,对急性期口疮患者,宜每晚睡前加用 1 片,效果更好。

6. 治疗重度冻伤　采用 40℃的 0.1%氯己定,多次温热浸泡治疗兔足重度冻伤,平均存活面积为 74%左右。不仅非常显著地高于对照组,而且还非常显著地高于度米芬组。

7. 用于饮水消毒和预防痢疾　武汉军事医学研究所采用氯己定用于饮水消毒和预防痢疾,收到显著效果。方法:将氯己定丸(含枸橼酸氯己定 10mg)1 丸放入军用水壶中,振摇 2min,放置 8min,用滤膜法检查大肠菌群数,结果皆小于 3,符合饮用水标准。拉练部队 1001 人饮用氯己定丸消毒水 1 个月,无异常反应。预防菌痢,每次 10

丸,连服 3d,间隔 7d,再按上法服用。

8. 治疗青少年增生性龈炎　房宏志应用氯己定治疗青少年增生性龈炎,效果显著。将 60 例患者随机分为三组,每组 20 例。观察 1 组用 1%的聚维酮碘液,观察 2 组用 0.12%氯己定溶液,对照组用蒸馏水。应用聚维酮碘液、氯己定溶液、蒸馏水作为超声龈上洁治同步药物冲洗治疗的冲洗液,测量患者上下牙治疗前和治疗后 7d 复诊时探诊出血(BOP)、探诊深度(PD)、菌斑指数(PLI)、牙龈指数(GI)数值。结果:观察 1 组和观察 2 组 PLI 的疗效均好于对照组。[房宏志.超声龈上洁治同步治疗青少年增生性龈炎疗效比较.西部医学,2008,20(3):596-599]

9. 作为新生儿暖箱内湿化液　新生儿入住暖箱前,先用含有效氯 250mg/L 的 84 消毒液浸泡暖箱内水槽,30min 后用凉开水冲净,擦干。观察组用凉开水,配制含量为 500mg/L 和 100mg/L 醋酸氯己定水溶液作为湿化液,每种浓度醋酸氯己定溶液湿化各 26 例,共 52 例,每 3 日更换一次湿化液。分别于 12h、24h、48h、72h 后用无菌注射器取样做细菌培养。对照组用凉开水作为暖箱内湿化液。观察 26 例,按要求每天更换 1 次,分别于 12h 后及更换前用无菌注射器取样做细菌培养。结果:含量为 500mg/L 和 100mg/L 醋酸氯己定溶液作为湿化液,在 24h 内无菌生长,48h 后带菌率为 9.62%,72h 带菌率为 13.46%。用凉开水作为湿化液,12h 后带菌率为 30.76%,24h 后带菌率为 53.84%。研究人员经分离鉴定,凉开水组检出大肠埃希菌 4 例,微球菌 2 例,铜绿假单胞菌 3 例,微小单胞菌 2 例,以及肺炎球菌、草绿色链球菌、金黄色葡萄球菌各 1 例。氯己定溶液检出微球菌 4 例,大肠埃希菌 3 例。由此可见,醋酸氯己定溶液作为新生儿暖箱内湿化液有较好杀菌抑菌效果。两种浓度的醋酸氯己定溶液作为暖箱湿化液72h带菌情况比较,无显著性差异。故应用低浓度醋酸氯己定溶液其性质更接近水,对新生儿暖箱环境更好一些。[杨金学.醋酸氯己定溶液作为新生儿暖箱内湿化液的临床应用.中国消毒学杂志,2008,25(4):427]

过氧化氢溶液

【别名】 二氧化氢、双氧水。

【药理】 本品为强有力的氧化剂,具有防腐、除臭及清洁等作用。其防腐力不大,因放氧过快以致消毒作用不深入,但由于起泡作用,有清洁创面的功效。本品除可用于有恶臭不洁的创面外,尤其适用于厌气菌感染以及破伤风、气性坏疽的创面。

【制剂】 过氧化氢溶液,即为本品2.5%～3.5%的过氧化氢溶液,每瓶500ml,150ml。

【临床新用途】

1. 治疗黄褐斑 在口服维生素C和维生素E的同时,加用3%过氧化氢溶液治疗黄褐斑患者95例,其中治愈者87例,有效者5例,无效者3例,总有效率为97%,明显优于用0.1%维A酸霜外搽、口服维生素C及维生素E的对照组(总有效率为66%)。治疗方法:取3%过氧化氢溶液适量,外涂于患处,每日早、晚各1次。

2. 治疗牙龈瘙痒症 4例牙龈瘙痒症患者,应用3%过氧化氢溶液涂抹患处,或者用1%过氧化氢溶液含漱,同时,加服甲硝唑每次0.2g,3/d。结果:连续用药7d后全部治愈,追访未再复发。

3. 治疗单纯疱疹性角膜炎 据报道,75例曾用多种药物治疗无效的单纯疱疹性角膜炎患者(其中,浅层型角膜炎62例,深层型角膜炎13例),用2%盐酸普鲁卡因注射液2ml加3%过氧化氢溶液0.2ml,混合均匀后结膜下注射,每次0.2ml,2/d。结果:临床治愈者36例,有效者29例,无效者

10例。其中治愈率为48%。总有效率为87%。

4. 用于皮肤消毒 实验表明,1.5%过氧化氢溶液浸泡2min,能消除皮肤上的大肠埃希菌,擦拭15min,能消除皮肤上细菌总数的98%,与75%乙醇的效果相似。经用1.5%过氧化氢溶液在注射部位消毒百万人次,未发生炎症反应。因本品价格低廉,如能取代乙醇,则具有一定的经济效益和实用价值。

5. 治疗小儿重症肺炎 据报道,46例患者(其中14例伴心力衰竭,11例出现中毒性脑病,3例为新生儿),3%过氧化氢溶液以5%～10%葡萄糖注射液稀释成0.3%浓度静脉滴注。严重缺氧患儿每次可按0.3%溶液1～2ml/kg,1次推入,注入速度不少于15min,必要时每2～4h重复上述剂量1次,直至发绀消失,呼吸平顺为止。对轻度发绀或发绀经静脉注射后病情好转者,则可按0.3%溶液4～8ml/kg,静脉滴注。开始时速度稍快,以少于每分钟20滴为宜;喘憋和发绀基本消失后,可减至每分钟6～8滴。结果:大多数患者均用药少于3次即矫正了缺氧,仅中毒性脑病组用药2～8次才获矫正。46例中有3例出现烦躁、出汗、呼吸加深等不良反应,1例新生儿出现囟门饱胀、眼球上翻,但均能消失。未发生其他并发症。

6. 治疗新生儿窒息 据报道,应用过氧化氢溶液治疗新生儿窒息患者37例,均获得了成功。给药方法:断脐后,在脐静脉充盈处用2%碘酊及75%乙醇消毒,穿刺抽出回血后,注射0.3%过氧化氢溶液,在2～5min内注完。重度窒息有酸中毒者,可同时注射4%碳酸氢钠10～15ml。如症状不明显,5min后可重复注射过氧化氢溶液1次。

7. 治疗儿童蛔虫性肠梗阻 采用3.0%过氧化氢溶液治疗儿童蛔虫性肠梗阻

患者,效果显著。一般用药 1~2h 后梗阻解除,2~3d 排出蛔虫,有效率高达 100%。治疗方法:1.5% 过氧化氢溶液,每岁 10~15ml,加 2% 温盐水 200~400ml,配制成 0.5%~1.0% 溶液,做低压灌肠。作者认为,采用过氧化氢溶液和温盐水治疗儿童蛔虫性肠梗阻有效,主要是过氧化氢能在肠腔内释放出氧而驱除蛔虫;温盐水则可减轻过氧化氢溶液对肠黏膜的刺激,促进肠道蠕动,将蛔虫排出体外。

8. 治疗一氧化碳中毒　在给予脱水药、激素、细胞色素 C 及血管扩张药的同时,加用 0.3% 过氧化氢葡萄糖注射液治疗一氧化碳中毒患者,效果显著。用药后迅速纠正缺氧,缩短了昏迷时间,全部病例,均获治愈,且无任何后遗症。疗效明显优于用鼻导管给氧的对照组。

9. 治疗杀虫脒中毒　有人用过氧化氢溶液治疗 10 例杀虫脒中毒患者,疗效满意。治疗方法:将 3% 过氧化氢溶液用 50% 葡萄糖注射液稀释成 0.3% 浓度,经四肢远端静脉缓慢注射,不超过 10ml/min,每次 60~100ml,每次间隔 30min 以上,最多用 4 次,总量 240ml。外加输注葡萄糖注射液、维生素 C 和纠正电解质紊乱(一律不用亚甲蓝)。结果:用药 3~10h 后,患者发绀消失,神志转清;1d 后可坐起,并能下床活动,3~22d 后全部获得治愈。未发现病情反复和明显的不良反应。

10. 治疗膀胱炎　运用 1.5% 过氧化氢治疗膀胱炎患者 65 例,治愈率为 80%,有效率为 93%。治疗方法:嘱病人取平卧位,外阴和尿道口按常规消毒后,将 5ml 囊导管插入膀胱,经导管缓慢注入 1.5% 过氧化氢溶液 20~100ml(以有尿意为佳),保留 3~5min 后将药液释放出,再用生理盐水冲洗膀胱 2~3 次,拔出导管。若未痊愈者,隔 4~6d 后,可按上法再治疗 1 次即可。初次治疗可有轻度不适感。

11. 治疗厌氧菌脓气胸合并支气管胸膜瘘　据报道,1 例厌氧菌脓气胸合并支气管胸膜瘘患者,经用多种广谱抗生素无好转,于是在每次胸腔抽脓后注入 3% 过氧化氢溶液 10~15ml,共 12 次,咳嗽逐渐控制,痰量减少,白细胞和血沉均恢复正常,并痊愈出院。随访 1 年半未见复发。

12. 治疗术后残余结石　据报道,2 例胆道术后残余结石患者,经 T 形管灌注过氧化氢加直接治疗获得成功。治疗方法:在无菌操作下,从 T 形管尽量抽出胆汁后,灌注 3% 过氧化氢溶液 5~8ml;夹管 2~3min 后放出过氧化氢溶液,见带胆汁的气泡和碎石块。再经 T 形管灌注生理盐水 20~30ml,反复冲洗胆道,并引流出被溶解的碎结石,同时肌内注射阿托品 0.5~1mg。3% 过氧化氢溶液具有较好的溶解结石、溶解黏液物质,使各种沉淀物分离或崩解,从而使结石化小或溶解,使嵌顿结石松动等作用。另外,灌注生理盐水可增加胆道压力,注射阿托品解除肝胰壶腹括约肌痉挛等措施,可以促使结石迅速排出。

13. 治疗消化性溃疡　据报道,应用过氧化氢治疗胃、十二指肠溃疡患者 21 例,其中胃溃疡患者 9 例,愈合 8 例,无效 1 例;十二指肠球部溃疡 12 例,痊愈 11 例,有效 1 例。用法:取 3% 过氧化氢 3~5ml,经胃镜喷洒在溃疡面上,以后每日晨起空腹口服 1.5% 过氧化氢 20ml,服用 1 个月。

14. 佐治慢性有窦型牙根尖周炎　去除原充填物或开髓、拔髓、扩根管,用过氧化氢溶液冲洗,直至过氧化氢溶液从窦道口流出,再用 0.9% 氯化钠溶液冲洗,反复 2 或 3 次,然后用干棉球放在颊舌侧隔湿,用干棉签吸干根管,再用气枪吹干根管,根管内置樟脑酚棉签,髓室内置樟脑酚棉球,以免食物堵塞根管,窦道用 50% 的三氯醋酸烧灼,观察 5d,56 例中,痊愈 49 例,治愈率为 88%,3 例重复治疗 1 次痊愈,4 例行根尖刮治术痊愈。慢性牙根尖周炎的治疗以对症治疗为主,常规用 0.9％氯化钠冲洗,但它不能对窦道产生消毒作用,而过氧化氢对窦道有消毒作用,从而减少了窦道内残留细菌的数量,加上三氯醋酸对窦道的烧灼,提高了疗效。结果显示,过氧化氢溶液佐治慢性有窦型牙根尖周炎疗效确切,值得临床推广应用。[梁国民.过氧化氢溶液佐治慢性有窦型牙根尖周炎 56 例.新医学,2001,32(2);87]

15. 治疗四环素牙　有人应用过氧化氢治疗四环素牙患者,效果卓著。用法:取蘸有 30％过氧化氢溶液的纸片敷于牙面上,再用红外线灯照射 20～30min,每周 1～2 次,8 次为 1 个疗程。作者认为,应用过氧化氢后,可使药物与牙齿直接引起有色物质氧化,脱色。而采用红外线照射,又能加速过氧化氢溶液分解产生新生态分子氧,进一步地提高了治疗效果。部分患者采用本品后,可发生牙齿敏感反应,一般为治疗后立即饮用冷水所引起,但很快可自行消失。

硫　酸　锌

【别名】 皓矾。

【药理】 本品为消毒、防腐药、收敛药、抗菌药。可用于催吐、沙眼及其他眼部疾患等。

【制剂】 0.25％硫酸锌滴眼液;硫酸锌片,每片 100mg。

【注意】 本品内服可引起恶心、呕吐、食欲减退、腹痛、腹泻等消化道反应。

【临床新用途】

1. 治疗感冒　采用硫酸锌治疗感冒患者 132 例,效果明显。方法:含服葡萄糖锌片(每片含锌 14mg),每 2h 2 片,夜间酌情用药。2d 为 1 个疗程,儿童用量减半。结果:用硫酸锌治疗感冒患者 132 例,总有效率为 90％。服用本品,除个别患者出现胃部不适或恶心外,未见其他不良反应。

2. 治疗 Wilson 病　用硫酸锌治疗 Wilson 病患者,获得满意效果。用法:口服硫酸锌,每次 200～300mg,3/d。坚持长年口服对改善临床症状效果良好,且无明显毒性反应。

3. 防治偏头痛　采用硫酸锌防治偏头痛患者,效果显著。方法:1.5％硫酸锌 10ml,1～2/d,饭后口服。总量为 200～1000ml(平均 580ml)。疗效:防治偏头痛患者 52 例中,症状基本控制者 22 例,好转者 10 例,有效者 12 例,无效者 8 例,总有效率为 85％。

4. 治疗痤疮　应用 0.5％硫酸锌溶液口服治疗青年痤疮患者 35 例,经随访观察,疗效显著。用法:0.5％硫酸锌溶液,每次 30ml,3/d,饭后服用。一般需连服 5～9 周,服药时间短易复发。药物的配制方法:用分析纯或化学纯的硫酸锌 5g,加蒸馏水至 1000ml,溶化后即用。也可加少许葡萄糖和食用香精调味,配制出的溶液澄清透明,无沉淀物即可服用。注意:在服药期间除涂搽少量霜型护肤剂外,停用一切其他内服药或者外用药。禁食冷饮及刺激性强的食物。

5. 治疗外伤和下肢溃疡　据报道,许多缺锌患者外伤和下肢溃疡愈合延迟,补锌后可得到显著改善。有人对 18 例各种常规治疗方法无效的外伤和下肢溃疡患者口服补锌 4 个月,其中痊愈 13 例,好转 5 例,总有效率为 100％。用法:硫酸锌每次 200mg,口服,3/d。局部做一般处理。研究人员认为,许多组织修复的早期锌代谢量增大,补锌可加速创伤、溃疡及手术伤口愈合。这与锌离子促进组织细胞核酸与蛋白质合成,抑制慢反应物质有关。

甘　油

【别名】 丙三醇。

【药理】 甘油可刺激直肠引起排便反射,对肠壁和粪便有润滑作用,使便易于排出。不影响消化、吸收。临床上可用于各种便秘。

【制剂】 甘油栓:为由本品与肥皂配制成的栓剂,大号每粒 2.67g,小号每粒 1.33g。

【临床新用途】

1. 治疗功能性尿潴留 据报道,有人用甘油灌肠法治疗功能性尿潴留患者 32 例,取得满意效果。方法:将甘油 30ml,加水至 60ml,抽入玻璃质灌肠器内,摇匀后快速注入直肠内。结果:32 例均有良效,且未见不良反应。运用甘油治疗功能性尿潴留的优点是疗效显著,方法简便,无副作用,值得在临床上推广。

2. 治疗鼻出血 所有病人先用 1%麻黄碱棉片局部压迫出血处约 10min,对血管扩张或黏膜糜烂、渗血者予甘油注射 241 例,对喷射性出血者予电灼治疗 21 例。甘油注射:常规表面麻醉后,用 5.5～6 号针头从鼻前庭皮肤与中隔黏膜交界处刺入,注射器针头的斜面对准鼻中隔,缓慢注入 0.5%利多卡因甘油 0.5～1.5ml,至局部黏膜发生超过血管扩张区域为止。术毕放入棉球压迫 10～15min。如两侧中隔面平时均有出血,不可同时治疗,需 3～4d 后再行对侧治疗。电灼止血:常规表面麻醉后,用湿棉片保护鼻孔内侧,对准搏动性出血处电灼,范围不能太大,不能太深,仅使局部发黑即可,术后放入小片明胶海绵保护。结果:全部患者随访 6 个月,甘油注射的 241 例,有效 222 例,无效 19 例,总有效率为 92%;电灼止血 21 例 6 个月内均无出血,有效率为 100%。作者认为,鼻出血是常见的疾病,鼻中隔前下方是鼻出血的好发区。鼻中隔黏膜下甘油注射的机制是通过注入药液压迫破裂的血管,同时,甘油的硬化作用所产生的纤维组织压迫周围小血管而使其闭塞从而达到止血的目的。电灼止血是使局部形成瘢痕,促使血管闭塞。甘油注射与电灼止血术后无须填塞无菌纱条,不会因长期鼻填塞而引起黏膜糜烂。[宋玉真,何玉凤.甘油注射与电灼治疗鼻出血.江苏医药杂志,2002,28(9):712]

3. 治疗三叉神经痛 邹庆贵等应用甘油治疗三叉神经痛,结果显著。经皮穿刺麦克囊内注射甘油治疗三叉神经痛 320 例,随访 1～8 年;其中疼痛消失 300 例(占94.3%),无效 8 例(占 2.5%),复发 10 例(占 3.0%)。9 例再次注射治愈。

4. 治疗干性皮肤 张桂蓉等随机选择 24 例干性皮肤患者的一肢体作为观察侧,外用含 23.8%甘油制剂,每日 2 次,治疗14d。对侧外用含 43.7%芝麻油,每日 2 次,治疗 14d。结果:治疗后,观察侧与对照侧皮肤干燥、鳞屑均有不同程度改善;角质层含水量逐渐增加,经皮肤失水逐渐减少,且观察侧与对照侧两侧的差异均具有统计学意义($P<0.01$)。作者认为,甘油与芝麻油均能改善皮肤干燥状态,但甘油作用更佳。[张桂蓉,王曦,刘小林,等.含甘油与芝麻油制剂治疗干性皮肤功能对比分析.中华医学美容杂志,2010,16(3):179]

枸 橼 酸

【别名】 柠檬酸。

【药理】 本品为矫味剂。内服有清凉解渴的作用。一般作为夏天配制汽水及酸性饮料时用之。

【制剂】 枸橼酸溶液:10%,15%。

【临床新用途】 用于戒烟 据报道,枸橼酸喷雾吸入能在气管和支气管内产生与吸烟相似的感觉,所以它可帮助有烟瘾者戒烟。方法:将 15%枸橼酸溶液倒入超声喷雾器中,受试者吸入枸橼酸喷雾后,评价说"很像"平时吸烟后的感觉,且强度和涩口程度几乎相同。枸橼酸喷雾虽不是烟的代替品,但就其吸后程度而言,却能产生与吸烟相同的效果。若将喷雾液滴的体积缩小,并模仿吸烟者爱吸烟的烟味成分,这种气雾剂便能更好地帮助人们戒烟,以减少吸烟的刺激性及消除尼古丁对人类的危害。

二甲亚砜

【别名】 二甲基亚砜、万能溶媒。

【药理】 本品系一种皮肤渗透剂,利用其强渗透性,促进药物的透皮吸收,可与多种溶剂任意混合,还能溶解多种水溶性或脂溶性药物,故常与水混合后作溶媒用。本品还具有消炎、抗菌、止痛、促进愈合和增加药物渗透等作用。

【制剂】 本品 30%,50%,60% 水溶液。

【注意】 高浓度可使皮肤有烧灼不适感,或瘙痒或出现红斑,偶可发生瘢痕和皮炎。有时可致恶心、呕吐、高浓度大面积使用可引起溶血。

【临床新用途】 降低脑内压 据湖南医大报道,脑内压增高的急性脑外伤患者,用二甲亚砜进行了 23 例(次)的治疗,剂量为含 20% 二甲亚砜的葡萄糖注射液 30ml,快速静脉注射后,继而静脉滴注,根据脑内压下降程度调节滴速。剂量 2~8g/(kg·d)。结果:23 例中,有效者 21 例,无效者 2 例,总有效率为 91%。有效的患者一般均在用药后 5min 内出现脑内压下降,平均下降 19%。其降压的机制是通过促进体内前列腺素的合成或促其从组织释放,使脑血管收缩,从而达到降低脑内压的作用。

聚维酮碘

【别名】 碘附、强力碘。

【药理】 本品系由表面活性剂与碘络合而成的不稳定络合物,可解聚成游离碘,具有浓度大,杀菌力强,无味,无刺激,无致敏性,毒性低等优点。聚维酮碘为广谱杀菌剂,能杀灭细菌、病毒、芽孢、真菌、原虫等。临床上主要用于皮肤、黏膜及器械消毒。

【制剂】 每瓶 50ml,100ml,250ml,500ml。

【注意】

1. 对碘过敏者禁用。

2. 治疗烧伤患者,面积大于 20% 者慎用。

【临床新用途】

1. 治疗化脓性耳郭软骨膜炎 据报道,金凤兰等应用聚维酮碘治疗化脓性耳郭软骨膜炎患者,一般用药 7~17d 后,均获得痊愈,且愈后耳郭无明显畸形。方法:局部以聚维酮碘消毒,用直径 0.5cm 的钻刀于脓腔较下方钻孔达到腔内,将钻孔部位皮肤去掉,用蘸有聚维酮碘的棉签进入感染腔内,清理干净后放置周边带孔的塑料管或橡皮条以便引流。每日将引流条或塑料管拿掉,用聚维酮碘将腔内清理干净,再放置无菌橡皮条或塑料管。1/d,直至症状完全消失止。

2. 治疗碱烧伤 有人应用聚维酮碘治疗碱烧伤患者,可促进疼痛明显缓解,肿大迅速消失,住院时间显著缩短,疗效优于用 3% 硼酸治疗的对照组。方法:用 0.2% 聚维酮碘溶液消毒清洁创口。其中浅Ⅱ度烧伤,用 1% 碘仿溶液涂搽,每 30 分钟 1 次,直至疼痛缓解,创面暴露;深Ⅱ度及混合度烧伤患者,用 0.2% 聚维酮碘溶液浸 4 层纱布包扎,2d 后可以采用暴露或半暴露部位。

甲 紫

【别名】 龙胆紫、氯化甲玫瑰苯胺。

【药理】 甲紫为一种创面外用药,对革兰阳性菌的杀菌力较强,且无刺激性。本品溶液可用于表浅创面、糜烂、溃疡及皮肤感染,糊剂用于足癣继发感染及脓皮病等。

【制剂】 甲紫水(含龙胆紫 1%);1% 糊剂。每瓶 10ml,250ml,500ml。

【注意】

1. 孕妇忌用。

2. 有蛔虫病、肠胃病、肝肾功能不全患

者禁用本品。

【临床新用途】　治疗寻常疣　据报道，有人应用 1% 甲紫溶液治疗寻常疣患者，效果显著，其中治愈率为 70%，总有效率为 92%；对照组采用 30% 补骨脂浸泡液治疗，总有效率仅为 32%，差异显著。方法：取 1% 甲紫适量，先用热水烫洗患处，使皮损软化，用小刀削去其表面的角质物，以不出血为宜。然后将甲紫外涂，4～6/d，15d 为 1 个疗程。一般用药 1～2 个疗程即可获得治愈。

过 氧 乙 酸

【别名】　过醋酸。

【药理】　过氧乙酸为强氧化剂，为消毒杀菌药。遇有机物可迅速释放出新生态氧，而起杀菌作用。主要用于消毒器具、药品、房间等。

【制剂】　每瓶 500ml。

【注意】

1. 过氧乙酸的作用与温度有关系，气温低于 10℃时，应延长消毒时间。

2. 本品对金属有腐蚀性，切勿用于金属器械的消毒杀菌。

【临床新用途】

1. 治疗尖锐湿疣　运用 18% 过氧乙酸治疗尖锐湿疣患者，疗效满意，治愈率为 95%。方法：涂药前先用 1% 盐酸普鲁卡因局部浸润麻醉，或者用 1% 丁卡因做局部表面麻醉，然后用棉棒蘸取 18% 过氧乙酸涂于疣体表面，使其变成灰白色。不要涂在正常皮肤上。每周用药 1 次，直至疣完全脱落。

2. 治疗寻常疣　应用 20% 过氧乙酸液外用治疗寻常疣患者 50 例，全部获得治愈。方法：涂点过氧乙酸前，先用温水浸泡患处 30min，用刀片将疣体表面角质物稍加削修，以不出血为度。然后用 20% 过氧乙酸液，以棉签蘸取涂点于疣面上，涂点 2～3 遍，隔 3d 用药 1 次，直至疣体脱落为止。

3. 治疗扁平疣　采用 18%～20% 过氧乙酸溶液治疗扁平疣患者，一般用药 4～5d 后疣体变色、结痂、脱落、痊愈。方法：用 18%～20% 过氧乙酸溶液，轻轻点在疣的顶部，待其慢慢渗入疣体，1～2/d。

4. 治疗足癣　应用 0.5% 过氧乙酸治疗足癣患者 76 例，治愈者 73 例，治愈率为 96%。明显优于用复方克霉唑癣药水的对照组（治愈率为 45%）。用法：取 0.5% 过氧乙酸轻轻涂搽患处，3/d，连续用药 30d。

5. 防治口腔感染　取 0.02% 过氧乙酸溶液含漱 2min。3～4/d。结果：总有效率为 100%。本品可用于预防白血病病人在化疗中或化疗后合并口腔感染。含漱液配制后放置时间不宜超过 8h。（黄延祚.常用药物临床新用途手册.南宁：广西科学技术出版社，1999：479-480）

苯 酚

【别名】　石炭酸、酚。

【药理】　本品具有防腐消毒作用，能使菌体蛋白变性而死亡。但因其腐蚀力强，与皮肤接触后可发生湿疹及恶臭，现已很少用作人体的消毒剂。主要用于器具、房屋和排泄物消毒，还可用作酚甘油滴剂治疗中耳炎。

【制剂】　1%～5% 溶液，2% 酚软膏；2% 酚甘油。

【临床新用途】

1. 治疗疥疮结节　有人用复方苯酚液治疗疥疮结节患者，均获治愈。方法：取棉签蘸取复方苯酚液（配方为：晶体酚 80g，地塞米松 10mg，达克罗宁 1g，甘油 10ml，95% 乙醇 10ml，混合均匀即得），将药液涂搽于结节表面，每周 1 次。外涂使用时避免损伤正常皮肤。涂药后可有短暂轻微灼痛感。一般用药 2 或 3 次后，痒感消失，结节消退。

2. 治疗局限性神经性皮炎　运用苯酚液治疗局限性神经性皮炎患者，治愈率为 93%，有效率为 100%。方法：用棉签蘸取苯酚液均匀地涂于皮损处，每周 1 次。勿将药液涂在正常皮肤上。若皮损面积大者,可分区涂药。对病程长,皮损肥厚者,可配合其他外用药。涂药局部有较剧烈的疼痛感,少数人可遗留暂时性色素沉着或色素减退斑,数月后可恢复正常皮肤。如皮损区有破损糜烂者,严禁使用本品。对治愈病例曾随访几年,仅有少数患者有复发,继用本法后又获得治愈。

3. 治疗扁平疣　应用 2% 苯酚外涂扁平疣患处,3/d。连续用药至症状消失止。结果:用 2% 苯酚治疗扁平疣患者 47 例,其中痊愈者 40 例,好转者 4 例,无效者 3 例,总有效率为 94%。

4. 治疗鸡眼　有人用 2% 苯酚溶液治疗鸡眼,一般经 1～3 次注射可治愈,其中注射 1 次治愈率为 75.6%。用法:2% 苯酚溶液(取苯酚 2ml,加生理盐水 98ml 混合即得),用 5 号针头从鸡眼邻近软皮肤以 45°斜刺入鸡眼之基底部,注入药物,局部稍加按压。未愈者,10d 后行第 2 次注射。(黄延祚.常用药物临床新用途手册.南宁:广西科学技术出版社,1999:481)

甲醛溶液

【别名】　福尔马林、蚁醛溶液。

【药理】　甲醛溶液的杀菌力极强,它能使蛋白质变性而起杀菌作用。本品 15ml,加水 20ml,加热蒸发,可消毒 1m³ 的空气。稀释 10 倍,可用于生物标本的防腐。5%～10% 溶液可用于止汗及表面消毒等。

【制剂】　每瓶 500ml,按需要稀释后使用。

【注意】

1. 本品为剧药,严禁入口。

2. 本品应避日光,置于适宜温度处保存,密闭瓶口,以防甲醛气体的散失。

【临床新用途】

1. 治疗尖锐湿疣　有人应用甲醛酚溶液治疗尖锐湿疣患者,其中治愈率为 96%,总有效率为 98%。方法:取甲醛酚溶液适量(甲醛酚溶液配制:40% 甲醛 20ml,液体苯酚 2ml,75% 乙醇 50ml,蒸馏水加至 100ml)。将上药点涂于疣体,疣体点药后不必冲洗,点药局部可有轻微烧灼感,黏膜处轻微刺痛。待其自然干燥,2/d,5d 为 1 个疗程,连用 3 个疗程即可。

2. 治疗扁平疣　有人采用 3% 甲醛溶液治疗扁平疣患者,其中治愈率为 77.5%,总有效率为 95%。用法:取 3% 甲醛溶液外涂患处,2/d。

甲　　酚

【别名】　煤酚皂溶液、来苏儿。

【药理】　本品是由甲酚、植物油、氢氧化钠等配成,具有较强的杀菌作用。主要用于消毒用具、物品、厕所及传染病患者的排泄物。

【制剂】　每瓶 500ml。

【临床新用途】

1. 治疗寻常疣和跖疣　有人用甲酚溶液治疗寻常疣和跖疣患者,治愈率为 96%。方法:取甲酚溶液适量,以开水稀释为 2% 溶液,再将皮损部位浸入药液中(水温以患者能耐受,不引起烫伤为宜),并用毛巾和纱布蘸取药液趁热擦洗患处,每次浸泡、擦洗 20min,每日早、晚各 1 次。7d 为 1 个疗程,连续用药 2～3 个疗程即可痊愈。

2. 治疗甲癣　先用小刀将患处污黄或灰白色物刮去,然后蘸取甲酚皂溶液涂患处 3～5min,3～5/d,一般 1 周可治愈。

3. 治疗脚癣　用甲酚皂溶液原液 0.5ml 加凉开水至 100ml,用棉球蘸取涂搽患处,1/d,连续用药 3～5d。结果均获治愈。作者认为,甲酚皂溶液稀释液浓度不宜偏高,以免引起局部疼痛。同时,涂药前先将脚洗干净。

硝　酸　银

【药理】　硝酸银浓溶液有腐蚀作用,稀

溶液有收敛灭菌作用。临床上主要用于烧灼黏膜溃疡、出血点、腐蚀过度生长的肉芽组织等。

【制剂】 配成 5%～20% 溶液,或配成 0.5%～2% 溶液(置有色瓶内),现配现用。

【注意】 本品宜避光保存,配制溶液必须应用蒸馏水。

【临床新用途】

1. 治疗过敏性鼻炎 有人应用硝酸银治疗过敏性鼻炎患者,效果满意,其中近期显效率为 32%,总有效率为 69%,1 年以上有效率为 60%。方法:将浸有 15% 硝酸银溶液的棉片(约 1cm²)贴附于鼻中隔前部黏膜,约 1min 后将棉片移向中隔相对的下鼻甲黏膜表面上,1min 后取出。每隔 1 周 1 次,连续用药 3～5 次,直至症状消失或基本消失止。作者认为,本病的发生可能与鼻中隔和下甲前部有一受刺激就发作喷嚏和溢液的"扳机区"有关系。用 15% 硝酸银烧灼,可使该区黏膜蛋白凝固收敛,降低对致敏原的敏感性和应激性,从而消除或减轻症状。

2. 治疗乳糜尿 采用硝酸银治疗乳糜尿患者,能迅速地使尿液转清,总有效率为 90%。方法:在膀胱镜下行患侧输尿管插管,确认至肾盂后,注入 1% 利多卡因 5ml,5min 后将 2% 硝酸银 15ml 于 30s 注入肾盂,双侧乳糜尿同时灌注,每周 2 次,4 次为 1 个疗程,无效者,4 周后重复另一个疗程。作者连天认为,硝酸银具有较强黏膜收敛作用,快速灌注后药液在肾盂内形成高压,使药液更容易渗入淋巴管内,产生无菌性炎症反应,组织增生并纤维化而使瘘管闭合,乳糜尿消失。

3. 治疗睑缘炎 86 例病人全部来自门诊,男性 28 例,女性 58 例,年龄 8～72 岁,其中 50 岁以上占 80%。双眼患病 63 例,单眼 23 例,发病时间 2 个月至 1 年。其中大部分病人为鳞屑性睑缘炎,所有病人均有睑缘痒及烧灼感,睑缘皮肤粗糙,不同程度的眼睑肥厚,部分病人伴有慢性角、结膜炎及慢性泪囊炎,所有病人均用过抗生素滴眼液,病情时好时坏。方法:以消毒棉签蘸 1% 硝酸银(本院药房配制)分别擦拭上下睑缘及眦部,对有痂皮的患者先用眼科镊掀掉痂皮,再用 1% 硝酸银每日擦拭 1 或 2 次,3～7d 为 1 个疗程,同时用氯霉素眼药水滴眼,3/d。结果:86 例患者经 1～2 个疗程治疗症状基本消失。同时结合治疗慢性角结膜炎、慢性泪囊炎,根除诱发睑缘炎的因素,使患者取得较满意的效果。随访 6 个月,未见复发。本法简便,无明显刺激症状,医患双方都乐于接受。[杨倩,魏萍.硝酸银液涂擦睑缘治疗睑缘炎 86 例疗效观察.武警医学,2000,11(1):669]

高锰酸钾

【别名】 过锰酸钾、灰锰氧。

【药理】 高锰酸钾为强氧化剂,可释放出氧而杀菌。应用于创伤及腐坏组织,能除臭消毒,但其消毒作用很表浅和短暂,不能深入和持久。临床上主要用于冲洗感染创面及阴道,洗胃和坐浴,也可用于消毒蔬菜和水果。

【制剂】 每瓶 10g,100g,500g。

【注意】

1. 溶液宜新配,久置或加温可迅速失效。

2. 外用本品后产生的褐色斑,可用过氧化氢或草酸溶液拭去。

【临床新用途】

1. 治疗染化剂过敏 有人应用高锰酸钾溶液治疗染化剂过敏患者,效果满意。用药后可明显缩短皮炎持续时间和皮炎严重程度,促进康复,疗效优于以大量清水冲洗的对照组。用法:以 1:8000 高锰酸钾溶液反复清洗头面及接触部位,共用 3 次。若发病当日即用高锰酸钾溶液清洗者,疗效显著;若第 2 日才应用本品,则可缩短炎症持续时间;若至发病第 3 日才应用本品,则效果与清水清洗无明显差异。在应用本品时,配合抗过敏药物同时治疗,效果更佳。因此,发病后宜尽早应用本品冲洗是关键。

2.治疗烧伤 有人采用高锰酸钾溶液治疗烧伤患者,均获治愈。用法:取 1:1000～1:3000 高锰酸钾溶液浸泡患处 10～20min,2～3/d。作者认为,用本品治疗烧伤患者,可能与高锰酸钾溶液杂菌、去除腐肉及收敛等作用有关。高锰酸钾溶液可用沸开水配制成,待温后浸泡。液体量依不同部位及创面大小而定,以水面覆盖创面为度。重度烧伤在浸泡后,可酌情加用敷料保护。

第20章 中 成 药

六味地黄丸(片)

【组成】 熟地黄、山茱萸、干山药、泽泻、茯苓、牡丹皮。

【制剂】 蜜丸:每丸重9g。水泛丸:每瓶120g。片剂:每片0.55g。

【功用】 滋补肝肾。用于肝肾阴虚。

【注意】

1. 服用本药忌食辛辣食物。

2. 方中熟地黄滋腻滞脾,有碍消化,脾虚食少及便溏者慎用本品。

【临床新用途】

1. 治疗尿道综合征 观察组46例,用六味地黄丸合猪苓汤;对照组32例,用谷维素每次30mg,小苏打每次0.3g,氟哌酸(诺氟沙星)每次0.2g,3/d,口服;氨苄西林每次3g,静脉滴注,2/d,用10d。结果:两组分别痊愈34例,2例;好转10例,6例;无效2例,24例;总有效率为96%,25%(P<0.001)。[高普照.六味地黄丸合猪苓汤治疗尿道综合征46例.四川中医,2001,19(8):37]

2. 治疗复发性口腔溃疡 据报道,冉宏海用六味地黄汤加味治疗复发性口腔溃疡106例,溃疡痛甚、红晕明显、舌红苔黄者,加大黄、栀子、连翘;月经前乳房胀痛者,加柴胡、香附、白芍;30d为1个疗程。禁辛辣之品。结果:治愈57例,显效24例,有效22例,无效3例,总有效率为97%。[冉宏海.六味地黄汤加味治疗复发性口腔溃疡106例.四川中医,2001,19(2):66]

3. 治疗跟痛症 朱志强用六味地黄丸治疗跟痛症30例,肾气虚者加黄芪、党参、枸杞子;肾阳虚者,加炮制子、肉桂、淫羊藿;气滞血瘀者,加川芎、丹参、三七粉;剧痛者,加全蝎粉、地龙、细辛。结果:临床治愈16例,好转12例,无效2例,总有效率为93%。[朱志强.六味地黄丸加味治疗跟痛症30例临床观察.陕西中医函授,2002(1):15]

4. 治疗骨折延期愈合 有人用六味地黄汤合八珍汤加味治疗骨折延期愈合,病在上肢者,加防风;病在下肢者加牛膝;肢体发凉者,加桂枝;血瘀者,加红花;肾阳虚者,加杜仲、狗脊。同时用药渣煎液泡洗患处,10d为1个疗程。结果,50例中,治愈48例,无效2例,总有效率为96%。[杜洪刚.六味地黄汤合八珍汤加味治疗骨折延期愈合.贵阳中医学院学报,2001,23(1):17]

5. 治疗血管性痴呆 张丽军用六味地黄汤加减治疗血管性痴呆30例.气虚者加黄芪、党参、白术;肝阳上亢者,加天麻、钩藤。西医对症处理,停用影响脑功能药。结果:显效13例,有效12例,无效5例,总有效率为83%。[张丽军.六味地黄汤加减治疗血管性痴呆30例.辽宁中医学院学报,2003,5(4):347]

6. 治疗老年性皮肤瘙痒 据报道,张敬苹用六味地黄汤加味治疗老年性皮肤瘙痒56例,血热甚者,加生地黄、赤芍、紫草;湿热甚者,加地肤子、苦参、苍术;血瘀者,加当归、胡麻。10d为1个疗程,停用其他药,禁烟酒及浓茶,忌鱼腥及辛辣之品。用1~

5个疗程后,治愈32例,好转21例,无效3例,总有效率为95%。[张敬苹.六味地黄汤加味治疗老年顽固性皮肤瘙痒.现代中西医结合杂志,2003,12(22):2457]

7. 治疗性早熟 年龄3岁7个月至8岁。观察组38例,用六味地黄丸;对照组25例,用甲羟孕酮片(效果显著渐减量);均体重15~20kg,21~25kg,≥26kg分别3g,5mg;4g,7.5mg;6g,10mg;2/d,口服。结果:两组分别显效(用1个月,症状消失,随访3个月,无复发)18例,13;有效15例,9例,无效5例,3例;总有效率为87%,88%。观察组未见不良反应,对照组发生不良反应16例。[李新梅.六味地黄丸治疗性早熟的临床观察.湖北中医杂志,2004,26(2):32]

8. 治疗阳痿 六味地黄丸口服。并取穴:虚证取肾俞、关元、次髎、三阴交、命门;实证取中极、阴陵泉、三阴交、长强。常规穴位埋线,每个月1次;3次为1个疗程。虚证于埋线3d后,配合灸法,每穴10min。结果:38例中,显效(性功能复常)58%,好转26%,无效16%,总有效率为84%。[彭淑华.穴位埋线加灸法治疗阳痿38例临床观察.针灸临床杂志,2004,20(5):35]

9. 治疗糖尿病性脑梗死 观察组38例,用六味地黄软胶囊每次3粒(每粒0.38g),2/d;脑心康(含水蛭、地龙、天麻、羚羊角粉、藏红花、郁金、猪大脑等。黄星楼方,每粒0.25g,江苏省如皋市中医院研制)每次2粒,3/d,口服。与对照组34例,均用桂利嗪每次25mg,3/d;肠溶阿司匹林每次75mg,1/d,口服;吡拉西坦8g,胞磷胆碱0.5g,维生素C 3g,维生素B_6 0.2g,三磷腺苷40mg,辅酶A 100U,静脉滴注,1/d。控制血糖,对症处理。均2周为1个疗程。用1个疗程,结果:两组分别痊愈9例,6例;显著进步21例,10例;进步5例,11例;无变化3例,7例。血液流变学7项(全血黏度高、中、低切及血浆黏度、血细胞比容及聚集指数、纤维蛋白原)指标两组治疗前后自身及治疗后组间比较均有显著性差异($P<$0.01或$P<$0.05)。[阚鲁.脑心康合六味地黄软胶囊在糖尿病性脑梗死中的应用.贵阳中医学院学报,2005,27(1):34]

10. 防治人工晶体置入术后后囊混浊 术后当日用六味地黄丸每次6g,2/d,口服。并用抗生素眼液、皮质类固醇眼液滴眼;用2周。结果:32例35只眼,其中甲级(后囊透明)28例31眼,乙级(有效)4例4眼。[马贤志.六味地黄丸防治人工晶体置入术后后囊混浊的临床观察.中原医刊,2005,32(11):24]

11. 治疗遗精 内服六味地黄丸。观察组31例并取穴:肾俞、关元、三阴交(均针后再灸,每次30~40min)、次髎、阴廉、百会、太溪。针刺,5min行针1次,留针30min,1/d。对照组30例,单纯用上述针灸疗法。结果:两组分别痊愈22例,16例;显效7例,5例;有效2例,8例;无效1例(为对照组);总有效率为100%,96.7%。[陈天安.针灸配合六味地黄丸治疗遗精31例临床观察.中国社区医师,2005,21(12):35]

12. 治疗胸腰椎体结核 观察组189例,用六味地黄丸2丸,灭痨丹1号(含蜈蚣10g,雄黄3g,全蝎40g,僵蚕、乳香、没药各20g,土鳖虫15g,研末)每次1g,2/d;对照组132例,用吡嗪酰胺每次0.5g,3/d[儿童20~25mg/(kg·d),分3次;妊娠、<3岁禁用]、乙胺丁醇每次0.5g(儿童每次7.5~12.5mg/kg),2/d;异烟肼每次300mg(儿童10mg/kg),1/d;均口服;6个月为1个疗程。用1个疗程,结果:两组分别基本治愈82例,29例;显效58例,39例;好转46例,48例;无效3例,16例;总有效率为98.4%,87.9%。观察组疗效明显优于对照组($P<$0.25)。[朱孝轩.六味地黄丸合灭痨丹1号治疗胸腰椎体结核189例疗效观察.新中

医,2005,37(10):28]

13. 治疗肾小球肾炎 两组各 30 例。观察组用六味地黄汤,气虚者加黄芪、太子参;脾虚者,加白术;肾阴虚者,加肉苁蓉、菟丝子;风热者,加金银花、连翘;血瘀者,加丹参、桃仁、红花。每日 1 剂,水煎服。与对照组均西医常规治疗。均 2 个月为 1 个疗程,低盐优质蛋白饮食。结果:两组分别临床控制 7 例,1 例;显效 13 例,7 例;有效 8 例,10例;无效 2 例,12 例;总有效率为 93.3%,60.0%($P<0.01$)。[刘云云.六味地黄汤治疗慢性肾小球肾炎 60 例.实用中医内科杂志,2008,22(4):43]

14. 治疗围绝经期综合征 观察组 35例,用六味地黄丸合甘麦大枣汤(含熟地黄、山药、茯苓各 15g,山茱萸 6g,泽泻、牡丹皮、炙甘草各 10g,大枣 6 枚,浮小麦 30g),每日1 剂,水煎服,3 个月为 1 个疗程。对照组 35例,用尼尔雌醇 1mg,每周 1 次口服,用 3 个月。用药第 3 个月第 16 天,用甲羟孕酮4mg,2/d,口服,用 14d。第 1 个疗程结束后如有撤退性出血,出血第 5 天继用第 2 个疗程。结果:两组分别痊愈 8 例,6 例;显效 17例,10 例;有效 7 例,14 例;无效 3 例,5 例;总有效率为 91.4%,85.7%。潮热汗出,抑郁焦虑,促黄体生长激素(LH)、促卵泡生长激素(FSH)、雌二醇(E_2)水平两组治疗前后自身及前 3 项治疗后组间比较差异均有统计学意义($P<0.01$ 或 $P<0.05$)。[黄健.六味地黄丸合甘麦大枣汤对 35 例围绝经期综合征患者生殖内分泌功能的调节.福建中医药,2008,39(5):1]

15. 治疗儿童支气管哮喘 两组各 25例。观察组用六味地黄丸(含熟地黄、山茱萸、山药、泽泻、牡丹皮、茯苓。北京同仁堂科技发展有限公司提供),5—9 岁、10—14岁分别 3g,6g,2/d,口服。与对照组均用布地奈德干粉吸入剂,每天 1~2 喷。均常规止咳、平喘。结果:两组分别显效(哮喘症状消失,无日间、夜间症状)25 例,19 例;好转4 例和无效 2 例(均为对照组)。[李峰.联合应用六味地黄丸治疗儿童支气管哮喘的疗效观察.中国中西医结合儿科学,2011,3(1):26]

16. 对轻度认知损害患者异前列腺素的影响 观察组 40 例,用六味地黄丸(含熟地黄、山茱萸、山药、泽泻、牡丹皮、白茯苓)8粒,每天 3 次口服;用 6 个月。对照组 30例,为门诊,住院非轻度认知损害患者。结果:血异前列腺素(8-iso-IPF2α)、尿 8-iso-IPF 2α 治疗前观察组均高于对照组($P<0.01$),治疗后观察组均明显下降($P<0.05$)。[赵东杰.六味地黄丸对轻度认知损害患者异前列腺素的影响.浙江中西医结合杂志,2013,23(4):284-285]

17. 治疗新生儿黄疸 新生儿黄疸是指新生儿时期由于胆红素代谢异常,引起血中胆红素水平升高,而出现以皮肤、黏膜及巩膜黄染为特征的病症,是新生儿最常见的疾病。目前西医的治疗方案主要有药物治疗、光疗、换血疗法等,其治疗价格昂贵,且皮疹、腹泻等不良反应较为常见。作者应用六味地黄丸加减联合中药药浴治疗本病,疗效颇佳。方法:熟地黄 5g,山药 8g,山茱萸5g,茯苓 10g,牡丹皮 2g,泽泻 5g,肉桂 6g,白术 5g,茵陈 8g,炒麦芽 10g。3 剂,水煎服。同时配合中药药浴,方药组成:茵陈30g,栀子 20g,大黄 10g,薄荷 20g,川芎20g。将药物装入一次性煎药袋中,用400ml 沸水浸泡 10min,室温控制在 28℃左右,水温控制在 38~39℃,进行药浴,每次10~15min,1/d。药后患儿黄疸消退,查血胆红素正常。喂合理饮食。随访 1 个月未见复发。作者治疗 2 例,均愈。[林海凤,熊霖,吕欢.六味地黄丸加减联合中药药浴治疗新生儿黄疸验案 2 则.湖南中医杂志,2020,36(2):95-96]

18. 治疗糖尿病 选择 2 型糖尿病 94

例,分为观察组和对照组各47例。对照组给予常规西药治疗,二甲双胍格列本脲片,口服,每次1片,每天1次,持续治疗3个月。观察组在对照组的基础上,加用六味地黄丸,每次6g,每天2次,持续治疗3个月。结果:两组分别显效21例和36例,有效18例和10例,无效8例和1例,总有效率为82.98%和97.87%。观察组疗效明显优于对照组($P<0.05$)。[樊晓芳,汪凌霄.六味地黄丸治疗2型糖尿病疗效观察及其血脂水平的影响.新中医,2019,51(11):57-59]

19.治疗少弱精男性不育症 两组各39例。对照组给予枸橼酸氯米芬胶囊口服治疗,每次25mg,每日1次,25d为1个疗程,连续服药3个疗程,疗程间隔停药5d。观察组加用加味六味地黄汤治疗。处方:熟地黄24g,黄芪、山茱萸、地龙各12g,泽泻、山药、茯苓、牡丹皮各9g,水煎取汁温服,每日1剂,连续服药3个月。结果:两组分别治愈14例和8例,显效12例和11例,有效11例和13例,无效2例和7例,总有效率为94.81%,82.05%。观察组疗效明显优于对照组($P<0.05$)。[张广涛,包振虎,史学珍,等.加味六味地黄汤治疗少弱精男性不育症的临床观察.中国民间疗法,2019,27(22):45-47]

20.治疗早中期慢性肾衰竭 两组各57例,均给予常规治疗,包括注意休息,纠正酸碱及水、电解质失衡;抗感染,改善贫血,积极治疗原发病(降压、降糖等),调节肾循环,同时应用优质低脂、低蛋白、低磷饮食。对照组在上述常规治疗基础上应用尿激酶治疗,尿激酶每次10万U,用100ml生理盐水稀释,静脉滴注,1/d,持续治疗4周。观察组在对照组治疗基础上应用加味六味地黄汤治疗。处方:益母草、黄芪各30g,丹参20g,枸杞子15g,女贞、泽泻、熟地黄各15g,茯苓、山药各10g,山萸肉6g,红花5g。随证加减:瘀血较重者,可增加益母草量,最

多60g;湿热较重者,可添加重楼、蒲公英、半枝莲各15g。每日1剂,常规水煎煮后得400ml汤汁,分2次于早晚温服,持续治疗4周。结果:两组分别显效13例和17例,有效19例和21例,稳定7例和12例,无效18例和7例,总有效率为68.42%和87.72%。观察组疗效明显优于对照组($P<0.05$)[马春成,黄美娜,申旺,等.加味六味地黄汤联合尿激酶治疗早中期慢性肾功能衰竭的临床研究.中医药导报,2019,25(8):78-81]

导 赤 散

【组成】 生地黄、木通、生甘草梢、竹叶。

【制剂】 散剂:每袋3g。

【功用】 清心凉血,利水养阴。用于心经火热,症见心胸烦热,口渴面赤,意饮冷饮,口舌生疮;或心热移于小肠,症见小溲赤涩刺痛等。

【临床新用途】

1.治疗鼻咽癌 据报道,应用导赤散加味配合放射治疗鼻咽癌40例,效果显著。鼻塞甚者,加苍耳子、辛夷花;咽痛甚者,加赤芍、射干;口干甚者,加太子参、天花粉。与对照组40例,均用^{60}Co及深部X线照射,每次2Gy,每周5次,鼻咽、颈部总量分别68~86,50~76Gy(7~9周);用口泰漱口液,4/d,漱口;支持疗法及对症处理。结果:鼻咽肿瘤、颈淋巴结全消率两组分别为88%,68%($P<0.05$);76%,48%($P<0.05$);放疗剂量分别为43.23±7.26Gy,54.60±8.84Gy($P<0.05$)。[邹晓东.中药配合放射治疗鼻咽癌的临床观察.广州中医药大学学报,2003,26(1):42]

2.治疗心脾积热型口疮 开雁应用导赤散加味治疗心脾积热型口疮54例,效果显著。邪热盛、溃烂而成片,红肿灼痛者,加黄连、黄芩、赤芍、栀子;口渴者,加玄参、麦冬;便秘者,加大黄;儿童剂量酌减。并用冰

硼散,外涂患处,4～5/d。对照组 52 例,用左旋咪唑片每次 25mg,3/d,口服;用维生素 C 粉,外涂患处,4～5/d,用 5d,随访 6 个月。结果:两组分别治愈 39 例,26 例;有效 11 例,14 例;无效 4 例,12 例;总有效率分别为 93%,77%。观察组疗效显著优于对照组(P<0.05)。[开雁.导赤散加味治疗心脾积热型口疮 54 例.中国中医药信息杂志,2003,10(5):50]

3. 治疗急性泌尿系感染　应用加味导赤散(含生地黄、竹叶、金银花各 20g,木通、甘草、小蓟、墨旱莲各 10g,滑石 15g),每日 1 剂,水煎分 3 次服。用 10d,结果:31 例中痊愈 29 例,好转 2 例,总有效率为 100%。[李淑贞.加味导赤散治疗急性泌尿系感染 31 例.中国民间疗法,2005,13(4):36]

4. 治疗手足口病　观察组 80 例,用导赤散加减(含淡竹叶、生地黄、木通、生甘草、柴胡、荆芥、连翘、赤芍、麦冬各 9g,芦根、青蒿、大青叶各 30g。随症加减),2d 1 剂,水煎服,<1 岁、>1 岁分别 40ml,50～60ml,4/d,口服。对照组 41 例,用利巴韦林 10～15mg/kg,加 5% 葡萄糖生理盐水注射液,每日静脉滴注,纠正腹水,感染用抗生素。均 1 周为 1 个疗程。结果:两组分别治愈 63 例,20 例(P<0.01);有效 13 例,11 例;无效 4 例,10 例;总有效率为 95%,75.6%(P<0.05)。[刘宇.导赤散加减方治疗小儿手足口病 80 例观察.实用中医药杂志,2007,23(1):10]

5. 治疗复发性口腔溃疡　观察组 40 例,用导赤散加减(含生地黄、木通、生甘草各 6g,竹叶 9g),烦躁口渴者,加黄连、麦冬;便秘者,加大黄、黄芩;小便短赤者,加车前子、赤茯苓。每日 1 剂,水煎服。对照组 20 例,用 B 族维生素。均 5d 为 1 疗程。禁酒。用 2 个疗程,结果:两组分别治愈 20 例,6 例;显效 11 例,2 例;有效各 7 例;无效 2 例,5 例;总有效率为 95%,75%。观察组疗效显著优于对照组(P<0.01)。[车红侠.导赤散加减治疗复发性口腔溃疡 40 例.现代中医药,2007,27(2):13]

6. 治疗疱疹性口炎　用泻心导赤散(含生地黄、栀子、淡竹叶各 5g,木通、蝉蜕各 4g,甘草梢 3g,黄连 2g。口渴加芦根、天花粉;小便短黄加车前子、茯苓、滑石)。每日 1 剂,水煎,分 2～4 次服;3d 为 1 个疗程。用 1～2 个疗程。结果:临床治愈 29 例,症状好转(或消失)6 例,症状明显减轻 1 例。[高元孙.泻心导赤散治疗疱疹性口炎 36 例.中国实用乡村医生杂志,2009,16(8):24]

柴胡注射液

【组成】　柴胡 4000g,氯化钠 8g,注射用水适量。

【制剂】　注射液:每支 2ml。

【功用】　和解退热。用于外感发热。

【注意】　柴胡注射液可引起过敏性反应,如过敏性休克、药疹等,用药后应予观察。

【临床新用途】

1. 治疗扁平疣　本病是病毒性皮肤病的一种,中医学谓"枯筋箭""疣子",为肝失血养,因而筋气外发所致。有人用柴胡注射液湿敷治疗手、颈、头面部数年之久的扁平疣患者 20 例,效果非常显著。方法:取柴胡注射液 1 支,医用脱脂棉薄片湿敷于扁平疣表面,2～3/d,每次 20～30min,每日用药 1 支,连续用药 7～9d。结果:用柴胡注射液治疗扁平疣患者 20 例,经药 7～9d 后,扁平疣全部消失。

2. 治疗单纯病毒角膜炎　据报道,吴德九应用柴胡注射液治疗单纯病毒角膜炎患者 18 例,效果显著。方法:取柴胡注射液加生理盐水配制成 10% 眼液滴眼,1/h,每次 1～2 滴;隔日球结膜下注射,每次 0.3～0.5ml;肌内注射,每次 2ml,1～2/d。

三黄片(丸、散、口服液、注射液)

【组成】 大黄、黄连、黄芩。

【制剂】 丸剂:每丸重3g。片剂:每片0.5g。散剂:每包15g。三黄液:每瓶250ml。注射液:每支2ml,5ml,10ml。

【功用】 解毒泻火,除湿止痛。临床上主要用于目赤口疮、吐衄、便血、外科疮肿等。

【注意】

1. 脾胃虚寒者慎用。

2. 妇女怀孕忌服。

3. 用本药治疗出血症患者,宜凉开水送服。

【临床新用途】

1. 治疗急性肺部感染 据报道,邢家骝等应用三黄片配合西药治疗肺炎33例,总有效率为96%,单用抗生素组总有效率为94%;胸透炎症、炎症消失平均天数,三黄组为9.9d;抗生素组为15.3d;三黄组治疗急性肺部感染不适宜2种抗生素联合治疗。

2. 治疗慢性盆腔炎 陈影萍等应用加味三黄汤灌肠治疗慢性盆腔炎128例,痊愈95例,显效19例,进步9例,无效5例,总有效率为96%。

3. 治疗肛门痔疮疾患 有人用三黄液治疗77例,其中直肠炎44例,治愈42例;肛窦炎17例,治愈15例;肛裂15例,痊愈10例。还治愈慢性肠炎1例,总计治愈68例,治愈率为88%,随访均未见复发(陈奇.中成药名方药理与临床.北京:人民卫生出版社,1998:146)。另有人用三黄熏洗汤治疗炎性痔106例;对照组42例,用1:5000高锰酸钾液,坐浴;均每次20～30min,2/d;7d为1个疗程。用1个疗程,结果:两组分别显效59例,7例;有效40例,15例;无效7例,20例;总有效率为93.4%,52.4%。观察组疗效明显优于对照组(P<0.01)。[王

明轩.三黄熏洗汤治疗炎性痔106例疗效观察.湖南中医杂志,2004,20(4):32]另有人用三黄膏外敷治疗混合痔,效果显著。方法:先嘱两组患者换药前排便,便后以温水坐浴,后采用磺酊灭菌棉球消毒创面及肛管直肠下端。观察组加用三黄膏外贴治疗(基本药物组成为大黄、黄柏、黄芩)涂抹于无菌油纱条上,将其均匀放置于肛门创面进行引流,大小松紧适宜,后用胶带固定。对照组加用凡士林外敷治疗。将凡士林油纱条均匀放置于肛门创面引流,操作方法同治疗组。两组均每天换药1次,严重者每天换药2次,均观察4周。结果:两组各24例中,其中治愈10例和7例;显效8例和5例;有效5例和4例;无效1例和8例,总有效率为95.8%和66.7%(P<0.05)。[郑超,徐基平,徐伟穴,等.三黄膏外敷治疗混合痔24例疗效观察.湖南中医杂志,2019,35(7):61-62]

4. 治疗压疮 先清创,用三黄生肌膏(含大黄、生黄柏、生黄连各20g,当归10g,凡士林500g,煎至黄柏呈橘黄色;加紫草20g,取滤液;用制乳香、制没药、血竭各10g,冰片5g,研细末,加入滤液中。河南省汝阳县中医院研制),外敷,每日换药1次;1周后,改2～3d换药1次。按摩创面周围,3～5/d。结果,128例中,痊愈126例,无效2例,治愈率为98.4%。[任超西.三黄生肌膏外敷治疗褥疮128例.中医外治杂志,2005,14(2):40]

5. 治疗化疗致浅表静脉炎 两组各43例,清洁患处。观察组用三黄散加味(含大黄、黄芩各10g,黄柏6g,丹参8g,冰片15g。研末过筛)加蛋清调糊,涂敷患处,厚约5mm;对照组用50%硫酸镁湿敷;均纱布包裹,胶布固定。隔日换药1次;10d为1个疗程。用1个疗程,结果:两组分别治愈36例,25例;好转5例,10例;无效2例,8例;总有效率为95.3%,81.4%。[李端.三黄

散加味外用治疗化疗致浅表静脉炎疗效观察.辽宁中医药大学学报,2008,10(8):96]

双黄连注射液
（粉针剂、口服液、气雾剂）

【组成】 金银花、黄芩、连翘。

【制剂】 注射剂:每支10ml;粉针剂:每支1.0g;口服液:每支10ml;气雾剂:每瓶6ml。

【功用】 清热解毒,抗菌消炎。用于治疗球菌感染的各种炎症,如上呼吸道、急性腭扁桃体炎、病毒性肺炎等疾病。

【注意】 凡脾胃虚寒者慎用或禁用。

【临床新用途】

1. 治疗慢性前列腺炎 笔者用双黄连粉针剂治疗慢性前列腺炎患者49例,经用药1～2个疗程后,全部获得治愈。方法:取双黄连粉针剂10支,加入5%葡萄糖注射液500ml中静脉滴注,1/d,20d为1个疗程。1个疗程未愈者,可连续用第2个疗程。

2. 治疗森林脑炎 本病又名蜱传脑炎。在综合治疗的基础上加用双黄连粉针剂3.6g,溶于5%葡萄糖注射液500ml中静脉滴注。结果:治愈者20例,占67%;有效者8例,占27%,总有效率为94%。

3. 治疗带状疱疹 据报道,李国阳等应用双黄连注射液治疗带状疱疹患者,效果显著。方法:双黄连注射液60mg/(kg·d)加生理盐水250ml静脉滴注。结果:50岁以下者,其疼痛消失及治愈时间与氢化可的松组有显著性差异;而50岁以上者,对神经痛的治疗无差异。

4. 治疗麻疹 用双黄连粉针剂60～120mg/(kg·d),静脉输液给药,治疗小儿麻疹患者64例。对照组用利巴韦林。其他治疗两组相同。双黄连组用药3d退热、退疹56例,5d全部退热、退疹。而利巴韦林组3d退热仅17例,退疹7例,6d才全部退

热和退疹。

5. 治疗儿童重症流行性腮腺炎 有人以双黄连粉针剂为主,治疗儿童重症流行性腮腺炎患者121例,效果显著。用法:双黄连粉针60mg/(kg·d)加入5%～10%葡萄糖注射液中静脉滴注。白细胞增高者,应用适宜抗生素。121例患者,一般均用药1周内治愈。有并发症者需2周以上。另有人用双黄连粉针剂治疗小儿流行性腮腺炎患者,效果颇佳。观察组86例,用双黄连粉针剂60mg/kg,加生理盐水100～250ml;对照组86例,用利巴韦林10～15mg/kg,加5%葡萄糖生理盐水注射液100～250ml;均静脉滴注。均对症处理。停用抗生素。均7d为1个疗程。用1个疗程,结果:两组分别治愈77例,44例($P<0.01$);有效6例,11例;无效3例,31例;总有效率为96.5%,64%。[徐银芳.双黄连治疗小儿流行性腮腺炎86例.中国民间疗法,2006,14(12):30]

6. 治疗附件炎 用双黄连粉针剂3～3.6g保留灌肠治疗附件炎72例,治愈63例,好转8例。

7. 治疗手足口病 据报道,张学林等应用双黄连注射液治疗手足口病患者,疗效显著。方法:488例患者随机分成两组,观察组双黄连注射液,1ml/(kg·d)加入生理盐水100～250ml静脉滴注;对照组用青霉素、利巴韦林(常规用量)加生理盐水中静脉滴注,1/d。结果:两组全部治愈。无一例发生并发症。观察组388例,2d治愈者48例,3d治愈者106例,4d治愈者160例,5d治愈者74例,平均3.67d治愈。对照组100例,3d治愈者2例,4d治愈者6例,5d治愈者34例,6d治愈者48例,7d治愈者10例,平均5.58d治愈。观察组治愈时间明显短于对照组($P<0.01$)。作者认为,双黄连具有清热泻火解毒凉血之功,故治疗手足口病能明显缩短疗程。[张学林,刘淑芹,鹿应欣.

双黄连注射液治疗手足口病388例.中医杂志,2000,41(1):55]

8.治疗深层型单纯疱疹性角膜炎 观察组60例68只眼,用双黄连注射液(每支20ml),加等量生理盐水,滴眼,8/d。并湿热蕴蒸型用三仁汤加减;阴虚邪留型用加减地黄汤。对照组60例66只眼,用0.1%阿昔洛韦、0.1%碘苷眼液,交替滴眼,各6/d;阿昔洛韦片每次200mg,5/d,口服;基质层水肿甚用含0.2‰地塞米松的0.25%氯霉素眼液,滴眼,4/d;合并虹睫炎者,用吲哚美辛每次25mg,3/d,口服。两组均合并虹膜睫状体炎用1%阿托品眼液扩瞳,均10d为1个疗程,用3个疗程。结果:两组分别治愈58只眼,50只眼;好转7只眼,11只眼;无效3只眼,5只眼;总有效率为96%,92%。[周卫军.双黄连滴眼液配合中药治疗深层型单疱性角膜炎60例小结.湖南中医药导报,2003,9(5):52]

六 神 丸

【组成】 牛黄、珍珠粉、麝香、雄黄、冰片、蟾酥,以百草霜为衣。

【制剂】 丸剂:小粒丸,30粒瓶装。

【功用】 清热解毒,消肿止痛。用于烂喉丹痧,咽喉肿痛,单双乳蛾,痈疡疔疮,小儿热疖,乳痈发背等病症。

【注意】

1. 身体虚弱者慎用。

2. 孕妇禁用。

3. 服本药期间,忌烟、酒及辛辣食物。

【临床新用途】

1. 治疗口腔溃疡 先用黄连、甘草各等份煎汤代茶漱口后,取六神丸30~60粒(视溃疡面大小定),研极细末,外吹溃疡面上,2/d,一般用药5~6次溃疡即可收敛。治疗鹅口疮患者,先用天竺叶浸泡12h后绞汁,以手缠纱布蘸汁拭去口中白膜,外用六神丸(如上法),一般用药3~4次获得治愈。

2. 治疗牙痛 六神丸用于治疗牙髓炎、龋齿合并感染等引起的牙痛有良效。方法:取六神丸1~2粒,溶化后涂于痛牙的牙龈面上,1/d,一般不超过3d即可见效。

3. 治疗心跳过速 天津市工人医院应用六神丸结合地西泮、二羟丙茶碱治疗心跳过速患者106例,根据心率快慢投药剂量不同,100~110/min者,每次10粒,1/d;心率110~120/min者,每次10粒,2/d;120/min以上者,每次10粒,3/d。结果:用六神丸治疗心跳过速者106例,总有效率为96.2%。

4. 治疗急性肾炎 对于急性肾炎可用六神丸治疗,初期每次服10粒,2~3/d(儿童酌减),并用四鲜汤(鲜大蓟、鲜蒲公英、鲜白茅根、鲜车前子),每日1剂,待肿消症减,除检验尿有蛋白波动外,其余正常时停用六神丸,改用四鲜汤配六味地黄丸,经3个月的治疗,20例中,治愈者14例,有效者5例,1例无效。

5. 治疗非特异性结肠炎 用六神丸、锡类散各1.5g,配血竭、三七、大黄、云南白药、墨旱莲,根据具体病情加山药、白芍、大黄,制成肠溶片1号、2号两种。结果:50例中,治愈者20例,显效者15例,进步者14例,无效者1例,总有效率为98%。

6. 治疗药物性静脉炎及周围组织炎 取六神丸30管磨成粉末,用蜂蜜调成糊状涂于患处,每日换1次,3次后收效。总有效率为100%。

7. 治疗鸡眼 先用10%氯己定溶液消毒局部,用利刀削去鸡眼表面角质层,以不出血或刚出血为度,再用1%温盐水浸泡15~25min,使其真皮软化,然后取六神丸10粒研末,用陈醋调成糊状外敷患处,胶布固定,3/d。一般5~15d即可治愈。[金仲品.中成药老药新用举隅.中国临床医生,2001,29(7):50]

8. 治疗急性乳腺炎 用六神丸30粒研为细末,适量凡士林调匀,外敷患处,每日

换药1次,一般7d可治愈。[金仲品.中成药老药新用举隅.中国临床医生,2001,29(7):50]

9. 治疗小儿厌食症 将六神丸4粒分别于申时(下午15:00—17:00)压迫在胸椎两侧肺俞、脾俞二穴,然后用麝香追风膏固定,2d换药1次。对治疗小儿厌食症,效果较好。[金仲品.中成药老药新用举隅.中国临床医生,2001,29(7):50]

10. 治疗婴儿脐炎 有人用六神丸治疗婴儿脐炎患者,效果显著。方法:用生理盐水清洗患处后,取六神丸适量研成细末,均匀撒在患处,再用消毒纱布固定,2d换药1次。[金仲品.中成药老药新用举隅.中国临床医生,2001,29(7):50]

11. 治疗带状疱疹 观察组46例,用六神丸适量,加凉开水调成糊状,外敷于患处,2/d;并用穿琥宁针(含穿心莲内酯琥珀酸半酯。哈尔滨加滨药业有限公司提供)160mg,80mg,分别上午静脉滴注,下午肌内注射;3d后,改用每次80mg,2/d,肌内注射。对照组42例,用聚肌苷酸-聚胞苷酸每次2mg,1/d,肌内注射。均合并感染用抗生素。均5d为1个疗程。结果:两组分别痊愈33例,24例;显效9例,7例;好转2例,6例;无效2例,5例;总有效率为95.6%,88.1%($P<0.05$)。[王春成.穿琥宁针合六神丸治疗带状疱疹46例.国医论坛,2005,20(5):33]

12. 治疗疼痛性疾病 采用六神丸治疗疼痛性疾病36例,用1个疗程后,结果:显效(痛止)18例,有效14例,无效4例。用法:六神丸每次10粒,3/d,口服;7d为1个疗程。用六神丸碾碎,加蜂蜜调敷患处,2d1次。3次为1个疗程。[布娅.六神丸治疗疼痛性疾病36例.新疆中医药,2005,23(6):89]

13. 治疗传染性单核细胞增多症 用六神丸1岁1粒,每增1岁加1粒;9—14岁8粒。2/d。口服。同时用普济消毒饮加减内服,每日1剂,水煎分2～3次内服。本组患者均<14岁。用7d,结果:32例中,痊愈25例,好转7例,总有效率为100%。[陈治珍.普济消毒饮合六神丸治疗传染性单核细胞增多症32例.山东中医杂志,2005,24(11):663]

14. 预防拔牙术后反应 观察组320例与对照组250例,均拔牙术后,行牙槽窝清理,尽量将颊舌侧(或颊腭侧)组织瓣压迫复位;切开翻瓣拔除须复位缝合。观察组用六神丸6～9粒,置牙槽窝内;与对照组均棉纱压迫止血,结果:术后反应(肿胀、疼痛、开口困难)两组分别发生41例,219例($P<0.01$)。[李爱红.牙槽窝置六神丸预防拔牙术后反应320例疗效观察.贵阳中医学院学报,2006,28(3):35]

15. 治疗艾滋病相关性口腔咽喉部真菌感染 用六神丸10粒,维生素C及复合维生素B各2片,3/d,口服;2%～4%碳酸氢钠溶液漱口,4/d;2.5%制霉菌素甘油,3～4/d,涂患处。正规治疗艾滋病:常规用抗菌药及糖皮质激素,给予含有大量维生素(或富有营养)食物。注意口腔卫生。结果:34例中,用3～6d,咽痛、症状消失分别21例,27例;咽喉部白色斑块消失10例,明显改善12例。[于德先.六神丸治疗艾滋病相关性口腔咽喉部真菌感染临床观察.中国中西医结合耳鼻咽喉科杂志,2011,19(1):45]

16. 浆细胞性乳腺炎 本病又称乳腺导管扩张症。中医称之为粉刺性乳痈,常表现为乳房疼痛伴肿块、肿块质硬、乳房周边皮肤水肿、乳头常有粉渣样物渗出,其发于经产、绝经期前后,少数发生于妊娠后。两组各23例。对照组采用激素、抗生素治疗,病情稳定后择期手术,病变的乳腺导管和周围炎性包块,醋酸泼尼松片口服,每次5mg,每日8:00—10:00口服;替硝唑注射液静脉滴注,每次100ml,每日1次,治疗1周。观察组采用六神丸外敷配合普济消毒饮内服治疗。方法：将20粒六神丸压成粉末，与白醋混合调成糊状，用无菌棉签蘸取药糊，涂于乳腺肿胀处，再用无菌纱布覆盖、胶布固定，每日换药1次，连续外敷1周。普济消毒饮药物组成：酒黄连、酒黄芩各15g，牛蒡子、陈皮、柴胡各10g，玄参、桔梗、升麻各15g，板蓝根30g，马勃12g，连翘、僵蚕、薄荷（后下）各10g，甘草8g。将上述药物用250ml清水浸泡30min，用武火急煎至水开，再改为文火煎20min，浓缩至500ml后，于经期结束后第3日开始服药，分早中晚冷服，治疗1周。结果：两组分别治愈12例和7例，显效9例和11例，无效2例和5例，总有效率为91.30%和78.26%。观察组疗效优于对照组（P＜0.05）[秦见君.六神丸外敷联合普济消毒饮治疗浆细胞性乳腺炎的临床观察.中国民间疗法,2020,28(6):53-55]

鱼腥草注射液

【组成】 鱼腥草挥发油。

【制剂】 注射液：每支2ml。

【功用】 清热解毒，消肿排脓。临床上常用于肺痈吐脓，痰热喘咳，痈肿疮毒等。

【注意】 忌辛辣、刺激、油腻饮食。

【临床新用途】

1. 治疗哮喘慢性支气管炎 取穴：定喘（大椎穴旁开0.5寸，直刺）；肺俞、肾俞（均向脊柱呈45°进针，均双侧）。用鱼腥草注射液5ml，穴位注射，每穴约0.8ml，急性发作、缓解期分别每日、隔日1次；10次为1个疗程，西医对症处理。结果：100例中，痊愈、显效各32例；好转31例；无效5例，总有效率为95%。[赵钧.鱼腥草注射液穴位注射治疗哮喘慢性支气管炎100例.中医药学刊,2002,20(2):238]

2. 治疗复发性单纯疱疹性角膜炎 观察组30例，用鱼腥草注射液0.3ml，球结膜下注射，2d1次。并用60ml，加葡萄糖氯化钠注射液250ml；对照组28例，用0.1%阿昔洛韦注射液500mg，加生理盐水250ml，均静脉滴注，1/d，用14d。并分别用上述西药，滴眼液滴眼，4/d。两组均用吲哚美辛每次25mg，3/d，口服；虹膜睫状体炎用1%阿托品眼液，滴患眼，1/d。结果：两组分别痊愈25例，15例；好转3例，5例；无效2例，8例；总有效率为93%，71%（P＜0.05）。治愈者随访1～2年，分别复发2例，5例（P＜0.05）。[李莹.鱼腥草注射液治疗复发性单纯疱疹性角膜炎的疗效观察.湖北中医学院学报,2002,4(4):33]。另有人用鱼腥草注射液穴位注射治疗单纯疱疹病毒性角膜炎40例，亦获满意效果。[刘莹.穴位注射治疗单纯疱疹病毒性角膜炎40例体会.甘肃中医,2003,16(10):34]

3. 治疗水痘 均3—12岁。观察组用鱼腥草注射液2ml/kg。对照组用利巴韦林20mg/kg；感染者加青霉素8万U/kg（过敏用磷霉素0.1g/kg）。均加5%葡萄糖注射液100ml，静脉滴注，1/d，8d为1个疗程，用1个疗程。结果：用上药治疗水痘139例（其中观察组80例，对照组59例），两组分别痊愈70例，36例；有效9例，21例；无效1例，2例；总有效率为99%，97%。[叶子.鱼腥草注射液治疗水痘80例：附西药治疗59例对照.浙江中医杂志,2003,38(12):543]

4. 治疗慢性盆腔炎 取穴：关元、子宫、阴陵泉、肾俞、次髎、三阴交。用鱼腥草注射液4ml，胎盘组织液5ml，混合，每次取1组穴，穴位注射，每穴2ml；再用频谱治疗仪局部照射30min。1/d，两组穴位交替使用。10d为1个疗程。月经期停用。治疗慢性盆腔炎76例，用1～3个疗程后，痊愈12例，显效43例，有效21例，总有效率为100%[顾群.穴位注射治疗慢性盆腔炎的临床观察.针灸临床杂志,2004,20(1):40]。另有人以鱼腥草注射液为主穴位注射治疗慢性盆腔炎患者,效果显著。观察组 40 例,取穴:子宫、三阴交(均双)、中极。用鱼腥草注射液 4ml,复方当归注射液 1ml,穴位注射,每穴 1ml,继用 TDP 照射中极穴及下腹部,每次 30min。1/d;疗程间隔 3d。月经期停用。对照组 31 例,用金刚藤糖浆 20ml,经带宁胶囊 3 粒,3/d,口服。均 10d 为 1 个疗程。用 2 个疗程,结果:两组分别痊愈 22 例,9 例;好转 16 例,14 例;无效 2 例,8 例;总有效率为 95%,74.2%。观察组疗效明显优于对照组(P<0.01)。[于东歌. 穴位注射配合 TDP 治疗慢性盆腔炎 40 例临床观察.上海针灸杂志,2005,24(11):19]王全权应用鱼腥草穴位注射配合高频热疗治疗慢性盆腔炎,效果显著。两组各 40 例。观察组取穴:子宫、次髎、中极、关元。用鱼腥草注射液穴位注射,每穴 1ml,1/d,两组穴位交替使用,5d 为 1 个疗程,疗程间隔 2d。对照组用奥硝唑片 0.5g,阿奇霉素胶囊 0.25g,2/d,口服;7d 为 1 个疗程,用 2 个疗程。结果:两组分别痊愈 12 例,8 例;显效 19 例,10 例;有效 7 例,14 例;无效 2 例,8 例。[王全权. 穴位注射配合高频热疗治疗慢性盆腔炎疗效观察.中国中医药信息杂志,2011,18(4):63]

5. 治疗支气管哮喘发作 均取穴:风门、肺俞、膈俞、心俞、脾俞、列缺、孔最、肾俞(均双);每次选 2~3 对穴。观察组 30 例,用鱼腥草注射液(每支 2ml)、黄芪注射液(每支 10ml);对照组 30 例,用曲安奈德注射液(每支 5ml);均穴位注射,每穴 0.5~1ml;隔日 1 次。10 次为 1 个疗程,疗程间隔 3~5d,用 1~2 个疗程。结果:两组分别临床控制 9 例,8 例;显效 10 例,12 例;好转 8 例,6 例;无效 3 例,4 例。[甄强. 穴位注射治疗支气管哮喘发作 30 例分析.中医药学刊,2004,22(4):728]

6. 治疗急性肾盂肾炎 两组各 30 例。观察组用鱼腥草注射液 50ml,1/d;与对照组均用左氧氟沙星 0.2g,2/d,均加 5% 葡萄糖液(或生理盐水)250ml,静脉滴注。体温>39℃,均物理降温(或用退热药)。均 7~10d 为 1 个疗程。停用其他抗生素。结果:两组分别痊愈 28 例,21 例;无效 2 例,9 例;治愈率为 93.3%,70%。观察组疗效显著优于对照组(P<0.01)。[姜明全. 鱼腥草注射液佐治急性肾盂肾炎疗效观察.江西中医药,2006,37(3):25]

7. 治疗支气管扩张咯血 两组各 49 例,均取穴:孔最(双)。分别用鱼腥草注射液、酚磺乙胺注射液,穴位注射,每穴 4ml,1/d。用 7d,结果:两组分别治愈 38 例,36 例;好转 8 例,11 例;无效 3 例,2 例;总有效率为 93.9%,95.9%。[周佐涛. 穴位注射治疗支气管扩张咯血 98 例疗效观察.新中医,2006,38(3):63]

8. 治疗慢性化脓性中耳炎 取穴:翳风、听宫。用鱼腥草注射液(上海开开援生制药股份有限公司提供),穴位注射。每穴 0.5~1ml,留观 15~30min。每周 1 次,两耳交替使用,3 周为 1 个疗程。用 3% 过氧化氢溶液洗耳,用 0.25% 氯霉素滴耳液,0.05% 地塞米松滴耳液,2~3/d 滴耳。结果:50 例 64 只耳,用 1 个疗程,治愈 54 耳,有效 6 耳,无效 4 耳,总有效率为 93.8%。[黄国彪. 鱼腥草穴位注射联合外用药治疗慢性化脓性中耳炎.中国中西医结合耳鼻咽喉科杂志,2006,14(4):241]

9. 治疗隐疹 用新鲜鱼腥草 50~100g。在容器中捣(或用手揉)出汁,将汁搽于患处,3/d。用清水 500ml,煮干面条 50~80g,将熟时加糖 20~30g。吃面喝汤(或多喝面汤),2/d。2d 为 1 个疗程。用 1~5 个疗程,结果:35 例中,治愈 25 例,好转 10 例,总有效率为 100%。[黄琼. 鱼腥草外搽配合食疗治疗隐疹 35 例疗效观察.云南中医中药杂志,2007,28(2):22]

10. 治疗糖尿病肾病 两组各 28 例。

观察组取穴：肾俞、足三里。用鱼腥草注射液2ml，穴位注射，隔日1次。用灌肠1号（含生大黄、生牡蛎、龙骨、蒲公英等。湖北省武汉市中西医结合医院研制）150ml，保留灌肠，1/d。对照组用药用炭（爱西特）每次4片，3/d，口服。均常规降糖，20d为1个疗程。用1个疗程，结果：24h尿蛋白定量、尿素氮、肌酐、胆固醇、三酰甘油观察组治疗前后及治疗后组间比较均有显著性差异（P＜0.01，P＜0.05）。[杨兴顺.穴位注射合灌肠治疗糖尿病肾病的疗效观察.湖南中医药大学学报，2007，27(2)：73，80]

紫 金 锭

【组成】 红大戟、山慈姑、千金子霜、五倍子、麝香、雄黄、朱砂。

【制剂】 锭剂：每锭重0.3g，3g。

【功用】 清瘟解毒，祛痰开窍，消肿止痛。用于暑季发痧、神志不清、呕吐腹泻以及小儿痰壅惊厥等症。外用治痈疽疮毒初起肿痛。

【注意】

1. 孕妇禁服。

2. 年老体弱者忌内服。

【临床新用途】

1. 治疗小儿流行性腮腺炎 据报道，杨长林等用紫金锭治疗腮腺炎患者36例，均在用药后2～5d内痛止、肿消、热退。方法：视病情轻重，口服紫金锭每次0.6～1.5g，2～3/d，外敷每次0.9～1.8g，醋磨调成糊状涂于患处，1～2/d。另有人用紫金锭加六神丸醋调外敷治疗腮腺炎患者45例，亦获显著效果。

2. 治疗食管癌、贲门癌 山东北镇卫生学校肿瘤研究小组应用紫金锭紫硇合剂治疗食管癌、贲门癌患者635例（其中食管癌445例，贲门癌190例），效果较好。方法：用紫金锭研粉与紫硇砂粉等量混匀后装瓶备用。同时，每次1g，2/d，15d为1个疗

程，每个疗程间隔3～5d，反应好者连用10～20个疗程。结果：治愈者2例，有效者452例，总有效率为71%。

3. 治疗重度萎缩性胃炎 有人用紫金锭治疗重度萎缩性胃炎患者10例，其中治愈者7例，好转者2例。方法：内服紫金锭，每次1.5g，捣碎冲服，早、晚各服1次。15d为1个疗程。

4. 治疗带状疱疹及水痘 据报道，朱乾福、程世明应用紫金锭治疗带状疱疹20例及水痘30例，亦获满意效果。方法：取紫金锭10～20片碾为极细末，加入温开水5～10ml，混匀后用毛笔涂在各型皮疹处，包括破溃及糜烂处，3/d，至干涸结痂后停用。全部带状疱疹患者及15例水痘皮疹广泛者，均加紫金锭（儿童每次0.15～0.3g，成年人每次0.9g，3/d）。前者服至疼痛止，后者服3d。5例水痘患者初诊时体温在39.5℃以上并加服安乃近1次。所有病例未予其他治疗。外用加内服紫金锭者，于2d内停发新皮疹，单外用者于3～4d停发。两种病例的斑丘疹在涂药1～2次后停止向水痘演变，水疱及血疱在涂药2～4次后干涸，糜烂处在涂药24h内结痂。全部水痘病例4d内获得治愈。带状疱疹止痛时间为2～6d。治程中未见不良反应发生。作者认为，采用紫金锭治疗带状疱疹及水痘患者，具有疗效可靠、方便易行、价格便宜、值得推广等特点。

5. 治疗皮肤及软组织急性化脓性感染 据报道，用紫金锭外敷与内服治疗皮肤及软组织急性化脓性感染186例（其中急性淋巴结炎58例，疖肿54例，蜂窝织炎38例，急性乳腺炎24例，痈肿6例，急性淋巴管炎4例，丹毒2例），治愈162例，治愈率为87%。（陈奇.中成药名方药理与临床.北京：人民卫生出版社，1998：194）

6. 治疗小儿细菌性痢疾 据报道，有人应用紫金锭治疗小儿细菌性痢疾患者，效

果卓著。用法:口服紫金锭,1—3 岁 0.3g/d,3—7 岁 0.6g/d,7—10 岁 0.9g/d,10—14 岁 1.2g/d。均每日分 3 次内服。

青 黛 散

【组成】 青黛、甘草、硼砂、冰片、薄荷、黄连、儿茶、人中白。

【制剂】 散剂:每瓶 1.5g,30g。

【功用】 清热解毒,消肿止痛,敛疮生肌。临床上用于口疮、咽喉肿痛、牙疳出血等。

【注意】

1. 孕妇禁用。

2. 用药期间,忌辛、辣饮食。

【临床新用途】

1. 治疗湿疹　郑积才采用苦参汤坐浴加青黛散擦拭治疗肛门湿疹患者 50 例,一般均在 1 周后获得治愈。方法:以苦参汤水煎洗患处,坐浴 2～3/d,每晚搽青黛散 1 次。

2. 治疗龟头溃疡　裴业民应用青黛散外治龟头溃疡患者 18 例,其中治愈者 14 例,好转者 2 例,无效者 2 例,总有效率为 89%。

3. 治疗淋巴结核　解放军某部队医院采用复方青黛散埋置治疗颈淋巴结核患者 110 例,其中痊愈 85 例,好转 23 例,有效率为 98%。一般 1 次治愈,最长治愈时间为 60d,半年后随访无复发。本药对淋巴结核形成或瘘管者效果不佳。

蒲公英片(颗粒剂、合剂)

【组成】 蒲公英。

【制剂】 片剂:每片含干浸膏 0.3g,相当于原生药 2g。颗粒剂:每袋 15g。合剂:每瓶 500ml,含生药 120g。

【功用】 清热解毒。临床上常用于热毒痈肿疮疡等病症。

【注意】 鲜品或生品用量过大,可引起缓泻等不良反应。

【临床新用途】

1. 治疗化脓性中耳炎　采用蒲公英片研末外用治疗化脓性中耳炎患者,效果显著。方法:将蒲公英片研为极细末,装入瓶内密闭备用。同时,先将患耳用过氧化氢溶液洗净,再用消毒棉签拭干,吹入蒲公英片细末入耳内,每日换药 1 次,连续用药至痊愈止。结果:治疗 50 例中,治愈 45 例,好转者 3 例,无效者 2 例,总有效率为 96%。一般用药 3～7d 内获效。

2. 治疗轻度烧烫伤　运用蒲公英合剂治疗轻度烧烫伤患者 19 例,经用药 4～6d 后,全部获得治愈。用法:先将烧烫伤处清洗,待干后涂上蒲公英合剂适量,3～4/d。

3. 治疗急性乳腺炎　采用蒲公英片治疗急性乳腺炎患者 87 例,经用药 3～7d 后,其中治愈者 84 例,好转者 2 例,无效者 1 例,总有效率为 99%。用法:内服蒲公英片,每次 5 片,3/d,温开水送服,连续服药至症状消失。

4. 治疗消化性溃疡　据报道,崔闽鲁等应用蒲公英合剂治疗胃溃疡、浅表性胃炎患者 45 例,其中伴幽门螺杆菌(Hp)阳性 36 例,占 80%,平均病程 7.4 年。蒲公英 40g,加水 300ml,煎成 150ml,冲白及粉 30g 调成糊状,分 2 次空腹服。疗程为 8 周。结果:内镜复查治愈 35 例,占 82%;Hp 阳性转阴 29 例,占 80%。

芙蓉膏(铁箍散、芙蓉抗流感片)

【组成】 木芙蓉花、叶。

【制剂】 膏剂:每支 5g,10g。散剂:每包 10g。片剂:每瓶 100 片。

【功用】 清热解毒,消炎镇痛。临床上可用于痈疽肿疡等病症。

【注意】 对于已溃烂的伤口不宜使用。

【临床新用途】

1. 治疗带状疱疹　将芙蓉散用鸡蛋清

调成糊状外敷患处,每日换药1次。疗效:用上药治疗带状疱疹30例,均在用药3～5d内,全部获得治愈。另有人用芙蓉散治疗带状疱疹患者60例,其中治愈52例,好转8例,总有效率为100%。用法:取芙蓉散适量,加韭菜汁、香油,将药调成膏状,2/d,外敷患处;7d为1个疗程。禁辛辣刺激之品。[刘阿敏.自拟芙蓉散治疗带状疱疹60例.中医外治杂志,2006,15(5):11]

2. 治疗流行性腮腺炎 采用芙蓉膏治疗流行性腮腺炎患者62例,用药后平均2～3d体温正常,4～6d肿胀消退,平均10d痊愈。方法:将芙蓉膏涂在消毒纱布上,外敷患处,每日换药1次,至症状消失止。

3. 治疗痛风 用芙蓉膏治疗痛风患者25例,显效21例,有效4例,平均用药7d获效。方法:将芙蓉膏外敷经温水洗净的患处,1/d。

4. 治疗软组织感染 观察组220例,用芙蓉膏;对照组120例,用金黄散,加蜂蜜调糊;均外敷患处,范围超过病变范围,避开病灶中央溃破处,厚度3～5cm,每天换药1次。均全身感染甚至有脓毒血症表现者用抗生素。用1周,结果:两组分别治愈175例,73例;好转41例,36例;未愈4例,11例;总有效率为98.2%、90.8%。观察组疗效明显优于对照组(P<0.05)。见局部、全身不良反应分别为4例,2例;2例,1例。[于庆生.芙蓉膏外敷治疗软组织感染临床研究.安徽中医学院学报,2009,28(1):13]

季德胜蛇药片

【别名】 南通蛇药片。

【组成】 七叶一枝花、半边莲、蟾酥、蜈蚣等多种中草药。

【制剂】 片剂:每片0.3g,每瓶20片。

【功用】 解毒、消肿、止痛、化腐、生肌。临床用于毒虫、毒蛇咬伤等。

【注意】 用于毒蛇咬伤,凡治疗过迟,已引起心力衰竭时,应予以强心药。如有其他并发症时,宜采用对症处理。

【临床新用途】

1. 治疗流行性腮腺炎 韦承先应用季德胜蛇药外敷治疗流行性腮腺炎患者110例,平均3d获得治愈。方法:用大青叶汁、黄酒溶化季德胜蛇药片,调为稀糊状,或者研粉调醋,外涂于患儿两侧腮腺范围至颌下,3/d。同时口服季德胜蛇药2片,3/d,至症状消失。

2. 治疗乙型肝炎 有人应用季德胜蛇药配合穴位注射法治疗乙型肝炎患者60例,经用药1个疗程,复查肝功能和两对半,结果HBeAg阴转42例,HBsAg阴转45例,抗-HBc阴转44例,肝功能测定每项指标均正常。用法:口服季德胜蛇药,每次10片,2/d,早、晚以柴苓茶送服,3个月为1个疗程,并配合穴位注射法治疗。

3. 治疗顽癣 某患者左脸有一顽癣达4年之久,如铜钱大小,瘙痒异常,时流黄水,曾搽多种皮肤药物无效,长年不愈,苦不堪言,用季德胜蛇药片5片研为细末,冷开水调敷患处,5d后瘙痒停止,局部干涸而愈,随访2年无复发。作者还用本药治疗败血症、无名肿毒,亦获佳效。

4. 治疗耳郭软骨膜炎 据《人民军医》杂志报道,刘云南应用季德胜蛇药片与云南白药治疗耳郭软骨膜炎患者13例,全部获得治愈。方法:先将患耳局部消毒后,用穿刺针抽空液体,然后将季德胜蛇药片4～10片,以75%乙醇浸泡碾碎后,加入云南白药0.1～0.3g,调成稀糊状敷于耳郭前后,涂药范围应超过炎症区1cm,待半干后用纱布覆盖,胶布固定,2d换药1次。

5. 治疗丹毒 笔者用季德胜蛇药片外敷治疗丹毒患者10例,经用药3～5d全部治愈。

6. 治疗肾病综合征 据报道,陈绍志等用季德胜蛇药片(南通蛇药)结合用西药

泼尼松治疗肾病综合征患儿 15 例,疗效满意。(陈奇.中成药名方药理与临床.北京:人民卫生出版社,1998:229)

7. 治疗甘露醇外渗　观察组 22 例,用季德胜蛇药片研碎,加 1:5000 呋喃西林,调糊,涂敷肿胀处,厚约 3mm,上覆塑料薄膜,4h 换药 1 次。对照组 22 例,用 50% 硫酸镁湿敷患处,2h 换药 1 次。结果:两组分别治愈者 20 例,13 例;无效 2 例,9 例。观察组疗效显著优于对照组($P<0.05$)。[李莉.季德胜蛇药治疗甘露醇外渗 22 例.江苏中医药,2006,27(2):27]

8. 治疗隐翅虫皮炎　观察组 58 例与对照组 54 例,均用季德胜蛇药片研末,调麻油,每日数次外涂患处。观察组并内服五味消毒饮。用 1 周,结果:两组分别痊愈 32 例,24 例;显效 16 例,14 例;有效 10 例,7 例;无效 9 例(为对照组)。[邓向阳.五味消毒饮合季德胜蛇药片治疗隐翅虫皮炎 58 例临床观察.中医药导报,2007,13(1):39,49]

9. 治疗蜂螫伤　观察组 42 例,用季德胜蛇药(南通精华制药有限公司提供)10片,首剂倍量,3/d,口服;并用上药碾末,加米醋调糊,外涂患处。与对照组 36 例,均拔除残留毒针,局部消毒;用糖皮质激素、抗感染、对症处理。结果:局部疼痛消失及住院时间观察组均短于对照组($P<0.05$)。[雷利锋.季德胜蛇药治疗蜂螫伤疗效观察.中国中医急症,2008,17(5):636]

精　黄　片

【别名】　精制大黄片。

【组成】　大黄醇提物。

【制剂】　片剂:每片 0.3g,相当大黄生药 1g。

【功用】　破积滞,行淤血。临床上用于大便秘结,跌打损伤等病症。

【注意】

1. 孕妇忌服。

2. 内服本药后,少数患者有腹痛,排便后即可缓解症状。

【临床新用途】

1. 治疗肥胖症　有人用精黄片治疗肥胖症患者 100 例,效果显著。方法:内服精黄片,每次 5 片,3/d,3 个月为 1 个疗程。结果:精黄片观察组总有效率为 96%;对照组(西药芬氟拉明)100 例,总有效率为 94%。两组有效率基本一致。精黄片组体重减轻 5.7±3.6kg,西药组减轻 5.1±2.2kg,两组无明显差异。但中药组停服后无体重再增加,而西药组有反弹现象。另有人用精制大黄片治疗单纯性肥胖症患者,亦获满意效果。

2. 治疗妊娠期肝内胆汁淤积症　据报道,杜炎升等应用精黄片治疗妊娠期肝内胆汁淤积症患者 27 例,并随机抽样与西药组 27 例患者作对照比较。结果表明,精黄片对降低转氨酶、改善瘙痒症状,以及减少窘迫症的发生均有明显的疗效。

新　清　宁　片

【组成】　熟大黄。

【制剂】　片剂。

【功用】　清热解毒,活血化瘀,缓下。临床上常用于内结实热,目赤、便秘等病症。

【注意】　孕妇忌用。

【临床新用途】

1. 治疗急性淋病　据报道,陈琼华应用新清宁片治疗急性淋病患者 15 例,效果显著,仅少数患者有腹痛或每日大便 2 或 3 次。用法:内服新清宁片,每次 8 片,3/d,直至症状消失止。

2. 治疗腭扁桃体炎　运用新清宁片治疗急性腭扁桃体炎患者 36 例,经用药 2～3d 治愈者 15 例,4～6d 治愈者 14 例,7～9d 治愈者 7 例。用法:口服新清宁片,每次 5 片,3/d,连续服至症状消失止。

3. 治疗高脂血症　有人应用新清宁片

治疗高脂血症患者,效果显著。降胆固醇、β脂蛋白、三酰甘油总有效率分别为53%,76%,71%。方法:新清宁片口服,每次2～5片,2/d或3/d,饭后服用,大便不成形者减半。

十 滴 水

【组成】 樟脑、干姜、大黄、小茴香、肉桂、辣椒、桉油。

【制剂】 酊剂:每瓶5ml。软胶囊:每粒装0.425g,每板12粒。

【功用】 健胃、驱风。临床上常用于因中暑而引起的头晕、恶心、腹痛、胃肠不适。

【注意】
1. 服药期间,忌辛辣、油腻食物。
2. 孕妇忌服。

【临床新用途】
1. 治疗痱子 笔者用十滴水治疗小儿痱子58例,均在用药2～3d治愈。本药应用未见不良反应。另有人应用十滴水治疗小儿痱子30例,在治疗的第4～5日痱子明显减轻,消退,治愈率为77%,有效率为100%。用法:取十滴水2.5ml,溶于300ml温水中混匀,洗浴,2/d,5d为1个疗程。

2. 治疗足癣 据报道,有人采用十滴水治疗足癣患者,效果颇佳。用法:先用蒲公英煎液洗脚后擦干,以棉签蘸少量十滴水涂搽患处,3～4/d;伴有感染者,可用十滴水浸湿纱布外敷患处,2/d,连续用药3～5d即可治愈。

藿香正气丸(水、胶囊、软胶囊、颗粒剂)

【组成】 藿香、大腹皮、白芷、紫苏、茯苓、半夏、白术、陈皮、厚朴、桔梗、甘草。

【制剂】 丸剂:水丸剂,每丸重0.5g。水剂:每支10ml。软胶囊:每粒重1g。颗粒剂:每包重5g。胶囊剂:每粒重0.5g。

【功用】 解表化湿,理气和中。临床上常用于外感风寒,内伤湿滞,发热恶寒,头痛、头晕、胸膈满闷、脘腹疼痛等病症。

【注意】
1. 阴虚火旺者忌服。
2. 服药期间,忌生冷油腻食物。

【临床新用途】
1. 治疗荨麻疹 有人用藿香正气丸治疗慢性荨麻疹患者45例,其中治愈者40例,好转者3例,无效者2例,总有效率为96%。方法:口服藿香正气丸,每次6g,3/d,温开水送服。7d为1个疗程。一般服药1～2个疗程即可收到明显的效果。

2. 治疗支气管哮喘发作期 观察组42例,用藿香正气口服液(太极集团涪陵制药厂生产)10ml,加生理盐水30ml,用YC-Y800 B型超声雾化器改进后,携氧雾化吸入,每次30min,1/d。对照组42例,用特布他林气雾剂0.5mg,1/d。均7d为1个疗程。结果:两组分别临床控制12例,11例;显效10例,8例;好转15例,9例;无效5例,14例;总有效率为88.1%,66.7%($P<0.05$)。[余传星.藿香正气口服液超声携氧雾化吸入治疗支气管哮喘发作期42例疗效观察.福建中医学院学报,2005,15(5):3]

3. 治疗功能性消化不良 观察组43例,用藿香正气胶囊(天津达仁堂制药厂生产),每次3粒,2/d,口服。对照组40例,用多潘立酮片10mg,3/d,餐前服。均4～6周为1个疗程,停用他药。禁烟酒、禁辛辣之品等。结果:两组分别显效(症状消失或明显好转)29例,21例;有效9例,11例;无效5例,8例;总有效率为88.4%,80%。[周其美.藿香正气胶囊治疗功能性消化不良83例.现代中西医结合杂志,2007,16(7):905]苑珍珍应用藿香正气软胶囊治疗功能性消化不良,效果显著。两组各60例。观察组用藿香正气软胶囊0.45g,多潘立酮模拟片10mg;对照组用多潘立酮10mg,藿香正气软胶囊模拟0.45g;均3/d,餐前服,中西药间隔0.5h,4周为 1 个疗程。结果:两组分别总有效率为 91.67%,78.33%。[苑珍珍.藿香正气软胶囊治疗功能性消化不良的疗效观察.辽宁中医杂志,2011,38(3):494]

4. 治疗胃脘痛 有人用藿香正气散治疗胃脘痛患者 30 例,其中,治愈者 26 例,好转者 4 例,总有效率为 100%。用法:藿香正气散(含藿香、茯苓各 12g,紫苏、白芷、大腹皮、白术、半夏曲、陈皮、厚朴各 10g,桔梗 6g)。每日 1 剂,水煎服。症甚者加高良姜、肉桂。[傅芸若.藿香正气散治疗胃脘痛 30 例疗效观察.黑龙江中医药,2007,36(5):11]另有人用藿香正气软胶囊治疗胃脘痛 30 例,效果显著。治疗后胃脘痛主症及次症积分均较治疗前降低(P<0.05)。用法:藿香正气软胶囊,口服,每次 2 粒,每天 3 次。治疗 4 周。[邵利洁,唐方.藿香正气软胶囊治疗脾虚湿盛型胃脘痛 30 例.湖南中医杂志,2020,36(3):44-45]

5. 治疗小儿流涎 据报道,有人采用藿香正气软胶囊治疗小儿流涎,效果显著。用法:藿香正气软胶囊,口服,每次 1～2 粒,3/d,5d 为 1 个疗程。一般 1～2 个疗程即可治愈。

朱砂安神丸(片)

【组成】 朱砂、黄连、地黄、当归、甘草。

【制剂】 蜜丸剂:每丸重 9g。片剂:每片 0.5g。水泛丸:1.0g。

【功用】 清心养血,镇心安神,养阴清热。临床上用于心火亢盛,心神不宁,夜寐不安、心悸易惊,胸中烦热,失眠多梦,记忆力减退等病症。

【注意】

1. 孕妇忌服。

2. 服药期间,忌烟酒、辛辣油腻及有刺激性的食物。

【临床新用途】

1. 治疗心肌炎 据报道,郭潮潭应用朱砂安神丸合黄芪生脉散治疗病毒性心肌炎患者 18 例,其中治愈者 13 例,好转者 1 例。

2. 治疗室性心律失常 有人用朱砂安神丸治疗室性心律失常患者 45 例,经用药 4 周后,早搏明显减少者 27 例,其中基本消失者 18 例,无效者 15 例,显效率为 40%,总有效率为 60%。

安宫牛黄丸(散、胶囊、栓剂)

【组成】 牛黄、麝香、冰片、雄黄、郁金、朱砂、珍珠母、黄连、黄芩、栀子。

【制剂】 蜜丸:每丸重 3g。散剂:每瓶 1.6g。胶囊:每板 12 粒。栓剂:每板 10 粒。

【功用】 清热解毒,止惊开窍。临床上常用于热病,邪入心包,神昏谵语,高热惊厥。

【注意】

1. 孕妇忌服。

2. 卒中脱证神昏者,勿用本品。

【临床新用途】

1. 治疗高血压性脑出血 据报道,李建峰等采用安宫牛黄丸治疗高血压性脑出血患者 58 例,效果良好。方法:观察组用安宫牛黄丸鼻饲,配合西药止血、脱水、抗感染、散瘀等;对照组仅用西药治疗。结果:观察组比对照组有效率提高 8.7%,病死率降低 8.62%,昏迷时间缩短 2d。

2. 治疗重症肝炎 钟建平应用安宫牛黄丸治疗重症肝炎患者 73 例,其中有效者 39 例,占 53%;死亡者 34 例,占 47%。73 例中,有 26 例在昏迷早期用药,结果无一例死亡。

3. 治疗卒中病 据报道,应用安宫牛黄丸治疗卒中病 53 例,显效 36 例,好转 17 例,总有效率为 100%。方法:用安宫牛黄丸 1 丸,加水溶化,每 6h 1 次保留灌肠,7d 为 1 个疗程。(陈奇.中成药名方药理与临床.北京:人民卫生出版社,1998:363)

紫雪丹(散)

【组成】 石膏、寒水石、滑石、磁石、羚羊角、玄参、木香、沉香、升麻、丁香、朴硝、硝石、麝香、朱砂等。

【制剂】 散剂:每瓶1.5g。丹剂:小颗粒。

【功用】 清热解毒,镇痉开窍。临床上常用于热病、惊风抽搐、神昏谵语、斑疹、衄血,小便赤,大便秘结等。

【注意】

1. 孕妇忌服。

2. 服药期间,忌食辛辣及油腻食物。

【临床新用途】

1. 治疗小儿高热 据报道,文益华应用紫雪丹敷脐治疗小儿高热患者200例,体温均在38℃以上,其中外感风热型者100例,风寒型者50例,外感夹食滞者50例,效果满意。方法:以紫雪丹(散)半瓶敷于脐中,外用胶布固定。仅填1次即可。结果:体温在1d内降至正常,观察2d不再上升者180例;体温在1d内降至37.5℃以下,2d后正常者18例;体温持续1d不降者2例。临床观察表明,紫雪丹(散)可使高热在短时间内得到控制,且无任何不良反应,值得在临床上推广应用。

2. 治疗肺结核咯血 有人应用紫雪丹加凉膈清金汤治疗肺结核咯血患者27例,效果显著。作者认为,本品对于用其他药物一时不能控制的中等或大量反复多次不可控制性咯血,尤为适宜。

3. 治疗老年性胃溃疡 紫雪丹(散)为芳香开窍剂,临床上常用于神昏烦躁、惊风抽搐,斑疹吐衄等病症,用于治疗老年性胃溃疡则鲜有报道。余文斌应用紫雪散为主治疗老年性胃溃疡患者21例,其中痊愈者8例,显效者7例,好转者4例,无效者2例,总有效率为90%。老年性胃溃疡患者21例中,男性14例,女性7例;年龄60—78

岁。病程76d～24年。全部经X线钡剂确诊(包括胃、十二指肠球部溃疡,其中11例合并胃炎)。用法:内服紫雪散,每次1g,2/d,20d为1个疗程,间隔10d再行第2个疗程。用中药汤剂调服。中药汤剂为:气滞血瘀型,用逍遥散;胃热炽盛型,用泻心汤;气阴亏损型者,用生脉散、一贯煎。

4. 治疗急性腭扁桃体炎 杨硕公应用中药紫雪丹治疗急性腭扁桃体炎患者20例,治愈18例,无效2例(有并发症)。治愈率为90%。其中咽痛与腭扁桃体红肿在服药后2d内消失,体温(18例)均在24h内降至正常,且无反弹。

5. 治疗急性磷化锌中毒 祝长春等采用紫雪散治疗磷化锌中毒患者10例(误食灭鼠毒饵),全部获得临床治愈的效果,且无任何后遗症。作者实践认为,本品具有保护胃黏膜及解毒作用。治疗方法:先用清水洗干净胃,然后用紫雪散6g(2瓶)口服,小儿酌减。不能口服者,可改用胃管注入,3/d,一般连用3d即可,同时,宜配合补液,以促进毒物的排泄。

正北芪蜂王浆

【组成】 内蒙黄芪、人参、玉竹、鲜蜂王浆等。

【制剂】 口服液:每瓶10ml。

【功用】 益气固表,养心安神,健脾和胃。临床上常用于心脾两虚,少气乏力,精神倦怠,腹胀腹满,失眠多梦等病症。

【注意】

1. 应用本品后,偶有口干、烦躁、胸闷等副作用,减量或停药后即可消失。

2. 本品若发生沉淀或絮状时,可摇匀后服用。

【临床新用途】

1. 治疗绝经期综合征 有人用正北芪蜂王浆治疗绝经期综合征患者75例,经用药2～4个疗程后,其中治愈者70例,好转者 4 例,无效者 1 例,总有效率为 99%。用法:口服正北芪蜂王浆,每次 10ml,2/d,20d 为 1 个疗程。另有人用正北芪蜂王浆治疗绝经期综合征患者 42 例,经用药 1~3 个月,全部获得治愈。

2. 治疗支气管哮喘　正北芪蜂王浆用于治疗支气管哮喘患者,效果满意。方法:口服正北芪蜂王浆,每次 10ml,2/d,10d 为 1 个疗程。结果:用正北芪蜂王浆治疗支气管哮喘患者 85 例,其中治愈者 79 例,明显好转者 4 例,无效者 2 例,总有效率为 98%。

刺五加片(注射液、浸膏、胶囊、颗粒剂)

【组成】　刺五加。

【制剂】　片剂:每片 0.15g。浸膏剂:含量 0.15g。胶囊剂:含量 0.25g。颗粒剂:每袋 27g。注射剂:每支 20ml。

【功用】　益气健脾,补肾安神。临床上常用于脾肾阳虚,失眠多梦,食欲欠佳,腰膝酸痛,体虚无力等病症。

【注意】

1. 阴虚体弱者,慎用本品。

2. 应用本品,偶发生过敏性腹泻、过敏性皮疹、斑秃等。

【临床新用途】

1. 治疗周围血管疾病　据报道,郭水英应用大剂量刺五加注射液治疗周围血管病,效果颇佳。血液流变学指标异常(高黏或高凝状态)的周围血管疾病患者 97 例,从中随机分刺五加组 50 例,用刺五加注射液 80ml,加入葡萄糖注射液 500ml 缓慢静脉滴注;丹参对照组 47 例,用丹参注射液 30ml 加入 5% 葡萄糖注射液 500ml 内缓慢静脉滴注。两组均 1/d,15d 为 1 个疗程。治疗效果:大剂量静脉滴注刺五加和丹参注射液后,血液流变学中全血、血浆(比)黏度、全血还原黏度、K 值、血栓长度、湿重、干重、血小板黏附率都有不同程度下降,但刺五加组优于丹参组。两组的血沉和血细胞比容用药前后无明显的差异。

2. 治疗低血压　治疗在高原从事施工而引起低血压的患者 10 例,随机分为刺五加组 5 例,对照组 5 例,刺五加组每日口服刺五加片,每次 3 片,3/d;对照组服用维生素 C 及复方维生素 B,治疗 90d 后,刺五加组收缩压均上升 33mmHg,对照组上升 1mmHg。说明刺五加治疗高原低血压疗效明显优于对照组。另据报道,周龙用刺五加片治疗低血压病患者,效果显著。取刺五加片,每次 5 片,3/d,20d 后,总有效率为 90%。[李平,王春根．刺五加临床新用．中国临床医生,2001,29(2):46]

3. 治疗血栓闭塞性脉管炎　据报道,聂志伟等应用刺五加注射液治疗血栓闭塞性脉管炎患者,疗效满意。观察组用刺五加注射液 80ml 加入 5% 葡萄糖注射液 500ml 中静脉滴注治疗血栓闭塞性脉管炎患者 67 例,与低分子右旋糖酐 500ml 静脉滴注治疗 20 例相对照,两组均 1/d,14d 为 1 个疗程,感染严重者,均可加抗生素。观察组 67 例中,治愈 38 例,显效 16 例,好转 5 例,无效 8 例,平均治愈时间为 53.2d;而对照组治愈 4 例,显效 6 例,好转 3 例,无效 7 例,平均治愈时间为 86.4d。观察组疗效明显优于对照组。同时,观察组改善肢体血流和改善微循环作用比对照组显著,免疫球蛋白 IgG、IgA、IgM 也明显高于对照组。

4. 治疗雷诺现象　据报道,有人用刺五加注射液治疗雷诺现象患者,效果显著。取刺五加注射液 60ml(每支 20ml)加入 5% 葡萄糖注射液 300ml,以每分钟 30 滴静脉滴注,11d,连续使用 2 个星期为 1 个疗程。

5. 治疗心律失常　用刺五加片治疗心律失常患者 30 例,其中房性期前收缩 15 例,室性期前收缩 12 例,交界性期前收缩 1 例,心房颤动 2 例。每次服刺五加片剂 5~10 片,3/d,30d 为 1 个疗程。一般服药 3 个疗程。30 例中，治愈 14 例，显效 9 例，有效 7 例，总有效率为 100％，愈显率 77％。

6. 治疗椎-基底动脉缺血性眩晕　观察组 80 例用刺五加注射液 40～80ml；并用化痰活血方：法半夏、陈皮、茯苓、枳实各 10g，焦白术、当归、川芎各 12g，天麻、甘草各 6g，赤芍 15g，葛根 30g。气血亏虚去枳实，加生黄芪、白芍；肝肾亏虚加女贞子、墨旱莲。每日 1 剂，水煎服。对照组 50 例，用川芎嗪注射液 40～80ml，丹参注射液 10～16ml；均加 5％葡萄糖注射液（或生理盐水）250ml，静脉滴注，1/d。均 14d 为 1 个疗程，疗程间隔 5d，用 1～2 个疗程。结果：两组分别痊愈 28 例，9 例；显效 26 例，11 例；有效 17 例，14 例；无效 9 例，16 例；总有效率为 89％，68％（$P<0.05$）。[张晓艳. 刺五加注射液合化痰活血方治疗椎-基底动脉缺血性眩晕疗效观察. 中医药学报，2003，31(6)：40]

7. 治疗肾病综合征　观察组 38 例，用刺五加 0.6g，静脉滴注，1/d；10～12d 为 1 个疗程，用 2～3 个疗程，与对照组 40 例，均用泼尼松片 1mg/kg，每天晨起顿服；8 周后，渐减量至 0.5mg/kg 后，改 1mg/kg，隔日晨顿服；渐减量至 0.4mg/kg，用 6～12 个月；再减至停用。肝功能受损改用等效甲泼尼龙片。酌用双嘧达莫、卡托普利及利尿药等。随访 6 个月，结果：两组分别完全缓解 25 例，15 例；部分缓解 10 例，13 例；无效 3 例，12 例；总有效率为 92.1％，70％。分别复发 1 例，6 例。[单娟萍. 刺五加配合激素治疗肾病综合征的临床观察. 中国中西医结合肾病杂志，2006，7(11)：662]

8. 治疗偏头痛　观察组 57 例，取穴：风池、阳辅、外关。用刺五加注射液（每支 20ml，约含总黄酮 100mg。黑龙江完达山制药厂生产），穴位注射，每穴 3ml，1/d。两侧穴位交替使用。取穴：头皮针头部顶中线、颞前线。与头皮呈 15°～30°针刺，10min 行针 1 次，留针 30min，隔日 1 次。对照组

38 例，用尼莫地平片每次 10mg，谷维素片、维生素 B$_1$ 片各 20mg，3/d，口服。均 10d 为 1 个疗程。结果：两组分别显效 34 例，10 例；好转各 19 例；无效 4 例，例 9 例；总有效率为 93％，76.3％。观察组明显优于对照组（$P<0.05$）。[陈粉扣. 穴位注射结合头皮针治疗偏头痛 57 例. 时珍国医国药，2007，18(1)：186]

9. 治疗社区获得性肺炎　观察组 30 例，用刺五加注射液（黑龙江乌苏里江制药有限公司提供）100ml（含总黄酮 300mg），1/d；与对照组 30 例，均用左氧氟沙星 0.2g，加 5％葡萄糖注射液（或生理盐水）250ml，2/d；均静脉滴注。用 7～12d，结果：两组分别痊愈 18 例，9 例（$P<0.01$）；显效 8 例，10 例；无效 4 例，11 例；总有效率为 86.7％，63.3％。观察组疗效显著优于对照组（$P<0.05$）。[尹建鹏. 刺五加注射液联合左氧氟沙星治疗社区获得性肺炎 30 例观察. 实用中医药杂志，2007，23(5)：302]

10. 治疗黄褐斑　据报道，有人采用刺五加片剂治疗黄褐斑患者，效果卓著。用法：刺五加片，每次 5 片，4/d，口服，30d 为 1 个疗程。一般用药 1～3 个疗程即可治愈。

黄芪精口服液（黄芪口服液、注射液、颗粒剂）

【组成】　黄芪。

【制剂】　口服液：每瓶装 10ml（相当于黄芪 6.7g）。注射液：每支装 2ml（相当于黄芪 2g）。颗粒剂：每袋 15g。

【功用】　补气养血，固表止汗，利尿消肌。临床上用于气虚血亏，脾胃不固，表虚自汗，久病体弱，四肢无力等病症。

【注意】　凡有热象者，忌用本品。

【临床新用途】

1. 治疗慢性乙型肝炎　取穴：①足三里、三阴交、胆俞；②足三里、阳陵泉、肝俞。用黄芪注射液（或丹参注射液）10ml，穴位

注射;体穴(进针 1～1.5 寸)每穴 2ml,背俞穴(进针 0.5 寸)每穴 1ml;2～3d 1 次,两组穴位交替使用。对照组 30 例,用乙肝灵浓缩丸每次 2g,每次鸡骨草胶囊 4 粒,3/d,口服。均 3 个月为 1 个疗程,疗程间隔 5～7d,用 2～3 个疗程。结果:用上法治疗慢性乙型肝炎 83 例(其中观察组 53 例,对照组 30 例),两组分别基本治愈 20 例,5 例;显效 22 例,8 例;好转 8 例,10 例;无效 3 例,7 例;总有效率为 94%,77%。观察组疗效显著优于对照组($P＜0.01$)。HBeAg,HBV-DNA 转阴及肝功能治疗后两组比较均有显著性差异($P＜0.01$)[吴沛田．穴位注射治疗慢性乙型肝炎 53 例疗效观察．中国针灸,2002,22(6):377]。另观察组 63 例,取穴:肝俞、足三里。用黄芪注射液、丹参注射液各 2ml,穴位注射,隔日 1 次;每次用穴位 1 个、注射液 1 种,交替使用。对照组 60 例,用肝康宁、复方益肝灵每次各 3 片,3/d,口服。两组均用维生素 C 3g,能量合剂 2 支,葡醛内酯 0.2g,肌苷 0.4g,静脉滴注,1/d。均 1 个月为 1 个疗程。用 3 个疗程,结果:两组分别基本治愈 23 例,10 例;显效 26 例,16 例;好转 10 例,20 例;无效 4 例,14 例;总有效率为 93.6%,76.7%($P＜0.05$)。HBeAg,HBV-DNA 转阴分别 41 例,57 例;16 例,32 例($P＜0.05$),19 例,26 例;4 例,20 例($P＜0.05$)。[张爱玲．穴位注射治疗慢性乙型肝炎疗效分析．中国针灸,2005,25(1):25]

2. 治疗胆汁反流性胃炎 观察组 30 例。取穴:膈俞、胆俞、胃俞、足三里(均双)。用黄芪注射液、板蓝根注射液各 2ml,穴位注射,每穴 1ml,1/d,两侧交替使用;每周 6 次。并用多潘立酮每次 10mg,雷尼替丁胶囊每次 150mg,庆大霉素片每次 8 万 U,3/d,口服。对照组 1,2 各 30 例,分别用上述中、西医疗法,均 4 周为 1 个疗程。结果:三组分别治愈 19 例,8 例,6 例;显效 7 例,11 例,8 例;有效 3 例,5 例,4 例;无效 1 例,6 例,12 例;总有效率为 97%,80%,60%。随访 6 个月,分别复发 1 例,4 例,9 例。观察组均优于两个对照组($P＜0.01$,$P＜0.05$)。[缪奇祥．穴位注射配合西药治疗胆汁反流性胃炎 30 例临床研究．中医杂志,2002,43(3):182,187]

3. 治疗胃轻瘫综合征(本病属功能性消化不良) 用黄芪注射液 60ml,加 5% 葡萄糖注射液 350ml,静脉滴注,1/d,15d 为 1 个疗程。并内服补中益气汤加味:黄芪 30g,党参 20g,白术 15g,陈皮、柴胡、当归各 10g,升麻、炙甘草各 6g。随症加减,每日 1 剂水煎服,15d 为 1 个疗程。结果:48 例中,显效(症状消失)34 例,有效 9 例,无效 5 例,总有效率为 90%。[刘贵．补中益气汤加味合黄芪注射液治疗胃轻瘫综合征 48 例．辽宁中医杂志,2003,30(4):292]

4. 治疗糖尿病肾病 观察组 40 例,用黄芪注射液 40～60ml,复方丹参注射液 30ml,加生理盐水 250ml,静脉注射,1/d;维生素 C 3～5g,加生理盐水 50ml,静脉注射,2/d;维生素 E 每次 0.2g,3/d 口服。与对照组 20 例,均控制血糖;用血管紧张素转换酶抑制药,对症处理,限摄蛋白质。结果:两组分别显效(24h 尿蛋白、全血自由基、尿素氮、肌酐均复常)12 例,3 例;有效 21 例,7 例;无效 7 例,10 例;总有效率为 82%,50%。观察组疗效明显优于对照组($P＜0.01$)。[马振兴．黄芪和大剂量抗氧化剂治疗糖尿病肾病 40 例观察．中原医刊,2003,30(9):13]

5. 治疗慢性肾小球肾炎气虚血瘀证 两组各 30 例。观察组用黄芪注射液 40ml(相当于原材料 80g),加 5% 葡萄糖注射液(或葡萄糖氯化钠注射液)250ml,静脉滴注,每分钟 30 滴,1/d。与对照组均用黄芪 18g,女贞子、干地黄、赤芍、丹参、白花蛇舌草、蒲公英各 15g,桃仁 9g,红花 6g,当归 12g,甘草3g。水煎服,均1个月为1个疗程。用3个疗程。结果:两组分别完全缓解12例,8例;基本缓解9例,8例;好转6例,2例;无效3例,12例;总有效率为90%,60%($P<$0.05)。血清肌酐,BUN,24h尿蛋白及细胞免疫学4项指标观察组治疗前及治疗后组间比较均有显著性差异($P<$0.01,$P<$0.05)。[杨倩春.黄芪注射液治疗慢性肾小球肾炎气虚血瘀证临床观察.中国中医药信息杂志,2004,11(3):253]

6.治疗肌萎缩侧索硬化症 黄芪注射液60ml(相当于生药120g),加5%葡萄糖注射液250ml,静脉滴注,1/d。并用加味黄芪建中汤:黄芪(先煎)40g,饴糖30g,白芍18g,桂枝9g,炙甘草6g,大枣4枚,淫羊藿15g,生姜5g。每日2例,水煎服,吞服困难者用鼻饲,用药6个月。[连新福.加味黄芪建中汤合黄芪注射液治疗肌萎缩侧索硬化症16例疗效观察.新中医,2004,36(3):28]

7.治疗支气管哮喘发作 均取穴风门、肺俞、膈俞、心俞、脾俞、列缺、孔最、肾俞(均双);每次选2或3对穴。观察组30例,用黄芪注射液(每支10ml)、鱼腥草注射液(每支2ml);对照组30例,用曲安奈德注射液(每支5ml);均穴位注射,每穴0.5~1ml,隔日1次。10次为1个疗程,疗程间隔3~5d,用1~2个疗程。结果:两组分别临床控制9例,8例;显效10例,12例;好转8例,6例;无效3例,4例。随访1年,分别复发1例,5例($P<$0.05)。[甄强.穴位注射治疗支气管哮喘发作30例分析.中医药学刊,2004,22(4):728]

8.治疗压力性尿失禁 取穴:曲骨。用黄芪注射液1支(每支10ml),穴位注射,1/d。5d为1个疗程,疗程间隔3~5d;用3个疗程。同时内服补中益气汤加缩泉丸加减,每日1剂,水煎服,20d为1个疗程。对照组48例,用麻黄碱每次2.5mg,4/d,口

服,1个月为1个疗程。均行盆底肌训练,每30min收缩肛门10~20次,每次持续≥30s,结果:用上药治疗压力性尿失禁100例(其中观察组52例,对照组48例),两组分别治愈18例,6例;显效21例,10例;有效10例,22例;无效3例,10例;总有效率为94%,79%。观察组疗效显著优于对照组($P<$0.05)。另有人用黄芪注射液治疗压力性尿失禁患者,效果显著。观察组52例,取穴:曲骨。用黄芪注射液1支(每支10ml),穴位注射,1/d。5d为1个疗程,疗程间隔3~5d;用3个疗程。并内服补中益气汤加缩泉丸加减,每日1剂,20d为1个疗程。对照组48例,用麻黄碱每次25mg,4/d,口服;1个月为1个疗程。均行盆底肌训练,每30min收缩肛门10~20次,每次持续≥3s。结果两组分别治愈18例,6例;显效21例,10例;有效10例,22例;无效3例,10例;总有效率为94.23%,79.2%($P<$0.05)。[何金明.中药穴位注射治疗压力性尿失禁.湖北中医学院学报,2004,6(3):39]

9.治疗肾萎缩 用黄芪注射液30ml,川芎嗪注射液100mg,分别加5%葡萄糖注射液(糖尿病用生理盐水)250ml,静脉滴注,1/d;1个月为1个疗程。高血压、糖尿病、水肿甚分别降压、降糖、利尿等。用3个疗程,结果:24例显效(症状、体征消失;肾功能、肾大小复常)12例,有效11例,无效1例。[马兆才.川芎嗪加黄芪注射液治疗肾萎缩24例临床分析.中国社区医师,2006,22(17):35]

10.治疗病毒性心肌炎 观察组38例,用黄芪注射液20ml,加葡萄糖注射液500ml;对照组38例,用GIK极化液500ml;均静脉滴注,1/d,用2周。两组均用泛癸利酮每次10mg,维生素C每次200mg,3/d,口服;1个月为1个疗程,用1个疗程,酌用β受体阻滞药(或钙拮抗药)对症处理。结果:

两组分别治愈 20 例,12 例;显效 10 例,8 例;有效 7 例,10 例;无效 1 例,8 例;总有效率为 97.4%,78.9%。心肌酶谱复常分别 32 例,23 例。[牛铁.黄芪注射液治疗病毒性心肌炎 38 例.现代中医药,2006,26(5):6]

11. 治疗婴幼儿肺炎并发心肌损伤观察组 48 例,用黄芪注射液(每毫升含黄芪 2g,成都地奥九泓制药厂生产)0.2g/kg,加 5%葡萄糖注射液 100～200ml,静脉滴注,1/d。对照组 48 例,用 1,6-二磷酸果糖,2.5ml/(kg·d),静脉注射。均常规用抗生素、氨溴索等。结果:两组分别显效(心肌肌钙蛋白 I 及心功能指标复常)26 例,29 例;有效 18 例,16 例;无效 4 例,3 例;总有效率为 91.7%,93.8%。[延永.黄芪注射液辅助治疗婴幼儿肺炎并发心肌损伤 48 例.中国中西医结合杂志,2006,26(11):1040]

12. 治疗急性白血病 观察组 49 例,用黄芪注射液(含黄芪提取物,成都地奥九泓制药厂生产)60ml,加 5%葡萄糖注射液 250ml,静脉滴注,1/d。与对照组 30 例,急性淋巴细胞白血病,髓细胞白血病、单核细胞白血病均分别是 DVP,DA,DAE 方案化疗,>60 岁用小剂量阿糖胞苷。结果:两组分别完全缓解 43 例,15 例;部分缓解 2 例,5 例;未缓解 4 例,10 例;缓解率为 91.8%,66.7%。见 Ⅲ～Ⅳ度不良反应分别为 70 例次,77 例次。[梁金秋.黄芪注射液联合化疗治疗急性白血病疗效观察.中国基层医药,2007,14(7):1165]

13. 治疗复发性口腔溃疡 两组各 40 例。观察组取穴:足三里。用黄芪注射液(成都地奥九泓制药厂生产)2～3ml,穴位注射,两侧交替使用;隔日 1 次。对照组用氯己定口腔溃疡膜,每天三餐后及睡前贴敷创面;甲硝唑片每次 200mg,3/d,餐后服。均 1 个月为 1 个疗程。结果:2d,6d 后两组分别显效(溃疡缩小值＋疼痛缓解值＋充血

减轻值＞5)20 例,9 例;32 例,14 例;好转 14 例,13 例;6 例,12 例;无效 6 例,18 例;2 例,14 例;总有效率为 85%,55%;95%,65%(P 均<0.01)。[陈海林.穴位注射治疗复发性口腔溃疡疗效观察.中国中医药信息杂志,2009,16(2):78,81]

14. 治疗腹泻型肠易激综合征 两组各 38 例。观察组取穴:背部取大肠俞、脾俞,下肢取上巨虚、足三里。用黄芪注射液,穴位注射,每穴 2ml,隔日 1 次,每次背部、下肢各取 1 穴。取穴:神阙。用艾条灸 30min,距离以患者不感到灼烫为度,1/d,对照组用匹维溴铵 50mg,双歧三联活菌 2g,3/d,口服。不用对消化系统功能有影响的药物,用 4 周。结果:两组分别治愈 27 例,18 例;显效 9 例,11 例;无效 2 例,9 例。[王全权.穴位注射结合神阙灸治疗腹泻型肠易激综合征疗效观察.针灸临床杂志,2012,28(4):13]

15. 治疗 IgA 肾病 两组各 25 例。观察组用黄芪注射液(含黄芪、皂苷、黄酮、多糖、微量元素等)40ml,加葡萄糖液,静脉滴注,1/d。与对照组均用氯沙坦 50～100mg,每天口服。用 8 周。结果:血清尿酸(SUA)、24h 尿蛋白定量、尿 $β_2$-微球蛋白($β_2$-MG)治疗后观察组均低于对照组(P<0.05)。[张绍英.黄芪注射液配合西药治疗 IgA 肾病及对高尿酸血症疗效观察.陕西中医,2013,34(8):952-954]

16. 治疗乳腺癌患者化疗后胃肠道反应及营养状态 2 组患者确诊后,给予必要的健康教育和心理辅导等基础性护理,所有患者均采用术后 CMF 化疗方案:第 1～14 天,予口服环磷酰胺 2～4mg/(kg·d),同时在第 1 天和第 8 天,静脉滴注甲氨蝶呤 30～35mg/m² 和氟尿嘧啶 450～550mg/m²。对照组 41 例,开始化疗前 1 天以安慰剂进行治疗。观察组开始化疗前 1 天予以黄芪注射液静脉滴注,将 20ml 药液加入

5％葡萄糖注射液 250ml 中,每天 1 次。均 4 周为 1 个疗程,共进行 3 个疗程,疗程结束后评价各项指标。结果:对照组不良反应率为 36.59％,观察组为 9.5％。两组比较,差异有统计学意义(P＜0.05)。[汪东杰,汪丽艳,黄炜.黄芪注射液对乳腺癌患者辅助化疗后胃肠道不良反应及营养状态的影响.新中医,2019,51(10):128-131]

17. 辅助治疗卵巢癌 两组各 33 例。对照组采用 TP 方案治疗:紫杉醇 150mg/m²,第 1 天;顺铂 20mg/m²,第 1～3 天;21 天为 1 个周期,1 个周期治疗 1 次,持续治疗 3 个周期。观察组在对照组的基础上加用黄芪注射液 20ml,加入到 5％葡萄糖注射液 250ml 中静脉滴注,每天 1 次,21 天为 1 个周期;持续治疗 3 个周期。结果:完全缓解 10 例和 8 例,部分缓解 15 例和 12 例,稳定 2 例和 4 例,进展 6 例和 9 例,总有效率为 87.9％和 72.7％。观察组疗效明显优于对照组(P＜0.05)。[李建娣,俞维英.黄芪注射液辅助治疗对卵巢癌患者的治疗效果及对患者生活质量、炎症因子、T 淋巴细胞的影响.新中医,2019,51(8):194-196]

18. 慢性心力衰竭 选择慢性心力衰竭患者 120 例,分为观察组和对照组各 60 例。两组均参考《慢性心力衰竭诊断及治疗指南》予规范的抗心力衰竭,利尿及扩血管等治疗;观察组在上述治疗的基础上予口服黄芪免煎颗粒,每次 30g,加开水至 150ml,每天早晚各服 1 次,疗程 6 周。结果:两组分别显效 14 例和 11 例,有效 37 例和 25 例,无效 4 例和 9 例,恶化 5 例和 15 例,总有效率为 85％和 60％。观察组疗效优于对照组(P＜0.05)。[袁洁青,周爱明,朱媛雯.大剂量黄芪免煎颗粒治疗慢性心力衰竭的短期疗效观察.浙江中医杂志,2019,54(10):723]

补中益气丸(口服液)

【组成】 黄芪(蜜炙)、党参、甘草(蜜

炙)、当归、白术、升麻、柴胡(口服液:原方加陈皮、生姜、大枣)。

【制剂】 大蜜丸:每丸 9g。水泛丸:每丸 6g。口服液:每支 10ml。

【功用】 补中益气,升阳举陷。临床上常用于中气下陷、脾胃虚弱所致的体倦无力、食欲减退、腹胀久泻、子宫脱垂等病症。

【注意】

1. 阴虚实热者忌用。

2. 水亏火旺所致的吐血、衄血者禁用。

【临床新用途】

1. 治疗坐骨神经痛 内服补中益气口服液治疗坐骨神经痛患者 75 例,经用药 15～20d 后,其中治愈者 70 例,好转者 3 例,无效者 2 例,总有效率为 97％。用法:口服补中益气口服液,每次 10ml,3/d。一般服药 7～10d 即可收到明显效果。

2. 治疗耳鸣 运用补中益气丸治疗耳鸣患者 19 例,全部获得治愈。方法:内服补中益气丸,每次 1 丸,3/d,温开水送服。

3. 治疗慢性肝炎(均为乙型肝炎) 据报道,朱开学用补中益气汤治疗本病 56 例,脾虚湿困者加茯苓、苍术、白术;脾郁气滞者加香附、木香;湿热甚者加茵陈、黄芩、金钱草;肝脾大甚者,或血瘀者,加丹参、红花、桃仁;水肿者,加大腹皮、车前子、白茅根。并用葡醛内酯、维生素 C 及复合维生素 B 等,支持疗法。3 个月为 1 个疗程。结果:显效(症状、体征消失;肝功能复常,HBV-DNA,HBeAg 转阴)15 例,好转 33 例,无效 8 例,总有效率为 86％。[朱开学.补中益气汤治疗慢性肝炎 56 例.陕西中医,2002,23(2):131]

4. 治疗肌性视疲劳 先用加减补中益气汤,内服,用 4～6 周,病情缓解后,再用补中益气(或益气聪明)丸口服。屈光不正 42 例,佩戴矫正眼镜,矫正视力 0.8～1.5,＞40 岁用老视镜。治疗肌性视疲劳 52 例,随访 3～12 个月,症状消除 38 例,缓解 10 例,无

效 4 例。[汪苍璧．中西医结合治疗肌性视疲劳．中国中医眼科杂志，2002，12（1）：30]

5. 治疗慢性疲劳综合征　张琪用补中益气汤化裁治疗慢性疲劳综合征 23 例，失眠、心慌者加合欢皮、远志；口干、烦躁者，加牡丹皮、栀子；纳差者，加山楂、神曲。10d 为 1 个疗程，用 3 个疗程，随访 6 个月，结果：痊愈 15 例，显效 7 例，无效 1 例。[张琪．补中益气汤化裁治疗慢性疲劳综合征 23 例．广西中医药，2002，25（3）：28]

6. 治疗放射性直肠炎　观察组 30 例，用补中益气汤加减内服；对照组 30 例，用庆大霉素 16 万 U，地塞米松 10mg，加温盐水 50ml，保留灌肠，1/d。两组疼痛均用 2% 利多卡因 5ml，均 2d 为 1 个疗程。结果：局部、全身症状两组分别治愈 21 例，24 例；13 例，2 例；好转 7 例，5 例；14 例，10 例；无效 2 例，1 例；3 例，18 例；总有效率为 93%，97%；90%，40%。[赵林．补中益气汤为主治疗放射性直肠炎 30 例临床观察．甘肃中医学院学报，2002，19（3）：25]

7. 治疗泻药性肠病（本病即滥用泻药导致顽固性便秘）　观察组 53 例，用补中益气汤加味；对照组 32 例，用莫沙必利片每次 5mg，3/d，餐前服。＞3d 未排便使用开塞露，均 15d 为 1 个疗程，停用泻药，用 1 个疗程。结果：两组分别治愈 24 例，6 例；显效 26 例，10 例；无效 3 例，16 例；总有效率为 94%，50%（P＜0.001）。观察组未见不良反应，对照组发生不良反应 4 例。[修显红．补中益气汤加味治疗泻药性肠病 53 例．河北中医，2003，25（1）：43]

8. 治疗原发性低血压　有人用补中益气汤加减治疗原发性低血压 67 例，血虚者，酌加熟地黄、川芎；阴虚者，酌加麦冬、五味子；失眠者，加枣仁、制何首乌；2 周为 1 个疗程。结果：临床治愈 43 例，有效 21 例，无效 3 例，总有效率为 91%。[沈连有．补中益气汤加减治疗原发性低血压 67 例临床观察．中医药信息，2003，20（2）：41]

9. 治疗老年性内痔　观察组 60 例，用补中益气汤加味；对照组 30 例，用槐角地黄丸每次 6g，3～4/d，口服；均 1 个月为 1 个疗程。结果：两组分别显效（大便通畅，无隐血，脱水明显改善）41 例，5 例；好转 18 例，19 例；无效 1 例，6 例；总有效率为 98%，80%（P＜0.01）。[曹勇．补中益气汤加味治疗老年性内痔 60 例：附槐角地黄丸治疗 30 例对照．浙江中医杂志，2003，38（3）：111]

10. 治疗重症肌无力　据报道，段竹联用补中益气汤合金匮肾气汤加减治疗重症肌无力 12 例，并配合针灸治疗，预防感冒。结果用 4～12 个月，治愈 10 例，显效 2 例。[段竹联．补中益气汤合金匮肾气汤加减治疗重症肌无力之体会．现代中医药，2003（6）：48]

11. 治疗慢性功能性低热　补中益气丸每次 9g，2/d，餐前（或餐中）服，1 周为 1 个疗程。结果：37 例中，治愈 17 例，好转 10 例，不稳定 6 例，无效 4 例，总有效率为 89%。[王大飞．补中益气丸治疗慢性功能性低热 37 例疗效观察．中国实用乡村医生杂志，2004，11（3）：34]

12. 治疗原发性肾病综合征　对照组 30 例，给予激素标准疗程，开始阶段泼尼松片 1mg/（kg·d），晨起顿服；8 周后，以每周减少原每日药量的 10%，逐渐减至小剂量 0.5mg/（kg·d），将 2d 的剂量改为隔日晨 1 次顿服，此后视病人的具体情况，行持续或继续减量治疗（在 8 周治疗后仅就部分缓解者，减至隔日 1mg/kg 时，持续应用 6 个月或更长时间，获完全缓解后再服 4 周便缓慢地有规则地减量，减至隔日 0.4mg/kg 时，视病人的具体情况，持续应用一段时间后，再缓慢减量至停用。若在 8 周治疗后获完全缓解，减至隔日 1mg/kg 时，可直接每周减 10%，减至隔日 0.4mg/kg 时，持续应用

4个月或更长一些时间,再缓慢减量至终至停服。若8周治疗病情不见好转,甚或恶化,在仔细排除影响激素疗效的因素后,估计继续用药亦不会有效,则迅速减量以便停用,改用中药辨证治疗)。观察组30例在与对照组进行相同的激素治疗基础上,配合口服知柏地黄丸每次8丸,3/d,8周后,每周每次减1丸至停用。而每周增服补中益气丸每次1丸,3/d,增至每次8丸后,持续服用至激素停用后6个月。两组均一律不用其他治疗肾病综合征的中西药,两组均采用同等的优质高蛋白、限钠饮食和同样的(如利尿药、降低血脂治疗的药物等)两药对症治疗,两组均共同观察6个月。结果:两组分别完全缓解12例,4例(P<0.05);部分缓解17例,24例;无效1例(为对照组);恶化各1例;总有效率为97%,93%。作者认为,在逐渐减少激素、知柏地黄丸用量的同时,逐渐加服健脾益气之补中益气丸以预防气阴两虚证出现,并促进体内肾上腺皮质激素分泌和减轻激素撤减综合征,能减少撤药反跳现象和帮助巩固疗效。[黄国东,马晓露,梁爱武.知柏地黄丸和补中益气丸配合肾上腺皮质激素治疗原发性肾病综合征临床观察.中国临床医生,2001,29(9):53]

13. 治疗男性不育症 有人用补中益气汤加味治疗男性不育症60例,每日1剂,水煎分3次服;1个月为1个疗程。用1个疗程,结果:治愈39例,好转17例,无效4例,总有效率为93.3%。[胡吉元.补中益气汤加味方治疗男性不育症60例.中国临床医生,2005,33(1):52]

14. 治疗混合痔术后顽固性疼痛 均为术后48h,疼痛评分为3～6分的患者。观察组35例,用补中益气丸(含炙黄芪、党参、炒白术、当归、陈皮、升麻、柴胡、炙甘草等。河南省宛西制药股份有限公司提供)16丸;对照组35例,用盐酸曲马朵缓释片每次100mg;均2/d,口服。结果观察组与对照组分别显效(略有疼痛、能下床自如活动)23例,17例;有效9例,8例;无效3例,10例;两组总有效率为91.4%,71.4%(P<0.01)。[赵文树.补中益气丸治疗混合痔术后顽固性疼痛35例.中医药信息,2008,25(3):42]

15. 治疗慢性盆腔炎 观察组53例,用补中益气汤加味,每日1剂,水煎服。对照组38例,用氧氟沙星每次0.1g,甲硝唑每次0.4g,3/d,餐后服。用14d,结果:两组分别治愈46例,23例;好转5例,7例;无效2例,8例;总有效率为96.2%,78.9%。观察组疗效明显优于对照组(P<0.05)。[陆建友.补中益气汤加味治疗慢性盆腔炎53例.中华中医药学刊,2008,26(7):1580]

16. 治疗冠心病心绞痛 两组各47例。观察组用补中益气丸(含黄芪、甘草、人参、当归、橘皮、升麻、柴胡、白术)6g;对照组用黄芪口服液3支;均3/d,口服。均抗凝、抗血小板、抗心肌缺血;必要时吸氧、静脉用药等。均1个月为1个疗程,用2个疗程。结果:症状、心电图两组分别显效27例,20例;28例,24例;有效各17例,19例;无效3例,8例;2例,8例。[朱青霞.补中益气丸治疗冠心病心绞痛临床研究.中国中医基础医学杂志,2009,15(10):770]

17. 治疗中气下陷型尿道综合征 有人用补中益气汤(含升麻5g,黄芪30g,白术、党参各15g,柴胡、陈皮、甘草各6g,当归10g)。每日1剂,水煎服。2周为1个疗程。清淡饮食,适当饮水。结果:用2个疗程,38例中,临床痊愈5例,显效13例,有效12例,无效3例。总有效率为90.91%。[张新志.补中益气汤治疗中气下陷型尿道综合征的临床观察.浙江中医药大学学报,2012,36(10):1074-1076]

18. 治疗乳腺癌放化疗期口腔溃疡 两组各40例。观察组用补中益气汤加减:黄芪30g,党参18g,炒白术、升麻各9g,当归

12g，陈皮、柴胡各 9g，生甘草 6g。纳差加炒麦芽、焦山楂、焦神曲；口干加知母、元参、麦冬；夜寐欠安加夜交藤、合欢皮。每日 1 剂，水煎服；1 周为 1 个疗程，用 2 个疗程。对照组均为常规化疗。结果：两组分别痊愈（口腔创面平复，症状、体征完全消失）27 例，4 例（P＜0.01）；显效 5 例，3 例；有效 5 例，8 例；无效 3 例，25 例；总有效率为 92.5％，37.5％（P＜0.01）。[高秀飞. 补中益气汤加减治疗乳腺癌放化疗期口腔溃疡疗效观察. 浙江中西医结合杂志，2013，23（3）：222-223]

19. 治疗肠易激综合征　观察组和对照组各 45 例。对照组采用乳果糖治疗，每次 10～25ml，1/d。观察组在对照组的基础上加补中益气汤治疗。处方：黄芪、炙甘草、党参各 15g，柴胡 12g，白术、当归各 10g，生姜 9 片，陈皮 6g，大枣 6 枚。加 300ml 清水煎煮至 150ml，去渣后分 2 次服用，每天 1 剂。两组均以 2 周为 1 个疗程。连续治疗 2 个月。结果：两组分别显效 24 例和 7 例，有效 20 例和 30 例，无效 1 例和 8 例，总有效率 97.78％和 82.22％（P＜0.05）。[王志强，鹿猛. 补中益气汤联合乳果糖治疗便秘型肠易激综合征 45 例. 湖南中医杂志，2020，36（5）：59-61]

20. 治疗癌性发热　西药组和中药组各 25 例。西药组给予吲哚美辛片治疗，每次 25mg，口服，每日 3 次，连续用药 10d，停药 7d 后观察疗效，每日测体温 6 次。中药组给予补中益气汤加减治疗。处方：生黄芪 15g，党参片 10g，炙甘草 6g，麸炒白术 15g，柴胡、升麻、陈皮各 6g，当归 10g。随证加减：盗汗者加五味子 10g，浮小麦 20g；口干口渴者加地骨皮 15g，石斛 10g，麦冬 15g；热重者加生石膏（先煎）20g，知母 10g，徐长卿 15g。每日 1 剂，水煎服，分早晚两次服用，连续用药 10d，停药 7d 后观察疗效。每日测体温 6 次。结果：两组分别显效 2 例（为中药组），有效 18 例和 13 例，无效 5 例和 12 例，总有效率为 80.0％，52.0％。中药组疗效明显优于西药组（P＜0.05）。[张权，张爱萍. 补中益气汤治疗癌性发热的临床观察. 中国民间疗法，2019，27（1）：41-42]

21. 治疗蛛网膜下腔麻醉后气虚头痛　选择观察组和对照组各 35 例。对照组给予盐酸氟桂利嗪胶囊，术后第 1 日开始口服，每日 2 粒，睡前服。连续服用 5d。观察组内服加味补中益气汤（黄芪 15g，党参、白术各 12g，当归、防风、蔓荆子、陈皮各 10g，柴胡、升麻、炙甘草各 6g）。术后第 1 日开始服用，每日 1 剂，分早晚 2 次口服。连续服用 5d。结果：两组分别治愈 8 例和 11 例，好转 20 例和 22 例，未愈 7 例和 2 例，总有效率为 80.0％，94.3％。观察组疗效明显优于对照组（P＜0.05）[王晓弟，应志强，蔡栋臣，等. 补中益气汤加味治蛛网膜下腔麻醉后气虚头痛 35 例. 浙江中医杂志，2019，54（6）：412]

金水宝胶囊（片）

【组成】　人工发酵冬虫夏草菌丝。

【制剂】　胶囊：每粒 0.33g。片剂：每片 0.25g。

【功用】　补肾保肺，益气秘精。临床上常用于慢性支气管炎、神疲畏寒、失眠耳鸣、记忆减退、牙齿松动等病症。

【注意】　本品宜饭后服用，饭前服用偶有胃部轻度不适感，但很快能自行消失，不影响继续用药。

【临床新用途】

1. 治疗糖尿病　据报道，郭庆常等用金水宝胶囊辅助治疗糖尿病患者，效果显著。观察 42 例，观察组 20 例，对照组 22 例，治疗方法按中医辨证施治，以汤药治疗为主。观察组加服金水宝胶囊，每次 3 粒，3/d，疗程 1 个月。结果：观察临床指标和尿蛋白，观察组和对照组总有效率分别为

95%、54%。两组比较有显著差异。

2. 治疗晚期肺癌 观察组20例,在放疗和化疗时服金水宝胶囊,每次3粒,连续服用。对照组39例服利血生、鲨肝醇、扶正颗粒等提升白细胞药物。观察组放疗、化疗完成率95%,对照组64%(P<0.01),放疗、化疗后血象正常率观察组为85%,对照组为59%,血象抑制作用明显低于对照组。(陈奇.中成药名方药理与临床.北京:人民卫生出版社,1998:449)

3. 治疗慢性肾衰竭 观察组24例,用金水宝胶囊(主要成分冬虫夏草。江西金水宝制药公司提供)每次6粒,3/d,餐后服。与对照组22例,均西医常规治疗。低盐低磷优质蛋白饮食。均4周为1个疗程。结果:两组分别显效(症状消失或减轻;血清肌酐降低>30%)14例,11例;有效各6例;无效4例,5例;观察组疗效优于对照组(P<0.05)。[武文成.金水宝胶囊辅助治疗慢性肾功能衰竭疗效观察.中国中医急症,2007,16(12):1473,1475]

4. 治疗侵袭性肺白色念珠菌病 两组各45例。观察组用金水宝胶囊3粒,3/d,口服。与对照组均用氟康唑0.2g,静脉滴注,1/d。用14d,结果:痰中白色念珠菌培养两组分别阴性42例,33例;阳性3例,12例。[谭韬.金水宝胶囊辅助治疗侵袭性肺白色念珠菌病疗效观察.现代中西医结合杂志,2010,19(4):441]

5. 治疗老年人顽固性心律失常 金水宝胶囊口服,每次3粒,3/d,3个月为1个疗程。停用其他药物。对快速型心律失常和缓慢型心律失常均有效。

6. 治疗重度非急性发作期支气管哮喘 观察组50例,用金水宝胶囊(含冬虫夏草提取物)3粒,3/d,口服。对照组50例,均用沙美特罗替卡松(50μg/500μg)1吸,2/d,吸入。结果:用4周、8周,哮喘完全控制率、FEV 1%观察组均优于对照组(P<

0.05)。不良反应(咽部不适、声音嘶哑、咽部真菌感染)发生率观察组均少于对照组(P<0.05)。[向建华.金水宝胶囊联合沙美特罗替卡松治疗重度非急性发作期支气管哮喘50例.陕西中医,2013,34(6):702-703]

当归芍药散(胶囊)

【组成】 当归、芍药、茯苓、白术、泽泻、川芎。

【制剂】 散剂(装入胶囊):每粒含药粉0.5g。

【功用】 养血疏肝,活血化瘀,健脾渗湿。临床上常用于妊娠腹痛以及妇女腹部疼痛等病症。

【注意】

1. 本方为散剂,水煎则失去挥发性成分,可减低药效。

2. 本药长期服用,部分患者可出现口舌生疮、口干咽燥、胃脘不适等不良反应,饭后服用,可减轻不良反应。

【临床新用途】

1. 治疗功能性子宫出血 刘平等用当归芍药散治疗功能性子宫出血患者83例,效果显著。83例中,有排卵者36例,无排卵者47例;属血瘀气滞型29例,血气两虚型16例,两者兼夹型38例;兼寒证者9例,兼热证者13例,明显寒热兼证者61例。当归芍药散,每次3g,2/d,疗程3～6个月。结果:痊愈12例,基本痊愈20例,显效26例,有效18例,无效7例,总有效率为92%。(陈奇.中成药名方药理与临床.北京:人民卫生出版社,1998:468)

2. 治疗妊娠合并急性病毒性肝炎 观察组36例,用当归芍药散加味;对照组30例,用茵陈蒿汤加味。均每日1剂,水煎服。停用其他与本病相关药。结果:两组分别痊愈18例,6例(P<0.01);显效9例,7例;有效5例,9例;无效4例,8例;总有效率为

88.9％,73.3％(P＜0.05)。[李虹.当归芍药散加味治疗妊娠合并急性病毒性肝炎 66 例临床观察.山西中医学院学报,2005,6(2):12]

3.治疗慢性盆腔炎　观察组 86 例,用当归芍药散加减(含当归、茯苓各 9g,白芍 18g,川芎 6g,苍术、泽泻各 12g。每日 1 剂,水煎)取液 400ml;用 150ml,2/d,口服;用 100ml,药温 38～40℃,保留灌肠 2h;每晚 1 次。用布包药渣,热敷小腹部,每次 30min,1/d。对照组 82 例,用青霉素每次 800 万 U,甲硝唑每次 500mg,分别 2/d;阿米卡星每次 0.4g,1/d;静脉滴注。α-糜蛋白酶 5mg,隔日 1 次,肌内注射。均 10d 为 1 个疗程。结果:两组分别治愈 66 例,42 例;显效 13 例,15 例;有效 6 例,13 例;无效 1 例,12 例;总有效率为 98.8％,85.4％(P＜0.05)。[张娟.当归芍药散治疗慢性盆腔炎 86 例观察.实用中医药杂志,2006,22(9):541]

4.治疗输卵管积水　用当归芍药散加味(含当归尾、夏枯草各 30g,川芎、茯苓、泽泻各 15g,白芍、白术、三棱、莪术、丹参各 10g,薏苡仁 45g,石见穿 20g),每日 1 剂,水煎服;15d 为 1 个疗程。月经期停用。节房事,禁生冷、辛辣之品及发物。用 1～4 个疗程,结果:129 例中显效(B 超示积水消失或＜1cm)103 例,有效 21 例,无效 5 例。[潘红燕.当归芍药散加味治疗输卵管积水 129 例.江西中医药,2007,38(5):44]

5.治疗艾滋病 HAART 疗法肝功能损害　用当归芍药散,每日 1 剂,水煎服,3 个月为 1 个疗程。结果:48 例中显效(症状、体征消失;B 超示复常或稳定,肝功能复常或下降＞50％)22 例,有效 19 例,无效 7 例,总有效率为 85.4％。[黄凌.当归芍药散治疗艾滋病 HAART 疗法肝功能损害 48 例.中医研究,2007,20(8):55]

6.治疗原发性痛经　于月经来潮前 1

周,用当归芍药散加味,痛甚加制乳香、细辛;腰酸痛加杜仲、续断;血瘀甚加土鳖虫、川牛膝;恶心呕吐加吴茱萸、半夏。每日 1 剂,水煎服。用川乌、草乌、白芷、香附各 0.5g,冰片少许,研末,布包塞鼻,每次 30min;1/d。7d 为 1 个疗程,用 3 个月经周期。结果:35 例中,治愈 24 例,显效 1 例,有效 8 例,无效 2 例。[郑芳忠.当归芍药散加味配合中药鼻吸治疗原发性痛经 35 例.中医研究,2011,24(12):46]

7.治疗胎位不正　方法:用当归芍药散散剂,每次 3g,2/d,7d 为 1 个疗程。结果:217 例中初产妇 87 例,胎位全部转正;经产妇 130 例,胎位转为正常 129 例。

8.治疗肝硬化门静脉高压症　对照组 30 例给予西医常规治疗。①一般治疗:包括休息、饮食支持治疗(纠正水电解质平衡,补充营养,视情况予以清蛋白或血浆等)。②保肝、降酶治疗。③有少量腹水的患者应限钠、利尿。观察组 30 例在对照组的基础上加用当归芍药散加味[当归 20g,川芎 10g,茯苓 30g,白术 40g,泽泻 10g,白芍 20g,赤芍 20g,制鳖甲(先煎)30g,生牡蛎(先煎)30g]。随证加减:乏力甚者加薏苡仁 30g,炒党参 15g,黄芪 20g,血瘀甚者加桃仁 15g,丹参 12g;畏寒甚者,加附子(先煎)8g,肉桂 6g。每日 1 剂,水煎取汁 250ml,分早晚 2 次温服。2 组疗程均为 1 个月。结果:两组分别显效 13 例和 10 例,有效 14 例和 12 例,无效 3 例和 8 例,总有效率为 90.0％和 73.3％(P＜0.05)。[黄万金,覃婕,王钿,等.当归芍药散加味治疗肝硬化门静脉高压症 30 例临床观察.湖南中医杂志,2019,35(8):46-48]

乌鸡白凤丸(口服液)

【组成】　乌鸡(去毛、爪、肠)、鹿角胶、鳖甲、煅牡蛎、桑螵蛸、人参、黄芪、当归、白芍、香附(醋)、天冬、甘草、地黄、川芎、熟地黄、银柴胡、丹参、芡实(炒)、鹿角霜。

【制剂】 蜜丸:每丸9g。口服液:每支10ml,每盒10支。

【功用】 清除虚热,补气养血,调经止带。临床上常用于气血两虚、腰膝酸软、崩漏带下,月经不调等病症。

【注意】

1. 属实证者慎用。

2. 服药期间,忌食生冷辛辣食物。

3. 孕妇忌服。

【临床新用途】

1. 治疗骨结核 运用乌鸡白凤丸治疗骨结核患者69例,经用药3～5个疗程后,其中治愈者60例,好转者7例,无效者2例,总有效率为97%。用法:内服乌鸡白凤丸,每次2丸,2/d。30d为1个疗程,连续服至症状消失止。张镇萍等应用乌鸡白凤丸治疗骨结核患者,亦获佳效。[张镇萍,等.乌鸡白凤丸新用.陕西中医,1993(1):37]

2. 治疗隐匿性肾炎 据报道,张家驹应用乌鸡白凤丸治疗隐匿性肾炎患者50例,其中治愈者32例,有效者10例,无效者8例,总有效率为84%。用法:口服乌鸡白凤丸,每次1丸,3/d,30d为1个疗程。[张家驹.乌鸡白凤丸治疗隐匿性肾炎50例.中成药,1994,16(9):56]

3. 治疗卒中后痴呆 运用乌鸡白凤丸治疗卒中后痴呆患者52例,总有效率为80%。方法:取乌鸡白凤丸口服,每次1丸,3/d,空腹温开水送服。6个月为1个疗程[李祥舒.乌鸡白凤丸治疗中风病后痴呆52例.北京中医,1993(6):49]。另有人用乌鸡白凤丸治疗卒中后痴呆患者63例,经用药120～180d后,其中治愈者50例,显效者6例,有效者4例,无效者3例,总有效率为95%。一般服药1～2个月后,即可收到明显的效果。

4. 治疗荨麻疹 有人用乌鸡白凤丸治疗荨麻疹患者38例,经用药1～30d后,治愈者35例(其中32例在3d内治愈),好转者3例,总有效率为100%。另有人用乌鸡白凤丸治疗慢性荨麻疹患者74例,经用药1～2周后,治愈者70例,显效者3例,有效者1例。用法:内服乌鸡白凤丸,每次2丸,3/d,温开水送服。连续服至症状消失止。

5. 治疗斑秃 运用乌鸡白凤丸治疗斑秃患者43例,其中治愈者18例,显效者24例,好转者1例,总有效率为100%。用法:口服乌鸡白凤丸,每次1丸,3/d,一般进行期患者服用10～20d脱发逐渐停止,最快1例,5d即停止脱发,30d左右毛发长出。

6. 治疗胃下垂 吴兰香等应用乌鸡白凤丸治疗胃下垂患者37例,其中显效者20例,有效者13例,无效者4例,总有效率为89%;对照组33例,显效者6例,有效者12例,无效者15例,总有效率为54%。观察组内服乌鸡白凤丸,每次1丸,3/d,20d为1个疗程。对照组用腹肌锻炼,针灸治疗慢性胃炎等综合方法,20d为1个疗程。观察组效明显优于对照组。

7. 治疗原发性血小板减少性紫癜 据报道,姚乃中用乌鸡白凤丸治疗原发性血小板减少性紫癜30例,显效21例,好转8例,无效1例。治后血小板计数均提高。用法:乌鸡白凤丸每次1丸,2/d,疗程1个月。杨有富用乌鸡白凤丸治疗本病22例,用法同上,出血明显者可加服1丸,疗程4个月,显效8例,有效10例,无效4例。其中有效者随访11例,2年未见复发。

8. 治疗再生障碍性贫血 有人采用乌鸡白凤丸治疗再生障碍性贫血8例,效果显著。8例中,基本缓解3例,明显进步4例,无效1例。(陈奇.中成药名方药理与临床.北京:人民卫生出版社,1998:523)

9. 治疗慢性血吸虫病肝纤维化 用乌鸡白凤丸每次1丸,2/d,鳖甲煎丸每次4g,3/d,3个月为1个疗程,均口服。对症处理。结果:46例中,显效(症状消失;肝功能复常)39 例,有效 7 例,总有效率为 100%。[方焱明.鳖甲煎丸合乌鸡白凤丸治疗慢性血吸虫病肝纤维化 46 例.时珍国医国药,2004,15(12):846]

10. 治疗慢性乙型病毒性肝炎乏力 观察组 60 例,用乌鸡白凤丸(含乌鸡、人参、黄芪、白芍、当归等。北京同仁堂制药厂生产)1 丸,2/d,口服。与对照组 60 例,均用阿德福韦酯片 10mg,每天顿服,均 6 个月为 1 个疗程。结果:两组分别显效(症状消失,肝功能复常,HBV-DNA $< 1.0 \times 10^3$ copies/ml)42 例,30 例;有效 17 例,22 例;无效 1 例,8 例。[黄礼周.加用同仁乌鸡白凤丸治疗慢性乙型病毒性肝炎乏力 60 例.广西中医药,2010,33(2):25]

逍遥散(丸、口服液、颗粒剂)

【组成】 柴胡、白芍、当归、茯苓、白术、甘草(炙)、薄荷、生姜。

【制剂】 散剂:每包 3g。丸剂:每粒 3g。颗粒剂:每袋 6g。口服液:每支 10ml。

【功用】 疏肝解郁,健脾养血。临床上常用于口燥咽干,头痛目眩,神疲嗜睡,食欲减退,两胁作痛,乳房作胀,月经不调等病症。

【注意】

1. 凡肝肾阴虚,气滞不运所致的胁肋疼痛、胸腹胀满等症,宜慎用。

2. 孕妇禁服。

【临床新用途】

1. 治疗男性乳房发育症 据报道,谢昭安等应用逍遥丸治疗男性乳房发育症 35 例,年龄 17~73 岁,病程 3 个月至 5 年。结果:治愈率为 89%。赵京贤等用逍遥散加减治疗男性乳房发育症 7 例,年龄 18-36 岁,疗程 9~26d,治愈 5 例,好转 2 例。一般服药 20d 症状即可消失。

2. 治疗胆囊炎 章美琼用逍遥散加味治疗胆囊炎 120 例,效果显著。痛甚者,加

莪术;恶心者,加竹茹;苔黄厚腻者,加黄芩、胆南星、法半夏;腹胀甚者,加郁金、绿萼梅、石菖蒲。1 个月为 1 个疗程。禁油腻之品。结果:临床治愈 38 例,显效 56 例,有效 17 例,无效 9 例。[章美琼.逍遥散加味治疗胆囊炎 120 例.江西中医学院学报,2002,14(4):41]

3. 治疗二尖瓣置换术后月经不调 本病均为术后抗凝过量(或不足)所致。用逍遥散治疗二尖瓣置换术后月经不调 32 例,疗效满意。肾虚者,加熟地黄、杜仲;阴虚者,加女贞子、墨旱莲;血瘀者,加益母草、田七。于月经干净后 1 周开始内服,用至经至。3 个月经周期为 1 个疗程。用 1~3 个疗程。随访 3 个月经周期。结果:痊愈 21 例,显效 6 例,有效 3 例,无效 2 例,总有效率为 94%。[江波.逍遥散加味治疗二尖瓣置换术后月经不调 32 例.中医杂志,2003,44(6):444]

4. 治疗高泌乳素血症 观察组 20 例,用逍遥散加减,月经先期者,加生地黄;量少者,加黄精、菟丝子;月经稀发,闭经者,加牛膝、益母草、土鳖虫;头晕、头痛者,加钩藤、生石决明;烦躁易怒者,加瓜蒌、郁金;垂体微腺瘤者,加白花蛇舌草、三棱、莪术。对照组 17 例,用溴隐亭每次 1.25mg,3d 后改每次 2.5mg,2/d,口服。均 30d 为 1 个疗程,用 1~6 个疗程。结果:两组分别显效(月经复常,经前症状消失或减轻,溢乳停止、泌乳素值下降 $> 1/2$,不孕者妊娠)11 例,9 例;有效 6 例,5 例;无效各 3 例。随访半年,分别复发 7 例(随访 17 例);2 例(随访 14 例)($P < 0.05$)。[雷丽.逍遥散加减治疗高泌乳素血症的临床观察.湖北中医杂志,2003,25(8):14]

5. 治疗椎-基底动脉供血不足性眩晕 用逍遥散加味治疗椎-基底动脉供血不足性眩晕 76 例,4 周为 1 个疗程。用 1 个疗程后,结果:痊愈 51 例,显效 10 例,有效 8 例,无效 7 例,总有效率为 91%。[宗武三.逍遥散加味治疗椎-基底动脉供血不足性眩晕 76

例.陕西中医,2004,25(2):131]

6. 治疗心脏神经官能症　观察组 100 例,用逍遥散。心悸甚者,加柏子仁、生龙骨、生牡蛎;胸痛甚者,加丹参、延胡索、川楝子;气短甚者,加黄芪、党参;焦虑、失眠者,加枣仁、合欢花。对照组 83 例,用谷维素每次 10mg,艾司唑仑每次 1mg;心悸甚者,加普萘洛尔每次 10mg,3/d,口服。均 6 周为 1 个疗程。用 1 个疗程后,结果:两组分别显效(症状消失)74 例,32 例;有效 18 例,20 例;无效 8 例,31 例;总有效率为 92%,63%。观察组疗效明显优于对照组(P<0.01)[段慧杰.逍遥散治疗心脏神经官能症疗效观察.四川中医,2004,22(4):39]。高氏用加味逍遥丸合心通口服液治疗心脏神经官能症,亦获显著效果。观察组 120 例,用加味逍遥丸每次 6g,2/d,心通口服液(含黄芪、麦冬、丹参、海藻。山东鲁南药业提供)每次 10ml,3/d,口服。对照组 80 例,用艾司唑仑每次 1mg,谷维素每次 10mg;心悸(或心电图示窦性心动过速)用普萘洛尔 10mg;3/d,口服。结果:两组分别显效 36 例,12 例;有效 71 例,33 例;无效 13 例,35 例;总有效率为 89.2%,56.2%(P<0.01)。[高兴军.加味逍遥丸合心通口服液治疗心脏神经官能症临床疗效观察.中国中医基础医学杂志,2005,11(3):229]

7. 治疗女性灼口综合征　观察组 45 例,用逍遥散加味。气滞血瘀甚者,加枳壳、红花;肝郁化火者,加牡丹皮、栀子;肝肾阴虚甚者,加熟地黄、枸杞子、龟甲、首乌藤。每日 1 剂,水煎,分 3 次服。对照组 43 例,用谷维素片每次 10mg,3/d;复合维生素 B 每次 1 片,1/d;维生素 E 胶囊每次 0.1g,1/d,餐前口服。均 2 周为 1 个疗程。用 2 个疗程,结果:两组分别痊愈 24 例,8 例;显效 11 例,10 例;有效 7 例,12 例;无效 3 例,13 例;总有效率为 93.3%,69.8%(P<0.01)。[尹沂平.逍遥散加味治疗女性灼口综合征 45 例.中国

中医药信息杂志,2005,12(10):66]

8. 治疗膀胱炎　用逍遥散加减,冷淋者,加细辛、艾叶、乌药、肉桂、熟地黄;湿热淋者,加炒薏苡仁、滑石、车前子、土茯苓;血淋者,加小蓟、生地黄、白茅根、金银花。每日 1 剂,水煎,餐后服;15d 为 1 个疗程。结果:32 例均治愈。[李春香.逍遥散加减治疗膀胱炎 32 例疗效观察.河北中医,2007,29(1):39]

9. 治疗抗结核药物性肝损害　观察组 58 例,用逍遥散加味;与对照组 62 例,均用甘草酸二铵(肝利欣)150mg,加 10%葡萄糖注射液 250ml,静脉滴注,1/d;联苯双酯滴丸每次 5 粒(每粒 1.5mg),护肝片每次 4 片,肌苷片每次 0.2g,均 3/d,口服,2 周为 1 个疗程。用 2 个疗程,结果:两组分别治愈 41 例,30 例;好转 17 例,31 例;无效 1 例(为对照组);总有效率为 100%,98.4%。[胡国华.逍遥散加味治疗抗痨药物性肝损害 58 例疗效观察.新中医,2008,40(6):26]

10. 治疗神经官能症　用逍遥散加减,每日 1 剂,水煎服。结果:47 例中,治愈 31 例,好转 14 例,无效 2 例,总有效率为 95.7%。[王照程.逍遥散加减治疗神经官能症 47 例疗效观察.中医药导报,2009,37(1):57]

11. 治疗胆囊切除术后综合征　两组各 58 例,观察组用逍遥散加减,脾虚加北黄芪、党参等;气滞血瘀加延胡索、香附、虎杖等;郁热加吴茱萸、黄连等;湿热加黄芩、栀子等,每日 1 剂,水煎空腹服。取穴:日月、期门、肝俞、胆俞、足三里、阳陵泉、太冲。针刺日月(接正极)、胆俞为 1 组,阳陵泉(接正极)、足三里为 1 组,接 G6805 电针仪,每次 20min,1/d。对照组用消炎利胆片 6 片,3/d,口服。用 1 个月,结果:两组分别治愈 12 例,5 例;显效 28 例,8 例;有效 16 例,11 例;无效 2 例,34 例。[郭绍举.逍遥散加减联合电针治疗胆囊切除术后综合征的临床观察.中国中西医结合消化杂志,2012,20(5):224]

12. 治疗肝气郁结型尿道综合征　用丹栀逍遥散加减:柴胡、白芍、陈皮、川楝子、青皮、郁金各10g,牡丹皮、栀子各9g。尿急、尿频加生地黄、滑石、萹蓄、生甘草;小腹酸痛、尿痛加白芍、香附、延胡索、炙甘草。每日1剂,水煎服;2周为1个疗程。清淡饮食,适当饮水。用2个疗程。结果:32例中,临床痊愈4例,显效19例,有效7例,无效2例,总有效率为93.80%。[张新志.丹栀逍遥散加减治疗肝气郁结型尿道综合征32例.安徽中医学院学报,2012,31(5):17-19]

13. 治疗气滞血瘀型子宫腺肌症　观察组和对照组各39例。对照组给予口服布洛芬缓释胶囊,每次0.3g,每天2次。观察组在对照组的基础上加用逍遥散加减治疗。处方:柴胡、当归、茯苓、白术各15g,生姜10g,薄荷、甘草各6g。加减:气滞严重者,加延胡索、郁金各10g,川楝子15g,瘀重者,加鬼箭羽、蒲黄各10g,五灵脂15g。上方加清水煎至300ml,每天1剂,分早晚服用。经后第15天开始服用,连续服用15d。月经来潮后停止。2组均连续治疗3个月经周期。结果:两组显效16例和6例,有效19例和18例,无效4例和15例,总有效率为89.74%和61.54%(P<0.05)。[杨翠峰,郝连欣.逍遥散加减治疗气滞血瘀型子宫腺肌症临床研究.新中医,2019,51(10):63-66]

14. 治疗肝胃郁热型胃食管反流病　对照组采用西沙比利治疗,每次20mg,每日2次,于早晚餐前服用。4周为1个疗程,坚持治疗2个疗程。观察组在对照组治疗的基础上给予逍遥散加味。方药:清半夏、薄荷(后下)、柴胡、山栀、当归各10g,炙甘草、茯苓、白术、蒲公英、白芍各15g,吴茱萸3g,煨姜5g。若胃阴亏虚,则加玉竹10g;若易怒口苦,则加黄连10g;若反酸严重,则加乌贼骨、瓦楞子各10g;若湿困脾胃,则加厚朴、陈皮各10g。水煎服,每次200ml,每日2次,于早晚餐后服用。4周为1个疗程,坚持治疗2

个疗程。结果:两组分别痊愈21例和16例,有效15例和13例,无效5例和11例,总有效率为87.8%、72.5%。观察组明显优于对照组(P<0.05)。[贾卫兵.逍遥散加减治疗肝胃郁热型胃食管反流病的临床观察.中国民间疗法,2019,27(12):46-47]

15. 治疗肝气郁滞型月经不调　两组各40例。对照组给予常规西药治疗。给予戊酸雌二醇片/雌二醇环丙孕酮片,于月经第5日开始服用,每日1片,共服用5d;或给予枸橼酸氯米芬胶囊,于月经第5日开始服用,每日1片,共服用5d。连续治疗3个月。观察组予逍遥散加减[当归、白芍各15g,炙甘草、白术、茯苓、柴胡各10g,生姜(煨)、薄荷(后下)各6g],每日1剂,水煎服,早中晚各1次,月经前5d连续服用5剂,共服3个月。结果:两组有效(治疗后,月经周期和月经量异常的临床症状显著改善)28例和22例,一般(治疗后月经周期和月经量异常的临床症状有一定程度改善)10例和7例,无效(治疗后临床症状与治疗前无显著差异)2例和11例,总有效率为95.0%和72.5%,观察组明显优于对照组(P<0.05)。[史玉梅.逍遥散加减治疗肝气郁滞型月经不调的临床观察.中国民间疗法,2019,27(13):19-20]

16. 治疗无排卵性不孕症　两组各30例。A组,予中药+针灸治疗。①中药予逍遥散(当归、白芍、茯苓、白术各10g,柴胡、甘草各6g,生姜1块,薄荷少许)。水煎取汁300ml,1日1剂,分2次口服。于月经干净后开始服用,连续服药15d。②针灸治疗[取穴:关元、气海、足三里(双侧)、三阴交(双侧)、子宫(双侧)、血海(双侧)],取穴及针刺方法、深度及注意事项参考《经络腧穴学》。[刘清国,胡玲.经络腧穴学.北京:中国中医药出版社,2012]。针具选用安迪牌一次性使用无菌针灸针。操作方法:月经干净后艾灸悬灸神阙、双侧三阴交穴30min,以不烫伤皮肤为度,1/d,连续治疗5d。经期第10天开始B超监测卵泡,卵泡直径≤18mm时,取气海、关元、子宫(双侧)、足三里(双侧)、三阴交(双侧),针刺1～3寸,并反复提捻转,至局部出现酸胀麻重感,或针感出现放射,留针30min,1/d。连续监测优势卵泡直径≥18mm时,针刺气海、关元、子宫(双侧)、足三里(双侧)、三阴交(双侧)、气海(双侧),每次30min,1/d,直至优势卵泡排出。B组予中药+枸橼酸氯米芬片治疗。①中药治疗同A组。②于月经第5天开始口服枸橼酸氯米芬片50mg,1/d,连续5d。两组均以3个月经周期为1疗程,共治疗1个疗程,确定妊娠后,患者均收入院保胎治疗。结果:两组分别治愈10例和11例,有效12例和13例,无效8例和6例,总有效率为73.33%和80.00%。B组优于A组(P<0.05)。[罗红燕,刘奇英,付磊,等.逍遥散联合针灸治疗肝郁脾虚型无排卵性不孕症的临床观察.中医药导报,2020,26(7):61-64]

17. 治疗抗结核药所致药物性肝损伤 两组各30例,均采用西医化学治疗,即2HRZE/4HR方案进行治疗,其中H为异烟肼0.3g,口服,1/d;R为利福平0.45～0.6g,口服,1/d;Z为吡嗪酰胺0.5g,口服,3/d;E为乙胺丁醇0.75g,口服,1/d。连续治疗6个月。对照组在基础抗结核治疗基础上加用水飞蓟宾胶囊、还原型谷胱甘肽针、异甘草酸镁针等西医护肝治疗。观察组在对照组基础上辅以口服中药逍遥散加减(柴胡、甘草各6g,茯苓、白术各12g,白芍15g,郁金、当归、陈皮各10g,垂盆草30g)。兼肝气郁结盛者加青皮6g,川楝子10g;肝郁化火者加用牡丹皮、栀子各10g;兼气滞血瘀者加丹参30g,延胡索10g;兼气阴两虚者加太子参、生地黄各12g;兼湿热中阻者,加茵陈30g,虎杖15g。每日1剂,水煎2次取汁240ml,分2次温服。结果:两组分别显效16例和12例,有效12例和10例,无效2例和8例,总有效率为93.33%、73.33%。观察组疗效明显优于

对照组(P<0.05)。[杨晓明,刘忠达,何媚燕,等.逍遥散加减治疗抗结核药所致药物性肝损伤30例.浙江中医杂志,2020,55(7):510-511]

丹参注射液(片、口服液、粉针剂)

【组成】 丹参。

【制剂】 注射剂:每支2ml,1ml含丹参生药1.5g。片剂:每片含丹参生药1g。口服液:1ml含丹参生药1.8g。粉针剂:每支0.4g。

【功用】 活血祛瘀,通络镇痛。临床上常用于血脉瘀阻的心痛,胸痹,筋骨劳损等。

【注意】 应用本品可引起瘙痒、发热、低血压、心律失常、恶心呕吐、荨麻疹等过敏性反应,甚则引起死亡,临用时应引起警惕。

【临床新用途】

1. 治疗输卵管性不孕症 取穴:子宫、次髎(均双侧)。盆腔粘连为主者,选用丹参注射液、人参胎盘组织液;炎症为主者,选用鱼腥草注射液,庆大霉素、α-糜蛋白酶等。穴位注射,每穴2ml,两穴交替使用。并取主穴:气冲、归来、冲门、大赫;配穴:足三里、三阴交阴陵泉。每次取主、配穴2～4穴,针刺,小幅度提插捻转,留针15～20min。用艾灸盒隔姜灸下腹部,以温热为度,每次30min。均1/d。1个月经周期为1个疗程。结果:64例中,治愈31例,显效20例,好转8例,无效5例,总有效率为92%。[王迪华.穴位注射为主治疗输卵管性不孕症64例.上海针灸杂志,2001,20(2):18]

2. 治疗慢性乙型肝炎 观察组53例,取穴:①足三里、三阴交、胆俞;②足三里、阳陵泉、肝俞。用丹参注射液(或黄芪注射液)10ml,穴位注射:体穴(进针1～1.5寸)每穴2ml,背俞穴(进针0.5寸)每穴1ml;2～3d1次。两组穴位交替使用。对照组30例,用乙肝灵浓缩丸每次2g,鸡骨草胶囊每次4粒,3/d,口服。均3个月为1个疗程。疗程

间隔 5～7d，用 2～3 个疗程。结果：两组分别基本治愈 20 例，5 例；显效 22 例，8 例；好转 8 例，10 例；无效 3 例，7 例；总有效率为 94％，77％（P＜0.01）。HBeAg, HBV-DNA 转阴及肝功能治疗后两组比较均有显著性差异（P＜0.01）。[吴沛田.穴位注射治疗慢性乙型肝炎 53 例疗效观察.中国针灸，2002，22(6):377]

另有人用丹参注射液合大黄䗪虫丸治疗慢性肝病纤维化（病种包括慢性乙型肝炎及肝硬化）。观察组 46 例，用丹参注射液 12ml（含丹参 18g），加 5％葡萄糖注射液 500ml，静脉滴注，1/d。并用大黄䗪虫丸（含大黄、土鳖虫、水蛭、虻虫、蛴螬、干漆、桃仁、苦杏仁、黄芩、熟地黄、芍药、甘草。每克含生药 0.9g。广东阳江制药公司提供）每次 3g，3/d，口服。与对照组 40 例，均用葡醛内酯每次 0.2g，肝保健每次 2 片，3/d，口服；阿托莫兰每次 1.8g，加 5％葡萄糖注射液 500ml，静脉滴注，1/d，用 30d，结果：两组分别显效（症状明显缓解，肝功能及肝纤维化指标复常）29 例，14 例；有效 13 例，6 例；无效 4 例，20 例；总有效率为 91％，50％。观察组疗效明显优于对照组（P＜0.05）。[张水源.丹参注射液合大黄䗪虫丸治疗慢性肝病纤维化的临床研究.福建中医学院学报，2003，13(3):3]

3. 防治三叉神经痛　观察组与对照组各 66 例，均取穴：耳门、风府、安眠、足三里、合谷、行间。痛在Ⅰ、Ⅱ、Ⅲ支分别配神庭、百会、巨髎、四白、承浆、颊车。观察组用丹参注射液 2ml，维生素 B_{12} 500μg；山莨菪碱 10mg，爱茂尔 2ml；均加 2％普鲁卡因 1ml，穴位注射，每穴 0.5～1ml；两组药液交替使用。对照组针刺，头针不提插，体针平补平泻法，捻转提插，留针 30min，行针 2～3 次。均 1/d。5d 为 1 个疗程，疗程间隔 2d，用 1～2 个疗程。两组均用犀角升麻汤加减（含水牛角、升麻、防风、白芷、黄芩、白附子、

甘草），随症加减，3d 1 剂，水煎服，用 6 剂。结果：两组分别治愈 61 例，28 例（P＜0.01）；显效 4 例，9 例；有效 1 例，19 例；无效 10 例（为对照组）；总有效率为 100％，85％。[赵立富.穴位注射防治三叉神经痛 66 例疗效观察.针灸临床杂志，2004，20(3):34]

4. 促进尺桡骨骨折愈合　观察组 52 例，取穴：足三里、悬钟。用丹参注射液（正大青春宝药业有限公司提供），穴位注射，每穴 2ml，1/d；两侧穴位交替使用。并早、中、晚期服用中药活血化瘀汤剂。每日 1 剂，水煎服。对照组 49 例，骨折为横行及斜行者，用长臂石膏托固定，用 2～4 周；粉碎型者用长臂石膏管型固定，用 4～6 周。结果：两组分别优 32 例，20 例；良各 15 例；可 5 例，7 例；差 7 例（为对照组）；总有效率为 100％，85.7％（P＜0.01）。[王全权.穴位注射结合中药促进尺桡骨骨折愈合的疗效观察.成都中医药大学学报，2005，28(2):23]

5. 治疗失眠　观察组 50 例，取穴：①神门、安眠、心俞、膈俞；②内关、三阴交、肝俞、脾俞；均双。用丹参注射液 8ml，穴位注射，每穴 1ml，每晚睡前 1 次；两组穴位交替使用。对照组 50 例，用刺五加片每次 3 片，2/d，口服。均 10d 为 1 个疗程，疗程间隔 2d。用 2 个疗程，结果：两组分别痊愈 41 例，28 例；显效 3 例，6 例；有效 3 例，4 例；无效 3 例，12 例；总有效率为 94％，76％（P＜0.01）。[白晓莉.穴位注射治疗失眠 50 例疗效观察.光明中医，2006，21(3):39]

6. 治疗颈性眩晕　观察组 40 例，取穴：风池（向对侧眼球方向进针 3cm）、天柱（垂直进针 3cm）。用丹参注射液（正大青春宝公司提供）10ml，穴位注射，每穴 2.5ml，隔日 1 次。对照组 33 例，用丹参注射液 20ml，加生理盐水，静脉滴注，1/d。均 10 次为 1 个疗程。结果：两组分别治愈 18 例，7 例；显效 11 例，9 例；有效 9 例，6 例；无效 2

例,11例;总有效率为95％,66.7％。观察组疗效显著优于对照组(P<0.01)。[邹勇.风池、天柱穴位注射丹参液治疗颈性眩晕40例.针灸临床杂志,2007,23(3):34]

7. 辅助治疗初治痰阳肺结核 观察组50例用丹参注射液(正大青春宝药业有限公司提供)30ml,加5％葡萄糖注射液250ml,静脉滴注,1/d;15d后,改用丹参片每次3片,3/d,口服,用1.5个月。与对照组52例,均用2H₃R₃E₃Z₃/4H₃R₃方案抗结核。用6个月,结果:痰涂转阴、病灶吸收两组分别50例,49例;49例,46例。[蔡妙国.丹参辅助治疗初治痰阳肺结核患者疗效观察.中国乡村医药,2007,14(5):42]

8. 治疗艾滋病肺部感染 观察组20例,用丹参注射液20ml,加5％葡萄糖注射液,静脉滴注,1/d。与对照组16例,均用复方磺胺甲噁唑25mg/kg,4/d,口服;21d为1个疗程。克林霉素1.2～2.4g,静脉滴注。泼尼松40mg;5d后,改为20mg,每天顿服,用至感染控制。结果:两组分别治愈17例,12例;显效、好转各1例;死亡1例,2例。[刘占国.丹参注射液在艾滋病肺部感染中的应用.河南中医学院学报,2008,23(5):4]

9. 治疗胃溃疡 观察组34例,用丹参注射液250ml,静脉滴注,1/d。与对照组36例,均用奥美拉唑20mg,阿莫西林1g,克拉霉素0.5g,2/d,口服。均7d为1个疗程。结果:两组分别治愈21例,12例;有效12例,15例;无效1例,9例。[陈淑平.丹参注射液联合三联疗法治疗胃溃疡.中国基层医药,2010,17(19):2632]

10. 治疗急性呼吸窘迫综合征 两组各30例。用丹参注射液30ml,加生理盐水100ml,静脉滴注,1/d。并用大黄15g,加温开水150～300ml浸泡,每次50～80ml,每天2～4次鼻饲。5d为1个疗程。与对照组均根据急性肺损伤ALI/急性呼吸窘迫综合征ARDS诊治指南(2008年中华医学会重症医学分会制定)治疗:用抗生素、小潮气量机械通气、控制血糖、营养支持等;及时撤除机械通气,拔除气管导管。结果:病死率两组分别为6.7％,16.7％(P<0.05)。住院时间、住ICU时间观察组均短于对照组(P<0.05)。用3、6d,TNF-α、IL-1β、呼吸频率(RR)、PaO₂/FiO₂水平、APACHEⅡ评分,两组治疗前后自身及治疗后同时间点组间比较差异均有统计学意义(P<0.05)。[张剑.大黄联用丹参注射液治疗急性呼吸窘迫综合征疗效观察.中国中西医结合急救杂志,2012,19(5):263-265]

复方丹参注射液

【组成】 丹参、降香。

【制剂】 注射液:2ml含生药3g。

【功用】 活血化瘀,通经止痛。临床上常用于胸中憋闷,心前区疼痛等病症。

【注意】

1. 本品不宜与抗癌药如环磷酰胺等合用。

2. 本品不宜与细胞色素C配伍,两药混合后,可产生结合效应,使注射液色泽变深,甚至发生浑浊,降低药效。

【临床新用途】

1. 治疗脑梗死 复方丹参注射液20ml,加10％葡萄糖注射液500ml,静脉滴注,1/d,用15～30d。并用补阳还五汤。痰多、胃脘胀闷者,加胆南星、厚朴;面潮红、烦躁者,加钩藤、夏枯草;偏瘫者,加水蛭、蜈蚣。每日1剂,水煎服,30d为1个疗程。便秘者,用番泻叶15g,代茶饮。用1个月后结果:35例中,痊愈16例,显效13例,有效4例,无效2例,总有效率为94％。[闵冬宜.补阳还五汤合复方丹参注射液治疗脑梗死35例.安徽中医学院学报,2001,20(2):21]

2. 治疗下肢不宁综合征 取穴:阳陵泉、京骨、商丘(均平补平泻法)、承山、承筋

（均得气后，退针至 1.5 寸，加温针灸，每穴 3 壮）。肝肾阴虚型配肝俞、肾俞、太溪；寒湿入里型，配血海、三阴交。针刺。再取穴：承山（双）。用复方丹参注射液，穴位注射，每穴 5ml，1/d，10d 为 1 个疗程，疗程间隔 2d。结果：治疗 49 例，均有效。随访半年，无复发。[刘桂林.针灸加穴位注射治疗不宁腿综合征 49 例.上海针灸杂志，2001，20(6)：22]

3. 治疗慢性肾衰竭 阿氏用复方丹参注射液治疗慢性肾衰竭患者，效果显著。用法：观察组 17 例，用 5% 葡萄糖注射液共 550ml，复方丹参注射液 20ml 和能量合剂（辅酶 A 100U，三磷腺苷 60ml，维生素 C5g）静脉滴注，1/d，15d 为 1 个疗程。对照组 17 例用能量合剂静脉滴注。两组其他辅助治疗方法相同。在治疗前与治疗后复查 24h 尿蛋白、血清肌酐和 BUN。结果：两组分别显效（24h 蛋白尿下降率＞30%，血清肌酐下降率≥40%，BUN 下降率≥50%）8 例，2 例；有效（上述指标分别为 10%～29%，20%～39% 和 30%～49%）各 7 例；无效（以上指标未见明显改变）2 例，8 例[阿达来提，阿斯亚.复方丹参注射液治疗慢性肾功能衰竭 17 例.中国中西医结合急救杂志，2007，14(5)：305]

4. 治疗椎-基底动脉供血不足性眩晕 观察组 68 例与对照组 30 例，均用复方丹参注射液 20ml，加生理盐水 250ml，静脉滴注，1/d。均西医对症处理。观察组并内服补气健脑汤。结果：两组分别痊愈 45 例，12 例；显效 18 例，8 例；有效 4 例，8 例；无效 1 例，2 例。观察组疗效优于对照组（P＜0.05）。血液流变学 4 项（全血及血浆比黏度，血细胞比容、纤维蛋白原）指标治疗后两组比较均有显著性差异（P＜0.01，P＜0.05）。[詹艳辉.补气健脑汤配合复方丹参注射液治疗椎-基底动脉供血不足性眩晕 98 例疗效观察.河北中医，2002，24(9)：649]

5. 治疗结核性渗出性胸膜炎 观察组 52 例，用复方丹参注射液（每毫升含丹参、降香各 1g）30ml，加 5% 葡萄糖注射液 250ml，静脉滴注，1/d，对照组 48 例，用地塞米松 5～10mg，加 5% 葡萄糖注射液 250ml，静脉滴注，1/d；2～3 周后，改用泼尼松片 20～35mg/d，口服；胸腔积液消失（或明显减少）后，渐减至 2.5mg/d，用 1 周。均 3 个月为 1 个疗程。两组均用异烟肼片 0.3g，利福平胶囊 0.45g，用 6 个月；吡嗪酰胺 1.5g，用 2 个月；每日顿服。链霉素针（过敏者用乙胺丁醇）每次 0.75g，1/d，静脉滴注，用 2 个月。抽胸腔积液，首次≤800ml，每周 2～3 次；继两组分别用复方丹参注射液 5～10ml，地塞米松针 5mg，胸腔注入。结果：两组分别治愈 37 例，19 例；有效 12 例，20 例；无效 3 例，9 例；总有效率为 94%，81%（P＜0.01）。[於裕幸.复方丹参注射液辅助治疗结核性渗出性胸膜炎 52 例.浙江中西医结合杂志，2002，12(11)：710]

6. 治疗系统性红斑狼疮 观察组 30 例，用复方丹参注射液 10ml，加 5% 葡萄糖注射液 500ml，静脉滴注，1/d。原用激素者每周递减 5mg，至 10～15mg/d 维持。并内服加味猪苓汤。每日 1 剂，水煎服。对照组 15 例，用泼尼松 20～40mg/d，口服，有效后递减。均 4 周为 1 个疗程，用药 6 个疗程，结果：两组分别完全缓解 7 例，1 例；显效 13 例，5 例；有效 8 例，5 例；无效 2 例，4 例；总有效率为 93%，73%。观察组疗效明显优于对照组（P＜0.05）。[林德就.加味猪苓汤配合复方丹参注射液治疗系统性红斑狼疮性肾炎 30 例疗效观察.新中医，2003，35(7)：26]

7. 治疗梅尼埃病 用复方丹参注射液 10～30ml；β-七叶皂苷 0.1～0.4mg/kg；曲克芦丁 0.4g，均加液体 250ml，静脉滴注，1/d；6d 为 1 个疗程。症甚者，用异丙嗪 25～50mg，肌内注射，用 1 次。结果：用中西医结合治疗梅尼埃病 40 例,痊愈 37 例,好转 3 例,总有效率为 100%。[尹明.中西医结合治疗美尼尔氏病 40 例疗效观察.中国中西医结合急救杂志,2004,11(2):90]

8. 治疗慢性呼吸衰竭 用复方丹参注射液 20～40ml,中、重度用参麦注射液 40～60ml,均加 5%葡萄糖注射液 100ml,静脉滴注,1/d。并内服中药汤剂:炙麻黄 9g,五味子 6g,地龙、丹参、葶苈子、南沙参、黄芪各 20g,桃仁 15g,全蝎、水蛭、土鳖虫、风化硝各 3g。热盛者,加黄芩、鱼腥草;阳虚水泛者,加制附子、桂枝、车前草,水煎取液,口服,每次 500ml,4/d。与对照组 30 例,均抗感染,解痉平喘,支持疗法及对症处理,持续低流量吸氧,必要时机械通气。均 10d 为 1 个疗程。结果:用上药治疗慢性呼吸衰竭患者 80 例(观察组 50 例,对照组 30 例),两组分别显效 12 例,3 例;有效 28 例,17 例;无效各 10 例;总有效率为 80%,67%(P<0.05)。[傅大海.化瘀祛痰泻肺法配合抗生素治疗慢性呼吸衰竭 50 例.陕西中医,2003,24(10):868]

9. 治疗寻常痤疮 观察组 162 例,取穴:曲池、合谷、足三里、肺俞(均双侧)。用复方丹参注射液(每支 2ml,含丹参、降香各 2g),穴位注射,每穴 2～3ml,1/d。取耳穴:神门、皮质下、交感、内分泌。用王不留行,穴位贴压,每次按压 3～5min,3～4/d。每日换药 1 次,体、耳穴均两侧交替使用。对照组 146 例,用甲硝唑每次 200mg,维生素 B6 每次 20mg,3/d,口服。均 10d 为 1 个疗程。结果:两组分别治愈 104 例,47 例;显效各 19 例;有效 31 例,34 例;无效 8 例,46 例;总有效率为 95%,68%(P<0.01)。[王全权.穴位注射结合耳压治疗寻常痤疮 162 例.云南中医学院学报,2004,27(2):42]

10. 治疗外阴色素减退性疾病 将 50 例其他方法治疗无效的外阴色素减退性疾病患者分为 3 组。研究组(25 例)将复方丹参注射液及 1%普鲁卡因各 5～10ml 先后注入病灶内,每周 2 次,8 次为 1 个疗程;普鲁卡因对照组(15 例)予 1%普鲁卡因局部注射,剂量和疗程与研究组相同;空白对照组(10 例)不予任何治疗。3 个月后比较 3 组疗效。结果:研究组治愈 12 例(48%),好转 8 例(32%),总有效率为 80%。普鲁卡因对照组无治愈者,好转 3 例,总有效率为 20%。空白对照组无治愈及好转者。3 组比较差异有统计学意义(均为 P<0.01)。作者认为,复方丹参注射液加 1%普鲁卡因局部注射治疗外阴色素减退性疾病疗效较好,可作为该病常规治疗方法的补充。[徐成康,冯丽萍,黄建昭.复方丹参注射液局部注射治疗外阴色素减退性疾病 25 例.新医学,2003,34(2):87]

11. 治疗风湿性多肌痛 观察组 29 例,用复方丹参注射液(含丹参、降香,上海中西医药业股份有限公司提供)16ml,加生理盐水 500ml 静脉滴注,1/d;15d 为 1 个疗程,疗程间隔 3～5d;用 4 个疗程。与对照组 29 例,均用泼尼松每次 10mg,早餐后顿服,用 10 周。结果:两组分别痊愈 6 例,4 例;显效 15 例,8 例;有效 6 例,7 例;无效 2 例,10 例。[傅红卫.复方丹参注射液配合泼尼松治疗风湿性多肌痛 29 例.上海中医药杂志,2006,40(2):15]

12. 治疗慢性前列腺炎 取穴:气冲(向阴茎根部方向,与皮肤呈 45°进针,以针感放射至阴茎远端为佳);秩边;三阴交(使针感尽量向上行)、阳陵泉(均双)。三组穴位交替使用。用复方丹参针剂(主要成分丹参)2ml,穴位注射,每穴 0.5～1ml,1/d;10d 为 1 个疗程,疗程间隔 3～5d。用 1～3 个疗程,结果:36 例中治愈 12 例,好转 18 例,无效 6 例。[唐驭涛.复方丹参针剂穴位注射治疗慢性前列腺炎 36 例临床小结.北京中医,2006,25(5):287]

13. 治疗慢性硬膜下血肿 观察组 33

例与对照组 22 例,均行钻孔引流术,术后 3～5d,拔除引流管,不用胶水药。观察组于术后第 4 日,用复方丹参注射液每次 10ml,1/d,静脉注射,用 7d;继用血府逐瘀汤加减,每日 1 剂,水煎服,用 10d。结果:两组分别痊愈 23 例,22 例;显效 8 例,7 例;有效 2 例,3 例;分别复发 1 例,4 例。[朱剑勇.血府逐瘀汤联合复方丹参注射液治疗慢性硬膜下血肿的疗效观察.中西医结合心脑血管病杂志,2007,5(4):369]

14. 治疗椎动脉型颈椎病　两组各 90 例,均为气血不足型。观察组常规消毒后,用复方丹参注射液 2ml(含丹参、降香各 2g,开开援生制药股份有限公司提供),0.25％ 布匹卡因 2ml,枢椎棘突外侧旁开 2cm 并向上约 0.5cm 处进针约 2cm,回吸无血时,注入。对照组用颈复康颗粒 5g,2/d,口服。用 30d,结果:两组分别临床痊愈 8 例,6 例;显效 39 例,43 例;有效 36 例,33 例;无效 7 例,8 例;总有效率为 92.2％,91.1％。[徐阳平.椎动脉沟注射治疗椎动脉型颈椎病及其机理的研究.中国中医骨伤科杂志,2009,17(2):19]

15. 治疗过敏性紫癜　均儿童。观察组 54 例,用复方丹参注射液(含丹参、降香) 0.5～1ml/kg,西咪替丁 10～20mg/kg,分别加 5％ 葡萄糖注射液 50～100ml,静脉滴注,1/d,与对照组 48 例,均用赛庚啶、芦丁、维生素 C 及葡萄糖酸钙;感染用抗生素。用 7～10d,结果:两组分别显效(<2 周,症状、体征或大便隐血、血尿、尿蛋白中复常 1 项,余明显好转)16 例,5 例;有效 35 例,22 例;无效 3 例,21 例;总有效率为 94.4％,56.2％;观察组疗效显著优于对照组(P< 0.01)。[叶尔肯.复方丹参及西咪替丁治疗过敏性紫癜 54 例临床观察.中国民族民间医药,2009,18(2):26]

16. 治疗急性颅脑损伤　观察组 30 例,于伤后第 2 日开始,用复方丹参注射液

20ml,加 5％ 葡萄糖注射液 150ml,静脉滴注,1/d。与对照组 28 例,均用抗生素、吸氧、降颅压、纠正水电解质紊乱等。用 3 周,结果:两组分别显效(脑水肿范围减少> 75％)15 例,7 例;有效 11 例,9 例;无效 4 例,12 例。[廖文焱.复方丹参注射液对急性颅脑损伤患者外周血 TNF-α 和 NO 水平影响的研究.新中医,2010,42(7):8]

17. 治疗青光眼　方法:取复方丹参注射液 16ml 加入 5％ 葡萄糖注射液,或低分子右旋糖酐注射液 500ml 中,静脉滴注,1/d,14d 为 1 个疗程。作者认为,复方丹参注射液借助丹参的主要成分丹参酮的扩血管效应,用于治疗虽经手术或药物已将眼压控制正常,但视盘仍存在着血流灌注不良的青光眼患者,改善了微循环,从而也保护了视野。这对于提高青光眼的治愈率,降低致盲率都有积极作用。

复方丹参滴丸

【组成】　丹参、三七、冰片。

【制剂】　滴丸,每丸重 25mg,薄膜衣滴丸每丸重 27mg。

【功用】　活血化瘀,理气止痛,用于气滞血瘀所致的胸痹,症见胸闷,心前区刺痛,冠心病心绞痛见上述证候者。

【注意】　孕妇慎用。

【临床新用途】　治疗脑梗死　两组各 70 例,对照组采用银杏提取物,胞磷胆碱及积极治疗并发症方案。银杏叶提取物注射液 10ml,胞磷胆碱注射液 0.5g 溶入 0.9％ 氯化钠注射液或 5％ 葡萄糖注射液 250ml 中,混匀后静脉滴注,每日 1 次,连续治疗 14d。存在颅内压者,采用 20％ 甘露醇 250ml,快速静脉滴注,连续治疗 3～5d;存在高血糖者,给予诺和灵 30R 或优泌林 70/30R 治疗,根据病情调整用量;高血压者,给予厄贝沙坦口服,每次 0.15g,每日 1 次,持续治疗 4 周;合并高脂血症者,给予阿

托伐他汀口服,每次 1 片,每日 1 次,持续治疗 4 周;合并冠心病者,给予阿司匹林肠溶片 300mg,硫酸氢氯吡格雷 300mg,1d 后改为阿司匹林肠溶片 100mg 及氯吡格雷 75mg,每日 1 次,持续治疗 4 周。观察组在对照组治疗基础上联合复方丹参滴丸治疗,口服,每次 10 丸,每日 3 次,连续服用 4 周。治疗期间须做好健康教育工作,嘱咐患者多食用冬瓜、西红柿及海带等高纤维食物,并坚持低盐,少腌制食物饮食,避免便秘,减少对肝肾的负担。结果:两组分别显效 41 例和 33 例,有效 24 例和 22 例,无效 5 例和 15 例,总有效率为 92.86% 和 78.57%。观察组明显优于对照组($P < 0.05$)。[王卫华.复方丹参滴丸治疗脑梗死的临床观察.中国民间疗法,2019,27(20):49-51]

华佗再造丸

【组成】 川芎、当归、红花、天南星、马钱子、冰片等。

【制剂】 水丸:每瓶 80g。

【功用】 活血祛瘀,化痰通经,理气镇痛。临床上常用于中风瘫痪、拘挛麻木、口眼㖞斜、言语不清等病症。

【注意】

1. 孕妇忌服。

2. 凡阴虚阳亢、实火燥热、中风实证患者,切勿乱用,以免加重病情。

3. 服药期间,忌食生冷、雄鸡、鲤鱼及橡皮鱼等食物。

【临床新用途】

1. 治疗顽固性偏头痛 采用华佗再造丸治疗顽固性偏头痛患者 68 例,效果显著。方法:内服华佗再造丸,每次 8g,3/d,温开水送服。7d 为 1 个疗程。结果:68 例中,经用药 1～2 个疗程后,其中治愈者 61 例,有效者 5 例,无效者 2 例,总有效率为 97%。一般用药 3～5d 即可收到明显的效果。

2. 治疗精液不液化所致男性不育症

据报道,罗中秋应用华佗再造丸治疗精液不液化所致男性不育症患者 65 例,30d 为 1 个疗程,亦获满意的效果。65 例中,治愈者 54 例,治愈率为 83%。在治愈的病例中,经用药 1 个疗程治愈者 38 例,2 个疗程治愈者 16 例。

3. 治疗腰椎骨质增生 有人应用华佗再造丸治疗腰椎骨质增生患者 93 例,其中男 50 例,女 43 例;病程最长者 15 年,最短者 1 年。治疗方法:内服华佗再造丸,每次 10g,3/d,温开水送服,10d 为 1 个疗程,连续服药至痊愈止。在服本药时,停用其他中西药物。结果:用华佗再造丸治疗腰椎骨质增生患者 93 例,其中 1 个疗程治愈者 21 例,2 个疗程治愈者 30 例,3 个疗程治愈者 25 例;有效者 10 例,无效者 7 例。总有效率为 92%。治疗中未见不良反应发生。治愈的 76 例中,经随访 1～2 年,均未见 1 例复发。

4. 治疗缺血性脑病 观察组 100 例,用华佗再造丸(含川芎、冰片、天南星、人参、当归等 10 味,广州奇星制药厂生产)每次 8g,3/d,10d 后,改为 2/d;藻酸双酯钠 100mg,1/d;肠溶阿司匹林每次 100mg,1/d;口服。对照组 100 例,用川芎嗪 80mg,低分子右旋糖酐注射液 500ml,静脉滴注,7/d。用 4 周,结果:两组分别痊愈 38 例,28 例;显效 23 例,21 例;有效 33 例,32 例;无效 6 例,19 例;总有效率为 94%,81%。观察组疗效明显优于对照组($P < 0.05$)。[薛利招.华佗再造丸配阿司匹林治疗缺血性脑病 100 例.陕西中医,2006,27(11):1340]

当归注射液(流浸膏、丸、片)

【组成】 当归。

【制剂】 注射剂:每支 2～5ml。片剂:每片 0.3g。丸剂:每粒 0.2g。流浸膏:每瓶 250ml,500ml。

【功用】 补血生血,理血化瘀,调经镇

痛。临床上常用于血虚瘀阻之闭经、痛经、月经不调以及风湿疼痛等病症。

【注意】

1. 孕妇慎用。

2. 血虚发热者忌用。

【临床新用途】

1. 用于糖尿病的辅助治疗 在常规治疗糖尿病的同时，加用 25% 当归注射液 250ml，静脉滴注，1/d，共 20 次。治疗 51 例，同期与未注射当归的糖尿病患者 46 例作对照。结果：当归组的血肌酐由 116.39μmol/L 降至 105.14μmol/L，尿素氮下降但无统计学意义，这与当归注射液降低血液黏度、疏通微循环的作用有关。

2. 治疗鼻炎（病种包括鼻炎及慢性上颌窦炎） 取穴：迎香、鼻通（均双）。用当归混合液（含当归注射液 2ml，2% 普鲁卡因、地塞米松各 1ml）2ml，自一侧迎香穴进针，注一小皮丘后，透刺至同侧鼻通，有明显针感时，注药约 1ml，再边退针边注药 0.5～1ml；出针后，按压 1～2min；对侧穴位注法同上。每周 1 次，3 次为 1 个疗程。用 2 个疗程后观察治疗效果。372 例中，治愈 331 例，好转 38 例，无效 3 例，总有效率为 99%。[徐火金.当归混合液穴位注射治疗鼻炎 372 例疗效观察和分析.针灸临床杂志，2001,17(2):14]

3. 治疗灼口综合征 取穴：曲池、通里、支沟、足三里、心俞、脾俞、肺俞、天容、廉泉、下关。用当归注射液、维生素 B_1 及维生素 B_{12} 和川芎嗪，黄芪注射液各 1ml，654-2 0.5ml，穴位注射，每次取穴 6 个，每穴 0.3～0.5ml，穴位交替使用，隔日 1 次，取穴：支沟、下关、足三里、三阴交、照海、涌泉。平补平泻法，留针 30min，1/d。均 10 次为 1 个疗程，疗程间隔 3d。结果：55 例中，临床治愈 43 例，好转 12 例，总有效率为 100%。[赵秀敏.穴位注射配合针刺治疗灼口综合征 55 例.中国针灸，2001,21(10):618]

4. 治疗乙脑后遗症 年龄 25 个月至 6 岁。取穴：足敏感区，运动区上 1/5，言语 1、2 区，智三针。夹持进针，与头皮呈 30°，进针 0.6cm，捻转＞200/min，强度以患儿能耐受为度，留针 30min，10min 行针 1 次。并取穴：心俞、脾俞、肾俞、足三里。每次选 2 穴，用当归注射液、醒脑静注射液各 2ml，穴位注射，每穴 2ml，1/d，10d 为 1 个疗程，疗程间隔 3d。结果：12 例中，治愈 8 例，显效、有效各 2 例，总有效率为 100%。[刘成瑶.头针配合穴位注射治疗乙脑后遗症 12 例.上海针灸杂志，2002,21(5):38]

5. 治疗老年性皮肤瘙痒症 观察组 62 例，取穴：血海、三阴交、曲池、足三里（均双）。每次选 2 穴，用当归注射液 4ml，穴位注射，每穴 1ml，1/d，穴位交替使用。对照组 34 例，用西替利嗪片 10mg/d，顿服；润肤止痒搽剂外涂患处，2/d。均 10d 为 1 个疗程。禁烟酒、辛辣香燥及肥甘厚味之品，用 2 个疗程。结果：两组分别治愈 17 例，8 例；显效 33 例，13 例；有效 9 例，7 例；无效 3 例，6 例；总有效率为 95%，82%。观察组疗效明显优于对照组（$P＜0.05$）。[杨晋红.穴位注射治疗老年性皮肤瘙痒症.针灸临床杂志，2004,20(2):28]

6. 治疗顽固性面瘫 取穴：牵正、地仓（均向颊车方向进针）、承泣（均患侧）、合谷（健侧）、颊车（向地仓方向进针）、颧髎（向下关方向进针）、丝竹空（向太阳方向进针）、足三里（双）。用当归注射液、维生素 B_1 注射液各 2ml，维生素 B_{12} 注射液 1ml（250μg），穴位注射，每穴 1ml；按压针孔 10～15min 后，再用艾条灸，以皮肤发红为度；1/d。两组穴位交替使用，10d 为 1 个疗程，疗程间隔 5d，用 3 个疗程，结果：62 例中痊愈 39 例，显效 14 例，有效 9 例，总有效率为 100%。[刘银萍.穴位注射加灸法治疗顽固性面瘫 62 例.中国民间疗法，2006,14(1):56]

7. **治疗失眠** 观察组 156 例,取穴:安眠穴、神门(均每穴 0.5ml)、三阴交(每穴 1ml,均双)。用当归注射液 4ml,穴位注射;1~2d 1 次;10 次为 1 个疗程,疗程间隔 1 周。停用他药。对照组 120 例,用安神补脑液 20ml,2/d,口服。结果:两组分别治愈 98 例,45 例;好转 52 例,68 例;无效 6 例,7 例;总有效率为 96.2%,94.2%。[张小兵. 穴位注射治疗失眠 156 例疗效观察. 上海针灸杂志,2006,25(8):9]

8. **治疗嗅觉障碍** 两组各 31 例。观察组取穴:迎香,用当归注射液 0.2~0.5ml,穴位注射,1/d;双侧穴位交替使用;7d 为 1 个疗程,并服中药复嗅汤,每日 1 剂,水煎服。对照组用泼尼松、复合维生素 B 及三磷腺苷等。用 1~5 个疗程,结果:两组分别显效(嗅觉复常,随访无复发)10 例,3 例;有效 16 例,11 例;无效 5 例,17 例。[张传飞. 复嗅汤配合穴位注射治疗嗅觉障碍的临床观察. 湖北中医杂志,2006,28(11):23]

9. **治疗后天性外展神经麻痹** 两组各 38 例。观察组取穴:阳白、四白、睛明、瞳子髎(均患侧,每穴 0.2ml)、肝俞(双,每穴 1ml)。用当归注射液 3ml,穴位注射。风邪袭络型配风池穴,用柴胡注射液;脾虚气弱型配脾俞穴,用黄芪注射液;肝阳化风型配太阳穴,用天麻素注射液;气滞血瘀型配膈俞穴,用复方丹参注射液,穴位注射,每穴 1ml,1/d,10d 为 1 个疗程,疗程间隔 3d。对照组用三磷腺苷 40mg,乙酰辅酶 A100U,细胞色素 C 15mg(使用前做过敏试验),加 5%葡萄糖注射液(或生理盐水)500ml,静脉滴注,1/d;维生素 B_1 及维生素 B_6 各 20mg,3/d,口服。并每天遮盖单眼,两眼交替进行,用 36d,结果:两组分别痊愈 22 例,16 例;好转 14 例,13 例;无效 2 例,9 例;总有效率为 94.7%,76.3%。观察组疗效显著优于对照组($P<0.01$)。[任红. 穴位注射治疗后天性外展神经麻痹疗效观察. 上海针灸杂志,2008,27(1):11]

10. **治疗类风湿关节炎** 观察组 60 例与对照组 46 例,均取穴:大杼、肾俞、足三里、三阴交。指关节肿痛配八邪;腕关节肿痛配阳溪、大陵;肘关节痛配曲泽;肩关节痛配肩髎;髋关节痛配风市;膝关节痛配膝眼。观察组每次取 2~8 穴,用 20%当归注射液穴位注射,每穴 0.5~2ml。均将药物注入关节腔。对照组用毫针针刺,肾俞用补法,余穴用泻法,留针 30min,中间行针 1 次,均隔日 1 次;10 次为 1 个疗程,疗程间隔 1~2 周,用 2 个疗程。结果:两组分别治愈 19 例,10 例;显效 23 例,13 例;好转各 15 例;无效 3 例,8 例。[池守海. 当归注射液穴位注射治疗类风湿关节炎 60 例. 中国民间疗法,2009,17(3):9]

11. **治疗网球肘** 本病即称肱骨外上髁炎,是肱骨外髁伸肌总腱的慢性损伤和肌筋膜炎症性病变。有人应用当归注射液治疗网球肘患者,总有效率为 100%。用法:取当归注射液在肱骨外上髁上、下缘各注射 5ml,6 次为 1 个疗程。

12. **治疗顽固性面瘫** 两组各 40 例。观察组与对照组均用当归注射液 2ml,维生素 B_{12} 注射液 1ml,加生理盐水稀释至 4~5ml,穴位注射,每穴约 1ml,隔天 1 次。观察组取穴:太阳、攒竹、四白、地仓、颊车、翳风(均患侧。每次送 3~4 个穴位)、合谷、足三里(均双侧,每次均取)。用药饼(含僵蚕、全蝎、地龙、蜈蚣、黄芪、熟附子、没药各等份。共研为细粉末,加姜汁调糊,制成蚕豆大小饼状),贴敷穴位,每次 4~8h,1/d。均 10 次为 1 个疗程,疗程间隔 2d。用 3 个疗程。结果:两组分别治愈 23 例,2 例($P<0.01$);显效 8 例,5 例;有效 6 例,11 例;无效 3 例,22 例;总有效率为 92.50%,45.0% ($P<0.01$)。[朱爱华. 穴位注射配合中药饼外敷治疗顽固性面瘫疗效观察. 湖北中医

杂志,2013,35(8):50]

复方当归注射液

【组成】　当归、川芎、红花。

【制剂】　注射剂:每支 2ml。

【功用】　舒筋活血,祛瘀镇痛。临床上常用于各种瘀血证。

【注意】

1. 凡有出血倾向及月经过多者慎用。

2. 孕妇忌用。

【临床新用途】

1. 治疗腰腿痛　据报道,用复方当归注射液(当归、红花)加维生素 B_{12} 及普鲁卡因 10ml,缓慢注入硬膜外腔,2/d,3～5d 为 1 个疗程。经 1～2 个疗程,共治腰腿痛 156 例(椎间盘损伤、腰肌劳损、急性腰扭伤、增生性和强直性脊柱炎等)均获得满意疗效。(陈奇.中成药名方药理与临床.北京:人民卫生出版社,1998:747)

2. 治疗血栓浅部静脉炎　有人用复方当归注射液 5～10ml,在静脉壁旁(静脉条索处)注射,治疗 8 例血栓性浅部静脉炎患者,其中痊愈 5 例,显效 2 例,有效 1 例。

3. 治疗肛裂　据报道,王天贵用复方当归注射液治疗肛裂 300 例,效果显著。用法:20%复方当归注射液 10ml,加 2%普鲁卡因在肛裂基底裂口下深部注入药液。

4. 治疗下肢不宁综合征　嘱患者俯卧位,用推、揉、擦、拿患肢 5min;拇指按压、弹拨压痛点,每点 1min,以患者能耐受为度;点按环跳、风市、委中、承山、承筋、足三里、阳陵泉、三阴交等,每穴 30s,使患肢有酸胀沉麻感;按揉、拍打患肢;1/d。取上述穴(或阿是穴)2～4 个,用复方当归注射液,穴位注射,每穴 2～4ml;隔日 1 次,穴位交替使用;10d 为 1 个疗程。用 1～2 个疗程,结果:16 例中优 11 例,良 5 例。[王建中.按摩配合穴位注射治疗不宁腿综合征.按摩与导引,2005,21(5):40]

5. 治疗痛经　取穴:十七椎。用复方当归注射液 4ml,维生素 B_{12} 1ml,2%利多卡因 3ml,穴位注射。于月经来潮前 5d 开始,1/d;7d 为 1 个疗程。用 3 个疗程,结果:52 例中,治愈 34 例,好转 16 例,无效 2 例,总有效率为 96.2%。[王宗江.穴位注射治疗痛经 52 例.上海针灸杂志,2006,25(4):24]

6. 治疗膝关节骨性关节炎　取穴:阳陵泉、阴陵泉、足三里、梁丘。用复方当归注射液、骨宁注射液各 2ml,穴位注射,每穴 1ml,1/d;10d 为 1 个疗程。结果:83 例中治愈 34 例,显效 37 例,好转 10 例,无效 2 例,总有效率为 96.5%。[陈道生.穴位注射治疗膝关节骨性关节炎 83 例.中国民族民间医药杂志,2006(5):267]

7. 治疗枕大神经痛　取穴:风池。用复方当归注射液、维生素 B_1 各 2ml,维生素 B_{12} 及 5%利多卡因注射液 1ml,依据病情行一侧(或双侧)穴位注射,每穴 3ml,2d 1 次。患者坐位,用理筋手法放松颈部,适当给予点压和按摩,1/d,10d 为 1 个疗程。结果:47 例中治愈 45 例,显效 2 例,总有效率为 100%。[陈娟.穴位注射配合推拿治疗枕大神经痛疗效观察.按摩与导引,2007,23(1):25]

8. 治疗继发性闭经　取穴:合谷、三阴交、足三里。肾虚配太溪;脾虚配阴陵泉;血虚配膈俞;气滞血瘀配肝俞;寒凝血瘀配肾俞;痰湿阻滞配丰隆。用复方当归注射液,穴位注射,每穴 0.5ml,隔日 1 次。并用八珍汤加味,每日 1 剂,10d 为 1 个疗程。用 3 个疗程,结果:60 例中治愈者 21 例,好转者 32 例,无效者 7 例。[张春.穴位注射结合中药治疗继发性闭经 60 例.现代中西医结合杂志,2008,17(26):4139]

9. 治疗动眼神经麻痹　两组各 228 例。观察组取主穴:睛明、阳白、四白、瞳子髎(均患侧)、肝俞(双侧)。用复方当归注射液穴位注射,肝俞每穴 2ml,余穴 0.5ml。风邪袭络型配风池,用柴胡注射液;脾虚气弱型配脾俞,用黄芪注射液;肝阳化风型配太阳,用天麻素注射液;气滞血瘀型配膈俞,用复方丹参注射液。均取双侧,穴位注射,每穴 2ml。1/d;10d 为 1 个疗程,疗程间隔 3d,用 3 个疗程。对照组用维生素 B_1 及维生素 B_6 各 20mg,3/d,口服。肌生注射液 2ml,1/d,肌内注射;三磷腺苷注射液 40mg,乙酰辅酶 A 粉针剂 100U,细胞色素 C 注射液 15mg(使用前做过敏试验),加 5% 葡萄糖注射液(或生理盐水)500ml 静脉滴注,1/d;每天遮盖单眼,双眼交替进行。用 36d,结果:两组分别治愈 46 例,25 例;显效 82 例,75 例;有效 81 例,68 例;无效 19 例,60 例。[任红.中药穴位注射治疗动眼神经麻痹 228 例临床观察.中医杂志,2011,52(18):1558]

10.治疗老年人下背部疼痛 据报道,有人应用复方当归注射液治疗老年人下背部疼痛患者,效果满意,总有效率为 88%。用法:用复方当归注射液 20ml,加葡萄糖注射液一次性骶管内滴入,每月 1 次,3 次为 1 个疗程。

消痔灵注射液

【组成】 五倍子、明矾。

【制剂】 注射剂:每支 10ml。

【功用】 消赘去肿,收敛固脱。临床上常用于各期内痔。尤其适用于晚期内痔发展所致的静脉曲张性混合痔。

【注意】 应用本品时,必须严格遵守无菌操作,术后卧床休息 2～3d,剂量不宜过大。

【临床新用途】

1.治疗巴氏囊肿 据报道,黄孙胜采用消痔灵注射液治疗巴氏囊肿患者 42 例,其中 1 次性治愈者 29 例,2 次注射治疗痊愈者 13 例。治愈率为 100%。且随访 2 年均未见复发。

2.治疗鼻息肉 有人运用消痔灵注射液治疗鼻息肉患者 246 例,每周注射 1 次,注射 5 次为 1 个疗程。结果:246 例中,显效者 149 例,有效者 88 例,无效者 9 例,总有效率为 96%。

3.治疗化脓性中耳炎 采用消痔灵注射液治疗化脓性中耳炎患者 128 例,效果显著。治疗方法:给药前先用过氧化氢溶液清洗外耳道,每次滴药 4 滴,3～4/d,用药 20ml 为 1 个疗程。对照组 40 例,用林可霉素(洁霉素)滴耳液治疗。结果:观察组 128 例中,痊愈者 92 例,显效者 27 例,改善者 8 例,无效者 1 例,总有效率为 99%。对照组 40 例中,痊愈者 9 例,显效者 6 例,有效者 18 例,无效者 7 例,总有效率为 82%。两组对比差异显著。

4.治疗耳痔 "耳痔"即耳窍内有小肉突出,不肿不痛,塞久令人重听[兰树敏.消痔灵注射液在其他疾病中的应用.中国医院药学杂志,1995,15(6):250]。有人采用消痔灵注射液治疗耳痔患者 19 例,疗效较为满意。用法:取 50% 葡萄糖注射液 2ml,加入 0.2ml 的消痔灵注射液混合后备用。注射前先用 1% 丁卡因滴耳 2 次,进行表面麻醉,再将混合液注入局部,注射点应选择在耳痔的中下 1/3 处,注射量应视耳痔大小而定,一般 0.1～0.2ml。操作应小心,勿伤鼓膜。7d 注射 1 次,一般用药 4～6 次即可获得痊愈。

5.治疗耳郭假性囊肿 运用消痔灵治疗耳郭假性囊肿患者 37 例,效果颇佳。方法:先抽出囊肿的液体,用另一注射器抽与液体量相等的消痔灵注射液,注射到囊肿腔中,每周 1 次,3 或 4 次为 1 个疗程。至抽出的液体由淡黄色变成血性时停止注射。治疗后随访 2～18 个月。结果:37 例患者中,痊愈者 36 例,无效者 1 例。痊愈的 36 例中,其中注射 1 次治愈者 19 例,注射 2～4 次治愈者 17 例。

6. 治疗慢性鼻炎 有人运用消痔灵注射液治疗慢性单纯性鼻炎患者 56 例,慢性肥厚性鼻炎患者 70 例,效果满意。治疗方法:在下鼻甲黏膜表面麻醉下,由下鼻甲前端刺入,直抵后端(不可穿透后端黏膜),注入 1.5～3.0ml 消痔灵注射液。1 周后复查,如未愈,在未硬化缩小处重复 1 次,一般注射 1～3 次。结果:慢性单纯性鼻炎 56 例中,治愈者 48 例,好转者 8 例。慢性肥厚性鼻炎 70 例中,治愈者 49 例,好转者 17 例,无效者 4 例。总有效率为 97％。

7. 治疗腱鞘囊肿 据报道,董明建应用消痔灵囊腔内注射治疗腱鞘囊肿 40 例,1 个月后观察所有病例,肿块全部消失,治愈率为 100％。用法:取消痔灵注射液,注射 1 次肿块消失者 32 例,注射 2～3 次肿块消失者 8 例,重复注射宜间隔 1 周。有人用消痔灵注射液治疗鞘膜积液 44 例,治愈 42 例,无效 2 例。(陈奇.中成药名方药理与临床.北京:人民卫生出版社,1998:1071)

8. 治疗肝血管瘤 用 0.5％利多卡因局麻至腹膜,在 B 超监视下,用 22G 肝穿针沿穿刺引导虚线,刺入瘤体,抽出新鲜血液后,用消痔灵注射液(为五倍子、明矾的水溶性注射剂;主要成分含硫酸铝钾、鞣酸、甘油、低分子右旋糖酐、三氯叔丁醇)2 份,2％利多卡因 1 份,混匀。按血管瘤直径每厘米用 3ml,缓慢注入血管瘤血窦,均匀弥散。瘤体大可多点注射。针尖退出瘤体,停留 3min 后,分段拔出,无菌纱布敷盖。7～10d 1 次,4～5 次为 1 个疗程。结果:李华在超声引导下注射消痔灵治疗肝血管瘤 42 例,痊愈 10 例,基本痊愈 19 例,有效 11 例,无效 2 例。见不良反应者 11 例。[李华.超声引导下注射消痔灵治疗肝血管瘤 42 例.中国中西医结合杂志,2002,22(4):315]

9. 治疗甲状腺囊肿 在 B 超下探查囊肿位置、数目及距皮肤的距离,分别做标记及记录。局部麻醉,用 12 号针头在甲状腺标记处刺破皮肤,5ml 注射器配带 10 号静脉留置针在负压下穿刺,至有液体回流后停止穿刺,退出针芯,留置套管并固定,抽净液体后注入 1％普鲁卡因消痔灵(1:1)混合液,注入量为抽出液体量的 1/3,反复冲洗,留置 1/5 的混合液夹闭,12～24h 后放开,引流 24h。B 超检查显示残腔消失者即可拔除套管针,仍有残腔者重复 1 或 2 次。结果:56 个囊肿,除 2 个囊实混合性腺瘤仅囊肿消失外,其余全部治愈。囊肿直径<2cm 者穿刺抽吸 1 次即可消失,直径≥2cm 者,一般需要抽吸 2～3 次。抽出液体量 1～26ml,囊肿液呈浅黄色清亮液的 31 个,咖啡色液 25 个。抽出液镜检有红细胞、白细胞、培养无细菌生长,患者无明显不适感。2 例囊实混合性腺瘤于穿刺后 3d 手术切除。48 例随访 6～12 个月,无复发者,无并发症发生。作者认为,甲状腺比较表浅,位置固定,穿刺较为安全。本组无一例发生并发症。消痔灵具有抑菌、炎性刺激粘连作用,用消痔灵冲洗较单纯抽液更容易使甲状腺囊肿的囊腔粘连闭合,尤其适用于囊肿直径在 3cm 以内者。该疗法创伤性小、安全,无并发症,易被患者接受。[王兆、韩东,等.穿刺抽液、消痔灵冲洗治疗甲状腺囊肿 48 例.山东医药,2002,42(15):32]

马应龙麝香痔疮膏

【组成】 由麝香等中药组成。

【制剂】 膏剂。

【功用】 清热解毒,消肿止痛,止血生肌。可用于各类痔疮。

【注意】 孕妇慎用或遵医嘱。

【临床新用途】

1. 治疗肛裂 有人用马应龙麝香痔疮膏治疗肛裂 223 例,显效 156 例,进步 50 例,无效 17 例,总有效率为 92％。用法:取马应龙麝香痔疮膏,每次适量,2/d,15d 为 1 个疗程。以出血、疼痛、伤口愈合时间为观察指标。

2.治疗肛周湿疹 采用马应龙麝香痔疮膏治疗肛周湿疹68例,每次适量,2/d,7d为1个疗程。以瘙痒、局部分泌物、皮损为观察指标,显效27例,进步33例,总有效率为88%。(陈奇.中成药名方药理与临床.北京:人民卫生出版社,1998:1046)

3.治疗鼻出血 出血少者,用10%麻黄碱棉片止血后,用马应龙麝香痔疮膏(含麝香、牛黄、珍珠、梅片、炉甘石等。武汉马应龙药业集团公司生产)外涂糜烂处,棉球压迫,每日换药1次。对照组48例,出血少用碘酚烧灼糜烂处,次日用复方薄荷油滴鼻,3/d。两组均出血多者,先用凡士林纱条填塞止血,24～48h后,再分别用上药,用5～10d。结果:用上药治疗鼻出血102例(其中观察组54例,对照组48例),均黏膜愈合。随访3个月,分别复发3例,10例。复发率观察组明显低于对照组($P<0.05$)。[高英.马应龙麝香痔疮膏外用治疗鼻出血临床观察.中国中西医结合耳鼻咽喉科杂志,2002,10(1):34]

4.治疗小面积感染创面 用马应龙麝香痔疮膏(含牛黄、珍珠、麝香、硼砂、冰片、炉甘石、凡士林、羊毛脂,武汉马应龙药业集团股份有限公司提供),面积<2cm×2cm,感染未深及皮下组织,直接涂患处,脱脂棉敷盖包扎,每天换药1次;症甚先清创,再用本品。注意再生皮及肉芽组织生长一致。感染甚全身应用抗生素,必要时用支持治疗。结果:56例患者创面均愈合,愈合时间12～48d。[许振南.马应龙麝香痔疮膏治疗小面积感染创面56例观察.现代中医药,2008,28(1):17]

风 油 精

【组成】 薄荷脑、樟脑、水杨酸甲酯、桉叶油、丁香酚等。

【制剂】 每次3～12ml。

【功用】 疏风解毒,清热散寒,行气镇痛,祛瘀散肿。临床上常用于蚊虫叮咬、头痛、牙痛、小儿肚痛、伤风感冒等病症。

【注意】 本品严禁用于深Ⅱ度以上的烫伤。

【临床新用途】

1.治疗水火烫伤 笔者应用本品治疗Ⅰ度至浅Ⅱ度烧烫伤患者14例,均在用药2～6d后,全部获得治愈。方法:将风油精涂于烧烫伤局部,1/d,连续用药至痊愈止。另有人用风油精治疗水火烫伤患者51例,其中治愈者46例,显效者3例,好转和无效者各1例,总有效率为98%。

2.治疗伤风头痛 有人用风油精内外合用治疗伤风头痛100例,治愈59例,显效24例,好转13例,无效4例,总有效率为96%。用法:取风油精外用涂搽按摩相应穴位,并内服4～6滴,3/d。

3.治疗牙痛 以消毒棉球蘸少许风油精填塞疼痛齿龈,亦可内服4～6滴。结果:40例中,治愈24例,显效8例,好转5例,无效3例,总有效率为92%。(陈奇.中成药名方药理与临床.北京:人民卫生出版社,1998:1063)

4.治疗足癣(湿脚气) 有人采用风油精治疗足癣患者,疗效显著。用法:先洗干净患脚(特别是足趾间),水疱用消毒针刺破放水,用棉球擦干净,再用风油精涂搽患处,1/d,重者可同时用碘酒涂患处4～5d。另有人用风油精治疗足癣18例,3～5d治愈。[金仲品.中成药老药新用举隅.中国临床医生,2001,29(7):51]

七 厘 散

【组成】 血竭、红花、乳香、没药、麝香、冰片、儿茶、朱砂。

【制剂】 散剂:每瓶装3g。

【功用】 祛瘀消肿,镇痛止血。临床上常用于跌打损伤,外伤出血,血瘀疼痛等病症。

【注意】

1. 孕妇忌服。

2. 服药期间,忌食辛辣、生冷刺激性食物。

【临床新用途】

1. 治疗压疮　有人用七厘散外用治疗压疮患者,效果显著,一般 20～30d 可获治愈。方法:将七厘散均匀撒布在疮面上,厚度以隐约可见基底组织为宜,然后盖上凡士林纱条,消毒纱布包扎,每日换药 1 次至愈。撒敷七厘散前,应先将患处清创,除去坏死组织,用药初,渗液较多,敷料被浸湿即更换。(黄延祚.常用药物临床新用途手册.南宁:广西科学技术出版社,1999:522)

2. 治疗乳汁不下　用豆油煎鸡蛋,使鸡蛋稍凝固即将七厘散 1g 撒在蛋黄上,待变色后起锅,连鸡蛋一同服下,1/d,连服 3～7d,可收到良好的通乳效果。

3. 治疗冠心病　根据本药具有活血化瘀止痛的作用,有人用七厘散治疗冠心病心绞病患者 100 例,收到显著效果。

云南白药

【组成】　由三七等药配成。

【制剂】　散剂:每瓶装 4g。胶囊剂:每粒 0.25g,每板 12 粒。

【功用】　止血愈伤,理血祛瘀,消肿镇痛,排脓去毒。临床上常用于跌打损伤,创伤出血,淤血肿痛,呕血咯血,妇女崩漏及红肿毒疮等病症。

【注意】

1. 孕妇忌服。

2. 服本药期间,忌食蚕豆、鱼类、辛辣、酸冷等刺激性食物。

【临床新用途】

1. 治疗荨麻疹　有人用云南白药胶囊治疗顽固性荨麻疹患者 75 例,经用药 5～12d 后,其中治愈者 63 例,好转者 9 例,无

效者 3 例,总有效率为 96%。用法:内服云南白药胶囊,每次 2 粒,3/d,温开水送服。

2. 治疗过敏性紫癜　据报道,张兰菊等应用云南白药佐治过敏性紫癜患者,效果显著。治疗方法:将 55 例患儿,随机分为观察组和对照组。观察组 33 例,对照组 22 例。对照组采用限制易引起过敏的食物及药物。用青霉素控制链球菌感染,每次肌内注射 40 万～80 万 U,2/d,连用 7～10d。维生素 C 片,每次 0.1g,3/d,芦丁片每次 20mg,3/d,泼尼松片 1～2mg/(kg・d),分 2～3 次口服,或氢化可的松注射液 5～8mg/(kg・d),加入 10%葡萄糖注射液静脉滴注。观察组在对照组基础上去激素加云南白药口服,3—5 岁者每次 0.03g,5 岁以上者每次 0.06g,最大量不超过每次 0.5g,3/d。7d 为 1 个疗程。症状完全缓解后继续巩固治疗 1～2 个疗程。皮肤紫癜消退时间观察组 4.24 ± 0.33d,对照组 5.18 ± 0.35d。观察组紫癜消退平均时间短于对照组,具有显著性差异($P<0.05$)。[张兰菊,赵玲玲,韩梅英.云南白药佐治过敏性紫癜临床观察.中国中医药信息杂志,1998,5(9):47]

3. 治疗婴幼儿秋冬季腹泻　取云南白药适量,用 70%乙醇调成稀糊状备用。同时,局部先以 75%乙醇做常规消毒后,将调好的药糊剂敷盖于肚脐上,然后用无菌纱布覆盖,再用胶布或绷带固定包扎,每 12h 更换 1 次。若有脱水、酸中毒,则给予补液,纠正酸中毒等治疗。结果:应用云南白药治疗婴幼儿秋冬季腹泻患者 30 例,经敷药 2 次治愈者 14 例,敷药 3 或 4 次治愈者 12 例,敷药 4 或 5 次治愈者 4 例,总有效率为 100%。据临床观察,在治疗过程中未见不良反应发生。

4. 治疗带状疱疹　取云南白药适量,用白酒调成糊状,贴敷患处,隔日换药 1 次。一般用药 24h 症状好转,1～2 次后烧灼感

减轻,皮疹迅速吸收干燥。多在7d内获得治愈。

5. 治疗慢性糜烂性胃炎 观察组197例,用云南白药每次0.5g,3/d,餐前服。与对照组185例,均用甲硝唑每次400mg,3/d;雷尼替丁每次150mg,2/d,口服。结果:两组分别完全缓解65例,50例;显效62例,46例;有效53例,54例;无效17例,35例。幽门螺杆菌转阴分别145例(78%),79例(43.2%)($P<0.01$)。[劳方元.云南白药协同治疗慢性糜烂性胃炎.中国基层医药,2004,11(8):977]

6. 治疗肺结核少量咯血 观察组80例,用云南白药(或胶囊)每次0.5g,4/d,维生素 K_4 每次8mg,3/d,口服。对照组30例,用卡巴克洛每次10mg,维生素C每次0.2g,3/d,口服。均咯血停止后,继用3d。均西医常规抗结核化疗。结果:两组分别显效(用3~7d,血止)71例,19例;有效8例,7例;无效1例,4例;总有效率为98.8%,86.7%($P<0.05$)。[苏成菊.云南白药与维生素 K_4 治疗肺结核少量咯血80例.中国民间疗法,2005,13(6):25]

7. 治疗宫颈糜烂 月经净后5d,外阴、阴道、宫颈消毒后,用云南白药4~6片(Ⅲ度或接触性出血用8片),西瓜霜1支,制成混合剂,喷涂患处,隔日1次,10d为1个疗程,疗程间隔10d。结果:182例中痊愈131例,好转48例,无效3例,总有效率为98%[于汉英.西瓜霜剂加云南白药治疗宫颈糜烂182例.江苏中医,2000,21(5):23]。另有人用云南白药合微波治疗中度以上宫颈糜烂患者,效果颇佳。观察组138例与对照组132例,均于月经干净后3~7d,用WNZ微波多功能治疗仪行微波手术。术后、术后1周观察组并用云南白药外敷宫颈创面。随访4~12周,结果:两组分别痊愈128例,119例;好转10例,13例。创面平均愈合时间分别为31.2d,47.6d。[吴晓明.云南白

药合微波治疗中度以上宫颈糜烂138例临床观察.实用中西医结合杂志,2006,6(5):68]

8. 治疗带状疱疹后遗神经痛 用云南白药适量,白酒调敷患处,纱布覆盖,每日换药1次。6d为1个疗程。同时,内服血府逐瘀汤加减,每日1剂,水煎服。用2个疗程,结果:32例中治愈25例,好转6例,无效1例。[宋启霞.血府逐瘀汤加减合云南白药治疗带状疱疹后遗神经痛32例.实用中医药杂志,2006,22(9):543]

9. 治疗糖尿病足部溃疡 观察组33例与对照组30例,均清创、扩创、减张、减压等,逐渐清除坏死及失活组织,无菌生理盐水冲洗,高流量氧气吹5~10min,尽可能吹干。观察组用云南白药1g,生蜂蜜10ml,搅匀,涂抹创面,厚度≤2mm(或用浸泡本品的无菌纱条填塞创面),外敷2~3层无菌纱布。对照组用0.5%依沙吖啶纱条合山莨菪碱注射液10mg,湿敷创面。均每天换药1次。均控制血糖、抗感染、扩张血管、抗凝、活血、营养神经、平衡全身代谢、支持疗法及对症处理、合理饮食。用4周,结果:两组分别痊愈12例,9例;有效18例,14例;无效3例,7例;总有效率为90.9%,76.7%($P<0.05$)。[邓建华.生蜂蜜合云南白药外敷治疗糖尿病足部溃疡33例疗效观察.新中医,2007,39(9):86]

10. 治疗重度子痫前期毛细血管渗漏综合征 观察组50例,用云南白药2粒,4/d,口服。与对照组54例,均用硫酸镁,滴速1g/h,静脉滴注,用至产后24h停用;尿量<25ml/h,慎用(或停用)。均非吸氧状态,氧饱和度<0.95吸氧,<0.90再用呋塞米(速尿);白蛋白<15g/L补充白蛋白;控制血压在子痫前期轻度及重度标准之间。结果:产后前5d内24h尿蛋白排出总量两组分别为12.3±3.2g,18.7±2.4g;产后吸氧数13±3h,32±5h;出院时胸腔积液、腹水阴性

分别 42 例，32 例；血浆白蛋白水平 28.5±3.2g/L，23.3±4.1g/L（P 均＜0.05）。[李智泉.云南白药胶囊治疗重度子痫前期毛细血管渗漏综合征.中西医结合心脑血管病杂志,2009,7(7):772]

11. 预防百白破疫苗注射后局部不良反应 年龄 3～24 个月，均于注射疫苗 8～10h 后。观察组 84 例用云南白药，均匀涂于凡士林油纱上，范围 2cm×2cm，厚度 0.3～0.5mm，贴敷注射部位；点燃艾条熏灸，距离皮肤 3～4cm，每次 15～20min；保留药纱，干纱布覆盖固定＞6h。对照组 113 例，用热毛巾（38～40℃）加热水袋（水温 40～42℃）。局部外敷，每次 20～30min。均 2/d；5d 为 1 个疗程。结果：两组分别治愈 80 例，89 例（P＜0.05）；显效 3 例，8 例；好转 2 例（为对照组）；无效 1 例，14 例。[吴凤玉.云南白药贴敷加艾灸预防百白破疫苗注射后局部不良反应 84 例.云南中医中药杂志,2011,32(4):88]

12. 治疗软组织挫裂伤 观察组 47 例，用云南白药胶囊（含三七、冰片等）0.5g，3/d，口服。用左氧氟沙星氯化钠注射液 100ml（含药 0.25g），地塞米松注射液 10mg，加生理盐水 100ml，制成湿敷药液，清创后，用湿敷热浸入上述药液，用镊子挤至不滴药液后，平贴于患处 10min；湿敷后伤口暴露（或覆盖无菌纱布），3～4/d。湿敷面积≤体表面积的 1/3，大面积湿敷时应交替轮换；冬季湿敷液可加温至 30～37℃。对照组 40 例，常规处理创面（或伤口），用消毒凡士林纱布（或乙醇纱布）覆盖包扎，1～2d 换药 1 次。结果：疼痛减轻、肿胀逐渐消退及渗液减少、结痂、全部愈合时间，两组分别 1d，1～2d，2d，2～3d，3～4d，4～6d，5～10d，8～20d。[韦启林.云南白药联合抗生素液湿敷治疗软组织挫裂伤的体会.中国实用乡村医生杂志,2012,19(20):30-31]

13. 治疗消化性溃疡出血 所有患者均平卧位休息，禁食，给予补液、输血及营养支持等综合治疗，预防并发症。两组各 50 例。对照组在常规治疗基础上应用质子泵抑制药治疗。注射用奥美拉唑加入生理盐水 100ml 中，每次 12h，静脉滴注；注射用兰索拉唑 30mg，用 0.9％氯化钠注射液 100ml 溶解，每天 2 次，静脉滴注；注射用泮托拉唑钠 60mg，加入生理盐水 100ml 中，静脉滴注。观察组在对照组基础上加用云南白药胶囊，口服，每次 1～2 粒，每天 4 次。2 组患者均持续治疗 3～7d。结果：两组患者分别显效 31 例和 36 例，有效 14 例和 12 例，无效 5 例和 2 例，总有效率为 96％和 90％。[章欣,陈华群,尤君芬.云南白药胶囊联合质子泵抑制药治疗消化性溃疡出血临床研究.新中医,2019,51(10):119-121]

14. 治疗溃疡性结肠炎 两组各 30 例。对照组口服柳氮磺吡啶肠溶片，缓解期每天 2 次，每次 1g，活动期每天 3 次，每次 2g；口服甲泼尼龙片（每片 4mg），每天 1 次，每次 3～5 片。根据患者的病情和耐受程度调整用药剂量。观察组在对照组的基础上给予云南白药胶囊，口服，每天 4 次，每次 2 粒。结果：两组分别痊愈 14 例和 8 例，显效 11 例和 9 例，有效各 3 例，无效 2 例和 10 例，总有效率为 93.33％和 66.67％。观察组疗效明显优于对照组（P＜0.05）。[陈华,楼颂羔,张水法.云南白药胶囊联合西药治疗溃疡性结肠炎血瘀肠络证临床研究.新中医,2019,51(6):148-150]

15. 治疗肛裂 周伟芳采用云南白药糊治疗肛裂，效果卓著。方法：①取凡士林 2 粒花生米大小，与云南白药粉约 2 粒黄豆，搅匀成棕褐色的药膏。②便后洗净肛门，戴上一次性指套，把药膏慢慢送人，深度约为 2 个指节，可少量多次送入。作者认为，云南白药糊具有收敛、止血、消炎、促进愈合等疗效。治疗期间可配合使用通便药，少食辛辣食物，多吃蔬菜水果，养成每日排便的习惯,此方法操作简单,费用低,治疗期间不影响日常生活及工作。[周伟芳.云南白药糊治疗肛裂.中国民间疗法,2019,27(1):81]

华蟾素口服液(注射剂)

【组成】 干蟾皮等。

【制剂】 口服液:每支 10ml。注射液:每支 2ml。

【功用】 清热解毒,消肿止痛。临床上常用于恶性肿瘤。

【注意】

1. 心功能异常者慎用。

2. 应避免与兴奋心脏药物诸如氨茶碱、异丙肾上腺素等配伍。

3. 应用本品后,少数人可出现一过性头晕、心悸、厌食等症状。在静脉滴注时,可出现血管隐痛及发冷现象,一般 10～20min 后可自行消失。

【临床新用途】

1. 治疗流行性出血热 在常规综合治疗的基础上加用华蟾素注射液治疗流行性出血热患者,疗效显著。用药后可促进退热、症状改善,尿蛋白消失,效果显著优于仅用常规综合治疗的对照组。用法:华蟾素注射液 20ml,加入 10％葡萄糖注射液 500ml 中,静脉滴注,1/d,连用 5d。

2. 治疗慢性乙型肝炎 应用华蟾素注射液治疗慢性乙型肝炎患者,效果满意。用药后可以明显改善症状、体征及肝功能,HBeAg 及 HBVDNA 部分可转阴,与对照组用阿昔洛韦治疗无显著的差异。用法:取华蟾素注射液 20ml,加入 10％葡萄糖注射液 500ml 中,缓慢静脉滴注,1/d,30d 为 1 个疗程,连续用药至症状消失止。另有人用华蟾素注射液治疗慢性乙型病毒性肝炎患者 55 例,用法及疗程同上。结果:55 例中,治愈者 49 例,好转者 4 例,无效者 2 例,总有效率为 96％。疗程中未见明显的不良反应。

3. 治疗白细胞减少症 据报道,王军应用华蟾素注射液治疗白细胞减少症患者,可使白细胞明显升高,一般用药 1～2 周后开始见效。治疗方法:华蟾素注射液 20ml,加入 10％葡萄糖注射液 500ml 中,缓慢静脉滴注,1/d,30d 为 1 个疗程。作者认为,采用华蟾素注射液治疗白细胞减少症有效,可能与本品有提高机体的应激性,影响骨骼造血干细胞,改善代谢等作用有密切关系。

四 逆 散

【组成】 柴胡、白芍、枳实、甘草。

【制剂】 散剂:每包 9g。

【功用】 疏肝气,散郁热。临床上常用于四肢发凉、胃痛、腹痛等病症。

【注意】

1. 肝血虚者慎用。

2. 阳虚寒厥者忌用。

【临床新用途】

1. 治疗胆汁反流性胃炎 两组各 30 例。观察组用四逆散加味;肝胃不和者,加川楝子、郁金、旋覆花、佛手;肝胃郁热者,加黄连、竹茹、大黄;脾胃虚弱者,加党参、黄芪、白术、茯苓;痰浊中阻者,加陈皮、法半夏。与对照组均用多潘立酮每次 20mg,3/d,口服。均 4 周为 1 个疗程,停用其他相关药,禁烟酒、油腻、生冷及刺激性之药。结果:症状两组分别完全缓解 15 例,3 例;显效 8 例,5 例;有效 5 例,9 例;无效 2 例,13 例;总有效率为 93％,57％(P＜0.05);组织学炎症总有效率为 87％,37％(P＜0.05)。[曹利平.四逆散加味联合吗丁啉治疗胆汁反流性胃炎.江西中医药,2001,32(2):47]

2. 治疗胆道蛔虫合并急性胰腺炎 据报道,王贵刚应用四逆散加味治疗本病 36 例,用 6h 至 4d 后。全部获得治愈。[王贵刚.四逆散加味治疗胆道蛔虫合并急性胰腺炎 36 例.中医药学报,2001,29(5):19]

3. 治疗消化性溃疡　朱筱莲用四逆散加味治疗消化性溃疡 98 例,效果满意。郁热甚者,加栀子、牡丹皮;淤血者,加丹参、郁金;痛剧者,选加五灵脂、乳香、没药;嗳气反酸、嘈杂甚者,加法半夏、吴茱萸、陈皮、海螵蛸。30d 为 1 个疗程,疗程间隔 1 周。用 2～3 个疗程。结果:98 例中,临床治愈 54 例,好转 40 例,无效 4 例,总有效率为 96%。[朱筱莲.四逆散加味治疗消化性溃疡 98 例.广西中医药,2001,24(5):40]

4. 治疗消化道憩室　杜平山用四逆散加味治疗消化道憩室 14 例,30d 为 1 个疗程,用 1～2 个疗程后,痊愈 7 例,有效 5 例,无效 2 例,总有效率为 86%。[杜平山.四逆散加味治疗消化道憩室 14 例.时珍国医国药,2001,12(9):821]

5. 治疗溃疡性结肠炎　据报道,张炜应用四逆散加味合四君子汤治疗本病 33 例,脓血便甚者,加败酱草、赤芍;面色无华、倦怠乏力者,加黄芪、当归;舌黯苔薄者,加焦山楂、丹参、香附。症状缓解后,剂量酌减。对照组 30 例,用柳氮磺吡啶每次 1g,4/d,口服;1 个月后,剂量减半。泼尼松 30mg/d,顿服,渐减量至停用;直肠和乙状结肠病变用泼尼松龙 20mg,加生理盐水 150ml,直肠滴注,每晚 1 次。结果:两组分别近期治愈 19 例,8 例;有效 13 例,10 例;无效 1 例,12 例;总有效率为 97%,60%。观察组疗效明显优于对照组(P＜0.05)。[张炜.四君子汤合四逆散加味治疗溃疡性结肠炎:附 63 例病例报告.成都中医药大学学报,2002,25(2):8]

6. 治疗反流性食管炎　据报道,杨银良用四逆散联合小陷胸汤治疗反流性食管炎 50 例,效果显著。咽异物感甚者,加芦根、苏梗;嗳气频者,加诃子、丁香;胆汁反流性呕吐者,加金钱草、鸡内金;嘈杂者,加乌贼骨。对照组 50 例,用多潘立酮每次 20mg,硫糖铝每次 1g(睡前加服 1 次),3/d,

餐前嚼服,雷尼替丁每次 150mg,2/d,口服;均 4 周为 1 个疗程。结果:两组分别痊愈 30 例,2 例;显效 15 例,14 例;无效 5 例,15 例;总有效率为 90%,70%。观察组疗效显著优于对照组(P＜0.01)。[杨银良.四逆散联合小陷胸汤治疗反流性食管炎 50 例:附西药治疗 50 例对照.浙江中医杂志,2003,38(5):189]

7. 治疗尿道综合征　用加味四逆散,腰酸胀痛者加生麻黄;头昏乏力者加黄芪。儿童剂量酌减。每日 1 剂水煎服。结果:43 例中,痊愈 34 例,好转 8 例,无效 1 例,总有效率为 97.7%。[陈锡林.加味四逆散治疗尿道综合征 43 例.湖北中医杂志,2004,26(10):40]

8. 治疗功能性消化不良　观察组 76 例,用加味四逆散;对照组 60 例,用多潘立酮每次 10mg,谷维素每次 20mg,3/d,口服。均 7d 为 1 个疗程。用 2～3 个疗程,结果:两组分别痊愈 21 例,8 例;显效 32 例,16 例;有效 15 例,20 例;无效 8 例,16 例;总有效率为 89.5%,73.3%(P＜0.05)。[舒盛贤.加味四逆散治疗功能性消化不良临床观察.湖北中医学院学报,2007,9(3):59]

9. 治疗乙肝病毒携带者　用四逆散化裁(含柴胡)12g,枳实 5g,白芍、党参各 20g,白花蛇舌草 30g,甘草 6g,丹参 25g。无症状型加贯众、土茯苓、赤茯苓各 15g,败酱草、鸡血藤、金银花各 20g。儿童剂量酌减。每日 1 剂,水煎服。结果:128 例中 HBsAg,HBeAg,抗-HBe 分别转阴 61 例,72 例,38 例;抗-HBs 阳性 79 例,抗-HBe 阳性 87 例。[魏广社.四逆散化裁治疗乙型肝炎病毒携带者 128 例.河南中医,2008,28(7):24]

10. 治疗肾结石　用四逆散加味方,气虚者加黄芪、党参;血虚者,加当归、川芎;肾阴不足合五子衍宗丸;肾气虚寒、水气不化者加附子、生薏苡仁;痛甚加酒大黄、延胡索;每日 1 剂,水煎服。用 7～14d,结果:135

例中治愈 81 例,有效 40 例,无效 14 例。[周嵘.四逆散加味方治疗肾结石 135 例.光明中医,2009,24(1):59]

11. 治疗胆石症 用四逆散加味[含海金沙(包)30g,金钱草 30~50g,茯苓 20g,白芍 18g,枳壳、柴胡、郁金、王不留行、延胡索、滑石各 15g,木香、鸡内金(研末,分冲)、炙甘草各 10g]。随症加减。每日 1 剂,水煎分 3 次服(呕甚频服);15d 为 1 个疗程。用 2~6 个疗程,结果:62 例中,治愈 29 例,显效 17 例,有效 6 例,无效 10 例。[褚万峰.加味四逆散治疗胆石症 62 例疗效观察.山西中医,2009,25(4):9]

12. 治疗急性乳腺炎 据报道,有人应用四逆散治疗急性乳腺炎患者 39 例,用药 2~4d 治愈者 30 例,3~6d 治愈者 9 例。用法:内服四逆散,每次 9g,2/d,温开水送服。

13. 治疗肠易激综合征 两组各 30 例。观察组予四逆散合六神散(柴胡 12g,白芍、枳实、生白术、党参、茯苓、山药各 15g,炙甘草 6g,白扁豆 30g,生姜 2 片,大枣 5 个)。每日 1 剂。对照组予匹维溴铵片治疗,每次 1 片(50mg),每日 3 次。两组疗程均 4 周。结果:两组分别治愈 4 例和 2 例,显效 11 例和 14 例,有效 12 例和 6 例,无效 3 例和 8 例,总有效率为 90.0%、73.3%。两组比较有显著性差异($P<0.05$)。[王微.四逆散合六神散治疗肝气乘脾型腹泻型肠易激综合征 30 例观察.浙江中医杂志,2019,54(1):33]

地奥心血康胶囊

【组成】 黄山药总皂苷。

【制剂】 胶囊:每粒胶囊 0.1g。

【功用】 活血化瘀,宣痹通阳,芳香温通,补益调节。临床上常用于防治冠心病心绞痛,心律失常等病症。

【注意】 服药初期可有口干,胃肠道不适,头晕等症状,随服药时间的延长,上述症状可自行消失,无须停药。

【临床新用途】

1. 治疗消化性溃疡 据报道,朱琼祥等应用地奥心血康胶囊治疗消化性溃疡患者 30 例,并与西咪替丁治疗的 30 例作对照。结果:地奥心血康组和西咪替丁组溃疡愈合率分别为 80%、83%($P>0.05$),疼痛缓解率也无明显差异($P>0.05$)。

2. 治疗梅尼埃病 有人应用地奥心血康治疗梅尼埃病患者 34 例,并与对照组 28 例进行对照。结果:两组的有效率分别为 94% 和 82%($P>0.05$),而地奥心血康的起效时间和治愈病例的症状消失时间均较对照组为早。用法:观察组口服地奥心血康每次 200mg,3/d;对照组口服氟桂利嗪每次 5mg,2/d,烟酸每次 100mg,3/d,两组疗程均为 7d。

3. 治疗肾病综合征 在常规泼尼松治疗的基础上,加服地奥心血康每次 100mg,3/d,连续用药 6 个月,治疗肾病综合征患者 28 例,并与常规疗法 28 例进行对照。结果:观察组有效率为 97%,而对照组仅为 79%。两组差异有显著性($P<0.05$)。

4. 治疗高脂血症 地奥心血康对于降脂具有显著效果,同时,可明显改变血液流变学,降低血黏度和纤维蛋白原。210 例患者均按 WHO 高脂血症标准确诊,随机分为两组。观察组 110 例,口服地奥心血康每次 200mg,3/d;对照组 100 例,口服心脑舒通每次 30mg,3/d,共治疗 8 周。疗效:观察组血浆胆固醇、血黏度、载脂蛋白 B-100 下降,载脂蛋白 A-1/载脂蛋白 B-100 比值上升。

5. 治疗难治性肺结核 有人将 51 例难治性肺结核患者随机分为两组,对照组 25 例单纯使用四联抗结核(链霉素、异烟肼、利福平、氨基水杨酸钠),强化治疗 2 个月,巩固治疗 10 个月;观察组 26 例,在对照治疗的基础上加服地奥心血康每次 200mg,3/d,2 个月后减为每次 100mg,3/d。结果:

观察组 26 例中,有效者 22 例,无效者 4 例,有效率为 85%;对照组 25 例中,有效者 14 例,无效者 11 例,有效率为 56%。观察组优于对照组($P<0.05$)。观察组的临床症状改善,病灶吸收好转均较对照组快,咯血的发生率也低。

6. 治疗糖尿病合并冠心病 将 52 例非胰岛素依赖型糖尿病并发冠心病患者随机分为两组。其中观察组 26 例,使用 WFB-ⅡB 增强型四肢序贯式正压体外反搏器,每日反搏 1 次,每次 1h,同时加服地奥心血康每次 100mg,3/d。对照组 26 例,服硝酸异山梨酯每次 10mg,3/d,心绞痛发作时舌下含化,15d 为 1 个疗程。用药 2 个疗程后,观察效果。疗效:观察组 26 例中,显效者 21 例,有效者 4 例,无效者 1 例,总有效率为 96%。对照组 26 例,显效者 9 例,有效者 12 例,无效者 5 例,总有效率为 82%。两组疗效相比差异有显著性($P<0.05$)。

7. 治疗偏头痛 采用地奥心血康治疗偏头痛患者,效果显著。用法:口服地奥心血康,每次 200～300mg,3/d,连用 1～3 个月,以偏头痛发作频数和头痛单位指数作为观察指标。结果:发现治疗后头痛单位指数明显降低($P<0.01$),发作频数明显减少,完全控制发作率为 71%。

8. 治疗药物致心电图异常 地奥心血康是从我国特有的药用植物中提取的甾体总皂苷精制而成[王淑梅,李和敏,张国琪.地奥心血康的临床新用途.中国医院药学杂志,1999,19(8):482]。王同利报道以地奥心血康治疗抗精神病药所致心电图异常 103 例,亦获满意效果。方法:在常规抗精神病药剂量不变的情况下,加服地奥心血康每次 200mg,3/d,7d 为 1 个疗程。3 个疗程后,83% 的异常心电图获得明显改善。其改善率与抗精神病药种类、剂量及用药时间无显著关系。

9. 对冠心病患者脂质过氧化及内皮功能的影响 观察组 40 例,用地奥心血康软胶囊(含黄山药、穿龙薯蓣)。每粒 0.35g,含甾体总皂苷 100mg。成都地奥制药集团有限公司提供)2 粒,3/d,口服。与对照组 60 例,均用肠溶阿司匹林、单硝酸异山梨酯、美托洛尔、阿托伐他汀、依那普利等;行经皮冠状动脉介入治疗。结果:用药 4 周,8 周,12 周,血清超氧化物歧化酶(SOD)、丙二醛(MDA)、内皮素(ET)、一氧化碳(NO)两组治疗前后自身及同时间点治疗后组间比较差异均有统计学意义($P<0.05$)。[王正龙.地奥心血康软胶囊对冠心病患者脂质过氧化及内皮功能的影响.中国中西医结合杂志,2012,32(6):782]

速效救心丸

【组成】 川芎、冰片等。

【制剂】 滴丸:每瓶 40 粒。

【功用】 增加冠脉血流量,缓解心绞痛。临床上主要用于冠心病、心绞痛、心肌梗死等。

【注意】

1. 过敏体质应慎重使用。

2. 新适应证应遵医嘱服用。

【临床新用途】

1. 治疗癌症疼痛 据报道,李建新应用速效救心丸合三七粉治疗癌症疼痛患者,亦获满意止痛效果。用法:对 35 例住院癌痛患者(其中中度痛 20 例,重度痛 15 例),给予中度痛含服速效救心丸每次 10 粒,重度痛含服每次 15 粒,均冲服三七粉每次 1g,3/d,3d 后每日服 1 次,共 7d。结果:35 例中,显效者 21 例,有效者 11 例,无效者 3 例,总有效率为 91%。

2. 治疗头痛 据报道,张洪俊对 38 例血管性头痛患者,于头痛发作时,给予速效救心丸 6 粒舌下含服,如用药 5min 无效者,再口服 6 粒,痛止后继用 1 周,口服每次 3 粒,3/d。结果:38 例中,显效者 21 例,有效者 12 例),总有效率为 87%。

3. 治疗三叉神经痛 李贯彻应用速效救心丸治疗三叉神经痛患者 46 例,效果显著。用法:均在发病时口服速效救心丸,每次 15 粒,3/d,10d 为 1 个疗程,连续治疗 2 个疗程。

4. 治疗偏头痛 运用速效救心丸治疗符合 ROSE 诊断标准的偏头痛患者,含服速效救心丸每次 10 粒,3/d,30d 为 1 个疗程。所有患者治疗前均采血检查血小板聚集性(PAP)和脑血流图。结果:42 例中,偏头痛症状消失治愈者 28 例,疼痛减轻好转者 12 例,总有效率为 95%。同时,治疗后脑血流图异常率降低,对聚集的血小板有解聚作用。

5. 治疗急性腹痛 急性腹痛患者发作时,舌下含服速效救心丸每次 4～6 粒,必要时可补加 4～6 粒,亦可缓解后服每次 4～6 粒,3/d,用药 10～30min 即可迅速发挥作用。治疗急性腹痛患者 20 例,显效者 12 例,有效者 8 例,总有效率为 100%。

6. 降低门静脉压 观察前 15min 测量门静脉内径和门静脉血流速度,然后含服本药 15 粒,30min 后复测,结果具有明显的降低门静脉压作用。

7. 缓解支气管哮喘 支气管哮喘急性发作者给予速效救心丸 2～10 粒。60 例中,5～15min 后显效者 51 例,总有效率为 95%。年龄愈小并发症愈少,显效时间愈快。

8. 治疗痛经 观察组 102 例。用速效救心丸(含川芎、冰片等)每丸 6 粒,3/d,含化。并取穴:中极。用多克自热炎痛贴(重庆华伦医疗器械有限公司提供)贴敷穴位,每日换药 1 次。对照组 48 例,用布洛芬每次 1 粒(300mg),2/d,口服。均用至月经干净为止。2 个月经周期为 1 个疗程。结果:两组分别治愈 40 例(为观察组);显效 34 例,3 例;有效 18 例,39 例;无效 10 例,6 例。

见不良反应分别 1 例,19 例。[夏立强.速效救心丸配合多克自热炎痛贴治疗原发性痛经 102 例.四川中医,2007,25(3):76]

9. 治疗冠心病心绞痛 两组均为 75 例。均进行吸氧及其他对症治疗。对照组给予硝酸甘油片治疗。每次 0.5mg,含服。观察组给予速效救心丸治疗,含服,每次 10 粒。结果:两组分别显效 36 例和 26 例,有效 35 例和 36 例,无效 4 例和 13 例,总有效率为 94.67%、82.67%。观察组疗效明显优于对照组($P<0.05$)。[韦延军.速效救心丸与硝酸甘油在冠心病心绞痛急救治疗中的效果对比和不良反应分析.中国民间疗法,2020,28(5):78-79]

伤湿止痛膏

【组成】 生草乌、生川乌、乳香、没药、生马钱子、丁香、肉桂、荆芥、防风、老鹳草、香加皮、积雪草、骨碎补、白芷、山柰、干姜、水杨酸甲酯、薄荷脑、冰片、樟脑、颠茄流浸膏、芸香浸膏。

【制剂】 制成橡皮硬膏。每袋 4 张。

【注意】

1. 对于橡皮膏过敏者忌用。

2. 皮肤糜烂有渗液及外伤合并化脓者,不宜贴用。

【临床新用途】

1. 治疗小儿肌内注射后硬结 孙艳应用伤湿止痛膏治疗 20 例 26 个肌内注射后硬结患儿,收到良好效果。方法:取伤湿止痛膏 1/2 帖,分 3 排剪出 9 个小孔,中间的一个孔略大(10mm×10mm)为暴露注射的针孔,其他 8 个孔较小(5mm×5mm)为透气用。将剪好的伤湿止痛膏覆盖在硬结上,贴药面积大于硬结面积,24h 更换 1 次,直到硬结消散为止。贴药期间洗澡、运动等不受限制。对于小儿皮肤过敏者宜慎用。结果:26 个硬结中,最大者为 14mm×20mm,最小者为 5mm×10mm,形成时间最短者 1d,最长者为 10d。26 个硬结,治愈者 24 个,缩小硬结 2 个。治疗时间最短者贴药 1 次有效,最长者贴药 10 次有效。作者认为,贴药次数与硬结的大小形成,时间长短有密切关系,但只要坚持治疗,一般硬结能被治愈。该法使用简便,见效快,止痛作用好。[孙艳.伤湿止痛膏治疗小儿肌内注射后硬结.中国医院药学杂志,2000,20(3):179]

2. 治疗神经性皮炎 有人用伤湿止痛膏治疗神经性皮炎患者 19 例,全部获得治愈。观察约 5 个月未见复发。用法:以温水洗净患处,拭干,即可贴上伤湿止痛膏并用手掌把膏药抹平,使其贴好,3～4d 换药 1 次,10～20d 即可痊愈。

3. 治疗毛细支气管炎 据报道,陈建聪应用伤湿止痛膏治疗毛细支气管炎患者 40 例,效果满意。方法:对照组以静脉滴注氨茶碱(1～2mg/kg)及氢化可的松(4～8mg/kg),口服吗啉胍、止咳药等。观察组在对照组基础上加用伤湿止痛膏一贴敷贴在双侧肺俞穴。1/d,每次贴 12h,3 次为 1个疗程。两组病例均给予青霉素 5 万～10万 U/(kg·d),分 2～4 次肌内注射。有心力衰竭者给强心剂,呼吸困难者吸氧,发热者给予退热处理。结果:观察组 40 例,显效25 例,有效 12 例,无效 3 例,总有效率为92%;对照组 25 例,显效 12 例,有效 5 例,无效 8 例,总有效率为 68%。观察组总有效率高于对照组,具有显著性差异(P＜0.01)。

4. 治疗慢性咽炎 有人用伤湿止痛膏治疗慢性咽炎患者,疗效显著。方法:先用温水洗净颈前皮肤,后将伤湿止痛膏贴在天突穴,隔日换药 1 次,共贴 3 次,如局部有刺痒感,皮肤发红,可停用半天;如对橡皮膏过敏,皮肤糜烂有渗液化脓者,则不宜贴用。结果:用伤湿止痛膏治疗慢性咽炎 100 例(其中病程最短者 3 个月,最长者 8 年,大多

咽部干或痛,有异物感及不适感,63 例咽后壁明显充血,27 例两侧咽部充血,17 例腭垂充血,50 例咽后壁淋巴滤泡增生),咽部充血减轻,症状消失 74 例,症状好转 10 例,咽部无变化 10 例,总有效率为 90%。(陈奇.中成药名方药理与临床.北京:人民卫生出版社,1998;1049)

5. 治疗冻疮 取伤湿止痛膏 1 帖,将患处用温水洗净贴上即可,48h 为 1 个疗程。一般 1～3 个疗程治愈。成人 24h(小儿 12h)换药 1 次。

6. 治疗头痛 方法:将伤湿止痛膏剪成小块,贴于头部两侧的太阳穴上,头痛可止;或将伤湿止痛膏敷贴于患侧太阳穴,用于治疗偏头痛,一般 10～20min 疼痛停止。

清 开 灵

【组成】 牛黄、水牛角、珍珠母、黄芩、金银花、栀子、板蓝根等。

【制剂】 静脉注射液:2ml,5ml,10ml。口服液:10ml。

【功用】 清热解毒,化痰通络,醒神开窍。用于治疗热病神昏,中风偏瘫,神志不清等疾病。

【注意】

1. 虚寒证慎用。

2. 本品如产生沉淀或浑浊时不得使用。

【临床新用途】

1. 抢救大剂量镇静催眠药中毒 用清开灵 20ml,加 5% 葡萄糖注射液 500ml,静脉滴注,2～4/d。配合洗胃、导泻及补液等。结果:用清开灵注射液为主抢救大剂量镇静催眠药中毒 49 例,治愈 43 例,好转 5 例,未愈 1 例,总有效率为 98%。[董永军.清开灵注射液为主抢救大剂量镇静催眠药中毒 49例.天津中医,2000,17(6):8]

2. 治疗原发性肝癌介入后综合征 观察组和对照组各 23 例,常规经肝动脉灌注

化疗栓塞。观察组用清开灵注射液 40ml，加 5％葡萄糖注射液 250ml，用 7d；对照组常规用抗生素，用 3d。均静脉滴注。1/d。结果：肝功能，不良反应（发热、腹痛、恶心呕吐、便秘）程度及持续日数两组比较均有显著性差异（$P<0.01$，$P<0.05$）。[罗海英.清开灵注射液治疗原发性肝癌介入后综合征.广州中医药大学学报，2001，18（2）：130]

3. 治疗病毒性皮肤病　用清开灵口服液（含珍珠母、栀子、水牛角、板蓝根、金银花、黄芩苷、胆酸、猪去氧胆酸），成人、儿童、体温＞39℃ 分别 20ml，10ml，30ml；2/d，2/d，3/d，口服。水痘皮损瘙痒甚者用庆大霉素 8 万 U，加炉甘石洗剂 100ml，外涂患处。单纯疱疹、风疹、麻疹、水痘、手足口病、多形性病毒疹用 1 周，带状疱疹、玫瑰糠疹用 2 周。结果：171 例，痊愈 150 例，有效 19 例，无效 2 例，总有效率为 99％。[张平川.清开灵口服液治疗病毒性皮肤病 171 例.北京中医药大学学报，2002，25（6）：76]

4. 治疗出血性中风急性期　观察组 64 例与对照组 58 例，均用清开灵注射液 40ml，胰岛素 8～12U（用 7d 后，中性治疗 1 周），加生理盐水（或 5％葡萄糖注射液）500ml，1/d；20％甘露醇注射液 250ml，8h 1 次，5d 后，改 12h 1 次，用 2d；静脉滴注。控制血压，降颅内压。同时，观察组患者，在发病 6h 后，用川芎嗪 200～300mg，加 5％葡萄糖注射液（或生理盐水）250ml，静脉滴注，1/d，用 14d。结果：两组分别显效（症状缓解、肌力提高 2 级；头颅 CT 示血肿及周围水肿明显吸收）31 例，18 例；有效 28 例，24 例；无效 5 例，16 例；总有效率为 91％，72％（$P<0.05$）。[李瑞洲.川芎嗪合清开灵治疗出血性中风急性期临床观察.天津中医学院学报，2003，22（2）：43]

5. 治疗脑梗死急性期　两组各 30 例，均用血塞通（含三七总皂苷）400mg；观察组并用清开灵（含胆酸、脱氧胆酸、水牛角、黄芩、金银花、栀子、板蓝根、珍珠层粉等）40ml；均加 5％～10％葡萄糖注射液（或生理盐水）500ml，静脉滴注，1/d。均降血压、降血糖、降颅压、抗感染，均 15d 为 1 个疗程。用 1～2 个疗程，结果：两组分别基本痊愈 2 例（为观察组）；显著进步 18 例，8 例；进步 7 例，13 例；无变化 3 例，9 例；总有效率为 90％，70％（$P<0.05$）。[杨慰.血塞通合清开灵注射液治疗脑梗塞急性期临床观察.中医药学刊，2006，24（10）：1849]

6. 治疗儿童病毒性脑炎　观察组 86 例，用清开灵（含胆酸、珍珠母、栀子等，北京中医药大学实验药厂生产）10～30ml，加 10％葡萄糖注射液 250ml，静脉滴注，1/d；用 3～10d；与对照组 88 例，均于降温后用干扰素 10 万 U/kg，1/d，肌内注射：每日最大量＜100 万 U。均退热、止惊、降颅压、维持水电解质平衡；支持疗法。结果：两组分别显效（用 1～3d，意识转清，头痛、呕吐、抽搐消失；体温≤38℃）66 例，46 例（$P<0.005$）；有效 16 例，34 例；无效 4 例，8 例。见不良反应分别 14 例，22 例。[杜光瑜.清开灵联合干扰素治疗儿童病毒性脑炎临床观察.上海中医药杂志，2007，41（3）：30]

7. 治疗带状疱疹　两组各 62 例。观察组用清开灵注射液 30ml，加生理盐水 250ml，静脉滴注，1/d。用苦参、黄柏、蒲公英、土茯苓、煅牡蛎各 30g，苍术 20g，冰片 5g。每日 1 剂，水煎，取滤液，加冰片，外洗患处，每次 20～25min，2/d。对照组用阿昔洛韦注射液（或利巴韦林注射液）500mg，加生理盐水 250ml，静脉滴注，2/d；地塞米松注射液 10mg，静脉注射，用 3～7d；维生素 B_1 100mg，维生素 B_{12} 250μg，1/d，肌内注射，西咪替丁每次 0.2g，口服，3/d；阿昔洛韦软膏外涂患处。均酌情用消炎镇痛药。均 5d 为 1 个疗程。结果：两组分别痊愈 52 例，41 例，见后遗症分别为 3 例，11 例。[苏文桂.清开灵注射液加中药外洗治疗带状疱

疹疗效观察.现代中西医结合杂志,2008,17(21):3358]

8. 治疗血栓性浅静脉炎并发丹毒　观察组 40 例,用清开灵注射液(含牛黄、水牛角、黄芩、金银花、栀子、板蓝根、珍珠粉等)30ml,对照组 40 例,用青霉素钠针剂 640 万U;分别加生理盐水 250ml,静脉滴注,1/d。用 2 周,结果:两组分别显效(主症、体征及相关检验指标明显改善)32 例,11 例;有效7 例,24 例;无效 1 例,5 例。患膜红肿及疼痛评分、C 反应蛋白、血浆纤维蛋白原治疗后两组比较差异均有统计学意义(P<0.001)。[王义成.清开灵注射液治疗血栓性浅静脉炎并发丹毒 40 例.中国中西医结合外科杂志,2009,15(1):47]

9. 治疗急性再生障碍性贫血　观察组30 例,用清开灵注射液(含牛黄、水牛角、黄芩、金银花、栀子、郁金等)10~20ml,静脉滴注,1/d;15d 为 1 个疗程,疗程间隔 15d。间隔期间用清开灵颗粒(均河北神威药业有限公司提供)1.5g,2/d,口服。与对照组 29例,均用康力龙 2~4mg,3/d;环孢素3mg/kg,口服。均感染发热用抗生素;Hb<50g/L 酌情输浓缩红细胞;出血倾向明显,PLT<20×10⁹/L 酌情输血小板。均30d 为 1 个疗程。用 6 个疗程,结果:两组分别治愈 8 例,4 例;缓解 5 例,2 例;明显进步 9 例,8 例;无效 6 例,9 例;死亡 2 例,6例。[刘素平.清开灵注射液治疗急性再生障碍性贫血疗效观察.中国中医急症,2009,18(9):1446]

10. 治疗睑缘炎　用法:清开灵雾化,1/d,每次 15min,10 次为 1 个疗程。局部0.25%氯霉素眼药水滴眼,4/d。清开灵注射液 10ml,配蒸馏水 100ml,医用超声雾化器 JWC-2 型。将以上药物放入药杯内,很快水溶性药物发生振荡分裂,形成雾状分子。药物不断循环并不断均匀喷出,治疗时睁眼、闭眼随意,药物沾着传输管可直接接触患眼。治疗 4 周为限,可使眼睑缘充血、溃烂、刺痒、灼痛症状消失。作者认为,清开灵具有清热、燥湿、祛风作用,总有效率为 97%。

龙胆泻肝丸(片、口服液)

【组成】　龙胆草、黄芩、栀子、泽泻、车前子、木通、当归、生地黄、柴胡、生甘草。

【制剂】　水泛丸:每袋 12g,约 500 粒;蜜丸:每丸 6g。片剂:每片 0.4g,相当于原方生药 2g。口服液:每支 10ml。

【功用】　清肝胆,利湿热。临床上常用于肝胆湿热,头晕目赤,胁痛口苦,尿赤涩痛,湿热带下等病症。

【注意】

1. 孕妇慎用。

2. 服药期间,忌食辛辣之物。

【临床新用途】

1. 治疗阳痿　据报道,傅陆用龙胆泻肝汤加减治疗阳痿 86 例,效果满意。便秘者,去当归,加大黄;小便不利者,加瞿麦、萹蓄;皮肤发黄、瘙痒者,加土茵陈、苦参、土茯苓。结果:治愈 12 例,显效 36 例,有效 22例,无效 16 例,总有效率为 81%。[傅陆.龙胆泻肝汤加减治疗阳萎 86 例.国医论坛,2003,18(1):27]

2. 治疗暴发性聋　内服龙胆泻肝汤,耳痛者,龙胆草、郁金增量;耳鸣者,泽泻、车前子、木通增量。并用川芎嗪 80~120mg,加 5%葡萄糖注射液,静脉滴注,1/d。配合低分子右旋糖酐、三磷腺苷、辅酶 A 及 B 族维生素,10d 为 1 个疗程。用上药治疗暴发性耳聋 60 例 68 只耳,结果:痊愈 24 耳,显效 13 耳,有效 19 耳,总有效率为 82%;耳鸣消失 30 耳,减轻 33 耳,总有效率为 93%[方永山.龙胆泻肝汤并用川芎嗪治疗暴发性耳聋 60 例.实用中医内科杂志,2003,17(2):101]。另有人用龙胆泻肝汤加减治疗突发性耳聋患者,亦获显著效果。方法:观察组

30例,用本方加减,每日1剂,水煎分3次服。并用降压药。停用他药。对照组20例,用罂粟碱60mg,三磷腺苷40mg,辅酶A100U;分别加5%葡萄糖注射液250ml,静脉滴注,1/d。阿昔洛韦200mg,4h1次,口服,维生素B_1 100mg,维生素B_{12} 500µg,1/d,肌内注射。病程<3d,加地塞米松20mg,静脉滴注,1/d,每3天减量5mg。均7d为1个疗程。用2个疗程,结果:两组分别痊愈15例,5例($P<0.05$);显效8例,6例;有效5例,7例;无效各2例;总有效率为93.3%,90%。[周杰.龙胆泻肝汤加减治疗突发性耳聋30例临床观察.长春中医药大学学报,2009,25(1):120]

3. 治疗带状疱疹 用龙胆泻肝汤加减,气滞者,加延胡索、川楝子;血瘀者,加丹参、桃仁;血热者,加牡丹皮、赤芍;便秘者,加生大黄;痛甚者,加全蝎、蜈蚣。每日1剂,水煎分3次服。停用西药。结果:25例中,用药6~20d,治愈22例,好转3例,总有效率为100%。[黄振梅.龙胆泻肝汤合二妙散加减治疗带状疱疹.中国乡村医药,2004,11(12):54,67]

4. 治疗类风湿关节炎 用龙胆泻肝汤加减,寒盛者,加麻黄、川乌;热盛者,加石膏、知母;湿盛者,加蚕沙、地肤子;筋脉拘急日久者,加海风藤;瘀血甚者,加乳香、没药、三七粉;气血不足、肝肾阴亏者,加黄芪、党参、枸杞子、杜仲、黄精;脾虚者,加砂仁、鸡内金。每日1剂,水煎服。30d为1个疗程。原用激素者渐减量至停用。停用他药。结果:62例中,显效45例,有效10例,无效7例。[何维英.龙胆泻肝汤治疗类风湿关节炎62例临床报告.中医正骨,2005,17(4):49]

5. 治疗复发性生殖器疱疹 采用龙胆泻肝汤加减,每日1剂,水煎服。并用高锰酸钾液洗外阴;用敛疮止痛生肌散外涂疮面;继用聚肌苷酸-聚胞苷酸1支,湿敷患

处,乳胶套固定。6h换药1次,2/d。用4~16d,结果:31例中,治愈者19例,显效者12例,总有效率为100%。[曲卫毅.综合治疗复发性生殖器疱疹31例.中医外伤杂志,2005,14(6):33]

6. 治疗多形红斑 据报道,刘慧文用龙胆泻肝汤加减,每日1剂,分2~3次服。5d为1个疗程,用1~2个疗程,结果:36例中,治愈者29例,好转者7例。[刘慧文.龙胆泻肝汤加减治疗多形红斑36例.山东中医杂志,2006,25(10):680]

7. 治疗扁平疣 用龙胆泻肝汤,肝气郁结型者,柴胡、栀子增量,加郁金;痰热壅盛型者,加昆布、海藻;热甚者,加大青叶、菊花;血瘀者,加丹参、赤芍、三棱、莪术等;肝阳上亢者,加牡蛎、磁石、珍珠母等。每日1剂,水煎服。结果:72例中,治愈68例,好转、未愈合2例,总有效率为97.2%。[杨光宏.龙胆泻肝汤治疗扁平疣72例疗效观察.云南中医中药杂志,2007,28(1):21]

8. 治疗贝赫切特综合征 用龙胆泻肝汤随症加减,每日1剂,水煎服。眼前部葡萄膜炎用阿托品眼液散瞳;0.1%地塞米松眼液滴眼;必要时用地塞米松2.5ml,结膜下注射。视网膜血管炎症甚用泼尼龙0.5ml,球旁注射。病情反复发作可用糖皮质激素、免疫抑制药。结果:32例中,治愈12例,有效18例,无效2例。[于文洲.龙胆泻肝汤治疗白塞病32例.山东中医杂志,2007,26(10):681]

9. 治疗急性附睾炎 观察组56例,用龙胆泻肝汤加减,每日1剂,水煎取液,药温后外洗患处,每次20min,2/d。与对照组40例,均用2%聚维酮碘溶液消毒患侧阴囊及腹股沟处皮肤,用2%利多卡因针5ml,阿卡星针剂0.2g;地塞米松针剂5mg,行患侧精索鞘膜内封闭,<24h禁洗浴、房事及体力活动。每周2次。均卧床,抬高阴囊。用14d,结果:两组分别治愈45例,22例;好转

7 例,11 例;无效 4 例,7 例;总有效率为 92.9%,82.5%。[郑武.中药外洗结合精索封闭治疗急性附睾炎 56 例疗效观察.中国中医药科技,2008,15(5):封 3]

10. 治疗结核病湿热内蕴型盗汗 两组各 63 例。观察组用龙胆泻肝汤加减,湿重热轻去栀子、生地黄,加苍术、薏苡仁、茯苓等;悬饮去生地黄、木通,酌加桂枝、炒白芍等。每日 1 剂,水煎服。与对照组 63 例,均常规西药抗结核治疗。用 14d,结果:两组分别治愈 46 例,31 例;好转 15 例,21 例;无效 2 例,11 例;总有效率为 96.83%,82.54%(P<0.05)。[尹良胜.龙胆泻肝汤治疗结核病湿热内蕴型盗汗的临床观察.上海中医药杂志,2012,46(4):45]

11. 治疗急性湿疹 观察组 80 例,用龙胆泻肝汤加味[含龙胆、黄芩、黄参、滑石(包)各 10g,栀子、当归、泽泻各 9g,柴胡 5g,白鲜皮、生地黄各 30g,通草、甘草各 6g,车前子 15g,地肤子 20g],每日 1 剂,水煎餐后服。对照组 40 例,用氯雷他定分散片。两组均用炉甘石洗剂,外用。均 7d 为 1 个疗程。用 1～2 个疗程,结果:两组分别治愈 13 例,2 例;显效 23 例,7 例;有效 37 例,22 例;无效 7 例,9 例;总有效率为 91.25%,77.50%(P<0.05)。[罗继红.龙胆泻肝汤合六一散治疗急性湿疹疗效观察.辽宁中医药大学学报,2013,15(3):116-117]

12. 治疗高血压 两组各 30 例。对照组采用硝苯地平缓释片治疗。每次 20mg,口服,2/d。血压如控制不佳者,可根据具体情况联合使用钙离子拮抗药及利尿药等。观察组在对照组的治疗的基础上加用龙胆泻肝汤加减治疗。处方:龙胆草 6g,黄芩、炒栀子、泽泻、木通、当归各 9g,生地黄、柴胡各 15g;甘草 6g。水煎 400ml,分早晚温服,每日 1 剂。2 组均治疗 1 个月。结果:两组分别显效 27 例和 23 例,有效 2 例和 4 例,无效 1 例和 3 例,总有效率为 96.67%、

90.0%[李保平.龙胆泻肝汤加减联合硝苯地平缓释片治疗肝火上炎型高血压病 30 例.湖南中医杂志,2020,36(10):28-31]

新 癀 片

【组成】 三七、牛黄、九节茶等。

【制剂】 片剂:每片 0.32g。

【功用】 清热解毒、散瘀消肿。

【临床新用途】

1. 治疗酒渣鼻 观察组 40 例,给予新癀片每次 4 片,3/d,饭后服用;每晚睡前将新癀片用凉开水调成糊状,敷于病变处。对照组 31 例,用甲硝唑每次 0.2g,3/d,饭后服用;炎症较重者,加服四环素每次 0.25g,4/d;症状缓解后减量;另用复方硫黄洗剂加入 2%甲硝唑外搽,2/d。15d 为 1 个疗程,停药 3d 后开始下一个疗程,治疗 2～3 个疗程。治疗期间停用其他治疗方法。禁用化妆品,并戒烟、酒,忌辛辣油腻食物。疗效:两组分别痊愈 14 例,4 例;显效 16 例,6 例;有效 7 例,13 例;无效 3 例,8 例;总有效率为 93%,74%。两组总有效率比较,有统计学差异(P<0.05)。中医学认为酒渣鼻初起多由肺胃郁热上熏所致,久则热伤津血,淤血阻络。治疗以清热泻火,化瘀散结为基本原则。新癀片能清热化瘀,消肿散结,故临床疗效较好。此外,新癀片对胃肠道影响较小,对需较长时间服药者尤为适宜,值得临床推广。[何斌,张高东.新癀片治疗酒渣鼻临床疗效观察.重庆医学,2002,31(4):279]

2. 用于鼻腔手术后止痛 所有患者均由同一术者行功能性鼻内镜手术,术后采用凡士林纱条填塞鼻腔。观察组 30 例,于手术后 4h 开始口服新癀片,每次 3 片,3/d。对照组 30 例,手术后 4h 肌内注射布桂嗪(强痛定)0.1g,当晚及次日晚分别重复注射 1 次。结果:观察组用药前疼痛强度为 7.4±1.5cm,用药后为 3.4±0.9cm;鼻腔

肿胀 16 例,眼睑淤血、肿胀 4 例。对照组用药前疼痛强度为 7.4±1.4cm,用药后为 3.4±1.2cm;鼻腔肿胀 24 例,眼睑淤血、肿胀 12 例。两组术后疼痛减轻程度的差异无统计学意义($P>0.05$),两组眼睑淤血、肿胀的发生率差异有统计学意义($P<0.01$)。作者认为,鼻腔手术后,由于组织损伤以及术后鼻腔填塞对组织的压迫及炎症刺激产生过敏反应,引起一系列炎症介质释放;局部微循环障碍导致局部瘀血、肿胀,加重疼痛。新癀片具有清热、镇痛、消肿、散瘀的作用,同时能促进血液循环,达到止痛目的。新癀片应用于鼻腔手术后止痛,给药途径方便、安全、有效,值得临床推广应用。[李云秋,冯晓辉.新癀片应用于鼻腔手术后止痛30 例临床观察.中国中西医结合杂志,2003,23(7):545]

3. 治疗肋软骨炎 用新癀片(含三七、九节茶、牛黄、珍珠层粉等)4～6 片,研末,加入陈醋适量,调敷患处,24h 换药 1 次;皮肤不适换药次间隔 2d。用 2～4 次,结果:46 例中,痊愈 20 例,显效 15 例,有效 10 例,无效 1 例,总有效率为 97.8%。[田俊.新癀片外敷治疗肋软骨炎 46.中国民族民间医药,2008,19(9):63]

4. 治疗痛风性关节炎 两组各 43 例,观察组用新癀片 3 片,3/d,口服;再用 4 片,捣碎,加醋调匀,外敷患处,1/d。对照组用双氯芬酸缓释片 75mg,2/d,口服。两组均用别嘌醇片 0.1g,每天顿服。均 15～30d 为 1 个疗程。用 1 个疗程,结果:两组分别治愈 26 例,24 例;好转 12 例,15 例;无效 5 例,4 例。[张涛.中西医结合治疗痛风性关节炎.浙江中西医结合杂志,2009,19(7):423]

5. 用于干扰素所致发热 两组各 30 例,患者均为慢性乙肝患者。观察组用新癀片(含九节茶、三七、人工牛黄、肖梵天花、珍珠层粉、水牛角浓缩粉、吲哚美辛等)。厦门中药厂生产)2 片,每天 3 次餐后服。对照组发热时用物理降温。两组均用 α-2b 干扰素(凯因益生)500 万 U,皮下注射。用 6d,结果:发热两组分别 13 例,30 例。退热时间≤4d 两组分别 13 例,15 例;对照组其余 15 例在 6d 退热。[陈龙凤.新癀片用于干扰素所致发热效果观察.中国乡村医药杂志,2012,19(17):35]

鹿 茸 精

【组成】 鹿茸。

【制剂】 针剂:每支 2ml;口服液:每瓶 50ml。

【功用】 补肾助阳,生精补髓,强筋健骨。

【临床新用途】

1. 治疗小儿发育不良 应用鹿茸精口服液治疗小儿发育不良患者,疗效满意。用法:每日每千克 1～2 滴(每 1ml 约 20 滴),分 2～3 次口服。10d 为 1 个疗程。(陈奇.中成药各方药理与临床.北京:人民卫生出版社,1998:589-590)

2. 治疗四肢逆冷 取穴:关元、太溪、肾俞、脾俞。用鹿茸精注射液(每支 2ml,吉林敖东药业集团延吉股份有限公司提供),穴位注射,每穴 0.5ml,1/d。两组穴位交替使用;7d 为 1 个疗程。用 1～2 个疗程,随访 6 个月,结果:55 例中,痊愈 45 例,显效 8 例,有效 2 例,总有效率为 100%。[李种泰.鹿茸精注射液穴位注射治疗四肢逆冷 55 例.中国针灸,2005,25(5):354]

六 一 散

【组成】 滑石、甘草。

【制剂】 散剂:每包 50g。

【功用】 清热解暑利湿。

【临床新用途】

1. 治疗尿路感染 据报道,张民山用六一散加白术、茯苓、猪苓等治疗尿路感染

218例,病程6个月内治愈66例,显效16例;6个月至5年,治愈68例,显效11例;5年以上治愈51例,显效6例,218例全部有效。

2. 治疗婴幼儿病毒性肠炎 观察组148例,用六一散(含滑石粉6份,甘草1份)21g,水煎频服;用3～5d。与对照组126例,均用利巴韦林10～15mg/kg,每天分2次肌内注射(或静脉滴注);发热加磷霉素针50～100mg/kg,1/d,静脉滴注;用2～5d。均补液、纠酸等。结果:两组分别显效(24～48h腹泻次数减少至≤3/d,大便复常,症状消失)107例,51例;有效30例,51例;无效11例,24例;总有效率为92.6%,81%。观察组疗效明显优于对照组(P＜0.05)。止泻平均时间分别39.5h,51.2h。[王华伟.六一散治疗婴幼儿病毒性肠炎148例.浙江中西医结合杂志,2006,16(10):639]

血府逐瘀丸
(颗粒、胶囊、口服液)

【组成】 桃仁、红花、当归、赤芍、生地黄、川芎、枳壳、桔梗、柴胡、牛膝、甘草。

【制剂】 蜜丸:每丸重9g;颗粒(冲剂):每包10g。胶囊:每板12粒;口服液:每支10ml。

【功用】 活血祛瘀,行气止痛。

【临床新用途】

1. 治疗结核性渗出性胸膜炎引起的胸膜肥厚 粘连观察组32例,用血府逐瘀胶囊(天津宏仁堂药业有限公司提供)每次6粒,2/d,口服;用2～3个月。对照组30例,用泼尼松30mg,根据病情渐减量至停用,用30d。两组均用异烟肼0.3g,利福平0.45g,左氧氟沙星0.3g(或乙胺丁醇0.75g),1/d;吡嗪酰胺0.5g,3/d,口服。均尽快行胸腔细管引流术。结果:两组分别显效(症状消失,胸片示无胸腔积液,无明显侧胸膜增厚)19例,8例;有效11例,13例;效差2例,9

例。[彭海鹰.血府逐瘀胶囊对结核性渗出性胸膜炎引起的胸膜肥厚、粘连的疗效观察.北京中医,2006,25(10):639]

2. 治疗精液不液化症 本组40例,用血府逐瘀胶囊(天津宏仁堂提供)每次5粒,3/d,口服。并用α-糜蛋白酶每次5ml,1/d,肌内注射。4周为1个疗程。节房事,禁烟酒,禁辛辣之品。用1个疗程,结果:显效29例,有效8例,无效3例。随访1年,配偶妊娠16例。[范勇.血府逐瘀胶囊加α-糜蛋白酶治疗精液不液化症40例.中国中西医结合外科杂志,2007,13(4):380]

3. 治疗炎性肠梗阻及慢性阑尾炎急性发作 观察组34例,用血府逐瘀胶囊(含枳壳、桃仁、红花、赤芍等。每粒0.4g。天津宏仁堂药业有限公司提供)6粒,2/d,口服。与对照组44例,均禁食,用抗生素、静脉营养支持,纠正水、电解质及酸碱失衡等。用4周。结果:两组分别治愈6例,3例;好转26例,28例。[刘勇.血府逐瘀胶囊配合外科常规治疗炎性肠梗阻及慢性阑尾炎急性发作.北京中医药,2009,28(3):219]

4. 治疗精索静脉曲张性不育症 用血府逐瘀胶囊6粒,2/d,口服;1个月为1个疗程。禁烟酒。结果:55例弱精症痊愈4例,显效26例,有效12例,无效13例;15例少精症显效2例,有效5例,无效8例。[王景阁.血府逐瘀胶囊治疗精索静脉曲张性不育症70例.北京中医药,2009,28(6):451]

5. 治疗慢性荨麻疹 两组各30例,观察组用血府逐瘀胶囊4粒,3/d,口服。对照组用防风通圣丸6g,2/d,空腹服。两组均用氯雷他定10mg,每天顿服。用30d,无效停药,有效者药量减半,继用15d。结果:两组分别治愈16例,4例;显效10例,3例;有效3例,9例;无效1例,14例。[高翔.血府逐瘀胶囊治疗慢性荨麻疹30例疗效分析.北京中医药,2010,29(4):298]

6. 治疗产妇乳汁淤积 用血府逐瘀胶

囊 6 粒,2/d,口服。并用 VS-1 型多功能治疗仪(香港福瑞医疗生产有限公司提供),强度以患者能耐受为度,局部理疗,每次 20min,1/d。7～10d 为 1 个疗程,禁茶叶、绿豆等,禁生冷、酸辣之品。用 1 个疗程,结果:200 例中,显效(乳汁淤积及疼痛消失)28 例,有效 152 例,无效 20 例。[戴奎歆.血府逐瘀胶囊配合理疗治疗产妇乳汁淤积 200 例疗效观察.中国乡村医药,2010,17(5):42]

7. 预防结核性渗出性胸膜炎引发胸膜肥厚及粘连　两组各 28 例。观察组用血府逐瘀胶囊 6 粒,每天 2 次口服。与对照组均用抗结核药,糖皮质激素、胸腔穿刺抽液。结果:用 1 个月,胸膜肥厚和粘连两组分别无 12 例,8 例;轻度 6 例,4 例;中度 8 例,10 例;重度 2 例,6 例。用 1 周、2 周,胸水蛋白定量、纤维蛋白原、壁层胸膜厚度观察组均低于对照组($P<0.05$)、肺功能指标(VC、FVC)观察组均高于对照组($P<0.05$)。[董先惠.血府逐瘀胶囊预防结核性渗出性胸膜炎引发胸膜肥厚及粘连的临床观察.云南中医中药杂志,2013,34(1):28-29]

8. 治疗心血瘀阻型冠心病心绞痛　对照组 50 例,给予常规西药治疗,包括口服硝酸异山梨酯片,每次 10mg,每天 3 次;阿司匹林肠溶片,每次 100mg,每天 1 次;酒石酸美托洛尔片,每次 12.5～25mg,每天 2 次;静脉滴注硝酸甘油注射液 10mg 加入 5% 葡萄糖注射液 500ml 中,静脉滴注,每日 1 次,14d 为 1 个疗程,治疗 1 个疗程。观察组 55 例,在对照组基础上给予口服血府逐瘀胶囊治疗,每次 6 粒;每天 3 次。14d 为 1 个疗程,治疗 1 个疗程。结果:两组分别显效 26 例和 17 例,有效 23 例和 18 例,无效 6 例和 15 例,总有效率为 89.09%、70.0%,观察组疗效优于对照组($P<0.05$)。[张海勖,侯凤芝,张强.血府逐瘀胶囊联合常规西药治疗心血瘀阻型冠心病心绞痛临床研究.新中

医,2019,51(10):90-93]

9. 治疗急性脑梗死　两组各 71 例。对照组依据《急性缺血性卒中前期处理指南》对患者进行对症支持,改善微循环及营养神经等常规西医治疗。观察组在对照组治疗的基础上加用血府逐瘀汤。处方:生地黄、牛膝、当归、红花各 20g,枳壳、赤芍、桃仁各 10g,柴胡、桔梗、川芎各 15g,甘草 5g。加清水煎至 400ml,分早晚服用,每天 1 剂,2 组患者均连续治疗 2 周。结果:两组分别基本痊愈 8 例(为观察组),显效 18 例和 14 例,有效 36 例和 29 例,无效 9 例和 28 例,总有效率为 87.32%、60.56%。观察组疗效明显优于对照组($P<0.05$)。[王彦平,张保朝,温昌明.血府逐瘀汤治疗气虚血瘀证急性脑梗死疗效观察及其促血管新生的机制探讨.新中医,2019,51(3):92-95]

10. 治疗不宁腿综合征　所有患者均为血液透析治疗,透析方案、治疗模式、透析器使用均维持入组前不变,透析时间每周 3 次,每次 4h,并依据患者病情给予药物控制并发症。在此基础上观察组予血府逐瘀汤化裁(桃仁、红花、柴胡、赤芍、枳壳、川芎、牡丹皮、栀子各 10g,生地黄、当归、牛膝、柏子仁、丹参、地龙各 15g,桔梗 6g,甘草 5g,炒酸枣仁 30g)。每天 1 剂,1 个疗程 4 周。治疗 2 个疗程。对照组则给予加巴喷丁 300mg,每天 1 次,睡前口服,疗程同观察组。结果:观察组能明显改善患者血液透析不宁腿综合征的临床症状,改善睡眠质量,收到良好效果。疗效明显优于对照组($P<0.05$)。[刘张红,程锦国,吴芊葭,等.血府逐瘀汤加味治疗血液透析不宁腿综合征 20 例观察.浙江中医杂志,2019,54(1):34]

玉屏风颗粒

【组成】　黄芪、防风、白术。

【制剂】　颗粒:每袋 5g。口服液:10ml/支。

【功用】　益气固表止汗。

【注意】

1. 热病汗出者忌用。

2. 外感自汗或阴虚盗汗者慎用。

【临床新用途】

1. 治疗小儿过敏性紫癜　两组各 49 例。对照组常规西医治疗：①改善毛细血管脆性采用芦丁片，每次 20mg，每天 3 次；②抗凝治疗采用双嘧达莫片，每次 25mg，每天 3 次；③抗过敏采用马来酸氯苯那敏注射液，每次 5～10mg，每次 2 次；④抗感染，依据患儿药敏试验选用抗生素；⑤补充维生素 C，采用维生素 C 片，每次 0.1g，每天 2 次。观察组在对照组的治疗基础上加用玉屏风散治疗，口服玉屏风散颗粒，每次 5g，每天 3 次。2 组均 2 周为 1 个疗程，共治疗 2 个疗程观察效果。结果：两组分别临床控制 31 例和 21 例，显效 11 例和 12 例，有效 5 例和 6 例，无效 2 例和 10 例，总有效率为 95.92％和 79.59％。观察组疗效明显优于对照组（P＜0.05）。[边红恩，陈团营，单海军.玉屏风散联合西医治疗小儿过敏性紫癜临床研究.新中医,2019,51(3):93-96]

2. 治疗肺癌术后出汗　两组各 50 例。均于术后 2 个月内开始给药，疗程均为 3 个月。对照组采用常规治疗方法，根据患者出汗量评估予补液，维持水、电解质及酸碱平衡，以及常规护理。观察组在对照组治疗基础上根据主管医师嘱予玉屏风口服液，口服，每次 10ml，每天 3 次；然后将五倍子 3g 与白醋 1ml 搅拌均匀，用纱布包裹，贴敷于神阙穴，然后再透气胶布贴在放好药团的神阙穴上，全部覆盖药团并固定。次日早晨取下，每天 1 次，14d 为 1 个疗程。用药后密切观察局部皮肤是否有过敏情况。结果：两组分别治愈 8 例和 5 例，好转 38 例和 29 例，无效 4 例和 16 例，总有效率为 92％和 68％。观察组明显优于对照组（P＜0.05）。[董莹莹，应露婷，徐晓文.玉屏风口服液联合五倍子贴敷在肺癌术后出汗中的应用研究.新中医,2019,51(8):86-88]

3. 治疗慢性心力衰竭伴多汗症　两组患者各 62 例。均戒烟戒酒，纠正酸碱紊乱和水电解质平衡，合理饮食。对照组予以玉屏风颗粒治疗，每次口服 5g，每日 3 次，治疗 3 周。观察组在对照组治疗的基础上予以耳针治疗，穴位选择神经系统皮质下、心、肺，根据出汗位置选择耳穴相应的位置，配穴为枕神门。主穴针刺法，患者取坐姿，消毒皮肤后，取 0.32mm×15mm 毫针，刺入耳穴内 3～6mm，留针 20min，每日 1 次，两耳交替进行，治疗 10d，休息 3d，再治疗 10d。配穴用贴压法，采用 1cm×0.7cm 药用橡皮膏，贴王不留行籽，每日 3 次，每次每个穴位手指按压 2min。每 3 天换另一侧耳。结果：治疗后，观察组左室射血分数（LVEF）水平高于治疗前和对照组（P＜0.05），血浆脑钠肽（BNP）水平低于治疗前和对照组（P＜0.05）；观察组生理功能、情感职能、总体健康评分均高于干预前和对照组（P＜0.05）。作者认为玉屏风颗粒联合耳针治疗慢性心力衰竭伴多汗症患者，心功能改善较好，生活质量明显提高。[李景丽.玉屏风颗粒联合耳针治疗慢性心力衰竭伴多汗症 62 例.中国民间疗法,2019,27(3):51-52]

乌 梅 丸

【组成】　乌梅肉、花椒、细辛、黄连、黄柏、干姜、附子（制）、桂枝、人参、当归。

【制剂】　丸剂：每丸重 3g。

【功用】　温脏安蛔。

【注意】　孕妇禁用。

【临床新用途】

1. 治疗溃疡性结肠炎　对照组 34 例，采用美沙拉嗪治疗，每次 0.5g（2 片），3/d，于餐前 1h 口服，连续治疗 1 个月。观察组 37 例，在对照组基础上加乌梅丸治疗，每次 2 丸，2/d，于餐前 1h 服用。连续治疗 1 个月。结果:两组分别治愈 4 例和 2 例,显效 17 例和 14 例,有效 15 例和 12 例,无效 1 例和 6 例,总有效率为 97.30%、82.35%。观察组疗效明显优于对照组(P＜0.05)。[李克亚,王真权,彭美瑶.乌梅丸治疗溃疡性结肠炎(脾肾虚寒,寒中蕴热证)的疗效及对肠道微生态的影响.中医药导报,2020,26(16):85-88]

2. 治疗口腔溃疡 刘雄忠应用乌梅丸治疗口腔溃疡患者,效果显著,经用本方加减治疗口腔溃疡达半年之久的患者,用药十余剂告愈。

3. 治疗消渴(糖尿病) 叶涛应用乌梅丸治疗消渴病,疗效显著,仅服药 14 剂症状基本缓解。方药:乌梅、桑叶、芦根、覆盆子、萹蓄、石斛、密蒙花、百合各 15g,制附子片(先煎)、桂枝各 5g,细辛、干姜、花椒各 3g,黄柏 12g,当归、黄连各 7g,党参、南沙参、五味子各 10g,水煎服用 7 剂。二诊时口中已有津液,喜温畏寒仍显,其他症均有减轻,上方加麦冬 10g,继服 7 剂,1 个月后随访,症状基本缓解。[叶涛.乌梅丸运用选介.浙江中医杂志,2019,54(1):65]